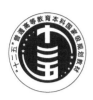

"十二五"普通高等教育本科国家级规划教材

科学出版社普通高等教育案例版医学规划教材

供药学、药物制剂、临床药学、中药学、制药工程、医药营销等专业使用

案例版

生物药剂学与药物动力学

第 3 版

U0252434

主　　编　印晓星　徐华娥

副 主 编　孙慧君　刘莉萍　鲁　茜　鲁澄宇

编　　者（按姓氏笔画排序）

王　梅　新疆医科大学	叶　玲　南方医科大学
印晓星　徐州医科大学	刘莉萍　南华大学附属南华医院
许小红　成都医学院	孙慧君　大连医科大学
李　磊　大连医科大学	杨　明　川北医学院附属医院
张景勍　重庆医科大学	张璐璐　南京医科大学
陆　榕　广东药科大学附属第一医院	钟志容　西南医科大学
徐华娥　南京医科大学	郭　琳　徐州医科大学
鲁　茜　徐州医科大学	鲁澄宇　广东医科大学
温预关　广州医科大学附属脑科医院	冀希炜　北京大学第一医院

编书秘书　杨婷婷　徐州医科大学

　　　　　唐春明　南京医科大学

科 学 出 版 社

北　京

图书在版编目(CIP)数据

生物药剂学与药物动力学 / 印晓星,徐华娥主编. —3 版. —北京:科学出版社,2025.1

"十二五"普通高等教育本科国家级规划教材 科学出版社普通高等教育案例版医学规划教材

ISBN 978-7-03-077277-0

Ⅰ. ①生… Ⅱ. ①印… ②徐… Ⅲ. ①生物药剂学–医学院校–教材 ②药物代谢动力学–医学院校–教材 Ⅳ. ①R945 ②R969.1

中国国家版本馆 CIP 数据核字(2023)第 250779 号

责任编辑:王锞韫 / 责任校对:宁辉彩
责任印制:张 伟 / 封面设计:陈 敬

科 学 出 版 社 出版
北京东黄城根北街 16 号
邮政编码:100717
http://www.sciencep.com

北京建宏印刷有限公司印刷
科学出版社发行 各地新华书店经销
*

2009 年 12 月第 一 版 开本:787×1092 1/16
2025 年 1 月第 三 版 印张:24 1/2
2025 年 1 月第十三次印刷 字数:720 000

定价:98.00 元
(如有印装质量问题,我社负责调换)

前　言

生物药剂学与药物动力学是阐明药物的剂型因素、用药对象的生物因素与药物效应之间关系的学科，其研究目的是正确评价药剂质量，设计合理的剂型、处方及生产工艺，为临床合理用药提供科学依据。随着健康中国战略的加快实施，我国药物研发事业飞速发展，药学服务理念深入人心，药物新剂型的研发、药品质量评价及临床合理用药在整个药学体系的意义愈发重要，生物药剂学与药物动力学的应用日益广泛。在我国开设药学专业的本科院校中，绝大多数都将其列为必修课程。

2009 年在科学出版社的引导下，我们第一次尝试采用案例与教学内容相结合的编写模式，组织编写了这本《生物药剂学与药物动力学》案例版教材。本教材从"懂医精药的应用型药学人才"的培养目标出发，着重于概念的理解与应用，对内容的重点进行适当调整，对冗长的数学公式的推导进行适当精简，尤其是对生物药剂学和药物动力学在新药研发、药学服务中的实际应用进行了详细介绍。同时，力求从学生的需求出发，在内容和格式上编出特色，通过案例引导教学，丰富教学内容，提高学习效率；通过案例使学生在开始学习基本原理时即能具有一定的感性认识，提高学习的主动性，并能通过案例将基本原理应用到实际工作中。

本教材自 2009 年出版以来，被许多院校的药学相关专业广泛使用，获得广大师生的良好评价，并于 2012 年获得"十二五"普通高等教育本科国家级规划教材。本次为第三版，我们力图进一步突出案例版的特色，从新药研发和药学服务两大中心任务出发，使案例更加接近于实际工作，更具规范性和可读性。同时，根据使用十几年以来各院校的反馈以及本学科领域的发展，对本教材的部分内容进行了调整和更新。

本教材共分 18 章。前六章主要阐明生物药剂学的基本理论，从药物的体内过程出发详细介绍了药物的理化性质、剂型因素及机体的生物因素对药物疗效的影响，讨论了生物药剂学对新药开发的指导作用。第七章至第十三章主要介绍了药物动力学的基本原理，除了详细阐述药物动力学的传统理论，还对统计矩、群体药物动力学等较新的药物动力学进展作了必要的介绍。第十四章至第十七章在生物药剂学与药物动力学的基本原理上，主要介绍药物动力学在新药研发和临床合理用药方面的具体应用，并对生物利用度和药物临床合理应用进行了着重阐明。第十八章介绍了药物动力学研究领域的新进展和新运用。

本教材以药学、药物制剂、临床药学等专业的本科学生为重点对象，并可兼顾其他专业需求，同时可作为药学生毕业后参加执业药师资格考试和硕士研究生入学考试的复习参考书。

本教材第一章由印晓星编写，第二章由孙慧君编写，第三章由王梅编写，第四章由杨明编写，第五章由叶玲编写，第六章由李磊编写，第七章由冀希炜编写，第八章由钟志容等编写，第九章由鲁茜编写，第十章由张璐璐编写，第十一章由张景勋编写，第十二章由郭琳编写，第十三章由鲁澄宇编写，第十四章由徐华娀编写，第十五章由陆榕编写，第十六章由刘莉萍编写，第十七章由温预关编写，第十八章由许小红编写。编写秘书杨婷婷、唐春明。

由于各位编者教学科研工作繁忙，书中难免存在不足之处，我们衷心期待各位专家、广大读者的批评指教。

印晓星　徐华娀
2024 年 1 月

目　　录

第一章 生物药剂学概述

学习目标

1. 掌握生物药剂学的定义与研究内容。
2. 熟悉生物药剂学与相关学科的关系。
3. 了解生物药剂学的发展和新方法。

案例 1-1

患者，女，52 岁，被诊断为更年期综合征，医生采用雌二醇片进行雌激素替代疗法，每次口服 1.5 mg，每日 3 次；口服一段时间后，患者出现肝功能异常等不良反应。改用雌二醇贴片，每片含雌二醇 7.6 mg，每 7 日贴 1 片，疗效与口服给药一致，患者肝功能恢复正常。

长期口服雌二醇为什么会导致肝功能异常？改用贴片后每日总剂量降低，但疗效没有下降，不良反应消失，为什么？

案例 1-1 分析

雌二醇片口服后在肝脏代谢，经胆汁流入十二指肠，被小肠重新吸收后，经过肝肠循环，再次进入肝脏，加重肝脏负担，最后造成肝脏损害。雌二醇贴片经皮肤给药，直接经皮下毛细血管吸收进入血液循环，因此，需要的药物剂量相对较少，而且没有肝脏首过效应，减轻肝脏的负担，不易出现肝脏不良反应。

每一种药物都以一定的形式存在，它被赋予一定的剂型，由特定的途径给药，以特定的方式和量被吸收、分布、代谢、排泄，到达作用部位后又以特定的方式作用于特定的靶点，起到治疗疾病的目的。各类药物剂型的研发和给药途径的选择需要基于临床治疗的需要。雌二醇用于治疗更年期综合征，属于慢病治疗，选用贴剂，药效缓和、持久，其有效性和安全性均较为理想。

长期以来，人们对药品的质量和疗效认识都存在一个误区，片面地认为药品的疗效只取决于药物的化学结构。至于将药物制成一定的剂型，仅仅是为了使药物具有美观的外形或者掩盖一些不良臭味等，以方便服用而已。"化学结构决定药效"的观点曾长时间束缚了药剂学理论的发展。然而，具有相同化学结构和含量的药品，其临床疗效并不一定相同。近几十年来，随着医药科学技术的不断发展，人们越来越清醒地认识到，药物在一定剂型中所产生的效应除了与药物本身的化学结构有关外，还受剂型因素与生物因素的影响，有时这种影响对药物疗效的发挥起着至关重要的作用。因此，生物药剂学在新药研发和临床合理用药方面都起着十分重要的指导作用。

第一节 生物药剂学的基本概念

生物药剂学（biopharmaceutics）是 20 世纪 60 年代后，随着基础医学、药理学和药剂学研究的深入、药物动力学的产生和发展而形成，研究药物及其制剂在体内的吸收（absorption）、分布（distribution）、代谢（metabolism）和排泄（excretion）过程，阐明药物的剂型因素、用药对象的生物因素与药物效应之间关系的学科。其研究目的是正确评价药剂质量，指导并设计合理的剂型、处方及生产工艺，为临床合理用药提供理论基础和技术支撑，使药物发挥最佳的治疗作用。因此，生物药剂学积极地影响着药学工作者的研究思路与工作方法，促进药物研发与药物临床合理应用。

一、生物药剂学的定义

生物药剂学主要研究药物效应、剂型因素、生物因素三大要素之间的相互关系。

（一）药物效应

药物效应是指药物作用的结果，是机体对药物作用的反应。由于药物对机体的作用具有两重性特征，用药之后既可产生防治疾病的有益作用，亦会产生与防治疾病无关甚至对机体有害的作用。因此，药物效应既包括治疗作用也包括不良反应，表现为药物临床应用的有效性与安全性，这也是所有药学学科共同关注的焦点。

（二）剂型因素

生物药剂学中所指的剂型因素是一个广义的概念，不仅指注射剂、片剂、胶囊剂等狭义的剂型因素，还包括与剂型有关的各种因素，主要包括如下。

（1）药物的某些化学性质（如酸性、碱性、盐、络合物、立体结构、前体药物等，即药物存在的化学形式及其化学稳定性等）。

（2）药物的某些物理性质（如粒径、晶型、溶出速率及溶解度等）。

（3）制剂处方组成（如处方中辅料的种类、性质及用量，处方中联合用药方案等）。

（4）制备工艺、储存条件和给药方法等。

剂型因素在很大程度上影响药物的疗效。相同的给药途径而剂型不同，有时会有不同的血药浓度水平，从而表现出疗效的差异。例如，抗癫痫药物丙戊酸钠的普通片剂与缓释片剂，在体内具有不同的药物动力学过程，它们的达峰时间（peak time，T_{max}）、峰浓度（peak concentration，C_{max}）不同，体内有效血药浓度维持的时间也不同，临床上可以根据需要选择不同的剂型，以达到期望的疗效。另外，不同药厂生产的同一剂型，甚至同一药厂生产的不同批号的同一药品之间，也可能会有不同的血药浓度水平，导致不同的治疗效果。生物药剂学研究剂型因素对药物疗效的影响，可以为药物及其制剂的处方筛选、工艺优化、给药方式改进等提供科学依据，从而使药物及其制剂不仅具备良好的体外质量，还可以满足临床药物的应用要求，达到安全、有效、经济的用药目的。因此，充分关注药物及其制剂的性质对药物效应的影响，有助于研究开发出更加安全有效的新药品种，更深入地进行药品质量控制。

（三）生物因素

（1）种属差异（如犬、兔、鼠和人的差异）。

（2）种族差异（不同种族因为不同的遗传背景、不同生活环境和生活习惯而形成的差异等）。

（3）性别差异。

（4）年龄差异（一般分为新生儿、婴儿、青壮年和老年人，其中应注意新生儿、婴儿和老年人在药物的吸收、分布、代谢、排泄方面可能均与青壮年有较大差异）。

（5）生理和病理条件的差异（健康体质与患病体质的不同，妊娠、产后、病后恢复期等特殊情况，常导致药物的体内过程出现明显差异）。

（6）遗传因素（遗传因素可使机体内参与药物体内过程的各种蛋白质、酶的数量和活性存在显著的个体差异）。

生物因素可以对药物的体内过程产生显著影响，因而也可引起药物效应的改变。例如，由于基因多态性的原因，个别新生儿的肝脏缺乏分解、代谢氯霉素的葡萄糖醛酸转移酶，因此在用药时氯霉素可在血液中蓄积，使得血中氯霉素浓度过高，损害心肌组织，引起循环衰竭，导致"灰婴综合征"。又如，肝脏对药物的代谢功能及肾脏对药物的排泄能力均随年龄增长而逐渐降低，老年人使用主要经肝脏代谢灭活的药物或主要经肾脏排泄的药物时，血药浓度可能会升高，从而引起药物的中毒。因此,新生儿与老年人的临床用药应进行严格监控,充分考虑并依据其生理特征进行给药方案的设计,包括药物的选择、给药途径与剂型的选择、给药剂量与给药间隔的确定。因此,充分关注生物因素对药物效应的影响,有助于临床个体化给药,使药物治疗方案更加合理。

总之,生物药剂学的任务是通过对剂型因素、生物因素对药物效应影响规律的认识,提高药物研究开发水平、药品质量控制水平及临床合理用药水平,为保障药物的安全性与有效性提供理论基础和技术支撑。

二、生物药剂学与相关学科的关系

生物药剂学作为药学的一门新兴学科,与许多药学相关学科有着密切的关系。

生物药剂学与药剂学有着最直接的关系。生物药剂学研究为处方筛选、工艺优化及制剂质量控制提供科学依据,已经成为药剂学的重要理论基础。药剂学研究的制剂是生物药剂学研究的最主要对象,药剂学的发展也向生物药剂学提出新的要求。两个学科相互促进,密不可分。

生物药剂学与药物动力学有着密切的关系,二者的研究方法类似,共同为药物体内过程的规律揭示发挥着积极作用。生物药剂学侧重于药物体内过程的各环节规律研究,重点考察剂型因素、生物学因素对吸收、分布、代谢、排泄的影响及其与药物效应之间的关系。药物动力学侧重于药物体内过程动态变化规律研究,重点考察药物在体内不同部位、不同时间药物的量变规律,为生物药剂学提供理论基础与研究手段。两个学科通常结合在一起,共同完成一些特定的研究工作。

生物药剂学与药理学、临床药理学也有着密切联系。它既不像药理学那样主要研究药物对机体某些部位的作用方法与机制,也不像临床药理学那样主要研究药物对患者的疗效、体内转运与转化规律、不良反应的性质及药物相互作用及其作用机制。生物药剂学常以药理学、临床药理学研究证明有效的药物及其制剂为研究对象,以体内指标解决制剂问题,重点是定量研究药物制剂的体内过程,探讨药物制剂的剂型因素、人体生物因素与药效之间的关系。但是,生物药剂学实验测得的任何指标都不能直接判断某药在临床上的有效或无效,还必须综合考虑各种药理学指标,特别是临床疗效观察的指标。

总之,生物药剂学与药学领域中的药剂学、药物动力学、药理学和临床药理学等学科有密切的联系,在内容上相互渗透、相互补充,在研究方法上相互配合,以求阐明药物与机体的内在关系。

第二节 药物体内过程及其与药物效应之间的关系

一、药物的体内过程

药物进入体内后,一方面作用于机体而影响某些器官组织的功能;另一方面药物在机体的作用下,可以发生一系列的运动和体内过程,这也正是生物药剂学所要研究的内容。药物自用药部位被吸收进入(静脉注射则直接进入)血液循环,然后分布于各器官组织、组织间隙或细胞内,有些药物则在血浆、组织中与蛋白质结合,或在各组织(主要是肝脏)发生化学反应而被代谢,最后药物可通过各种途径离开机体,即吸收、分布、代谢和排泄过程。其中,药物在吸收、分布和排泄过程没有化学结构的变化,只有在体部位的改变,统称为转运(transport)。而代谢与排泄过程反映原型药物从体循环中的消失,合称为消除(elimination)。另外,分布、代谢和排泄过程常被统称为处置(disposition)(图1-1)。

药物的体内过程决定了药物的血液浓度和靶部位浓度,进而影响疗效。药物的吸收过程决定药物进入体循环的速率与数量,分布过程影响药物是否能及时到达与疾病相关的组织和器官,代谢与排泄过程关系到药物在体内存在的时间。生物药剂学主要研究各种剂型给药后的体内过程的规律及影响该过程的诸多因素。

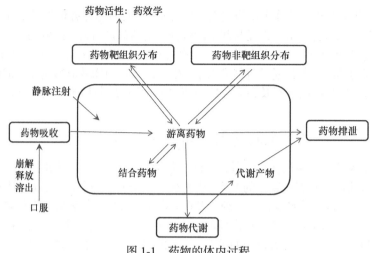

图 1-1 药物的体内过程

二、药物的体内过程与药物效应

药物效应是有其物质基础的，因此，药物的体内过程与药物效应有着不可分割的联系。通常，药物效应的产生与药物作用部位的药物量有关，在不同时间的药物浓度水平，决定了药物效应产生的快慢、效应持续的时间及药物效应的强弱。由于分析检测技术的限制，目前很难直接测定作用部位的药物浓度变化，药物的体内过程通常只能以血药浓度的变化进行表征。因此，药物的体内过程决定了不同时间的血药浓度水平，而血药浓度间接地表征了不同时间作用部位的药物浓度水平，从而影响着药物效应产生的快慢、持续时间及效应强弱。

案例 1-2

　　1968 年，澳大利亚某药企生产的苯妥英钠胶囊，患者服用疗效一直很好。后来，该药企将处方中的辅料硫酸钙改为乳糖，其他未变，结果临床应用时连续发生中毒事件。经研究发现，将处方中的硫酸钙改为乳糖以后，药物的体外释放和体内吸收都大大提高，使血药浓度超过了最小中毒浓度，因此发生中毒事件。

药物的吸收过程决定了药物进入体循环的速率与数量，药物吸收过程的改变可以影响药物的效应。案例 1-2 中，抗癫痫药苯妥英钠胶囊的辅料由硫酸钙换为乳糖后，药物的吸收速率加快，致使苯妥英钠的血药浓度超过安全浓度而导致用药者中毒。控释、缓释制剂就是通过调控药物从制剂中释放的速率与量，来影响药物吸收进入体内的速率与数量，进而实现其安全有效的临床效果。

案例 1-3

　　多柔比星是临床广泛使用的抗肿瘤药物，对乳腺癌、肝癌、肺癌、淋巴瘤等都有着很好的疗效，但在发挥治疗作用的同时会给患者带来心脏毒性、脱发等不良反应，严重影响患者的生活质量。如果把多柔比星设计成微粒给药系统-脂质体，可以改变多柔比星的体内分布，使多柔比星靶向于病灶部位，减少在心脏的分布，既可以提高药物的疗效，还可以降低药物的毒性。
　　问题：为什么将药物制成脂质体后可提高疗效，减少不良反应？

药物的分布过程影响药物到达作用部位的速率与数量，分布过程的改变也可以影响药物的效应。靶向药物制剂就是运用特殊制剂的一些手段影响药物的体内分布，使药物在作用部位的浓度选择性增加而提高药物的治疗效果；同时，使药物在毒靶器官的量减少而降低药物的毒性。案例 1-3

中多柔比星在进入人体后并没有选择性和特异性，而是相对均匀地分布在人体的各个组织，因此在治疗疾病的同时，药物也会伤害到正常的组织。脂质体多柔比星将多柔比星包裹在脂质体微囊结构中，改变了药物在人体内的分布，进而使多柔比星选择性地在肿瘤部位高度分布，既杀伤肿瘤细胞又不伤害正常组织，减少传统化疗药物的不良反应。

案例 1-4

　　患者，男，50 岁，劳累后出现心前区疼痛，疼痛主要位于胸骨上段，向左上肢放射，疼痛时呈绞榨样或紧缩样剧痛，持续 3～5 min 后缓解。入院诊断为心绞痛急性发作，给予硝酸甘油治疗，每次 0.5 mg，发作时舌下含服。

问题： 硝酸甘油治疗心绞痛为何要舌下含服？口服是否也能取得较好疗效？

　　药物在体内的代谢和其药理作用密切相关。如果药物的代谢速率快，在体内很快被清除，药效就不能持久或不能发挥应有的药效。但有的药物本身没有药理活性，在体内经代谢后产生有活性的代谢产物，从而产生疗效，如硝酸异山梨酯在体内需脱硝基为活性代谢物单硝酸异山梨酯而产生药效。案例 1-4 中，硝酸甘油是治疗心绞痛急性发作的常用药物，该药口服虽然能完全吸收，但由于该药主要在肝脏代谢，首过效应大，90%被有机硝酸酯还原酶系统灭活，起不到疗效。而经舌下给药，可直接由口腔黏膜吸收后进入上腔静脉，再到体循环，不经肝脏就可发挥疗效，避免了肝脏的首过效应。因此硝酸甘油临床上多采用舌下含服。

案例 1-5

　　患者，男，55 岁，体重 68 kg，因恶心、呕吐、眩晕、心悸 3 日入院。经查：血压 160/100 mmHg，心率 138 次/分，黄视、谵妄；心电图提示室性心律失常、房室传导阻滞。追问病史，患者入院前在当地诊所就医，诊断为慢性心力衰竭，医生给予地高辛每次 0.5 mg，每日 1 次，连续用药 14 日。临床诊断：慢性心力衰竭、洋地黄中毒。入院后查血药浓度为 3.5 ng·ml^{-1}，血肌酐 30 μmol·L^{-1}。

问题： 患者出现洋地黄中毒的原因是什么？

　　药物的排泄与药效、药效维持时间及不良反应等密切相关。当药物的排泄速率增大时，血液中药物量减少，药效降低；由于药物相互作用或疾病等因素的影响，排泄速率降低时，血液中药物量增大，此时如不调整剂量，往往会产生不良反应。案例 1-5 中，地高辛 76%原药经肾排泄，但患者的肾功能不全（男性血清肌酐的正常范围为 53～106 μmol·L^{-1}），容易造成地高辛蓄积，引起地高辛中毒。因此，研究药物排泄的规律，是制订治疗方案的基础，是提高治疗效果、减少不良反应的前提条件。

第三节　生物药剂学的研究内容

　　随着生物药剂学的发展，人们已经逐渐拓展了"化学结构决定药效"的传统观点，注重将药物质量评价从体外扩展到体内，意识到药物进入体内的速率和程度及其体内过程同样是决定药效的重要因素，生物药剂学已经成为药学研究的重要组成部分。生物药剂学通过定量研究不同药物或不同药物制剂在不同个体内的吸收、分布、代谢和排泄规律及其影响因素，揭示药物的剂型因素、机体的生物因素与药效之间的关系。生物药剂学主要的研究工作包括以下几方面。

　　1. 根据药物的剂型因素进行剂型设计　生物药剂学中，剂型因素与药物效应关系的研究对适宜给药途径与剂型的选择、剂型设计、工艺优化、制剂质量评价等都具有积极的指导意义。已有大量的研究报道了片剂、胶囊、栓剂的处方组成、制备工艺等各种剂型因素对药物体外溶出速率的影响，对体内药物吸收快慢与吸收程度即生物利用度的影响。难溶性药物由于从固体制剂中溶出的速率慢，往往会影响药物的吸收，进而影响药物效应。生物药剂学的这一研究结果提示，改善难溶性药物溶出速率是难溶性药物固体制剂研究开发时应该重点考虑的问题，由此推动了药剂学中一些新剂型或新技术的快速发展，如制备微乳与亚微乳以改善液体和半固体制剂的吸收，采用微粉化技术与固体分散体制备技术以提高固体制剂的溶出度等。

2. 根据机体的生理功能进行剂型设计　从生物学因素影响药物效应的角度出发进行剂型设计具有重要的意义。例如，口服药物制剂设计，首先要考虑药物制剂所处的生理环境、环境因素将会影响药物的溶出过程、药物的存在状态与药物的稳定性等。在剂型设计时应根据各段消化道的 pH、药物在肠道的转运时间、消化道中的酶与细菌对药物及辅料的作用，设计胃肠道定位给药系统。对于胃中酸性条件下不稳定的药物应选择肠溶制剂，以避免胃酸对药物的破坏；为提高某些弱酸性药物的吸收，可根据胃内容物的比重，设计胃内漂浮制剂；为了延长药物在胃肠道滞留时间、控制药物的释放、增加药物与吸收部位生物膜接触的时间，设计生物黏附制剂；结肠的 pH 为 6.5～7.5，利用 pH 敏感的高分子材料制成结肠释药制剂。在缓释与控释制剂研究开发时，应考虑药物吸收部位，应进行 pH 对释放度的影响试验等。这些生物药剂学的研究成果在药物制剂研究开发中都已经得到了成功的应用。

3. 研究微粒给药系统在体内的处置，为靶向给药系统设计奠定基础　药物载体微粒进入人体循环后，主要被单核巨噬细胞系统吞噬，从而影响药物到达所需的治疗靶区。为了避免吞噬作用，利用靶细胞的特异识别能力，采用对微粒表面进行修饰的方法达到靶向给药的目的。靶向给药系统具有能将药物定向输送到靶区，使靶区药物浓度增加，减少药物在正常组织中的分布，提高疗效，降低不良反应等优点，是近年来药学领域的研究热点。根据不同性质与粒径的微粒在组织中的滞留性或渗透性不同，可使靶向制剂在体内的分布不同，其所载药物可选择性地聚集于不同部位发挥疗效。例如，粒径大于 7 μm 的微粒通常被肺毛细血管机械性滤阻而在肺部释药；粒径小于 7 μm 的微粒，易被肝、脾中的单核巨噬细胞摄取后聚积于网状内皮系统；而粒径小于 0.2 μm 的载药纳米粒，被单核巨噬细胞摄取的机会大大降低，通过毛细血管上的孔隙逃逸重新进入体循环的机会增加，可向大脑、骨髓等组织转运。由此可见，微粒的大小及分布将直接影响靶向微粒制剂的靶向性，另外，微粒表面电荷、表面疏水性质和表面吸附大分子等性质对其靶向性也有影响。了解微粒给药系统的体内过程，能够为靶向给药系统的设计奠定基础。

4. 药物质量评价　人们在研究生物药剂学的过程中发现，有时不同厂家生产的制剂虽然含等量的相同活性成分，具有相同的剂型，符合同样的质量标准，但是在体内产生的药效却不同。因此对药物体内过程的评价较体外评价有助于更好地控制药物的质量，保障临床用药的有效性和安全性。生物药剂学通过对药物剂型因素、生物因素和药物效应之间关系及其规律的研究，从药物体内过程的改变影响药物效应的角度出发，为口服固体制剂、缓释与控制制剂及靶向制剂等多种新、老剂型提供了新的、更为合理的评价指标，如溶出度、释放度、靶向微粒的粒径及分布、生物利用度等，从而使等效性问题不再仅仅是药剂等效性，而是这类药物临床治疗效果一致的生物等效性。

5. 研究新的给药途径与给药方法　在药物临床应用中，传统剂型与给药方法已经不能满足临床药物治疗的需要，黏膜给药、经皮给药等新给药途径的出现，不仅满足了现代医疗的需要，同时也为临床合理用药提供了更多的选择。

研究新的给药途径与给药方法，需要对药物的体内过程进行详细的研究。口服药物通过胃肠道吸收后，都要经过门静脉进入肝脏，部分药物在代谢酶的作用下失活，使进入体循环的量减少，药效降低，而采用舌下给药、经皮给药等给药途径则可改善其吸收。随着现代制剂技术的发展，人们研制出多种新的给药途径，不同的给药途径可以有不同的药物体内过程。蛋白质、多肽类药物常温下稳定性差，在体内易降解，$t_{1/2}$ 很短，经口服给药时大部分会在胃肠道失活，生物利用度差。如将其制成乳剂、脂质体、微囊、微球和纳米粒等，则借助载体系统进行递送，可有效地经胃肠道吸收进入血液循环,提高生物利用度。此外,还可采用鼻腔给药、经皮给药和肺部给药等方式来提高蛋白质、多肽类药物的生物利用度。

因此,充分考虑剂型因素、生物学因素对药物效应的影响,对选择适宜的给药途径和给药方法具有重要的指导意义。

第四节 生物药剂学研究方法及其进展

一、生物药剂学研究方法

生物药剂学经过了四十余年的发展,已经成为一门较为系统的药学学科,并逐渐渗透到了药物研究开发、质量评价及临床药学服务等各个环节。生物药剂学通过研究不同的药物或相同药物的不同剂型的体内过程特征与药物效应之间的关系,揭示药物作用规律,常用的研究方法如下。

(一)药物质量评价方法

随着生物药剂学的发展,药品的质量评价不再局限于药物的化学结构、主药的含量或杂质的限量等基本内容,而是进一步深入考虑到影响药物体内过程的有关性质上,这不仅使药品质量概念有了深化,也由此提出了更加合理的药品质量控制指标与方法。因此,从生物药剂学角度出发,建立相应的药物质量评价方法,能够更好地保证临床用药的安全性和有效性。生物药剂学对药物质量评价通常为口服固体制剂溶出度与释放度测定、微粒靶向制剂的粒径及其分布、手性药物的限量控制等方面。

(二)新型给药途径的实验方法

传统给药途径与剂型已经不能满足现代医疗需要,黏膜给药及经皮给药等新型给药途径正在迅速发展。开发新的给药方法,需要对药物的体内过程,特别是药物的转运机制及影响药物体内过程的因素,进行准确、详细的研究。在研究的过程中必须选择合适的实验装置与材料,建立正确的研究方法。例如,经皮给药研究中,需建立体外药物经皮扩散实验方法,用于了解药物在皮肤内透过的过程、研究影响经皮透过的因素和筛选经皮给药系统的处方组成等。鼻腔给药需研究鼻黏膜中的酶对药物的降解作用及药物或辅料对鼻黏膜纤毛运动的毒性作用等。

(三)模拟体内过程的研究方法

1. 药物吸收试验方法 药物经给药部位吸收进入体循环的速率与程度是药物发挥治疗作用的关键。药物的口服吸收试验主要研究药物在胃肠道的吸收动力学、有效吸收部位、吸收机制、影响吸收的因素等,对剂型的设计、制备工艺的改进、临床给药方案的制订都具有重要的指导意义。常用的评价药物吸收的研究方法有体外法、在体法和体内法三种。体外研究方法通常采用离体实验模型,有组织流动室法、外翻肠囊法、外翻环法及细胞培养模型。在体法通常采用原位实验模型,主要有肠道灌流法、肠道血管灌流技术、肠肝血管灌流技术等。体内法通常是在口服给予药物后,测定体内药量,计算药物动力学参数,以此来评价药物的吸收速率和程度。

2. 血浆蛋白结合试验方法 进入血液中的药物,一部分与血浆蛋白结合成为结合型药物,另一部分在血液中呈非结合型的游离状态。通常只有游离型药物才能透过毛细血管向各组织器官分布,因此药物的血浆蛋白结合是影响药物体内分布的重要因素。血浆蛋白结合试验主要研究药物与血浆蛋白结合的机制、潜在的药物相互作用、血浆蛋白结合对膜转运的影响等内容。在新药的血浆蛋白结合研究中,主要是测定血浆蛋白结合率。研究药物与血浆蛋白结合的方法主要有平衡透析法、超滤法、超速离心法、凝胶过滤法等。根据药物的理化性质及实验室条件,应选用一种方法至少进行3个药物浓度(包括有效浓度在内)的血浆蛋白结合率试验,每个浓度至少应重复试验3次,以了解药物的血浆蛋白结合率是否具有浓度依赖性。

3. 药物代谢试验方法 药物进入机体后，在体内酶和体液环境作用下，可发生一系列化学反应，导致药物化学结构上的转变，这就是药物代谢过程。药物代谢不仅影响药物作用的强弱和持续时间的长短，还会影响药物治疗的安全性，具有重要的临床意义。药物代谢试验主要研究药物代谢途径、代谢速率、代谢过程的影响因素及其影响规律，代谢与药物活性和安全性的关系等。通过对药物代谢的研究，掌握药物代谢规律，对于设计更合理的给药途径、给药方法、给药剂量及对制剂处方的设计、工艺改进和临床给药方案的制订都具有指导意义。

目前研究药物代谢的方法主要有体外和体内两种方法。药物代谢的体外试验方法有离体肝脏灌流法、肝组织切片法、肝微粒体温孵法、肝细胞体外培养法等。其中，离体肝脏灌流法使肝脏具有独立并接近于生理条件的循环体系，具有器官水平的优势，兼具离体试验与整体试验的优点，是经典的研究药物代谢的方法。肝组织切片法不破坏肝脏的细胞构成和组织结构，完整保留了所有肝药酶及各种细胞器的活性，因而更能反映药物在体内生理条件下的实际代谢情况。体外代谢法可以比较方便地控制某些代谢条件，在短时间内可得到大量的代谢产物，易于尽快确定药物代谢途径及结构变化情况，但是不能全面反映体内的综合代谢情况，与生物体内的真实代谢情况存在一定差异。而体内代谢法可以综合地考虑各种体内因素对药物的影响，能够真实全面地反映药物代谢的体内整体特征。体内代谢法是指在动物或人服药之后，测定药物及其代谢产物在血液、尿液和胆汁等生物样品中的浓度，计算有关代谢速率参数，分离鉴定可能的代谢产物，解析药物代谢途径。与体外法相比体内代谢法难度比较大，许多药物在生物体内的分布都比较广，使药物及其代谢产物在体内的浓度都比较低，代谢产物的检测具有一定的难度。但是，随着现代分析技术的不断提高，体内代谢法逐渐被广泛应用。

（四）生物利用度及生物等效性研究方法

生物利用度是指制剂中药物被吸收进入体循环的速率与程度，它已经成为血管外给药制剂开发研究时必须考虑的重要质量评价指标。生物利用度与溶出度和释放度相比，更能反映药物的体内过程。即使体外溶出度或释放度相同的药物，其吸收的速率也不一定相同，而生物利用度则考虑了药物透膜吸收过程及其影响因素。

生物等效性是指一种药物的不同制剂（参比制剂和检测制剂）在相同的体内试验条件下，给予相同剂量，两者的吸收程度和速率无明显差异。药学等效性与生物等效性不同，药学等效性是指同一药物相同剂量制成同一制剂，在含量、纯度、含量均匀度、崩解时间、溶出速率等方面符合同一规定标准的制剂。药学等效性没有反映药物制剂在体内的情况，这是二者的主要区别。生物等效性指标的提出和应用，为药物应用于临床的有效性和安全性提供了进一步的保证。目前，药物制剂的生物等效性已经成为国内外药物仿制或移植品种的重要评价内容，也成为药物制剂开发研究中最有价值的评价指标而被广泛应用。

（五）临床药物应用方法研究

在药物临床应用中，对药物体内过程规律的研究，尤其是对影响药物体内过程的各种因素的研究，可以指导合理给药方案的拟定和对临床用药问题进行合理解释。例如，食物对药物吸收的影响研究和人体生物节律性对药物体内过程的影响研究等，可以确定最佳给药时间；不同生理、病理条件下药物体内过程的差异研究，有助于制订个体化给药方案；联合用药对药物体内过程的影响考察，可以为临床联合用药提供依据等。

二、生物药剂学的新领域与新技术

（一）人工智能在生物药剂学研究中的作用

人工智能（artificial intelligence，AI）已成为新药研发的助推器，AI 技术涵盖机器学习（machine learning，ML）和深度学习（deep learning，DL）。ML 算法在新药研发领域被广泛用于分类和回归预测等方面，常见的 ML 算法包括决策树（decision tree）、随机森林（random forest，RF）等；DL 算法包括深度神经网络（deep neural network，DNN）、卷积神经网络（convolutional neural network，CNN）和递归神经网络（recurrent neural network，RNN）等。DL 算法适合处理大数据，模型也更为复杂。随着计算机性能的提高和数据量的积累，DL 算法在新药研发中的应用越来越广，可通过定量结构性质关系或定量结构活性关系等来预测药物分子的物理化学性质及药物的吸收、分布、代谢、排泄和毒性。

AI 技术可用于靶点发现、早期药物研发、临床前实验的设计与处理、临床试验、现有药物再利用、信息整合与新见解输出等诸多环节。在临床前研究阶段，AI 主要辅助化合物筛选、合成、优化、晶型乃至其生物药剂学特性预测。在临床研究阶段，AI 通过机器学习和认知计算能力，优化试验方案设计、受试者筛查与入组、流程管理、数据统计分析，帮助药物重定向、评估潜在的药物安全问题，为新药成功上市提供支持。

1. AI 技术用于药物晶型预测　多晶型现象是指一种物质可以存在两种以上不同晶体结构的现象，几乎所有固体药物都具有晶型多态性。晶型的变化可以改变固体化学药物的许多物理性质和化学性质，进而改变药物进入血液循环的速率和程度，显著影响其体内过程和生物药剂学特征，因此，晶型预测对于生物药剂学研究至关重要。使用 AI 可以有效地动态配置药物晶型，预测一个小分子药物的所有可能的晶型，更有效地挑选出合适的药物晶型，减少研发成本。普林斯顿大学化学系与默克公司合作，利用 RF 算法对氨基化反应条件进行优化，利用高通量实验获得的数据来预测多维化学空间中合成反应的性能和化学反应收率。AI 晶型预测技术大大缩短了晶体的发展周期，更有效地选择合适的药物晶型，缩短开发周期并降低成本，将会在药物发现领域发挥重要作用。

2. AI 技术用于药物的生物药剂学特性预测　药物的吸收、分配、代谢、排泄和毒性（简称 ADMET）是其最主要的生物药剂学特性，也是衡量化合物成药性的关键参考指标。传统的 ADMET 特性预测与评价主要在体外使用人或人源化组织功能蛋白作为药物靶点，结合计算机技术，模拟并研究药物与体内各种屏障因素之间的相互作用。为了进一步提高 ADMET 性质预测的准确性，人们运用 AI 技术探索结构特征（包括处理小分子药物、大分子生物药和蛋白质屏障结构），自动识别化合物的相关特征，评估数据集中多个 ADMET 参数之间的隐藏的关系和趋势，预测候选药物的细胞渗透性和溶解性、毒理学性质，分析其生物药剂学特性，大大减少了研发投入和风险。目前市场中有数十种计算机模拟软件，包括 ADMET Predicator、MOE、Discovery Studio 和 Shrodinger 等，已在国内外的药品监管部门、药物研发单位得到了广泛应用。

3. AI 用于药物动力学预测和个体化给药方案设计　运用 AI 技术能预测血药浓度，分析群体药物动力学（简称群体药动学，population pharmacokinetics，PPK）参数数据，还可进行药物动力学和药效学（pharmacokinetics and pharmacodynamics，PK/PD）关系等多项研究。PPK 涉及多个药物动力学模型，利用 AI 技术可以有效估算和对未知人群的生物利用度数据进行预测，还可建立生物利用度与剂型体外特征之间的非线性关系，即体内外相关性，对剂型的生物利用度进行预测；在临床合理用药方面，可依据 PPK 参数估算出达到预期的治疗浓度所需的初始剂量，制订个体化初始给药方案，实现精准用药。

4. AI 在新药研发中的应用环境尚待完善　传统的药物研发模式已有相对健全的监管政策、行业体系。作为一种新的模式，AI 在药物研发的应用探索，也需要相应的行业政策和体系来规范与引导。因此，应该在原有的标准管理体系框架内，加强信息和标准的整合，加快完善数据共享开放机制，发挥数据应用价值，为 AI 在医药行业应用提供有质有量的数据支撑；同时建立一套有效、完备、真实可靠的数据评估体系，进一步提升数据质量；建立追溯体系，保证算法的透明，使 AI 的行为及决策全程处于监管之下，明确研究者、运营者和使用者各自的权利与义务。近年来国家颁布的几乎所有的 AI 相关政策或规划中，药物研发都被作为 AI 应用的关键场景，相信在不久的将来，AI 将更加深度地融入包括生物药剂学在内的药学研究，助力新药研究与临床合理应用。

（二）生物药剂学在生物药研发中的作用

生物药主要包括抗体药物、基因治疗药物、细胞治疗药物、核酸药物等，现有多种类型的生物药正处于研究及开发的前沿，尤其集中于肿瘤治疗、风湿性疾病和免疫治疗等领域。作为一类新兴的治疗药物，生物药具有强劲的增长潜力和广阔的市场前景。与传统的小分子化学药物相比，生物药具有结构较复杂、个体差异大、工艺质控难等特点，也正是这些特点决定了生物药在药学研究、临床试验及临床合理用药等方面存在着诸多探究的环节。这些关键问题的解决需要生物药剂学的新理论和新技术。

新药获批上市的核心原则是"安全、有效、质量可控"。与相对完善的传统化学药物成药性评价体系不同，目前国内外均尚未形成针对创新生物药/制剂的标准化、系统完善的成药性研究指南。目前，生物药亟须解决的主要关键科学问题：①针对"活"的细胞药物，需要基于动态增殖、药效活性表型、代谢转归特点建立完善的生产制备质量控制标准；②靶向生物药/制剂的靶向过程和机制尚不清晰，需要精准、动态、定量描述这类药物在体内穿透各类生物屏障过程及到达靶点发挥药效的机制；③靶向生物药/制剂的体内过程复杂且与传统化学药物有着显著的区别，需要通过动态可视化、定量化的体内监测技术，实现早期生物药剂学特性的评价和后期药物动力学预测。

为解决以上问题，国内外学者正研究开发可特异性标记"活"细胞药物的核素示踪剂，结合多模态影像技术，实现干细胞、嵌合抗原受体 T 细胞（chimeric antigen receptor T cell，CAR-T）的体内动态增殖、代谢转归的实时定量监测，精准、动态、定量描述细胞药物的体内过程，阐明生物药剂学特性，为药效评价、毒性预警和精准给药提供技术支持。利用放射性核素对活细胞可进行直接标记，检测标记后的稳定性、细胞活率、细胞增殖能力、细胞因子及细胞抑瘤特性等。将标记后的活细胞送至动物（受试者）体内，利用正电子断层扫描技术对回输后的细胞进行实时、动态、无创监测。数据重建和分析后可得到细胞在活体内各组织的分布信息，进而可定量分析活细胞迁移和归巢情况，探明其生物药剂学特性，实现对细胞药物的体内药物动力学研究，指导细胞药的开发和临床转化。

在细胞药物成功上市后，核素探针-细胞药物体内监测还将支撑和保障其临床合理用药。基于定量药理学的研究方法，根据干细胞、CAR-T 细胞在体内的动态分布及定量，运用药物动力学原理构建多维 PK/PD 模型，可建立细胞药物在外周血及组织器官中的血药浓度-时间曲线（简称药-时曲线）和"量效曲线"，预测细胞药物的剂量与治疗效果和不良反应，实现精准化个体化的细胞药物临床治疗。

（三）生物药剂学的新技术与新方法

1. 定量构效关系及定量构动关系研究　定量构效关系（quantitative structure-activity relationship，QSAR）与定量构动关系（quantitative structure-pharmacokinetics relationship，QSPR）借助分子的理化性质参数或结构参数，通过数学模式来探讨化合物的分子结构及性质与其在人体内的过程及药物动力学参数之间的定量关系。根据配体与受体间相互作用的原理，计算机辅助药物设计（computer-aided drug design，CADD）运用计算机进行 QSAR 和 QSPR 的研究，可以快速地设计和筛选目标化合物，有效地节省因化学合成和体内外实验而耗费的大量时间及资金，提高新药开发效率，缩短开发进程。

2. 生物物理实验技术　近代物理实验技术的发展及其在生物药剂学领域的应用，促使生物药剂学的研究进入细胞和分子水平。这类实验技术种类繁多，但就其本质来说，大部分都是通过对所研究的生物体系（组织、亚细胞、生物大分子等）施加电磁辐射、电子束、中子束、离子束等物理作用，使外来微粒流与生物体系的原子或分子发生相互作用，探测作用前后微粒能量及其分布的变化以获得所研究生物体系微观结构及其运动状态的方法。例如，电子显微技术及近年研制成功的扫描隧道显微技术，可以观察亚细胞结构乃至生物大分子形象，可用来研究大分子药物与靶细胞的相互作用；中子衍射方法用于研究药物分子在磷脂双分子层中的位置；振动光谱用于研究药物与生物膜的相互作用；红外光谱用于研究药物对脂质体相行为影响及其分子机制；拉曼和红外光谱用于研究脂质体与抗体的相互作用等。

3. 微透析技术 微透析（microdialysis）利用渗透和扩散原理，在非平衡条件下，膜外小分子物质通过扩散进入透析管内，并被微透析管中连续流动的灌流液不断带出，从而达到从活体组织取样的目的。微透析技术最大优点是可在基本不干扰体内正常生命过程的情况下进行在体（in vivo）、实时（real time）和在线（on line）取样。可以在不同器官及同一器官的不同部位取样，研究药物的组织分布和代谢，对于阐明药物体内过程、疗效和安全性有重要意义，为新药研发与临床合理用药提供科学依据。

4. 人工生物膜技术 药物对细胞膜的渗透性是药物能否通过生物膜进行跨膜转运的关键因素，可以采用类生物膜系统对药物的细胞膜渗透性进行评价。模拟生物膜色谱以凝胶为载体，利用在凝胶上固定的脂质体作为模拟生物膜，模拟药物的吸收过程，选择适宜的流动相即可分析细胞膜的渗透性。胶束液相色谱采用浓度高于临界胶束浓度的表面活性剂溶液作为流动相的反相液相色谱，其在色谱系统中引入的类生物膜结构为胶束而非脂质体，药物在胶束色谱上的保留行为反映了药物与生物膜的作用强度。平行人工膜渗透分析的原理：当含多种磷脂成分的十二烷或十六烷溶液遇到含有药物的水性缓冲液后，自动组装形成人工膜，进行药物的膜渗透性研究，可替代细胞模型的使用，可用于预测药物通过小肠上皮细胞膜的能力，评价药物的生物膜渗透性。

（印晓星）

第二章 口服药物的吸收

学习目标

1. 掌握药物通过生物膜的转运机制。掌握影响药物胃肠道吸收的生理因素、药物因素和制剂因素。

2. 熟悉胃肠道的结构、功能和药物的吸收过程。

3. 了解运用胃肠道药物吸收特性，设计和开发药物新制剂的基本方法。

口服给药是临床治疗时最常采用的一种方法，是药物治疗的重要组成部分。其优点：给药方式简单快捷，服用不直接损伤皮肤、黏膜，生产成本较低，价格相对来说较便宜。但口服给药也存在一定的缺点：吸收较慢且不规则，从而导致药物起效慢。因此了解口服药物吸收过程中的生物药剂学性质尤其重要，如果能在研发早期了解药物的肠道吸收机制，可以提高研发效率、节约成本并提升药物的有效性和安全性。

第一节 药物的膜转运与胃肠道吸收

消化道的上皮细胞是人体的一道天然保护屏障，药物在体内的吸收、分布、代谢和排泄的各种动态过程中，都与药物透过生物膜有关。药物的吸收（absorption）是指药物从给药部位进入体循环的过程，在口腔、胃、小肠、大肠、直肠、肺泡、皮肤、鼻黏膜和角膜等部位的上皮细胞膜中均可发生。口服药物的吸收是在胃肠道黏膜的上皮细胞膜中进行的，包括胃、小肠、大肠内的药物吸收，其中最为重要的是小肠吸收。而物质通过生物膜（或细胞膜）的现象称为膜转运（membrane transport）。因此，全面系统地理解生物膜的结构与性质、胃肠道的结构与功能、药物的跨膜转运机制、药物转运蛋白等，对研究和改善药物的吸收具有重要意义，是提高药物的临床疗效、设计和开发药物新制剂的理论基础。本节将重点讲述与药物在体内的动态变化相关联的细胞膜结构、药物透过细胞膜的转运机制等问题。

一、生物膜的结构与性质

细胞外表面的质膜与各种细胞器的亚细胞膜统称为细胞膜，细胞膜构成细胞的外壁。细胞膜不仅防御外来物质使其不会任意进入细胞内，还可保证细胞内外各种各样的生化反应互不干扰及保证细胞内外化学物质的平衡。它不仅把细胞内容物和细胞周围环境分隔开来，也是细胞与外界进行物质交换的门户。体内药物的转运都要通过这种具有复杂分子结构与生理功能的生物膜。

（一）生物膜的结构与功能

细胞膜主要由膜脂、蛋白质和少量糖类组成。所有的细胞膜具有共同的基本性质，如带有电荷的极性物质几乎都不可能透过细胞膜，只有非极性的化合物可以透过细胞膜。磷脂、糖脂和胆固醇三种成分构成细胞膜膜脂，通常胆固醇含量不超过膜脂的 1/3，其功能是提高脂质分子层的稳定性，调节双分子层流动性，降低水溶性物质的渗透性。细胞膜的厚度在 5～8 nm，蛋白质占较大的比例。细胞膜的结构、形态和功能多种多样，取决于膜中物质分子的类型（蛋白质和糖脂）和排列形式。

20 世纪 70 年代，科学家首先提出生物膜液态镶嵌模型（fluid mosaic model），如图 2-1 所示。该模型以脂质双分子层为基本结构，认为磷脂与结构蛋白聚集，形成球形蛋白和脂质的二维排列的流体膜。流动的脂质双分子层构成细胞膜的连续主体，蛋白质分子以不同的方式和不同的深度嵌入脂质双分子层中。该模型强调了膜的流动性和不对称性，即膜的结构是动态的，膜结构中蛋白质的分布具有不对称性。细胞膜上含有少量的糖类，主要是寡糖和多糖链，绝大多数存在于细胞膜的外表侧，它们以共价键的形式与膜内脂质或蛋白质结合，形成糖脂和糖蛋白。液态镶嵌模型虽然可以解释许多生物膜中发生的现象，但不能说明具有流动性的膜质在变化过程中如何保持膜的相对完整性和稳定性。因此，科学家们随后又提出了晶格镶嵌模型，进一步解释了膜的流动性和完整性特征。其流动性是由于脂质能可逆地进行无序（液态）和有序（晶态）的相变过程，膜蛋白对脂质分子的活动具有控制作用。具有流动性的脂质是小片的点状分布，因此脂质的流动性是局部的，并不是整个脂质双分子层都在流动。这就是细胞膜既具有流动性又能保持其完整性和稳定性的原因。

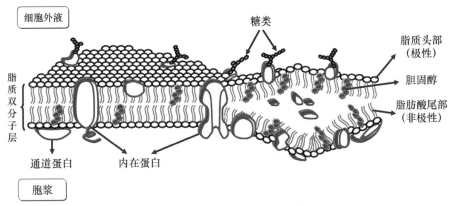

图 2-1　生物膜液态镶嵌模型示意图

（二）生物膜的性质

生物膜的主要特性有膜结构的流动性、不对称性及半透性。膜的流动性是指构成膜的脂质分子层是液态的，具有流动性。膜的不对称性是指膜组成成分中的蛋白质、脂类及糖类物质的分布具有不对称性。膜的半透性是指膜结构具有半透性，某些药物能顺利通过，另一些药物则不能通过。生物膜的这些特性与物质转运、细胞分裂、细胞融合、细胞表面受体功能等有密切的关系，在很大程度上影响着药物的跨膜转运与吸收。由于膜的液体脂质结构特征，亲脂性药物容易透过，亲水性药物难以透过。镶嵌在膜内的蛋白质具有不同的结构和功能，能与药物可逆性结合，起到药物载体转运的作用。小分子水溶性药物可经含水小孔吸收。

二、药物的细胞膜转运机制

从上述生物膜结构和性质可知，生物膜具有复杂分子结构和生理功能，药物的透膜转运方式呈多样性，见图 2-2 及表 2-1。

药物等物质经细胞膜转运时，根据其驱动力（driving force）和转运机制大致可分为被动转运（passive transport，又称为被动扩散，passive diffusion）、载体媒介转运（carrier-mediated transport）和膜动转运（membrane-mobile transport）。一般情况下，对于细胞膜的脂质双分子层结构，小分子量的脂溶性物质易于透过细胞膜。但水溶性物质和大分子物质则难以透过细胞膜，这些物质必须借助于载体媒介转运和膜动转运方式才有可能透过细胞膜，如图 2-2 所示。

（一）被动转运

被动转运是指存在于膜两侧的药物顺浓度梯度转运，即从高浓度一侧向低浓度一侧扩散的过程，分为单纯扩散（也称简单扩散）和膜孔转运两种形式。在被动转运过程中，生物膜处于被动状态，对转运没有积极作用。被动转运的通透屏障是生物膜，膜对药物的屏障作用可影响药物透膜的通量。药物透膜的运行方向和通量既取决于膜两侧的浓度梯度、电位梯度和渗透压梯度，也与膜对该药物的屏障作用有关。大部分药物，如多数有机弱酸（盐）或弱碱（盐），在体液环境下可部分解离。而非解离型药物因其脂溶性较大，较易通过生物膜。药物透膜量的大小可用扩散通量（diffusion flux）来表示。

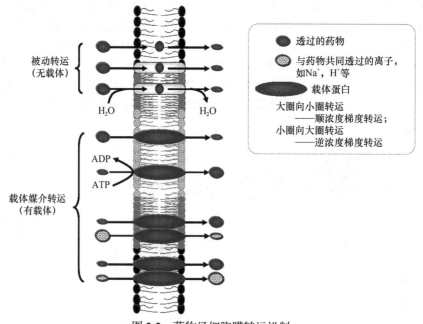

图 2-2　药物经细胞膜转运机制

表 2-1　药物膜转运机制及特点

转运机制	转运形式	载体	机体能量	膜变形
被动转运	单纯扩散	无	不需要	无
	膜孔转运	无	不需要	无
载体媒介转运	促进扩散	有	不需要	无
	主动转运	有	需要	无
膜动转运	胞饮转运	无	需要	有
	吞噬作用	无	需要	有

1. 单纯扩散（simple diffusion）　单纯扩散时，药物的透膜转运受膜两侧浓度差的限制。非解离型的脂溶性药物可溶于液态脂质膜中，易透过生物膜，绝大多数有机弱酸或有机弱碱药物在消化道内的吸收都是以被动转运机制通过生物膜的。

大多数口服药物都是以被动扩散方式通过细胞膜。扩散的驱动力是胃肠道中的药物浓度高于血药浓度的浓度差。依照菲克（Fick's）扩散定律，药物分子从一个高的药物浓度区域向一个低药物浓度的区域扩散。单纯扩散属于一级速率过程，服从 Fick's 扩散定律（2-1）。

$$\frac{\mathrm{d}C}{\mathrm{d}t} = \frac{DAK}{h}(C_{\mathrm{GI}} - C) \tag{2-1}$$

式中，$\mathrm{d}C/\mathrm{d}t$ 为扩散速率（消除速率），D 为扩散系数，K 是油水分配系数，A 是扩散表面积，h 是膜厚度，C_{GI} 为胃肠道中的药物浓度，C 为血药浓度。

在吸收正常的情况下，D、A、K 和 h 都是常数，设透过系数 P 为

$$P = \frac{DAK}{h} \tag{2-2}$$

在式（2-1）中，当药物口服后，胃肠道中的药物浓度远大于血药浓度，因此，相较于胃肠道

中的药物浓度 C_{GI}，血药浓度 C 特别小，可以忽略不计，则式（2-1）可简化为

$$\frac{dC}{dt} = PC_{GI} \tag{2-3}$$

即药物的扩散速率等于透过系数与胃肠道药物浓度的乘积。透过系数越大，胃肠道中药物浓度越高，其扩散速率越快。

2. 膜孔转运（membrane pore transport） 被动转运的第二种形式是膜孔转运，是指物质通过细胞膜上微孔的转运过程。胃肠道上皮细胞膜上有 $0.4\sim0.8$ nm 大小的微孔，水溶性小分子药物可以通过这些贯穿细胞膜且充满水的微孔被吸收。分子比微孔小的药物吸收较快，如水、乙醇、尿素、糖类等。大分子药物或者与蛋白质结合的药物不能通过微孔被吸收。另外，离子所带的电荷也会影响药物通过微孔的扩散。药物的肾排泄和药物进入肝脏的过程也是遵循这种机制。膜孔中带正电荷的蛋白质或者通过吸附阳离子，形成带正电荷的球形静电空间电场排斥阳离子，从而使阴离子易于通过。

> **知识拓展**
>
> 被动转运的特点：顺浓度梯度转运，即从高浓度向低浓度转运；不需要载体，膜对通过的物质无特殊选择性，不受共存的类似物的影响，即无饱和现象和竞争抑制现象，一般也无部位特异性；扩散过程与细胞代谢无关，故不消耗能量，不受细胞代谢抑制剂的影响，也不会因温度影响代谢水平而发生改变。

（二）载体媒介转运

借助生物膜上的载体蛋白，使药物透过生物膜而被吸收的过程称为载体媒介转运（carrier-mediated transport），有促进扩散和主动转运两种形式。

1. 促进扩散（facilitated diffusion） 指物质在细胞膜载体的帮助下由膜高浓度侧向低浓度侧扩散的过程，又称易化扩散或载体转运。载体包括载体蛋白、离子载体和通道蛋白。载体蛋白可以是细胞膜上的某些特异性蛋白通透酶，如葡萄糖进入红细胞需要葡萄糖通透酶，铁剂转运需要转铁球蛋白等。促进扩散时，药物与细胞膜上的载体蛋白在膜外侧结合，然后通过蛋白质的自动旋转或变构将药物转入细胞膜内；或细胞膜上的特殊载体蛋白与药物结合提高其脂溶性，使药物易于透过细胞膜。因此，有些脂溶性差、水溶性差的药物仍然有较好的透膜吸收。离子载体是疏水性的小分子，溶于双脂层，提高所转运离子的通透率。通道蛋白是横跨细胞膜的亲水性通道，允许适当大小的离子顺浓度梯度通过，又称离子通道。根据离子选择性的不同，可分为钠通道、钙通道、钾通道、氯通道等。

促进扩散因为需要载体的参与，一种载体蛋白只能转运某种结构的物质，且载体蛋白的数量有一定的限度，故具有结构特异性和饱和现象。一种物质的促进扩散作用往往会被其结构类似物竞争抑制。促进扩散与被动转运的相同点是都服从顺浓度梯度扩散原则，不消耗能量。但促进扩散的速率要比单纯扩散的速率快得多。现已知在小肠上皮细胞基膜及红细胞、骨骼肌细胞、脂肪细胞和血脑屏障面向血液一侧的细胞膜中，单糖类和氨基酸的转运为促进扩散，季铵盐类药物的转运也属于此类转运。

> **知识拓展**
>
> 促进扩散与主动转运一样，属于载体媒介转运，需要载体参与。具有载体转运的各种特征：对转运物质有专属性要求，可被结构类似物竞争性抑制，也有饱和现象，转运初期的透过量也符合米氏动力学方程，载体转运的速率大大超过被动扩散。不同之处在于：促进扩散不依赖于细胞代谢产生的能量，而且是顺浓度梯度转运。

2. 主动转运（active transport）　药物借助载体或酶促系统的作用从低浓度侧向高浓度侧的跨膜转运称为主动转运，转运速率可用米氏（Michealis-Menten）方程来描述。

$$\frac{dC}{dt} = \frac{V_mC}{K_m + C}$$

（2-4）

式中，K_m值称为米氏常数，V_m是酶被底物饱和时的反应速率，C为底物浓度。

主动转运分为ATP驱动泵和协同转运两种。以ATP水解释放的能量为能源进行主动转运的载体蛋白家族称为ATP驱动泵，是镶嵌在脂质膜双分子层上的内在蛋白，位于各种生物膜上，通过ATP酶的分子构象变化实现对物质的逆浓度梯度转运。生物体内一些必需物质如单糖、氨基酸、水溶性维生素、K^+、Na^+、I^-及一些有机弱酸、弱碱等弱电解质的离子型都是在ATP驱动泵的作用下，以主动转运方式通过生物膜。协同转运是指一种物质的转运依赖第二种物质的同时或后继进行的转运方式。根据物质的转运方向及离子沿浓度梯度转移的方向相同与否，协同转运又分为同向转运（symport）与反向转运（antiport）。Na^+梯度驱动通常是人体细胞内主要存在的协同转运系统，如在肾小管和肠上皮细胞膜上即存在多种利用Na^+梯度的同向转运系统，将糖类或氨基酸运送进入细胞内。

知识拓展

主动转运的特点主要有下列几点：①逆浓度梯度转运；②需要消耗能量，能量主要来源于细胞代谢产生的ATP；③需要载体参与；④具有结构特异性和部位特异性，如维生素B_{12}的主动转运仅在回肠末端进行，而维生素B_2和胆酸仅在小肠的上端才能被吸收；⑤受代谢抑制剂的影响，如氟化物可抑制细胞代谢而影响主动转运过程；⑥同时使用结构类似物能产生竞争性抑制作用；⑦主动转运的速率和转运量与载体的量及其活性有关，当药物浓度较低时，载体的量及其活性相对较高，药物转运速率快。

知识拓展

存在于细胞膜上的"药物溢出泵"（drug flux pump），如P-糖蛋白（P-glycoprotein，P-gp），可以能量依赖性地将胞内药物泵出胞外，这一过程同样属于主动转运。人体各组织细胞中，如肾小管上皮细胞、脑组织、肠上皮细胞等，都广泛存在着P-gp。例如，存在于肠上皮细胞刷状缘膜中的P-gp能将药物从质膜内泵回黏膜侧，进而进入肠腔排出，为一种逆吸收方向的主动转运过程，其结果将导致药物透膜吸收减少，血药浓度降低。因此，抑制P-gp的表达可增加药物的吸收，提高其生物利用度。若药物为P-gp的底物，其透膜转运与P-gp药泵机制有关。目前已发现多种P-gp的底物药物，如环孢素A、雷帕霉素、依曲康唑、酮康唑、环丙沙星、诺氟沙星、多柔比星、柔红霉素、尼群地平、尼卡地平、氢化可的松、地塞米松、长春新碱等。

（三）膜动转运

膜动转运是细胞摄取或者释放物质的一种转运形式，指药物摄入细胞或者将胞内物质释出至胞外时，必须通过细胞膜主动变形来完成的转运过程。膜动转运与生物膜的流动性特征密切相关。当药物与细胞膜上某些蛋白质有特殊的亲和力时，可附着于细胞膜上，进而细胞膜凹陷并将其吞入胞内，形成小泡（vesicle），包裹药物的小泡逐渐剥离细胞膜表面，完成转运过程。转运的药物为溶解物或液体称为胞饮（pinocytosis）。转运的物质为大分子或颗粒状物称为吞噬（phagocytosis）。膜动转运包括物质向细胞内摄入的入胞作用（endocytosis）和向细胞外释放的出胞作用（exocytosis）（图2-3）。入胞作用形成药物的吸收，尤其是对蛋白质和多肽类药物的吸收非常重要，其他一些重要大分子物质（如脂溶性维生素、甘油三酯和重金属等）亦可经此途径转运吸收。出胞作用的一个典型例子是胰腺细胞分泌胰岛素的过程，胰岛素分子被包裹在胰腺细胞的小泡内，通过与质膜融合，逐渐将胰岛素释放到胰腺细胞外再进入血液。另外，细胞内不能消化的物质及合成的分泌蛋白也大都是通过这种途径排出。

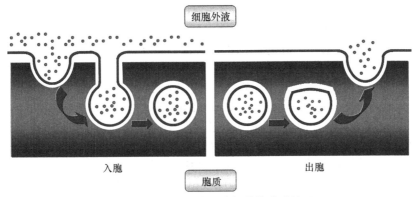

图 2-3　细胞摄取或释放物质的膜动转运

　　药物的转运吸收方式与药物性质和吸收部位生理特征等密切相关。同一种药物可经由一种特定的转运机制吸收，亦可经多种方式进行。对机体而言，多数药物均为外源性有机异物，通常以单纯扩散的被动吸收形式为主。

三、胃肠道的结构与功能

　　由于口服给药的吸收部位是胃、小肠和大肠，故称为胃肠道（gastrointestinal tract）吸收。口服给药方式在临床应用最为广泛，因口服给药安全、方便，故患者的顺应性（compliance）较好。胃肠道是口服药物的必经通道。了解其结构与功能及其与吸收有关的生理特征（表 2-2），有利于掌握口服药物吸收的规律。

表 2-2　胃肠道解剖学特征与口服药物吸收

部位	pH	长度（cm）	表面积	转运时间
胃	1.0～3.5	—	小	0.5～3.0 h
十二指肠	6.5～7.6	20.0～30.0	较大	6.0 s
空肠	6.3～7.3	150.0～250.0	很大	1.5～7.0 h
回肠	7.6	200.0～350.0	很大	1.5～7.0 h
盲肠/右结肠	7.9～8.0	90.0～150.0	较小	14.0～80.0 h
左结肠/直肠	7.8	90.0～150.0	较小	14.0～80.0 h

（一）胃

　　胃（stomach）主要由食管入口、贲门（cardia）、胃底部、胃体部及与十二指肠连接的出口-幽门（pylorus）构成，胃控制内容物向肠管转运。胃壁由黏膜、肌层和浆膜层组成。胃黏膜表面层是圆柱状上皮细胞，黏膜面上分布有无数深度为 0.1～0.5 nm 的胃小窝，是胃腺体的开口部分，与分泌黏液及胃酸有关。成人胃内容积为 1.2～1.4 L，每天分泌约 2 L 胃液。胃液含有以胃蛋白酶为主的酶类和 0.4%～0.5% 的盐酸，具有稀释、消化食物的作用。空腹时胃内容物呈酸性状态（pH 1～3）。胃上皮细胞的表面有一层保护层，其主要成分为黏多糖。口服药物滞留于胃内时，大部分崩解、分散和溶解。胃黏膜表面没有微绒毛，而且表面积比小肠小很多，因而对多数药物的吸收能力较弱。但根据 pH 分配学说，一些弱酸性药物在胃中的吸收良好。

（二）小肠

小肠（small intestine）全长约 5 m，由十二指肠（duodenum）（20～30 cm）、空肠（jejunum）和回肠（ileum）组成，直径约 4 cm。十二指肠与胃相连，胆管和胰腺管开口于此，排出胆汁和胰液，帮助消化和中和部分胃酸使消化液 pH 升高。在小肠黏膜上有环行皱襞（plicae circulares）（高 8～10 mm，宽 3～4 mm），表面上有绒毛（villus）（高 0.5～1.0 mm），绒毛上排列着单层圆柱上皮细胞即绒毛吸收细胞，绒毛表面上富集着微绒毛（microvillus），绒毛内含丰富的血管、毛细血管及乳糜淋巴管，是物质吸收的部位。小肠的总表面积约为 200 m²，这对于人体必需的物质和药物的吸收是非常有利的。微绒毛由肌动蛋白丝（actin filament）构成，具有毛刷状的形态，被称为刷状缘膜（brush-border membrane），是药物吸收过程进行的区域。微绒毛的外侧表面覆盖带负电荷的黏性多糖-蛋白质复合物（glycocalyx）。多糖-蛋白质复合物可阻止药物吸收时向细胞侧扩散，另外还可防止存在于刷状缘膜上的 Na^+/H^+ 向肠道扩散 H^+ 逆输送。

近年来，微粒给药系统逐渐发展，与微粒吸收相关的派尔集合淋巴结（Peyer patch，PP）日渐受到重视。人体中有 100～300 个 PP，它是位于黏膜固有层的疏松结缔组织中的淋巴小结的集合体，回肠含量最多。PP 肠管管腔侧由一层特殊分化的圆柱状上皮细胞覆盖，由绒毛上皮和微褶细胞（microfold cell，M 细胞）构成。微粒（＜10 μm 易靶向 PP）及一些抗原物质首先被微褶细胞摄取，然后转运至深层 PP，大于 5 μm 的微粒可被 PP 内的巨噬细胞吞噬，随淋巴液经淋巴循环进入血液循环。据有关文献报道，聚苯乙烯纳米粒口服后主要由肠道 PP 摄取，其粒径越小，被摄取量越多。

由此可见，小肠不仅是药物吸收的主要部位，也是药物主动转运吸收的特异性部位。由于小肠 pH 为 5～7.5，它也是弱碱性药物吸收的最佳环境。

（三）大肠

大肠（large intestine）由盲肠（cecum）、结肠（colon）和直肠（rectum）组成，大肠比小肠粗而短，全长约 1.5 m。大肠具有储存食物残渣形成粪便的作用，可吸收水分、无机盐等。直肠给药和结肠定位给药的药物也是在大肠中吸收，还有些吸收很慢的药物，在通过胃与小肠时未被吸收，在大肠中却能够被吸收。大肠的上皮细胞与小肠具有相同的圆柱状上皮细胞，黏膜上有皱纹但没有绒毛。因此，大肠不是药物吸收的适宜部位。

结肠可以吸收蛋白质和多肽类药物，因而是治疗结肠疾病的特殊给药和作用部位。结肠有 400 多种细菌，主要是厌氧菌。物质通过结肠的速率较慢，而且结肠中分泌液量也较少，因而药物释放后可得到较高的浓度梯度，有利于药物的吸收。影响结肠运动的因素有很多，一般来说，富含纤维的食物成分可以缩短内容物通过结肠的时间。

第二节 影响药物吸收的生理因素

口服药物的吸收在胃肠道上皮细胞进行，胃肠道生理情况的变化对药物的吸收有着较大的影响，因此掌握和熟悉各种影响吸收的生理因素有助于药物的剂型设计和临床合理用药。

一、消化系统因素

消化系统因素：胃肠液 pH、肠内运行、胃肠代谢、食物影响及胃排空率等，而消化道内不同的 pH 环境，对弱酸性、弱碱性等物质解离状态会造成很大影响，分子型的药物与离子型的药物相比，容易吸收。另外合并用药也会对口服药物的吸收产生影响。

人的胃内 pH 在空腹时为 1～3，进食后胃内 pH 可以上升至 3～5，口服给药后也可导致胃内 pH 的变化，如口服抗胆碱药、胃酸分泌抑制剂及氢氧化镁等制酸剂可使胃内 pH 上升；小肠的 pH 为 7.2～7.8，进食对小肠内 pH 影响较小；十二指肠的 pH 在 6 左右。消化系统 pH 的变化可对药物的稳定性、溶解度、溶出速率和解离度产生影响，进而影响药物的吸收。

（一）胃肠液的成分与性质

正常人每日分泌胃液的量为 1.5～2.5 L，其中主要成分为胃酸，空腹时胃液的 pH 为 0.9～1.5，饮水或进食后，pH 可上升到 3～5。消化道中不同的 pH 环境决定弱酸性和弱碱性物质的解离状态，分子型药物比离子型药物易于吸收；胃肠道中酸、碱性环境可能对某些药物的稳定性也产生影响。由于胃液呈酸性，使弱酸性药物解离少，分子型比例高，脂溶性高，有利于药物的吸收；弱碱性药物在酸性环境下解离多，分子型比例小，脂溶性低，吸收少。疾病、进食或药物可影响胃液的 pH。因为胃液的表面张力较低，有利于湿润药物粒子及水化片剂的包衣层，促进体液渗透进入固体制剂。

小肠自身分泌液是一种弱碱性液体，pH 约为 7.6，成人每天分泌量为 1～3 L。小肠较高的 pH 环境有利于弱碱性药物的吸收。另外，小肠液分泌后，可很快地被绒毛重吸收，这种液体的交流也为小肠内物质的吸收起到媒介作用。主动转运的药物是在特定部位在载体或酶系统作用下吸收，不受消化道 pH 变化的影响。

胃蛋白酶、胰酶等可以消化食物，也能分解多肽及蛋白质物质，因此，多肽类与蛋白质类药物口服后可因胃蛋白酶和胰酶的消化作用而分解失效。胆汁中含有胆酸盐，是一种表面活性剂，能增加难溶性药物的溶解度，提高这类药物的吸收速率和程度。对于受消化液 pH 及胃蛋白酶、胰酶影响比较大的药物，在设计制剂时，可选择适宜处方和制剂工艺如采用抗酸辅料（大环内酯类、质子泵抑制剂类）、加入酶抑制剂（多肽、蛋白质类）或微囊化技术等，或者制成前体药物以增强药物的稳定性。

胃肠道黏膜表面覆盖一层黏性多糖-蛋白质复合物，具有保护黏膜的作用，有利于药物的吸附吸收；但是也有些药物可与其结合，从而影响药物的吸收。在复合物表面还存在一层不流动水层（unstirred layer），是高脂溶性药物跨膜吸收的屏障，因此，在制剂中加入适量的表面活性剂可促进高脂溶性药物的吸收。

（二）胃排空和胃排空率

胃既有储存食物的功能，又具有"泵"的作用。因为口服药物的吸收部位主要在小肠，所以口服给予的药物由胃至小肠的转运速率或时间，对药物吸收的速率和程度有显著影响。胃内容物排出时间称为胃排空时间（gastric emptying time，GET），胃内容物排出速率称为胃排空率（gastric emptying rate，GER）。影响人体胃排空时间的因素如表 2-3 所示。一般情况下，胃排空时间延长可减少药物的吸收。但是，在十二指肠部位具有主动转运吸收特征的维生素 B_2 在进食时共服或于饭后服用，由于从胃部缓慢向小肠中转移，可避免主动转运中转运载体饱和的现象，故吸收量可明显增加。

表 2-3　影响人体胃排空时间的因素

延长胃排空时间的因素	缩短胃排空时间的因素
食物种类	空腹
胃内容物较高的渗透压（蔗糖、氨基酸、盐）	精神紧张、不安
胃内容物较高的黏度	右侧卧位
精神萎靡	胃肠道运动激动剂（甲氧氯普安）
抗胆碱药、麻醉药、三环类抗抑郁药	——

1. 胃排空　胃内容物经胃幽门排入十二指肠的过程称为胃排空。胃接纳经口进入的物质后，能以每分钟 3 次的频率蠕动。胃蠕动可使药物与食物充分混合，同时有分散和搅拌作用，使药物与胃黏膜充分接触，利于胃中药物的吸收，并将药物向十二指肠方向推进。

2. 胃排空率　胃排空的快慢可用胃排空率表示。胃排空率慢，药物在胃中停留时间延长，与胃黏膜接触机会和面积增大，主要在胃中吸收的弱酸性药物的吸收会增加。由于胃内表面积远远小于小肠表面积，因此，大多数药物的主要吸收部位在小肠。胃排空的快慢主要影响药物到达小肠的时间，对药物 T_{max} 有影响。

胃排空为一级速率过程，主要受胃内容物的多少、胃排空率常数的影响。胃排空率符合下式：

$$\lg V_t = \lg V_0 - \frac{K_{em} \cdot t}{2.303} \tag{2-5}$$

式中，V_t 即时间为 t 时的胃内容物体积；V_0 为初始时胃内容物体积；K_{em} 为胃排空率常数。

由式（2-5）可知，胃排空率与胃内容物体积成正比。在胃内容物较多时，胃壁张力较大，排空动力大，因此胃排空率提高。胃排空率决定了药物到达肠道的速率，进而影响药物的起效时间。当胃排空率增大时，药物到达小肠时间短，药物作用的潜伏期缩短，对于那些需立即产生作用的药物（如止泻药），胃排空率的加大，会尽快发挥药效。少数在特定部位吸收的药物，在胃排空率增大时，吸收量会减少，如维生素 B_2 在十二指肠经主动转运吸收，当胃排空率增大时，短时间内大量维生素 B_2 同时到达吸收部位，致使药物转运载体处于饱和状态，有部分药物未能在该部位吸收，因而吸收总量减少。对于这类药物，若饭后服用，胃排空率小，药物连续不断缓慢地通过十二指肠，避免出现主动转运饱和的现象，增加药物的吸收量。对于一些在胃内会被胃酸或酶降解的药物，在胃排空迟缓的情况下，药物在胃内停留时间延长，药物的降解程度会增加，导致药物的吸收减少。

（三）肠内运行

药物在肠内运行主要有两种类型：推进（蠕动）与混合。药物首先从剂型中释放、溶解，然后才能吸收。小肠的固有运动分为有节律性分节运动、蠕动运动和黏膜与绒毛的运动三种。分节运动以肠环形肌的舒张与收缩运动为主，常在一段小肠内进行较长时间（20 min），很少向前推进，使小肠内容物不断分开又不断混合，并反复与吸收黏膜接触，使肠内容物与肠上皮组织充分接触，药物充分被吸收。此外，小肠黏膜有众多的皱褶，增加了小肠的吸收面积，有利于药物的吸收。蠕动运动使内容物分段向前推进，速率较慢；黏膜与绒毛的运动是由局部刺激而发生的黏膜肌层收缩造成的，有利于药物的充分吸收。肠的固有运动可促进固体制剂进一步崩解、分散，使之与肠分泌液充分混合，增加了药物与肠表面上皮的接触面积，有利于难溶性药物的吸收。由于药物的主要吸收部位在小肠，所以制剂在肠内滞留时间的长短对药物吸收影响很大，滞留时间越长，吸收越完全。对于缓慢释放的剂型如缓释制剂或需要有足够的时间才能释放的剂型如肠衣片或某些需在小肠特定部位吸收的药物，肠内滞留时间或运行速率是至关重要的。蠕动波以每秒钟 1～2 cm 的速率推动肠内容物逐渐向下移动。饭后胃内扩张，通过胃肠反射导致蠕动波增加，从而加快内容物的运行速率。

某些药物可影响肠道的运行速率从而干扰其他药物的吸收。例如，阿托品、丙胺太林等能减慢胃排空率及肠内容物的运行速率，从而增加一些药物的吸收；甲氧氯普胺可促进胃排空且增加肠运行速率，减少药物在消化道内的滞留时间，使药物吸收减少。药物的吸收也取决于药物本身的特性、剂型及药物的吸收机制。例如，甲氧氯普胺以溶液剂口服，则对其他药物的吸收无明显影响，除非像维生素 B_2 仅在小肠特定部位吸收的药物，即使以甲氧氯普胺溶液剂口服也可能减少维生素 B_2 的吸收量。如药物以固体剂型口服，药物释放速率快，易溶解，甲氧氯普胺可增加该药物的吸收，这是由于甲氧氯普胺增加胃排空率，使药物尽快进入小肠部位吸收。若药物从固体剂型中溶出慢，胃排空率和肠运行速率加快，反而使药物在肠内滞留时间减少，会降低药物的吸收程度，尤其是对溶解缓慢或释放缓慢的药物剂型来说，这种问题更为突出。然而，如果胃排空率减慢，则又延缓了药物的吸收速率。

结肠的主要功能是吸收水分、电解质及储存粪便。药物在结肠的吸收远比在小肠部位的吸收要慢，其主要原因在于结肠的有效表面积小。在结肠处吸收的最佳剂型是缓慢释放的药物制剂，如缓释片、肠溶片等。药物在小肠上端溶解，不完全吸收的部分可在结肠处继续溶出和吸收。

肠内运行速率还受生理、病理因素的影响，如消化液的分泌减少、甲状腺分泌减少可使肠蠕动减慢；痢疾、低血糖等疾病可使肠蠕动加快。此外，妊娠期间，肌肉松弛可导致药物在肠内运行速率降低。

（四）食物的影响

食物影响吸收主要通过两个途径，一是改变胃排空率；二是改变胃肠道内容物 pH，见表 2-4。胃肠中的食物会减少许多抗生素的吸收。除存在着某些例外（如青霉素 V、阿莫西林、多西环素和米诺环素），一般认为青霉素和四环素衍生物及几种其他抗生素（如某些红霉素制剂）宜在饭前至少 1 h 或饭后至少 2 h 服药，以获得适宜的吸收。食物可减少某些药物的吸收，如阿仑膦酸盐、阿司咪唑、卡托普利、去羟肌苷和青霉胺，这些药物宜在两餐之间应用。橘子汁、咖啡和矿泉水可以显著地减少阿仑膦酸盐的吸收，并降低其效应。该药必须在服药当天第一次进食，喝饮料或其他药物之前至少半小时用白开水吞服。

表 2-4 进食对药物吸收的影响

影响结果	相关药物
增加吸收量	头孢呋辛、维生素 B$_2$、对氯苯氧基异丁酸、普萘洛尔、美托洛尔、地丙苯酮、三唑仑、咪达唑仑、特非拉定、更昔洛韦
降低吸收速率	非诺洛芬、吲哚美辛
降低吸收速率与吸收量	青霉素类、头孢菌素类、红霉素、卡托普利、叠氮胸苷、利福平、普伐他汀、林可霉素、异烟肼
降低吸收速率，不影响吸收量	氧氟沙星、环丙沙星、依诺沙星、阿司匹林、对乙酰氨基酚、克林霉素、地高辛、奎尼丁、西咪替丁、格列本脲
降低吸收速率，增加吸收量	呋喃妥因、酮康唑
增加吸收量，不影响吸收速率	芬维 A 胺
无影响	保泰松、甲基多巴、磺胺异二甲嘧啶

1. 食物量与食物种类 通常情况下，饭后口服药物可使胃排空时间延长，但也与进食量和食物组成有关。因此，当没有必要考虑因药物对胃造成刺激的情况下，可空腹时（餐前）给药。液体比固体的排出速率快，固体制剂崩解后的粒子随胃液一同排入小肠。胃排空时间的个体差异在空腹时在 1 h 左右，但餐后的胃排空时间变化则很复杂。一般情况下，富含脂肪的食物可使胃排空时间延长。

2. 胃内容物的黏度和渗透压 一般情况下，胃内容物的黏度高可使胃排空时间延长，如以羧甲基纤维素钠作为助悬剂制成的混悬液具有较高的黏度，可使胃排空时间延长。另外，当胃内容物的渗透压较高时，可使胃排空时间延迟。蔗糖、氨基酸、盐等可使渗透压增大，胃排空时间延长。

3. 胆汁酸 当进食富含脂肪的食物时，可促进胆汁分泌。因为胆汁中的胆酸钠具有表面活性剂的性质，可增加药物在小肠内的分散，使溶出速率较小的药物如灰黄霉素，脂溶性维生素（维生素 A、维生素 E）等吸收增加，如图 2-4 所示。

4. 合并用药 抗胆碱药（阿托品、普鲁本辛）、中枢性镇痛药（吗啡、哌替啶）、对乙酰氨基酚、氯丙嗪、普鲁本辛、三环类抗抑郁药（丙咪嗪、阿米替林）、抗过敏药（苯海拉明）和阿司匹林等可抑制消化道的蠕动，使胃排空时间延长；止吐药（甲氧氯普胺）、胃动力药（多潘立酮）可促进胃肠道蠕动，使胃排空时间缩短。当甲氧氯普胺与对乙酰氨基酚同时给药时，可促进对乙酰氨基酚的吸收。相反，若药物需在胃内吸收时，可因并用甲氧氯普胺使药物向小肠内的转移速率加快，减少药物在胃内的吸收。

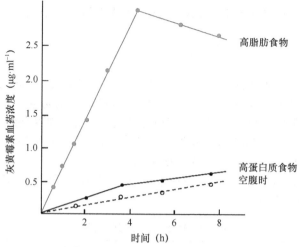

图2-4　食物性质对口服灰黄霉素吸收的影响

案例 2-1

　　患者，男，50 岁，因"持续性左上腹胀一月"来医院就医，经胃镜后诊断为"萎缩性胃炎"。医生同时为患者开具胃蛋白酶和多潘立酮等药物。

问题：上述联合用药是否合理？

案例 2-1 分析

　　胃蛋白酶只有在酸性条件下才具有助消化活性，才能很好地消化蛋白质，而多潘立酮却使胃蛋白酶迅速离开胃部到达小肠。而在小肠碱性环境中，胃蛋白酶则失去药理作用。因此，上述联合用药并不合理。

　　一些食物和饮料能对药物吸收产生特殊的影响，如葡萄柚汁（grapefruit juice）对口服药物的吸收有广泛影响，该果汁可使苯二氮䓬类药物、钙通道阻滞剂和抗组胺药特非那定的吸收总量增加 3～6 倍以上。

知识拓展

　　食物与药物之间的相互作用可影响药物的吸收，具有十分重要的临床意义。最近在对二氢吡啶类钙通道阻滞剂（非洛地平）与乙醇相互作用的研究中，研究者用葡萄柚汁掩盖乙醇味道，发现葡萄柚汁能明显增加非洛地平的口服生物利用度。葡萄柚（胡柚）是一种热带水果（属芸香科植物），其果汁称葡萄柚汁，在国外被广泛用作矫味剂和日常饮料。葡萄柚汁本身是无毒的，所以明确葡萄柚汁中的活性成分有助于其他具有此类相互作用食物的研究。由于有关药物与水果（或果汁）相互作用的研究报道较少，故葡萄柚汁作为其中的一个特例而格外引人注目。葡萄柚汁中主要含有呋喃香豆素类（furanocoumarins）衍生物及黄酮类化合物，这些活性物质均可选择性抑制肠壁组织上的 CYP3A4 而减少一些药物的首过效应，使它们的曲线下面积（area under the curve，AUC）或 C_{max} 成倍增加。呋喃香豆素对 CYP3A4 的抑制主要基于"机理性灭活"（mechanism-based inactivation）和"竞争性抑制"两种作用机制，它们对睾酮 β-羟化代谢反应的抑制作用强度与 CYP3A4 的典型抑制剂酮康唑相当或较之更强，其中香柠檬素（bergamottin）是很强的"机理性灭活"剂。经研究，市售葡萄柚汁、葡萄柚及其提取物均可对非洛地平的氧化代谢产生抑制作用，可使非洛地平的 AUC 增加 2.4 倍，血药浓度平均上升 3 倍，血压下降 50%，但半衰期（half-life time，$t_{1/2}$）无明显变化。葡萄柚汁对 1,4-二氢吡啶类钙通道阻滞剂等的抑制作用十分显著，如图 2-5 所示，环孢素 A 与葡萄柚汁一同口服时，环孢素 A 的 AUC 和 T_{max} 比用水送服高出 1.5 倍。如静脉给予环孢素 A 且饮用葡萄柚汁时，体内过程没有发生明显变化。

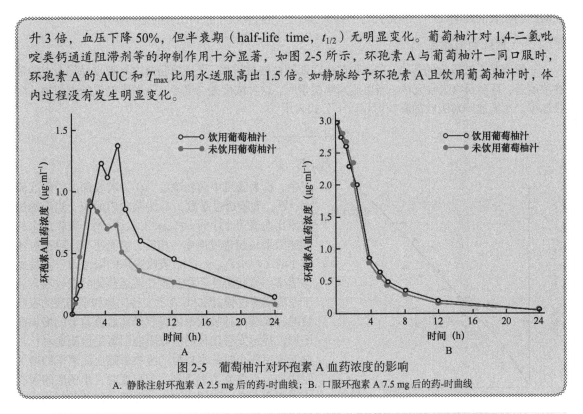

图 2-5　葡萄柚汁对环孢素 A 血药浓度的影响

A. 静脉注射环孢素 A 2.5 mg 后的药-时曲线；B. 口服环孢素 A 7.5 mg 后的药-时曲线

（五）胃肠道代谢作用的影响

药物在进入全身循环前，首先在胃肠道和肝脏进行代谢。肠壁细胞黏膜是药物代谢的主要部位，整个胃肠道均存在代谢活性酶，其中小肠部位（十二指肠、空肠）的代谢活性最高。

消化道黏膜内存在着各种酶如肠道菌群产生的酶。这些酶对食物有消化作用，也能使药物尚未被吸收就发生代谢反应而失去活性。药物在肠道的代谢可发生在肠腔内，也可发生在肠壁；既可在细胞内产生，也可在细胞外进行，主要有水解反应、结合反应等。药物在肠道内停留的时间越长，这种代谢反应就越容易发生。药物在胃肠道内的代谢是药物首过效应的一部分，对药物的生物利用度有较大的影响。在肠道进行代谢的药物有阿司匹林、对乙酰氨基酚、水杨酰胺、对氨基苯甲酸、吗啡、戊唑星、异丙肾上腺素、左旋多巴、利多卡因及一些甾体类药物。左旋多巴主要在胃黏膜被脱羧酶代谢，因此，加快胃排空率有利于左旋多巴原型药物的吸收；某些药物在肠道的首过效应具有饱和现象，如水杨酰胺和对氨基苯甲酸在肠道的代谢。在给予较低剂量时，首过效应明显，药物到达血液循环的比例很低，如加大剂量，首过效应即呈现饱和现象，吸收入血的药物比例明显增加。

在胃内和小肠近端含有少量的微生物，菌群浓度向着小肠末端逐渐上升。有些药物可被细菌代谢灭活，也有部分药物被细菌代谢后活性增强，或产生有毒产物。例如，治疗溃疡性结肠炎药物柳氮磺胺吡啶经肠道细菌代谢后生成 5-氨基水杨酸和磺胺吡啶，5-氨基水杨酸的药理活性较母核化合物强；环己氨磺酸盐经肠道细菌代谢后生成毒性增加的环己胺。肠道中的菌群数量和种类可因在服药时伴随着抗生素治疗而减少，可能阻止母核化合物的代谢。

二、循环系统因素

循环系统因素由胃肠血流的速率、肠淋巴系统、血流量、肝肠循环等组成。其中，血流量会影响胃吸收的速率，但对小肠的吸收并不会造成明显影响，原因是小肠黏膜的血流量比较充足。药物在消化道内大量吸收，大多数经毛细血管由循环系统完成相应的转运，淋巴系统在机体内的转运往往对药物吸收的影响较小，只是针对一些大分子药物的吸收才起到比较明显的作用。

（一）胃肠血流速率

一般情况下被吸收的药物，在吸收部位立即随血液被转移，保持胃肠道内与吸收局部血液的药物浓度差，直至药物吸收完毕。当血流速率缓慢时，这种浓度差会变小，进而影响胃肠道药物的吸收速率。血流速率对吸收的影响可用以下公式表示：

$$J = \frac{C}{\dfrac{1}{P_{app}A_s} + \dfrac{1}{Q}} \tag{2-6}$$

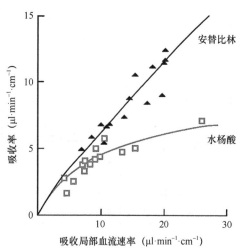

图 2-6 安替比林和水杨酸在大鼠空肠吸收时的
血流速率依赖性

式中，C 为肠道中药物浓度，Q 为吸收部位的血液流率，P_{app} 为膜透过系数，A_s 为吸收表面积。当膜透过速率比血流速率小时（$P_{app} \times A_s \ll Q$ 时），吸收速率的限速因素是膜透过速率；相反，血流速率比膜透过速率小时（$Q \ll P_{app} \times A_s$），吸收速率的限速因素就是血流速率。高脂溶性药物和膜孔转运药物的吸收通常属于血流限速过程。图 2-6 表示安替比林和水杨酸的吸收情况：安替比林吸收率随吸收局部血流速率的增加而增加，提示安替比林的吸收限速因素是血流速率；当血流速率较小时，水杨酸的吸收率随血流速率的增加而增加，当血流速率达到一定程度时，水杨酸的吸收率不能与血流速率同步增加，提示水杨酸的吸收速率的限速因素是药物的膜透过速率，而非血流速率。

血流量可影响胃的吸收速率，如饮酒的同时服用苯巴比妥，其吸收量增加。但这种现象在小肠吸收中并不显著，因为小肠黏膜有充足的血流量。

经消化道黏膜上皮细胞吸收的药物，通过血液或淋巴系统向全身分布。经胃吸收的药物途经胃冠状静脉、左胃大网状静脉；由小肠吸收的药物途经十二指肠和小肠静脉。所有经胃肠道吸收的药物汇集至门静脉进入肝脏，经代谢后进入全身循环系统。因淋巴液的流速只有血液的 1/500～1/200，故被吸收的药物近 98%经血液循环系统分布至全身。脂肪在通过上皮细胞时形成了乳糜微粒（chylomicron），可被淋巴系统摄取，脂溶性药物如维生素 A、维生素 E、环孢素 A 也经淋巴系统摄取吸收进入体循环；分子量在 25 000 以上的蛋白质分子几乎不能被血液系统吸收进入血液循环系统，主要被淋巴系统摄取。

（二）肝首过效应

流经胃肠道血管中的血流量约占心排血量的 28%，该血流返回门静脉，进入肝脏，然后到达全身循环。通过胃肠道生物膜吸收的药物经肝门静脉进入肝脏后，在肝药酶作用下可发生生物转化。药物进入体循环前的降解或失活称为"首过效应"（first pass effect）。肝首过效应越大，药物被代谢越多，其血药浓度也越低，药效也会降低。

（三）肝肠循环

肝肠循环（hepato-enteral circulation）是指经胆汁排泄进入肠道的药物，在肠道中又重新被吸收，经门静脉返回肝脏的现象。肝肠循环主要发生在经胆汁排泄的药物。一些药物的二相代谢产物经胆汁排泄进入肠道后，在肠道细菌酶的作用下被水解，释放出脂溶性较强的原型药物，会被再次吸收形成肝肠循环，如氯霉素在肝内与葡萄糖醛酸结合后，水溶性增高，经胆汁排泄进入肠道，水解后释放出原型药物，可再被肠道吸收进入肝脏。吗啡、洋地黄毒苷、地西泮等药物都具有明显的肝肠循环现象。给药同时应用抗菌药物可抑制肠道细菌，使某些药物的肝肠循环作用降低。具有肝肠循环现象的药物在药物动力学上表现为药-时曲线出现双峰现象，而在药效学上表现为药物作用时间延长。

（四）淋巴循环

药物从消化道向淋巴系统转运也是药物吸收的途径之一。大分子药物从上皮细胞穿过基膜进入结缔组织间隙，毛细血管被一层不间断的基膜遮蔽，这些物质透过基膜的能力差，进入毛细血管的速率慢；淋巴管没有基膜，加上肠组织不断蠕动及绒毛运动，使毛细淋巴管的内皮细胞不时分离，大分子物质容易进入毛细淋巴管。肠道淋巴系统是转运脂肪、脂溶性维生素、胆固醇和一些酶的主要途径。药物经肠道淋巴吸收后随淋巴液从肠淋巴管、胸导管直接注入左锁骨下静脉进入全身循环。所以，经淋巴系统吸收的药物不经过肝脏，不受肝脏首过效应的影响。脂肪能加速淋巴液流动速率，使药物的淋巴系统转运量增加。值得注意的是，癌细胞的转移也通过淋巴途径并存在于淋巴结内，因此，抗癌药物靶向淋巴系统转运可提高治疗效果、减少副作用。

三、疾 病 因 素

疾病使得人体的正常生理功能发生改变，从而影响药物的吸收，因此疾病对药物吸收的影响机制较为复杂。在对不同患者用药时，需要综合考虑用药目的和患者的具体状态。

腹泻时肠内容物通过小肠的速率很快，药物的吸收时间减少或肠绒毛生理功能改变，从而干扰吸收。例如，因 X 线疗法引起慢性腹泻的患者，地高辛的吸收明显减少；脂肪痢患者对青霉素 V 的吸收率往往降低；考来烯胺和考来替泊除了能与胆酸结合，阻止胆酸再吸收外，还能与胃肠道中的弱酸性药物（如华法林）结合，影响该类药物的吸收。因此，服用考来烯胺或考来替泊的患者，在服用其他药物时，应错开服药时间，最好间隔 4 h 以上。

甲状腺功能减退（甲减）时，维生素 B_2 的吸收可能增加。因为在甲减时，肠道的运动速率往往降低，使维生素 B_2 在小肠的吸收部位滞留的时间延长，从而吸收较完全；甲状腺功能亢进（甲亢）时，肠道的运动速率往往增加，药物在吸收部位停留的时间缩短，进而降低维生素 B_2 的吸收程度。在甲亢或甲减治愈后，胃肠道的运动速率也会逐步恢复正常，所以维生素 B_2 的吸收亦趋于正常。

胃酸缺乏的患者，胃内 pH 升高，影响某些药物从剂型中的溶出及吸收。例如，胃酸分泌长期减少的贫血患者服用铁剂时 Fe^{2+} 形成减少，因而吸收减少，影响治疗效果；胃酸分泌过剩的患者在服用西咪替丁治疗时，也会使 Fe^{2+} 形成减少，吸收减少。抗酸药亦能显著减少氟喹诺酮类（如环丙沙星）的吸收，可能是由于金属离子与该药形成复合物的结果。服用抗酸药和氟喹诺酮药物之间的间隔时间应尽可能长，至少间隔 2 h。

门脉高压征伴有小肠黏膜水肿或结肠异常时，药物从消化道的吸收减少。肝硬化患者由于肝细胞活性下降及合并门静脉旁路，较多的胃肠道血液通过门脉外循环直接进入体循环，从而绕过首过效应，可以提高口服药物的生物利用度。

部分或全部胃切除患者在口服给药时，药物进入十二指肠的速率加快，使某些药物（如乙醇和左旋多巴）的吸收增加；胃切除术也可能导致药物的吸收减少，因为某些药物在吸收前必须在酸性胃液中溶解（如酮康唑），可能因在胃内的停留时间缩短而溶解不完全，导致吸收减少。因手术除去大部分小肠的患者，往往对药物的吸收较差。

第三节　影响药物吸收的物理化学因素

口服给药经消化道吸收的固体制剂，如散剂、颗粒剂、胶囊剂、片剂、丸剂等，在吸收前需经历崩解→分散→溶出→跨生物膜→吸收等过程。图 2-7A 显示药物吸收的限速因素是跨膜速率，

图 2-7B 显示药物吸收的限速因素是溶出速率。图 2-7A 中，药物从剂型中溶出后即可经生物膜吸收，制剂间的溶出速率的差异对吸收的影响很小。图 2-7B 中药物只要能从剂型中充分溶出，即可经生物膜迅速被吸收，所以，在这种情况下，溶出的变化可影响到药物的吸收速率和程度。

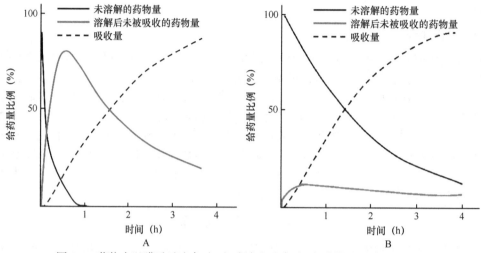

图 2-7　药物在以膜透过速率（A）或溶出速率（B）为限速因素时的吸收

药物能否被吸收，除了与胃肠道的生理环境的变化有关外，还取决于药物的物理化学性质，如药物的解离度、溶解度、脂溶性、晶型、溶出速率、稳定性等，这些性质是进行药物制剂处方前研究的基础。

一、pH 分配学说

（一）解离度

绝大多数药物皆为弱酸或弱碱，在胃肠道内 pH 的影响下，药物以未解离型（分子型）和解离型两种形式存在，两者所占比例取决于药物的解离常数（pK_a）和吸收部位 pH。消化道的上皮细胞膜是药物吸收的屏障，由于其为类脂膜，通常脂溶性较大的未解离型（分子型）药物容易通过，而解离型药物不易透过，难以吸收。如弱酸性药物在胃液中几乎完全不解离，故有较好的吸收；弱碱性药物在胃液中解离程度高、吸收差，当其到达小肠时才能被有效吸收。

药物的吸收可以部分地由 pH 分配假说（pH-partition hypothesis）来预测。pH 分配假说认为胃肠道内已溶解药物的吸收会受药物的解离状态和脂溶性的影响，即药物的吸收取决于药物在胃肠道中的解离状态和油水分配系数（lipo-hydro partition coefficient，P）。

大多数药物在胃肠道内主要以单纯扩散方式被吸收。以该机制吸收的药物，首先溶解（分配）在细胞膜（脂质）中，油水分配系数高，即脂溶性较高的药物容易被吸收。大多数药物以弱酸（碱）或以其盐的形式存在，因此吸收部位药物的解离程度的变化可导致药物脂溶性的改变而影响吸收。这种现象可用 pH 分配假说解释：弱酸弱碱性药物在水溶液中处于以下平衡状态：

$$弱酸性药物：[HA] \xleftrightarrow{K_a} [A^-] + [H^+] \tag{2-7}$$

$$弱碱性药物：[BH^+] \xleftrightarrow{K_a} [B] + [H^+] \tag{2-8}$$

式中，[HA]、$[A^-]$为弱酸性药物的非解离型和解离型的浓度，[B]、$[BH^+]$为弱碱性药物的非解离型和解离型的浓度，$[H^+]$为消化道中 H^+浓度，K_a为弱酸性药物的解离系数。

消化道 pH 与药物解离常数 pK_a 的关系可以用亨德森-哈塞尔巴赫（Henderson-Hasselbalch）方程表示：

$$\text{弱酸性药物：}\quad pK_a = pH + \lg\frac{[HA]}{[A^-]} \qquad (2\text{-}9)$$

$$\text{弱碱性药物：}\quad pK_a = pH + \lg\frac{[BH^+]}{[B]} \qquad (2\text{-}10)$$

式中，[HA]、[B]为未解离型药物的浓度，[A⁻]、[BH⁺]为解离型药物的浓度。从式（2-9）、式（2-10）中可知，无论是弱酸性药物还是弱碱性药物，当 pK_a 值与 pH 相等时（pK_a=pH），则解离型药物和未解离型药物各占 50%；如果 pH 变动一个单位值，未解离型药物与解离型药物比例将随之变动 10 倍。当弱酸性药物的 pK_a 值大于消化道体液 pH 时（通常是弱酸性药物在胃中），则未解离型药物浓度[HA]占有较大比例。当弱碱性药物 pK_a 值大于体液 pH 时（通常是弱碱性药物在小肠中），其解离型药物所占比例较高，随着小肠从上到下的 pH 逐渐增大，吸收量增加。

研究表明，大鼠胃中或小肠中药物的吸收与 pK_a 值存在一定关系（图 2-8），即弱酸性药物的吸收百分率随着 pK_a 值的增加而增大，弱碱性药物的吸收百分率随 pK_a 值的增加而减小，但弱酸性与弱碱性药物吸收率增减的 pK_a 突变范围却不尽相同。通常 $pK_a>3.0$ 的弱酸性药物及 $pK_a<7.8$ 的弱碱性药物容易吸收，在这些限度以外的药物其吸收都相应地迅速下降。

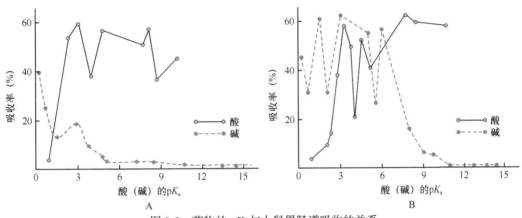

图 2-8　药物的 pK_a 与大鼠胃肠道吸收的关系

A. 药物的胃吸收；B. 药物的小肠吸收

（二）脂溶性

胃肠道上皮细胞为类脂膜，既是药物吸收的通道，也是吸收的屏障。药物即使全部以未解离型存在，如果脂溶性不高，也不容易被胃肠道吸收。只有当药物的脂溶性较高，且以未解离型存在时才容易通过生物膜吸收。评价药物脂溶性大小的参数是油水分配系数，油水分配系数是指药物在有机溶媒中的溶解度与在水中溶解度的比值。例如，巴比妥类药物的 pK_a 及油水分配系数与大鼠小肠中吸收的关系如表 2-5 所示，其脂溶性的大小对吸收起重要的作用。

表 2-5　巴比妥类药物的 pK_a 及油水分配系数与大鼠小肠中的吸收的关系

巴比妥类药物	pK_a	分子量	油水分配系数（三氯甲烷/水）	小肠吸收率（%）
巴比妥	7.90	184.19	0.70	12.0
苯巴比妥	7.41	232.23	4.80	20.0
环己巴比妥	8.34	236.26	13.90	24.0
戊巴比妥	8.11	226.27	28.0	30.0
司可巴比妥	7.90	237.27	50.70	40.0

通常药物的油水分配系数大，说明该药物的脂溶性较好，其吸收率也大，但油水分配系数与药

物的吸收率不成简单的比例关系。脂溶性太强的药物其吸收率反而下降，主要是因为难以从类脂膜中游离进入水性体液中而导致难以被吸收。

对于主动吸收的药物，由于其吸收是在载体或酶作用下，通过细胞间隙实现转运的，因此其脂溶性大小与吸收没有直接相关性。

二、药物溶出速率

药物溶出速率（dissolution rate）是指药物在一定的溶出条件下，单位时间从制剂中溶出的量。药物在体内的吸收，只有溶解后才能进行。固体药物制剂口服后，药物在胃肠道内经历崩解、分散、溶出过程，形成药物分子才可通过上皮细胞膜吸收。如果药物为水溶性，其崩解后可立即进入分散、溶出过程，因此能够迅速被吸收，可以认为崩解是水溶性药物吸收的限速过程。对于难溶性药物（100 ml 水中药物的溶解度在 0.1～1 mg 以下），由于药物从固体制剂中溶出的速率很慢，即使崩解分散过程很快，其吸收过程也会受到限制，溶出速率即成为难溶性药物吸收的限速过程，药物的起效时间和作用持续时间将受到直接影响。

（一）药物溶出理论

药物溶出的过程包括两个连续的阶段，首先是溶质分子从药物颗粒表面溶解，形成饱和层，然后在扩散作用下经过扩散层，再在对流作用下进入溶液主体内（图 2-9）。固体药物的溶出速率取决于药物在溶剂中的溶解度和药物从溶出界面进入溶液主体中的速率。因此，溶出由固液界面上药物溶解扩散的速率所控制。

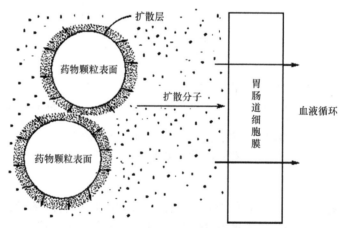

图 2-9　药物溶出原理示意图

药物溶解度 C_s 与总体介质浓度 C 形成浓度差。由于浓度差的存在，溶解的药物不断向总体介质中扩散，其溶出速率可用诺耶斯-惠特尼（Noyes-Whitney）方程描述：

$$\frac{dC}{dt} = \frac{DS}{h}(C_s - C) \tag{2-11}$$

式中，dC/dt 为药物的消除速率，D 为溶解药物的扩散系数，S 为固体药物与溶出介质间的接触面积，h 为扩散层厚度。C_s 为药物在胃肠液或溶出介质中的溶解度，即饱和浓度，C 为 t 时间药物在溶出介质中的浓度，C_s–C 为扩散层与溶出介质的浓度差。

一般情况下，某一特定药物在固定的溶出条件下，其 D 和 h 为一定值，可用该药的特定的溶出速率常数 k 来表达，即 $k=D/h$

则式（2-11）可简化为

$$\frac{dC}{dt} = kS(C_s - C) \tag{2-12}$$

在胃肠道中，已溶出的药物往往立即透过生物膜被吸收，即 $C_s \gg C$，则式（2-12）进一步简化为

$$\frac{dC}{dt} = kSC_s \tag{2-13}$$

上式表明药物吸收是受扩散层控制的溶出过程，即药物吸收速率与 k、S、溶解度成正比。

（二）影响溶出的药物理化性质

1. 药物的溶解度（solubility） 药物的溶解度与溶出速率直接相关，当药物在扩散层中的溶解度增大，扩散层与总体液体形成较高浓度差，药物溶出速率加快，见式（2-12）。

已溶解的药物浓度和扩散层的厚度，决定了透过扩散层的浓度梯度，是推进药物扩散的动力。不同的理化性质会影响药物在胃肠道中的溶解度。这些性质包括药物的 pK_a 及药物的结晶形式等。

（1）pH 与 pK_a：弱酸和弱碱的溶解度由它们的解离常数决定，即 pK_a 和溶剂的 pH，因此胃肠道不同部位的溶出速率是不同的。

弱酸的总溶解度为

$$C_s = [HA] + [A^-] \tag{2-14}$$

式中，[HA]是未解离的酸性药物的固有溶解度，用 C_0 表示；$[A^-]$ 是阴离子浓度，可用解离常数 K_a 与 C_0 的乘积表示，则有

$$C_s = C_0 + \frac{K_a C_0}{[H^+]} \tag{2-15}$$

同理，弱碱性化合物的溶解度为

$$C_s = C_0 + \frac{[H^+] C_0}{K_a} \tag{2-16}$$

将上述两式分别代入式（2-11），则得出溶出速率方程。

弱酸性药物：$$\frac{dC}{dt} = kS\left(C_0 + \frac{K_a C_0}{[H^+]}\right) \tag{2-17}$$

或 $$\frac{dC}{dt} = kSC_0\left(1 + \frac{K_a}{[H^+]}\right) \tag{2-18}$$

弱碱性药物：$$\frac{dC}{dt} = kSC_0\left(1 + \frac{[H^+]}{K_a}\right) \tag{2-19}$$

由上式可以看出，胃肠道的 pH 是影响可离子化药物溶解度的最重要因素之一。弱酸性药物的溶出速率随 pH 增加（$[H^+]$的减少）而增加，弱碱性药物的溶出速率随 pH 增加（$[H^+]$的减少）而降低。因而，在胃液中弱碱性药物的溶出速率最大，而弱酸性药物的溶出速率随 pH 上升而逐渐增大。在胃肠道各区段中，pH 变化也非常明显。进食时胃的 pH 为 1~2，小肠上端的 pH 为 5~6.5。对于弱碱性药物，如果进食后马上服用药物，由于内容物的存在使酸性减弱，减小药物的溶解性。而 pK_a 低于 6 的难溶性弱酸类药物，如呋塞米（pK_a 3.9）、吲哚美辛（pK_a 4.5），在餐前的胃内容物中是相对不溶的，溶解现象首先发生在小肠上端。

药物以弱酸或弱碱盐的形式进入胃肠道后，由于介质 pH 不断变化，盐转变成溶解度较低的酸或碱，可分为以下 4 种情况：①不形成酸或碱的沉淀，因未达饱和或有过饱和现象；②因 pH 变化盐转变为溶解度低的酸（在胃中）或碱（在肠道）形成高度分散的沉淀，随着药物被吸收，高度分散的沉淀以快速的方式溶解，保持在胃肠道中的饱和状态；③沉淀出的酸或碱在固态盐的表面而形成疏松壳层，虽然降低了盐的溶解速率，但不妨碍盐发挥药效；④酸或碱形成的沉淀层密实，使被包裹的盐无法再溶解，直到被排出体外或密实的沉淀层本身溶解。发生情况④的盐，不能很好发挥药效，这种盐不可用于增大口服药物的溶解度，宜改用其他盐类或采用其他手段提高溶解度。

（2）多晶型：某些药物尽管具有相同的化学结构，但由于结晶条件（如溶剂、温度、冷却速率等）不同，形成结晶时分子排列与晶格结构不同，因而形成不同的晶型（crystal form），这种现象称为多晶型（polymorphism），包括稳定型、亚稳定型和无定型。各种固体晶型常有不同的红外光谱、密度、熔点、溶解度及溶出速率。由于溶解度不同，多晶型之间的溶出速率也不同。稳定型（stable form）的结晶熵值最小、熔点高、溶解度小，因此溶出速率慢；无定型（amorphous form）溶出最快，但在储存过程中可在体内转化成稳定型；亚稳定型（metastable form）介于上述二者之间，其熔点较低，具有较高的溶解度和溶出速率，在常温下较稳定，可以利用亚稳定型的特点制成制剂。晶型可以影响药物吸收速率，进而反映到药理活性上，因此，在药物制剂原料的选择上要注意这一性质。掌握了晶型转型条件，就能制成吸收性能良好的药物制剂，最终产生理想的生物利用度。因此，研究药物的多晶型现象在控制药物生产和新药剂型设计工作中是十分重要的一项工作。

有机化合物大约有 1/3 具有多晶型。晶型不同会影响药物的药理作用，已经发现许多药物的晶型与疗效有关，如甾体化合物、磺胺类、红霉素、四环素、棕榈氯霉素、可待因、巴比妥类、吲哚美辛、利福平、甲苯磺丁脲、氯磺丙脲、甲氧氯普胺、制霉菌素、甲苯咪唑等。

在制剂的设计、制备和储存过程中应特别注意晶型转换和亚稳定型稳定化的问题。

案例 2-2

1975 年以前，我国生产的氯霉素棕榈酸酯（无味氯霉素）原料、片剂及胶囊剂均无治疗作用。后经过进一步研究发现氯霉素棕榈酸酯有 A、B、C 三种晶型及无定型。其中 A 型为稳定型，B 型为亚稳定型，C 型及无定型极不稳定，容易变成 A、B 型。因为 A 型熔点较高，为 91～93℃，其结构中酯键的水解速率慢，会造成口服吸收不良而丧失药理活性，属无效型；而 B 型熔点较低，为 86～87℃，这种结晶型容易为酯酶水解，且速率较快，能够释放出有效的氯霉素而被机体吸收。

因为 B 型的溶解度是 A 型的 4 倍，口服后血药浓度为 A 型的 7 倍，见图 2-10。《中华人民共和国药典》（简称《中国药典》）及美、英药典均规定应使用 B 晶型为氯霉素棕榈酸酯混悬液的原料，且制剂中 A 晶型的量不得超过 10%。

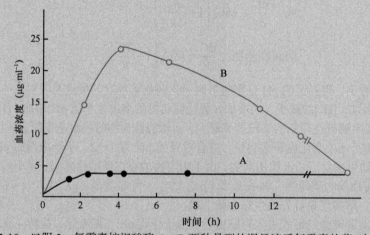

图 2-10 口服 3 g 氯霉素棕榈酸酯 A、B 两种晶型的混悬液后氯霉素的药-时曲线

问题： 在制剂的设计、制备和储存过程中为什么要特别注意晶型转换和亚稳定型稳定化的问题？

案例 2-2 分析

药物多晶型研究显示，亚稳定型药物通常有较大的溶解度和溶出速率，所以一般选用亚稳定型。案例 2-2 中氯霉素棕榈酸酯除 A、B 两种晶型外，还有具有更大溶解度的无定型，但无定型在室温条件下放置 315 h 很快就转变成 B 型，所以没有应用价值，而 B 型在室温转变成 A 型需要 24 415 h，完全满足制剂生产及储存要求。

晶型可以在一定条件下转化，能引起晶型转变的外界条件如下。①熔融和加热，可以使晶型发生转化，如配制氯霉素棕榈酸酯混悬液时，同样用 A 型原料，采用两种方法配制：一是加热配制，即经 87～89℃加热一定时间后冷却，可使晶型 A 转变成亚稳定型 B 型，临床治疗有效；二是采用冷配法，则制得无效产品。②粉碎与研磨，亦可以使晶型发生转变，如 Ⅱ 型磺胺间甲氧嘧啶结晶经研磨可变成 Ⅲ 型，若加水研磨则加速此种转变过程。③不同结晶条件，如溶剂不同、饱和程度和冷却速率不同都可能产生不同的晶型。此外，储存过程的晶型转变不可忽视，如巴比妥、甲基氢化泼尼松等具有多晶型现象的药物制成混悬剂，在储存过程中可发生晶型转变。加入高分子材料增加分散溶媒黏度或加入表面活性物质吸附在结晶上，可以阻滞或延缓晶型转变，如甲基纤维素、聚氧乙烯吡咯烷酮和阿拉伯胶等都有延缓作用。加入聚山梨酯 80 等表面活性剂，吸附在结晶表面，干扰新晶核的形成，延缓晶型的转变。

也有些药物以不同晶型服用后，血药浓度相差并不大。例如，磺胺噻唑有晶型 Ⅰ 和 Ⅱ 两种，晶型 Ⅱ 在各种溶媒中的溶解度都比晶型 Ⅰ 要大，且有较快的溶出速率。但在酸性胃液中，晶型 Ⅱ 很快转化为晶型 Ⅰ，待到达吸收部位十二指肠时，晶型 Ⅱ 已基本上全部转化成晶型 Ⅰ，因此它们在血中的浓度差别不大。

（3）表面活性剂：表面活性剂可增加药物的溶解度。因小肠中存在胆汁的某些组分（如胆盐、卵磷脂和甘油单油酸酯），使得一些难溶性药物的溶解度呈线性增加。这些组分的浓度大于它们的临界胶束浓度时，可形成胶束，起到对药物的增溶作用。胆盐可使一些难溶性药物形成胶束达到使药物增溶的目的，如灰黄霉素、格鲁米特、地高辛、白细胞三烯-D_4 拮抗剂和吉非罗齐等。通过加入生理浓度的胆盐，这些水中难溶性成分的溶解度最大可增加 100 倍。

（4）溶剂化物：药物含有溶媒而构成的结晶称为溶剂化物（solvate）。溶剂为水的称为水合物，不含水的为无水物。药物分子的水合作用状况能影响药物的理化性质及生物活性。受水合作用影响最大的是药物的水溶性，通常无水的有机化合物的溶解性大于含水者。在多数情况下，药物在水中的溶解度和溶解的速率是以水合物＜无水物＜有机溶剂化物的顺序增加。在原料药生产时，将药物制成无水物或有机溶剂化物，有利于溶出和吸收。例如，对无水和含有 3 个结晶水的氨苄西林进行研究，结果表明无水的氨苄西林比含结晶水的有较大的溶出速率和较大的溶解度，如图 2-11 所示。

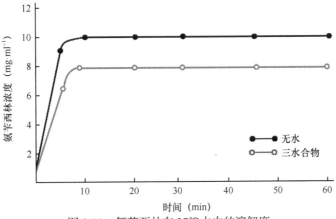

图 2-11 氨苄西林在 37℃水中的溶解度

将两种形态的氨苄西林分别以混悬液和胶囊剂的形式给犬服用,结果证明无水的比含结晶水的易被吸收, 人体试验也表明无水氨苄西林有较高的生物利用度, 如图 2-12 所示。

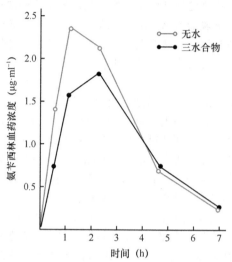

图 2-12　人口服含 250 mg 氨苄西林混悬液后的药-时曲线

以上研究除了发现无水氨苄西林具有较高的生物利用度外,药物的理化性质及在动物和人体内的相互关系也是一个十分重要的问题,在动物和人体试验中,氨苄西林的生物利用度与药物的溶解度、溶出速率密切相关。较大的水溶性是增进氨苄西林体内有效性的主要因素。氨茶碱、咖啡因、苯巴比妥的无水物也比其水合物溶解快。

当治疗制剂存在 2 种或 2 种以上形态时,各种形态具有不同的理化性质,因而将呈现出不同的药物疗效。总之,药物的晶型、无定型、水合物及无水物等不同形态会呈现出疗效的显著差异,这是溶出速率不同之故。

2. 溶出的有效表面积

(1)粒子大小:从式(2-20)可知,药物的粒子大小与溶出速率有一定关系。药物粒子越小,与体液接触表面积越大,药物的溶出速率越大,吸收也越快。相同重量的药物粉末,其比表面积随粉末粒子直径的减少而增加(表 2-6)。

表 2-6　球形粒子的直径和 1g 粒子的比表面积的关系(密度=1)

粒子直径(μm)	1 g 粒子的比表面积(cm²)
1000	60
100	600
10	6000
1	60 000

粒径和比表面积的关系为

$$S = \frac{6}{d} \times \frac{W}{D}$$

(2-20)

式中,d 为药物粉末颗粒的平均直径,D 为药物密度,W 为药物质量,药物粒子的比表面积 S 与粒子直径成反比。药物粒子越小,比表面积越大,药物的溶出速率增大,吸收也越快。例如,测定格列本脲原料药、物理混合物(摩尔比 1∶1)及微粉化的溶出度(以十二烷基硫酸钠作为粉碎助剂),结果见图 2-13,可以看出,微粉化可以明显提高格列本脲的溶出度,2.5 min 时溶出度即达 95%,比原料药有明显提高,这是由于微粉化大大减小了格列本脲的粒径,而物理混合物的溶出度与原料药无明显差异。因此，采用微粉化（粒径在 5 μm 以下）技术，如研磨、机械粉碎和气流粉碎等，可达到增加某些难溶性药物溶出速率和吸收的目的，如微粉化醋酸炔诺酮比未微粉化的溶出速率也要快很多，在临床上微粉化的醋酸炔诺酮包衣片比未微粉化的包衣片活性几乎大 5 倍。

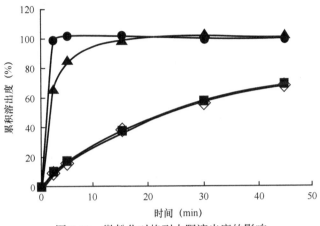

图 2-13　微粉化对格列本脲溶出度的影响

◇ 原料药；■ 物理混合物；▲ 包合物；● 微粉化

案例 2-3

　　灰黄霉素临床上主要用来治疗毛发癣菌、小孢子菌、表皮癣菌等浅部真菌感染，是一种溶解度很小（0.01 mg·ml⁻¹）的药物。该药的一般微粉化型口服后只能吸收 25%～70%，其超微粉化型口服后几乎全部吸收，且血药浓度高、用药剂量小，临床上治疗真菌感染的效果较好，见图 2-14。

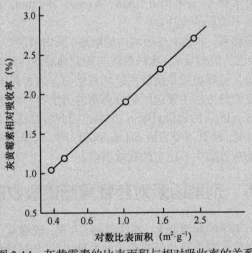

图 2-14　灰黄霉素的比表面积与相对吸收率的关系

　　问题：为什么灰黄霉素的超微粉化型抗感染效果更好？

　　对难溶性药物或溶出速率很慢的药物来说，药物的粒径降低使其比表面积增大，药物与介质的有效接触面积增加，药物的溶出度和溶出速率提高，因此降低粒径是提高难溶性药物生物利用度的行之有效的方法。通常水溶性差的药物如地高辛、灰黄霉素、螺内酯（安体舒通）等颗粒大小对溶出速率的影响非常显著。地高辛胶囊的生物利用度研究结果也表明，药物粉末平均粒径为 20 μm 的胶囊的 AUC 是粒径为 80 μm 的 6 倍。

案例 2-3 分析

　　灰黄霉素溶解度很小，微分化后可增加其比表面积，促进药物的溶出，提高灰黄霉素的生物利用度，抗感染效果更好。《中国药典》2020 年版规定灰黄霉素的颗粒粒度在 5 μm 以下（含 5 μm）的粒子不得少于 85%。

　　（2）润湿：疏水性药物难以被水润湿，接触角大，造成药物与体液的接触面积减小，影响药物的溶出。存在于胃肠道内的天然表面活性剂，如胆酸盐类，有助于润湿药物，使胃肠液在粒子间的渗透及渗透进入粒子孔隙内的能力增强，从而促进药物的溶出。在制剂处方中加入表面活性剂，除了具有增溶作用外，也可以促进体液对药物的润湿。

　　（3）溶出体积的影响：溶出体积的增加可增大浓度差，使溶出速率增加。胃肠道内容物的体积可以通过食物的摄取而增加，如流质食物可以提高 1.5 倍的胃容积。消化的食物和流体不但影响胃肠道上端的容积，同时也刺激胃酸、胆汁和胰液的分泌。高渗的食物可以刺激水透过肠壁进入胃肠道。

　　（4）扩散层厚度和溶出时间的影响：在禁食状态下，胃肠道运动较弱，由于缺乏收缩，内容物停滞，扩散层的界限变宽，药物的转运时间延长。在进食状态下，由于食物引起胃肠道收缩的增强，伴随混合效率的提高，扩散层的厚度变小，因此扩散和吸收的效率可能比禁食高。

三、药物在胃肠道中的稳定性

　　药物不仅在储存期应有足够的稳定性，在胃肠液中也应保持一定的稳定。由于胃肠道的 pH 或者消化道中菌群及其内皮细胞产生的酶的作用，某些口服药物在吸收前降解或失去活性，故只能采用注射或其他给药方法。例如，青霉素的吸收受到胃液 pH 和胃内滞留时间的影响，其水解 $t_{1/2}$ 与 pH 有关，pH 为 1、2、5 时水解 $t_{1/2}$ 分别为 0.5 min、4 min、290 min。硝酸甘油片口服后，水解失效，疗效很低，只能采用舌下给药的方法。

　　存在于消化道中的许多酶系，如肠上皮细胞内的酶系、肠内菌群产生的酶都能使药物产生代谢而影响药物吸收，如左旋多巴的脱羧反应、水杨酰胺与葡萄糖醛酸的结合、阿司匹林的脱乙酰化等。特别是蛋白质、肽类药物极易被肠道酶系酶解而破坏其结构，失去药理活性。

　　提高药物在胃肠道稳定性的方法主要包括制成药物的衍生物和前体药物。红霉素在酸性条件下容易分解失效，在胃酸中 5 min 后的效价只剩下 3.5%，因此将红霉素制成难溶性的红霉素丙酸酯替代红霉素，并制成肠溶制剂，使其不受胃液 pH 或酶的作用，以保证在活性状态下被吸收。此外，制剂包衣技术也是防止药物在胃酸中不稳定的有效措施。

第四节　剂型因素对药物胃肠道吸收的影响

　　狭义的剂型因素是指药剂学的剂型概念，如注射剂、片剂、胶囊剂、丸剂、软膏剂和溶液剂等；广义的剂型因素包括药剂学剂型概念及与剂型有关的各种因素，如药物的物理化学性质（粒子大小，晶型，溶解度，药物的不同盐、酯、络合物等）、药物的剂型及用法、处方中辅料的性质与用量、处方中药物的配伍及相互作用，以及制剂的工艺过程、操作条件及储存条件等。生物药剂学的剂型研究主要围绕某一制剂展开，其研究结果为制剂的处方筛选、工艺改进及制剂质量保证提供科学依据，亦有助于指导临床合理用药。

　　本节主要介绍剂型、制剂处方和制备工艺等剂型因素对口服药物吸收的影响。

一、剂型对药物吸收的影响

　　剂型（dosage form）是为药物应用所设计的给药形式，也是一种给药体系。药物制成各种剂型的同时，也赋予药物一定的特性，诸如各种剂型及其制剂可以有不同的用药部位和吸收途径，有不同的处方组成、理化性质和释药性能，少数药物还有不同的药物作用目的。这些都会影响到药物的体内过程及生物利用度。实际上，由于剂型和处方因素不同，药物的吸收速率和程度可有数倍的差异，有时相差甚远。常用口服剂型吸收速率的大致顺序：溶液剂＞混悬液＞散剂＞胶囊剂＞片剂＞包衣片剂。口服制剂给药后，经过肝脏时，其中一部分药物受到肝药酶的代谢后，再进入体循环系统。舌下含服给药后，药物经黏膜吸收不经肝脏代谢直接进入体循环。不同口服剂型，药物的溶出速率不同，其吸收的速率与程度相差很大，这种差异也会影响药物的起效时间、T_{max}、作用强度、作用维持时间及不良反应等。不同剂型释放药物的速率与数量决定了剂型中药物的吸收和生物利用度。一般认为，口服剂型生物利用度高低的顺序：溶液剂＞混悬剂＞颗粒剂＞胶囊剂＞片剂＞包衣片。

案例 2-4

硝苯地平（心痛定）是钙通道阻滞剂中的一种，其扩张冠状动脉和周围动脉作用最强，抑制血管痉挛效果显著，是治疗变异型心绞痛和高血压的首选钙通道阻滞剂，宜于长期服用。目前已研制出胶囊剂、普通片剂、膜剂、气雾剂、缓释片、透皮制剂、栓剂、控释片等，规格如下。片剂：每片 10 mg。胶囊剂：每胶囊 5 mg。喷雾剂：每瓶 100 mg。用法及用量：口服，1 次 5~10 mg，每日 3 次，急用时可舌下含服，对慢性心力衰竭，每 6 h 20 mg；咽部喷药，每次 1.5~2 mg（喷 3~4 下）。

问题：

1. 试分析硝苯地平各种剂型的吸收特点？
2. 如何根据临床需要，选择适宜的硝苯地平剂型？

案例 2-4 分析

硝苯地平片剂为避免光照分解，外层常包糖衣，因此口服或含化时糖衣需先溶化，药物才能释出而被吸收，舌下含服 10 mg，一般 15 min 左右才能出现明显降压作用，若嚼碎后置于舌下含服，5 min 左右疼痛即可缓解，可持续作用 1 h。硝苯地平缓释片由速释与缓释两部分组成，速释部分与普通片相似，缓释部分按一定速率缓慢释放，不断补足被代谢失活的部分，使血药浓度维持在有效的治疗浓度范围。目前市场上出售的硝苯地平控释片为骨架型控释制剂，内含的 30 mg 硝苯地平在消化道中缓慢释放进入人体内吸收，最后排出空药片，可提供 24 h 稳态血药浓度及 24 h 的血压控制，耐受性好，副作用明显减少。硝苯地平气雾剂通过喷雾给药，经肺部吸收，吸收速率和显效时间都很快，经口腔喷射 2 mg，可迅速降血压。硝苯地平透皮制剂（软膏剂）的特点是血药浓度波动小，可降低不良反应，维持治疗时间长（约 48 h）。硝苯地平膜剂，舌下含服只要 50 s 就溶解，2 min 释药率达 50%，含服 10 mg 膜剂约 30 s 后即能使心绞痛及冠状供血不足的症状缓解。各种硝苯地平制剂作用快慢的顺序：静脉注射剂＞气雾剂＞膜剂＞胶囊剂＞片剂＞缓释片和控释片。

硝苯地平气雾剂和膜剂起效快，但作用维持时间短，适用于高血压危象等需迅速降压的急症患者；硝苯地平透皮制剂使用方便，不良反应较少，是治疗和预防心绞痛及高血压的良好剂型；缓释片和控释片起效慢，维持时间长，适用于长期给药，但昂贵的价格限制了其临床推广；硝苯地平胶囊剂和普通片剂服用方便、经济，为医保用药，适宜长期服用。特别注意的是，长期服用硝苯地平突然停药可出现撤药综合征，发生严重的心绞痛。

（一）液体制剂

1. 溶液剂 溶液剂是药物以分子或离子形式分散在溶液中的热力学稳定体系，给药部位对水溶液的吸收一般都较快且完全,某些剂型因素引起的限速过程如崩解或溶解,对水溶液都不产生影响,溶液剂除了药物起效较快外,还有儿童及老年人服用方便的特点。影响药物从溶液剂中吸收的因素有溶液的黏度、渗透压、络合物的形成、胶束的增溶作用及化学稳定性等。

口服液体制剂中常加入一些增加黏度或改善臭味的附加剂,可能影响药物的吸收。例如,同剂量的安乃近水溶液和糖浆剂给家兔口服后测定血药浓度表明,糖浆剂的 C_{max} 和 AUC 减小,生物利用度降低。这是由于糖浆剂的黏度和渗透压高,降低药物在胃肠中的扩散速率,减慢药物的吸收。但对主动转运的药物,黏度的增加可导致药物在吸收部位(肠)滞留时间的延长,而有利于吸收。一些高分子物质,如纤维素类衍生物、天然树胶、聚乙二醇类等可以用于增加溶液的黏度,但也可能与药物形成难溶性的络合物,一旦形成络合物,由于其溶解度改变,药物的吸收也会受到影响。

某些难溶性药物制成溶液剂时,常使用混合溶剂、成盐、加入助溶剂或增溶剂等方法以增加溶解度。当服用此类溶液时,由于胃肠液的稀释或胃酸的影响,一些药物可能析出沉淀。通常这些沉淀粒子很细,仍可迅速溶解,对药物的吸收影响不大。但有时沉淀的粒子较大,可能减慢溶出,从而降低药物的吸收。

口服药物油溶液的吸收必须将药物从油溶液中转移到胃肠液中才能进行,因此它的吸收速率受药物从油相(油溶液)到水相(胃肠液)的分配速率的影响,这种分配过程通常是该药物制剂的限速过程。例如,亲油性强的药物,油水分配系数大,难以转移到胃肠液中,吸收速率慢。若将其制成油/水(O/W)型乳剂,减小了油相颗粒的大小,增加了药物与胃肠液接触面积,从而增加药物吸收。

2. 乳剂 口服乳剂具有生物利用度较高的优点。如果乳剂的黏度不是限制吸收的主要因素,则乳剂的吸收较混悬剂快。乳剂促进药物吸收可能有以下几方面的原因:①乳剂分散效果好,有效表面积大,有利于药物的释放、溶解和吸收;②乳剂中含有乳化剂,有表面活性作用,可改善胃肠黏膜性能,促进药物吸收;③乳剂中的油脂吸收后可促进胆汁分泌,增加血液和淋巴液的流速,有助于药物溶解和吸收;④乳剂中的油脂经消化后生成亚油酸和油酸,可以抑制胃肠道的蠕动,延长药物在小肠停留的时间;⑤乳剂中的油脂性物质还可能通过淋巴系统转运吸收。

大鼠在体循环法研究 O/W 型乳剂的口服吸收表明,溶于油中的药物主要通过水相吸收,分配到水相中的药物量是影响药物吸收的主要因素。

3. 混悬剂 混悬剂中药物的吸收过程取决于药物的溶解度和溶出速率,剂型中的附加剂对药物溶解影响较大。一般混悬剂的生物利用度仅次于或等于水溶液剂,而比胶囊剂、丸剂高,这是混悬剂中药物颗粒小,在胃肠液中暴露面积较大的原因。混悬剂在吸收前,药物颗粒必须溶于胃肠液中,因此,混悬剂中药物的吸收主要取决于药物的溶解度、溶出速率、油水分配系数及在胃肠道中的分散性。

影响混悬剂中药物吸收的因素包括混悬剂中的粒子大小、晶型、附加剂、分散溶媒的种类、黏度及各组分间的相互作用等。为了增加混悬液动力学稳定性,常加亲水性高分子物质作为助悬剂以增加黏度,但黏度增大,扩散系数减小,甚至可能形成难溶性络合物,从而影响药物的溶解和吸收。例如,含甲基纤维素的呋喃妥因混悬液,其吸收程度和速率均比不含甲基纤维素的要低。

混悬剂中药物粒度的大小对其吸收影响很大,地高辛粒径为 3.7 μm 时比粒径为 22 μm 时的体外溶解速率快 3 倍,体内血药浓度水平高 31%。某些长效制剂,药物在较长时间内缓慢释放和吸收,需要有较大的粒度。长效、中效、速效胰岛素锌混悬注射剂,系通过调节胰岛素锌复合物结晶颗粒大小比例来实现,含较粗的大结晶,作用时间可达 30 h 以上;含细微粉末和无定型粉末,仅能维持 12~14 h。不同药物,不同剂型,不同用药目的,对粒子大小的要求不尽相同。

混悬剂中药物晶型选择不当,会造成活性成分不均匀分布,以致产生砂砾、沉淀、颗粒增大、剂型破坏等严重现象,如配制醋酸可的松混悬液的原料晶型不适当,混悬液很快产生沉降并可结块。多晶型药物的混悬剂在储存过程中会发生晶型互相转化现象,如新生霉素混悬剂中有效的无定型在放置过程中容易转变成无效的结晶型,加入甲基纤维素可阻止晶型转化。

（二）固体制剂

1. 散剂 散剂比表面积大，易分散，服用后不需崩解过程和分散过程，是溶出和吸收较快的固体剂型，通常生物利用度比相同剂量的其他固体制剂高。

影响散剂药物生物利用度的因素有粒子大小、溶出速率快慢、药物与稀释剂或其他组分间的相互作用及储存变化等。散剂中药物粒子大小对其溶解性能和生物利用度有很大影响，难溶性药物微粉化后，在体内吸收率明显提高。在考虑对粒径的要求时，还需注意药物的性质及应用特点。如药物要求较快达到较高血药浓度时，一般以粒径小的粒子为宜。但有些药物在胃中不稳定，如红霉素粒子粒径减小时，药物分解加快，有效性降低；刺激性药物宜用较大粒子，以减少其刺激性。某些驱肠虫药物的动物实验表明，需要根据肠虫寄生的部位考虑药物的粒子大小，使药物被宿主的吸收减至最小而对寄生虫的毒性作用尽可能增大。总之，散剂粒子的大小，要考虑治疗要求和应用方面的特点。

由于散剂比表面积较大，容易吸湿或风化，常会发生湿润、结块、失去流动性等物理变化，有的还会发生变色、分解或效价降低等化学变化，因此要注意散剂储存环境对药物的有效性的影响。

2. 胶囊剂 囊壳在胃内破裂后，胶囊剂中的药物可迅速地分散，以较大的面积暴露于胃液中，因此溶出速率快，吸收较好。影响胶囊剂吸收的因素较多，如胃内容物、药物颗粒大小、晶型、附加剂（稀释剂、润滑剂等）种类、药物与附加剂的相互作用、空胶囊的质量及储藏条件等。胶囊壳对药物的溶出起着屏障作用，故与散剂相比，胶囊剂中药物的吸收要推迟 10～20 min，但对大多药物影响不大。另外，胶囊剂的保存时间和条件，如储存时的相对湿度和温度对胶囊的崩解性有一定的影响，从而影响药物释放。胶囊剂在高温、高湿条件下不稳定，若长期储存，可致其崩解时限明显延长，溶出度发生很大的变化。储存温度一般不应超过 25℃，相对湿度不超过 45%。但过分干燥可致胶囊中的水分丢失而易脆裂。

3. 片剂 片剂是应用最为广泛，也是存在生物利用度问题最多的一种制剂。其主要原因是片剂表面积较小，含有大量辅料，并经制粒、压片、包衣等工艺，使得药物的释放过程减慢，从而影响药物的吸收。影响片剂中药物吸收的因素很多，除生物因素外，还有药物的颗粒大小、晶型、pK_a 值、脂溶性，片剂的崩解度、溶出度、处方组成、制备工艺和储存条件等剂型因素。

片剂在胃肠道中经历崩解、分散和溶出的全过程。片剂充分崩解，分散成包含辅料的细颗粒，细颗粒进一步分散，药物溶解后才能被机体吸收，见图 2-15。K_1 表示片剂与胃肠液接触后，药物从片剂表面溶解的速率常数，由于片剂表面积有限，除极易溶解的药物外，片剂表面直接溶于胃肠液的药量极少，对难溶性药物而言，K_1 可忽略不计；K_2 是指药物崩解成粗颗粒后，从含辅料颗粒中溶解的速率常数，粗颗粒的表面积增大，溶出速率增大；粗

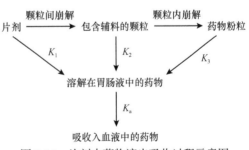

图 2-15 片剂中药物溶出吸收过程示意图

颗粒进一步崩解成粉粒，K_3 是指药物从药物粉粒中溶解的速率常数，粉粒表面积增大，能与胃肠液充分混合，药物溶出速率最大；K_a 表示药物吸收进入血液的速率常数。

由于 $K_1 \ll K_2 \ll K_3$，因此，片剂的两次崩解对药物的吸收起重要作用。如果片剂在胃肠道中崩解缓慢或崩碎后颗粒过大，常会导致药物吸收缓慢。一般情况下，片剂第一次崩解过程比药物从颗粒中溶出的过程快很多，所以对大多数片剂来说，药物吸收的限速过程是药物从含辅料的药物颗粒和纯药物粉粒中的溶出。但对主药易溶，且溶出速率很大的片剂，其崩解过程的快慢可能成为影响吸收的限速步骤。

包衣片剂比一般片剂更复杂。糖衣片中药物溶解之前，首先是衣层的溶解，而砂糖的结晶强烈抵抗这种溶解过程，因而需一定时间药物才能崩解，继而溶出或溶解。薄膜衣或肠溶衣片衣料的性

质及厚度可影响药物的溶出速率。

二、固体制剂的崩解和溶出

口服制剂中药物经胃肠道的吸收由 3 个连续过程组成，首先药物从释药系统中释放进入消化液，其次溶解在消化液中的药物跨过胃肠道黏膜上皮细胞，然后经肝门静脉进入肝脏，在进入体循环前被肠黏膜及肝脏代谢灭活或结合储存，使进入体循环的药量明显减少。只有未被肝药酶降解的药物才能进入体循环发挥疗效。

药物溶解性和稳定性是影响药物吸收第一个过程的主要因素，即药物从制剂释放至消化液到药物跨胃肠道黏膜转运前的这一阶段。影响固体制剂崩解和溶出速率的因素很多，除了药物的理化性质之外，颗粒的大小与密度、片剂的压力和硬度、辅料的亲水性和疏水性、制备工艺条件与储存时间等都会对颗粒剂、胶囊剂和片剂的崩解及溶出过程造成很大的影响。

（一）崩解

崩解（disintegration）是药物从固体制剂中释放和吸收的前提，是指固体制剂在检查时限内全部崩解或溶散成碎粒的过程。药物崩解实验是药剂研发人员为了确定药物是否能够在胃肠道正常崩解从而产生药效而做的实验，一般是针对固体制剂特别是片剂而做的。具体实验是固体制剂在检查时限内全部崩解溶散或成碎粒，除不溶性包衣材料或破碎的胶囊壳外，应全部通过筛网（《中国药典》四部通则 0921）。检查崩解时限的目的是检查片剂内所含有效物质从片剂骨架中溶散出来的速率，所以检查溶出度、释放度或分散均匀性的制剂，不再进行崩解时限检查（表 2-7）。

表 2-7　《中国药典》四部通则 0921 规定的片剂崩解时限

片剂	崩解时限（min）
分散片	3
泡腾片、舌下片	5
普通压制片	15
糖衣片	60
薄膜衣片	
化药	30
中药	60
肠溶衣片	盐酸溶液中 2 h 内不得有裂缝、崩解或软化等 磷酸盐缓冲液（pH 6.8）1 h 内全部崩解

崩解时限指在一定条件下，丸、片、胶囊剂崩解变为颗粒的时间，曾一度被认为是影响口服药物生物利用度的主要因素。现已认识到，崩解，尤其水难溶性固体制剂的崩解，并不能完全反映制剂的内在质量，亦不能反映药物在体内的吸收和药效，更不能反映药物之间及药物与赋形剂之间的相互作用。以崩解时限检查作为所有片剂、胶囊在体内吸收的评定标准显然是不够完善的，因为药物崩解后通过崩解仪筛网的粒径常为 1.6～2.0 mm，而药物需呈溶液状态（粒子大小只有几十个 Å）才能被机体吸收，所以崩解仅仅是药物溶出的最初阶段，而继续分散和溶解过程，崩解时限检查是无法控制的，且固体制剂的崩解还要受到处方设计、制剂制备、辅料相互作用、储存过程及体内许多复杂因素的影响，所以崩解时限检查不能客观反映药物与赋形剂之间的关系和影响，而溶出度检查却包括了固体制剂的崩解及溶解过程，因此研究固体制剂的溶出度就有更重要的意义。

（二）溶出

大多数口服固体制剂在给药后必须经胃肠道吸收进入血液循环，达到一定血药浓度后方能奏效，因此药物从制剂内释放出来并溶解于消化液是被吸收的前提，这一过程在生物药剂学中称作溶出。对固体药物制剂而言，溶出是影响药物吸收的重要因素，而溶出的速率和程度称溶出度（dissolution）或释放度（release rate）。从药品检验的角度上讲，溶出度是指药物从片剂或者胶囊剂等固体制剂中在规定溶剂中溶出的速率和程度。释放度是指药物在规定溶剂中从缓释制剂、控释制剂或肠溶制剂中释放的速率和程度。溶出度和释放度本质上是相同的，都表达药物从固体制剂中进入溶出介质中的速率和程度，但在具体测定方法和研究条件方面有一定区别。

溶出试验（dissolution test）是指测定固体制剂溶出度或释放度的过程，是一种模拟口服固体制剂在胃肠道中的崩解和溶出的体外试验法。溶出试验可以在一定程度上反映固体制剂体内生物利用度，尤其是对难溶性药物。因此，从 20 世纪 70 年代开始，各国药典对一些难溶性药物采用溶出度来控制其内在质量，达到了较好的临床及社会效果。目前认为用溶出度替代崩解度，对评价药物制剂的内在质量更具有说服力。

目前，我国新药申报材料中一般都要求提供溶出试验材料。在难溶性药物及缓释、控释制剂质量标准中必须有溶出度（释放度）检查项目及相应标准，以确保药品质量。在新产品的早期研究阶段，特别是缓释、控释制剂的研究，溶出试验数据可以指导制订最佳处方及工艺的研究，使药物制剂达到预期的生物有效性。在药品生产期间，若某批次产品溶出度有较大差异，则表明该批次药品在生产过程中，未对其原材料、处方和操作中的某些因素进行严格控制。因此，在药品的生产、研制过程中，溶出试验是一种简单、有效的质量控制手段。

药物在体内的吸收速率常由溶解的快慢而决定，固体制剂中的药物在被吸收前，必须经过崩解和溶解然后转为溶液的过程，如果药物不易从制剂中释放出来或药物的溶出速率极为缓慢，则该制剂中药物的吸收速率或程度就有可能存在问题，另外，某些药理作用剧烈，安全指数很小，吸收迅速的药物如果溶出速率太快，可能产生明显的不良反应甚至中毒，并且维持药效的时间也将缩短。因此，固体制剂的溶出度必须控制在一个合适的范围内。在《美国药典》（USP/NF）中规定测定溶出度的制剂有相当数量是易溶性药物。因为固体制剂的溶出速率能够在一定程度上反映药物的吸收情况，可作为考察固体制剂内在质量的指标。

1. 溶出度测定　溶出试验主要包括以下内容：①溶出介质的选择；②溶出介质体积的选择；③溶出方法（篮法、浆法和小杯法）的选择；④转速的选择；⑤溶出度测定方法的验证；⑥溶出度均一性试验（批内）；⑦重现性试验（批间）等。

溶出度测定使用溶出度仪。溶出度仪要求能够体现药物在体内条件下的溶出与吸收过程，重现性好，结构简单，耐腐蚀性强，不能与稀盐酸等介质发生化学反应。《中国药典》2015 年版溶出度测定法规定可采用第一法（篮法）、第二法（浆法）、第三法（小杯法）、第四法（浆碟法）和第五法（转筒法），2020 年版则再增加第六法（流池法）、第七法（往复筒法）。一般情况下，第一、二法适用于普通制剂、缓释制剂或控释制剂及肠溶制剂，第三法适用于普通制剂、缓释制剂或控释制剂，第四法和第五法适用于透皮贴剂，第六法和第七法适合难溶制剂。以下为前三种溶出度测定方法的具体步骤：

（1）测定方法：测定前，应对仪器装置进行必要的调试，使转篮/桨叶与溶出杯的内底部距离符合规定。除另有规定外，量取经脱气处理的溶出介质 900 ml，分别置各溶出杯内，加温，待溶出液温度恒定在 37℃±0.5℃后，取供试品 6 片（粒、袋），分别投入 6 个干燥的转篮内，调节电动机转速符合规定，待其平稳后，将转篮降入溶出杯中，自药品接触溶出介质起，立即计时；至规定的取样时间，吸取溶出液适量（取样位置应在转篮顶端至液面的中点，距溶出杯内壁 10 mm 处；若每次取样量超过总体积的 1%，应补足或计算时加以校正），用不大于 0.8 μm 的微孔滤膜滤过（自取样至滤过应在 30 s 内完成）。测定澄清滤液的药物浓度，计算出每片（粒、袋）的溶出量。

（2）溶出介质的选择：固体制剂的溶出度测定是在模拟体内胃肠道环境下进行的，因此尽可能模拟胃肠道环境。释放介质中可使用人工胃液（0.1 mol·L^{-1}）、人工肠液（pH 6.8 的磷酸盐缓冲液）或蒸馏水等。每次应使用同一批配置的介质，使溶出试验结果一致。

难溶性药物可以在介质中加入少量表面活性剂作助溶剂，加入量一般不超过 0.5%，最大不超过 1%。一般情况不推荐使用有机溶剂。如在上述介质还不满足测定要求时，可以考虑加入少量有机溶剂，有机溶剂一般首选异丙醇，也可用乙醇，有机溶剂加入量一般应在 5%以下，最高不超过 20%。加入乙醇等挥发性溶剂时应考察由于挥发而造成介质损失的情况。

（3）溶出介质体积的选择：要使药物溶出保持较好的漏槽状态，溶出介质的体积通常不少于形成饱和溶液量的 3 倍。第一法、第二法溶出介质体积应大于 500 ml，不超过 1000 ml，常用 900 ml；第三法的溶出介质应大于 150 ml，不超过 250 ml。

（4）取样时间：取样时间应根据溶出曲线来确定，一般设在溶出曲线的拐点附近或略靠后，用得较多的为 30 min、45 min、60 min。同时溶出量限度考察，应达到标示量的 90%以上。

2. 药物溶出度计算与溶出度曲线绘制 《中国药典》二部中主要采用紫外-可见分光光度法（四部通则 0401）及高效液相色谱（HPLC）法（四部通则 0512）测定药物溶出度。采用紫外-可见分光光度法测定有三种方法，即吸收系数法、对照品对照法、计算分光光度法和比色法。前两者都可以计算出药物溶出或释放的绝对量，溶出程度以制剂标示量作参比，计算溶出百分率。自身对照法不能直接计算出药物溶出的绝对量，溶出程度以自身所含药物量作参比，计算溶出百分率。溶出度测定中溶出量的计算一般尽量与含量测定方法一致。

通过上述研究，拟定溶出试验方法，并应进行溶出均一性试验，即要求在试验中用同一批样品（6 杯 6 片），记录在规定时间间隔的溶出量数据，绘制时间-累积溶出量的溶出曲线，以考察同批产品的溶出度的均一性。对溶出数据进行统计学处理，要求每个时间点，即片与片溶出量之间的变异系数（coefficient of variation，CV，又称相对标准偏差，RSD）应控制在 5%以下为宜。

还应另取 2 批产品进行批间的溶出度重现性试验，应提供测定数据和溶出曲线，并应与国外制剂或对照制剂的溶出度进行对比试验。

图 2-16 为固体药物（原料药物）或固体制剂溶出度测定常见图形。

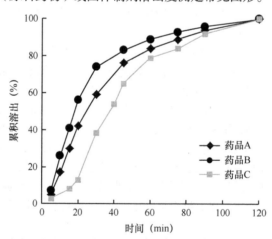

图 2-16　两种不同片剂（药品 A、药品 B）和糖衣片药品 C 的累积溶出百分率示意图

3. 溶出度参数 片剂、胶囊剂等固体剂型溶出试验研究中常每间隔一定时间取样一次，测定出一系列时间的药物溶出百分数。将这些数据进行曲线拟合，求出若干溶出特性参数，其目的主要如下：①由体外实验归结出若干参数，用以描述药物在体外溶出或释放的规律，或研究药物释放机制；②以体外若干参数为指标，研究或比较不同原料（如粒度、晶型等不同）、处方、工艺过程、剂型对制剂质量影响的关系；③寻找能与体内参数密切相关的体外参数，作为制剂质量的控制指标。

固体制剂溶出曲线的拟合与数据处理方法主要有以下几种方法：单指数模型、对数正态分布模型、Higuchi 方程、威布尔（Weibull）分布模型和里特格（Ritger）-Peppas 模型等。

（1）单指数模型：该模型认为药物的累积溶出百分率与时间的关系符合单指数方程：

$$Y = Y_\infty(1 - e^{-Kt})$$

（2-21）

式中，Y 为 t 时间药物的累积溶出百分率；Y_∞ 为药物溶出的最大量，通常为 100%或接近 100%；K 为溶出速率常数；t 为溶出时间，将上式整理后并取对数得

$$\lg(Y_\infty - Y) = \lg Y_\infty - \frac{K}{2.303}t \qquad (2\text{-}22)$$

以 $\lg(Y_\infty - Y)$ 对时间作图为一直线，由斜率 $-\dfrac{K}{2.303}$ 即可求出 K 值，K 值的大小反映了溶出速率的快慢。

（2）对数正态分布模型：药物溶出曲线以单指数模型拟合时，在半对数坐标系中各点若不呈线性，可以试用对数正态分布模型拟合：

$$Y = \varphi \cdot \left[\frac{\lg t - \mu}{\sigma} \right] \qquad (2\text{-}23)$$

式中，μ、σ 为对数正态分布模型的参数，μ 为对数均数，σ 为对数标准差；若制剂中药物的累积溶出百分率符合对数正态分布模型，则 μ、σ 可以反映药物溶出过程的特征，通常 μ、σ 值大，药物溶出速率缓慢。亦可以用均数 m 和标准差 s 来表示对数正态分布模型的参数，m 值大则制剂中药物溶出缓慢。

对数正态分布模型拟合的方法如下：先求出各时间（t）的累积溶出百分率（Y）；使用对数正态分布概率纸，以药物的累积溶出百分率为纵坐标（正态分布坐标）。时间为横坐标（对数坐标）作图，如果各点能连成直线，即表示该制剂的溶出规律符合对数正态分布模型。确定各点在对数正态分布概率纸上成一直线后，即可求出 μ、σ、m 和 s 各参数。即在图上查出直线在纵坐标上 0.5 和 0.16（或 0.84）的对应横坐标，用 $t_{0.5}$ 和 $t_{0.16}$（或 $t_{0.84}$）表示，参数的计算公式如下：

$$\mu = \lg t_{0.5} \qquad (2\text{-}24)$$
$$\sigma = \lg t_{0.5} - \lg t_{0.16} \qquad (2\text{-}25)$$
$$m = \lg^{-1}(\mu + 1.151\sigma^2) \qquad (2\text{-}26)$$
$$s = m \cdot [\lg^{-1}(2.303\sigma^2) - 1]^{1/2} \qquad (2\text{-}27)$$

（3）Higuchi 方程：由 Higuchi 在 1961～1963 年提出，药物从固体骨架剂型中的释放遵循单位面积的释放量与时间的平方根成正比的规律，适用于逐步受溶蚀而释放药物到周围介质中的固体骨架型制剂。Higuchi 方程基于以下的假设：①药物释放时保持伪稳态；②溶质保持过量；③理想的漏槽状态；④药物颗粒比骨架小得多；⑤扩散系数保持恒定，药物与骨架没有相互作用。释放量 Q 与时间的关系表示为

$$Q = K_H t^{1/2} \qquad (2\text{-}28)$$

式中，K_H 称为 Higuchi 系数。应用 Higuchi 方程处理数据的步骤如下：①从实验数据计算各时间相应的累积释药量；②确定累积释药量所对应的时间的平方根值；③将释药量对时间平方根值作图。若可拟合出直线，即说明这组数据可以用 Higuchi 方程处理，由该方程的斜率可求得 K_H 值。K_H 值越大，药物溶出越快。

Higuchi 方程常应用于一些药物的缓释剂型、微球、微囊和脂质体等制剂的释药数据拟合。例如，亲水凝胶骨架遇水性介质（消化液）后，表面药物很快溶解，在骨架与水性介质交界处，由于水合作用形成凝胶，在骨架周围形成一道稠厚的凝胶屏障，内部药物缓慢扩散至表面而溶于介质中。药物扩散的动力来自于骨架中药物的浓度梯度，表现为先快后慢的模式，可用 Higuchi 方程来描述。先快后慢的释药模式在临床上有一定益处，口服后表面药物的大量释放，可使药物血药浓度迅速达到治疗浓度，而后的缓慢释放用于维持治疗浓度。

（4）威布尔分布模型：威布尔分布模型是计算由若干环组成的整条链失效的概率分布模型，由于它可以利用概率纸很容易地推断出分布参数，被广泛应用于各种寿命试验的数据处理。在药学领域，主要应用于药物溶出释放试验、药品有效期、半数致死量及危重疾病患者的存活期等分析。其

数学表达式为

$$\ln \ln \frac{1}{1-F(t)} = m \cdot \ln(t-\tau) - \ln t_0 \qquad (2-29)$$

式中，$F(t)$ 为制剂中药物的累积溶出百分率（即单指数模型中的 Y 值）；t 为溶出时间；t_0 为尺度参数，其表示时间尺度；τ 为位置参数，可正可负，溶出试验常为正值或等于零，正值则表示时间延滞；m 为形状参数，表示曲线形状特征，为较重要的参数。$m=1$ 时，威布尔函数即为普通的指数函数；$m>1$ 时，曲线由上弯曲至某处向下呈 S 形；$m<1$ 时，开始曲线比单指数模型的曲线更陡直。

以 $\ln \ln \frac{1}{1-F(t)}$ 对 $(t-\tau)$ 作图可得一直线。在实验中可用威布尔分布概率纸作图，拟合求出药物溶出 50% 所需时间（t_{50}）、溶出 63.2% 所需时间（t_d）及形状参数（m）等溶出参数。

（5）Ritger-Peppas 模型：由 Ritger 和 Peppas 通过大量试验在 20 世纪 80 年代总结出来的。其数学表达式为

$$\frac{M_t}{M_\infty} = k t^n \qquad (2-30)$$

式中，M_t/M_∞ 为药物在某一时间的累积释放分数，以百分率表示；t 为释放时间；k 为常数，该常数会随不同药物或不同处方及不同释放条件而改变，是表示释放速率的重要参数；n 为释放参数，与制剂的骨架形状有关。如果是椭圆形制剂，当 $n<0.45$ 时，服从 Fick 扩散；当 $n>0.89$ 时，为骨架溶蚀机制。当 $0.45<n<0.89$ 时，为非 Fick 扩散机制，药物释放制剂为混合型，也就是药物释放为药物的扩散和骨架溶蚀双重机制。

以上释药规律可满足大部分固体制剂的释药曲线的拟合，尤其威布尔方程的适用性最广，因此使用者也多。现在大多采用计算机进行溶出数据处理，可直接求算出溶出试验中的溶出参数 t_{50}、t_d 和 m 值及任何时刻的溶出度，从而减少了烦琐的作图过程，避免了人为的主观误差，且运算迅速。

如果用上述方法拟合曲线均不能获得较满意的线性关系时，也可以直接以药物的累积溶出百分率对时间作图，得到的曲线如图 2-17 所示，由实验曲线直接寻找参数。该方法简便易行，又不需要数学处理，能反映实际情况，因此经常使用。由溶出曲线可得到下列参数：①Y_∞，即溶出最大值；②t_{50}，即药物溶出 50% 所需时间；③累积溶出百分率-时间曲线 AUC；④t_m，即出现累积溶出百分率最高的时间。

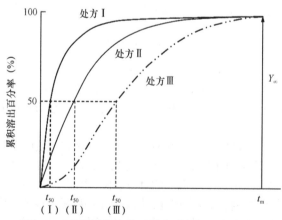

图 2-17　药物累积溶出百分率随时间的变化曲线

案例 2-5

　　为探讨黄芩清肺片中黄芩苷的体外溶出度及溶出动力学，采用浆法，分别用 pH 1.0 的人工无酶胃液、pH 2.8 的盐酸溶液、pH 4.5 的乙酸铵乙酸溶液及 pH 6.8 的人工肠液 900 ml 作溶

出介质，转速为 100 r·min^{-1}，温度为 37℃±0.5℃，分散片分别于 1 min、2 min、3 min、5 min、10 min、20 min、30 min、60 min，普通片分别于 30 min、60 min、90 min、120 min、180 min、240 min、360 min、480 min 取 1 ml，并立即补充同温度新鲜介质 1 ml，取出液以 0.45 μm 微孔滤膜过滤，取续滤液，采用 HPLC 法测定黄芩苷的累积溶出度。色谱条件：ODS（Zorbax Rx-C$_{18}$，4.6 mm×25 cm，5 μm）色谱柱；流动相为甲醇-水-磷酸（47：53：0.2）；流速为 1.0 ml·min^{-1}；检测波长为 280 nm；柱温为 30℃；理论塔板数为 2900；分离度为 7.13。然后按标准曲线方程分别计算出每片在不同时间里的累积溶出百分率（n=6）。结果见图 2-18。

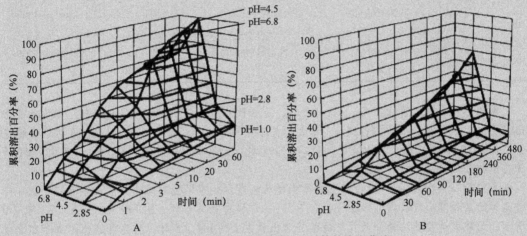

图 2-18　黄芩清肺片中黄芩苷三维体外溶出曲线

A 为黄芩清肺分散片；B 为黄芩清肺普通片

问题：

1. 溶出实验数据处理的步骤是什么？

2. 实验要获取的溶出参数 t_{50}、t_d 的意义是什么？固体制剂溶出曲线的拟合与数据处理方法有哪些？

3. 如何对获取的参数进行差异性分析？如何判断溶出曲线的相似性？

案例 2-5 分析

运用单指数模型、对数正态分布模型及威布尔分布模型对黄芩清肺分散片与普通片的累积溶出度数据进行拟合，得到的溶出方程及释药动力学参数见表 2-8、表 2-9。

表 2-8　黄芩清肺分散片黄芩苷的溶出度拟合结果

pH	拟合方式		
	单指数模型	对数正态分布模型	威布尔分布模型
1.0	lg（$Y_\infty-Y$）=1.9422-0.000 721t r=-0.7248	Y=-5.7062+4.6063lg$t$ r=0.9859	lnln[1/（1-F（t）]=0.5629ln$t$-6.0434 r=0.9855
2.8	lg（$Y_\infty-Y$）=1.8939-0.001 404t r=-0.6988	Y=-7.7442+6.6530lg$t$ r=0.9804	lnln[1/（1-F（t）]=0.503ln$t$-5.2671 r=0.9875
4.5	lg（$Y_\infty-Y$）=1.8734-0.032 92t r=-0.9920	Y=-67.0008+48.2828lg$t$ r=0.9856	lnln[1/（1-F（t））]=0.8967ln$t$-5.3733 r=0.9985
6.8	lg（$Y_\infty-Y$）=1.7606-0.006 106t r=-0.7413	Y=-54.8190+35.1362lg$t$ r=0.9668	lnln[1/（1-F（t））]=1.083ln$t$-7.1184 r=0.9961

表2-9　黄芩清肺普通片黄芩苷的溶出度拟合结果

pH	拟合方式		
	单指数模型	对数正态分布模型	威布尔分布模型
1.0	lg（$Y_\infty-Y$）=1.9914−0.000 051 6t	Y=9.3155+6.1672lg$t$	lnln[1/（1−F（t）]=0.6842ln$t$−2.8737
	r=0.9451	r=0.9390	r=0.7595
2.8	lg（$Y_\infty-Y$）=1.9857−0.000 078t	Y=17.4079+9.5162lg$t$	lnln[1/（1−F（t）]=0.1829ln$t$−1.5584
	r=0.9598	r=0.8556	r=0.5318
4.5	lg（$Y_\infty-Y$）=1.9682−0.000 961t	Y=14.0595+51.8997lg$t$	lnln[1/（1−F（t）]=0.8046ln$t$−1.7149
	r=0.9921	r=0.9845	r=0.9967
6.8	lg（$Y_\infty-Y$）=1.9975−0.000 5357t	Y=24.3304+30.3292lg$t$	lnln[1/（1−F（t））]=0.3312ln$t$−1.0191
	r=0.9933	r=0.9220	r=0.7524

由图 2-18A 可以看出，在 pH 为 1.0 时，虽分散片能在 3 min 之内完全分散，但黄芩苷溶出较少，大概只有 20%溶出；随 pH 增大，黄芩苷的溶出不断增加，在 pH 为 4.5 时溶出较完全，但当 pH 到 6.8 时，溶出液中的黄芩苷含量减少，累积溶出度约降至 90%。可见，pH 对黄芩清肺分散片的影响非常大。

本实验以单指数模型、对数正态分布模型及威布尔分布模型对固体制剂黄芩清肺分散片与普通片的累积溶出度数据进行拟合，在不同 pH 环境中相关系数 r 差异较大，如表 2-8、表 2-9 所示，结果提示黄芩清肺分散片中黄芩苷溶出最完全的 pH 4.5 时，其体外溶出以威布尔分布模型拟合最佳。

以 pH 4.5 的乙酸铵乙酸溶液作溶出介质时，从图 2-18 及威布尔分布模型拟合方程 lnln[1/（1−F（t）]=0.8967ln$t$−5.3733 中可得：分散片药物溶出 50%所需时间 t_{50} 为 5.3 min、溶出 63.2%所需时间 t_d 为 8.4 min、形状参数 m 为 0.8；普通片 t_{50} 为 266.0 min、t_d 为 400.2 min、m 为 0.8967。上述参数表明，分散片与普通片比较，溶出速率更快，溶出更完全。表明黄芩清肺分散片在体外具有速释作用。

4. 溶出曲线比较　当药品处方、生产工艺、原料来源和剂型等发生变更时，新药研究最需要验证的问题就是变更前后的产品质量是否达到国家标准或研究预期。对于口服固体制剂而言，溶出度或释放度对比研究是比较变更前后的产品相似性或差异程度的一个重要工具。可以通过模型依赖法、变异因子（f_1）和相似因子（f_2）来定量评价参比制剂与试验制剂溶出曲线之间的差别。

模型依赖法，即通过一些用于描述药物溶出曲线的数学模型，如单指数模型、威布尔模型等进行参数统计学比较，一般先根据代表性产品的溶出试验数据，按各数学模型拟合溶出曲线，选择相关系数最大的模型作为产品的匹配模型，用该匹配模型对变更前后的产品分别提取参数，并进行参数的统计学比较，确定差异性。

溶出曲线比较也可选择非模型依赖方法，如可通过计算 f_1 和 f_2 来比较变更前后溶出行为的相似性。近年来，国外针对溶出曲线的相似性评价方法报道很多。其中，f_2 方法因为计算简单、判定结果可靠，作为评价体外溶出曲线相似性的方法，已经被美国 FDA 的药品评价和研究中心（Center for Drug Evaluation and Research，CDER）和欧盟药品审评管理局（European Medicines Agency，EMEA）收载并推荐使用。

计算 f_2 的公式为

$$f_2 = 50 \lg \left\{ \left[1 + \frac{1}{n} \sum_{t=1}^{n} (R_t + T_t)^2 \right]^{-0.5} \times 100 \right\} \quad (2\text{-}31)$$

式中，R_t 与 T_t 分别代表参比制剂和受试制剂第 t 时间点的平均累积释放度，n 为取样点数目。当 R_t 与 T_t 的差值的总和等于 0 时，f_1 的值为 0，当 R_t 与 T_t 的差值的总和增大时，f_1 的值也成比例增大。从式（2-31）可以得知，其中如果两条溶出曲线完全一致，则：$f_2 = 50 \times \lg(100) = 100$；又因为两制剂的累积溶出百分数差值在任何时间点都不会超过 100%，因此 f_2 的最小值接近于 0，因此，f_2 的值的范围在 0～100，而且 f_2 越大，两条曲线的相似性越高。

相似因子 f_2 与两条溶出曲线任一时间点平均溶出度的方差成反比，注重具有较大溶出度差值的时间点。由于 f_2 对评价两条溶出曲线中较大差异值的时间点具有更高的灵敏性，有助于确保产品特性的相似性。因此 f_2 方法已被美国 FDA 和我国国家药品监督管理局（National Medical Products Administration，NMPA）采纳，用于评价制剂条件变更前后溶出或释放特性的相似性。

三、制剂处方对药物吸收的影响

案例 2-6

胃漂浮制剂是口服后长时间在胃内保持漂浮状态，能有效提高药物生物利用度的一种口服缓释制剂。胃漂浮制剂设计的关键是制剂要具有足够的漂浮力，药品在胃内能达到预期的漂浮时间（6 h 以上）。胃漂浮制剂中常用的膨胀材料有交联聚乙烯吡咯烷酮（PVPP）、聚乙烯吡咯烷酮（PVP）、聚苯乙烯等。在筛选复方泮托拉唑钠胃漂浮片的处方实验中，研究者采用 PVPP 为膨胀材料，卡波姆、羟丙基甲基纤维素（HPMC）为凝胶材料，以膨胀性、漂浮性为考察指标，筛选复方泮托拉唑钠胃漂浮片膨胀剂的处方。体外试验结果：含 PVPP 190 g、卡波姆 50 g、HPMC 20 g 的处方 15 min 膨大 2 倍，持续漂浮 8 h；含 PVPP 210 g、卡波姆 20 g、HPMC 25 g 的处方 2～3 min 膨大 2 倍，持续漂浮 5 h，说明膨胀材料和凝胶材料的用量影响制剂的膨胀速率及漂浮时间，膨胀材料比例大，制剂膨胀速率快，但漂浮时间缩短。试验还表明当 PVPP 与卡波姆的用量比为 20：1 时，制剂被胀裂。因此，膨胀材料的用量应与凝胶材料的用量相适应，使制剂体积胀大，而不致凝胶层胀裂。

问题：

1. 胃漂浮时间的长短与药物吸收有什么关系？
2. 胃漂浮制剂的凝胶层若发生溶胀有什么不良后果？

制剂的处方组成，包括主药成分种类及剂量、辅料种类和加入量对药物的吸收都会产生影响。不同厂家制备的同一药物制剂，由于组方不同、主药或辅料的来源不同，制备出的药物口服生物利用度有较大的差异。例如，在片剂的制剂过程中，赋形剂（辅料）的吸附作用、制粒操作和压片工艺都起着影响片剂崩解溶出的作用，从而影响片剂的生物有效性。片剂比别的剂型吸收总是迟缓一些。

案例 2-6 分析

为达到延缓或控制释药速率的目的，在缓控释制剂中还应用了有特殊作用的辅料，如在渗透泵片中，氯化钾作为渗透压促进剂；聚乙二醇 400 不仅是半渗透膜的增塑剂，也是控制释药速率的致孔剂。案例 2-6 中采用的膨胀材料是胃漂浮制剂中影响漂浮性能的重要辅料。膨胀材料接触胃液后可迅速膨胀到原来体积的几倍、几十倍，胃漂浮制剂加入这种材料，制剂体积快速膨胀，可使药物长时间漂浮在胃液中，延长药物的释放时间，促进药物的吸收，这种制剂特别适用于在小肠有特定吸收部位的药物及需要延长作用时间的药物。膨胀剂由膨胀材料和凝胶材料组成，凝胶材料膨胀后形成凝胶骨架。如果膨胀材料与凝胶材料的用量比例不适宜，膨胀材料过多，撑破凝胶层，使得漂浮时间缩短，凝胶层中药物快速释放，吸收部位无法及时吸收药物，发生不良反应的概率也会增大。

（一）辅料的影响

为增强主药的均匀性、有效性和稳定性，任何制剂在制备过程中都要添加一些辅料，有时辅料的用量甚至大于主药，因此辅料的性质也是决定制剂质量的主要因素。例如，片剂的赋形剂种类和性质关系到片剂能否压制成型，成品的外观、色泽、硬度、崩解时限、释放度及主药在体内的吸收等；而液体制剂的溶媒，可直接影响制剂中主药的溶解度、澄明度、稳定性及药效等。随着生物药剂学的发展，人们发现赋形剂影响药物的理化性状，从而影响药物在体内的释放、溶解、扩散、渗透及吸收过程。同时，赋形剂与药物之间可能会发生某些物理、化学或生物方面的作用。

对于固体制剂而言，可供选择的辅料种类很多，常用的有稀释剂、崩解剂、润滑剂、助流剂、黏合剂等，每类辅料中都有许多不同品种，具有各自的化学及物理特点。辅料的选用，不仅要考虑主药物理及化学性质的稳定性和美观价廉，还应评价其是否影响药物的生物利用度，因此，选择适宜的辅料，对于制剂加工成型、外观、有效性及安全性等具有重要意义。辅料之间或辅料和主药之间都有可能产生相互作用而影响药物的吸收，而这种影响采用一般的鉴别方法、含量测定及崩解度试验等不易检测出来，只有通过体内研究才能鉴别。

1. 稀释剂　又称填充剂。片剂在压片时要求物料要有一定的数量和具有一定的性质才能成型，所以需要加入赋形剂。特别是小剂量药物，为方便制剂操作、避免制剂过程中药物损耗，必须加入稀释剂（diluent）。药物与稀释剂之间常见的相互作用主要是稀释剂对药物释放产生吸附作用或分散作用。吸附作用使药物被稀释剂吸附，药效的发挥要依靠释放性能的好坏来决定，因此有时会降低疗效；而分散作用是利用不溶性的吸附剂使药物分散，增加药物表面积，从而增加溶出速率。若稀释剂为不溶性物质而又有较强的吸附作用，则被吸附的药物很难释放出来，其生物利用度就会显著降低。

过去认为乳糖是无活性的比较理想的稀释剂，但现已发现乳糖对睾丸酮有加快吸收的作用，阻碍异烟肼片的疗效。四环素用硫酸钙作稀释剂时，则生成不溶性络合物沉淀，因而降低了溶解速率和疗效。

不仅稀释剂的种类和数量对药物释放的性能有影响，在制剂过程中稀释剂的微粒大小对药物释放也有影响。除了单一稀释剂外，有时也用混合稀释剂，甚至为了抗潮解而加入磷酸氢钙，此时要注意结晶水对药物的影响，以及药物与钙盐反应的问题。例如，四环素与磷酸氢钙生成不溶性的沉淀，造成疗效降低。有时为了在直接压片时增加片剂的硬度和使其易于成型，加入氯化钠的结晶，此时就要注意患者服用时的饮食禁忌问题。

对胶囊剂，特别是含有疏水性药物的胶囊剂，稀释剂是影响药物吸收的主要因素。疏水性的稀释剂能阻碍水和吸收部位体液对药物的润湿，而水溶性和亲水性稀释剂能提高体液透入胶囊内的速率，减少药物粉粒与体液接触后结块的现象，使粉粒的有效面积增大，从而促进药物的释放和吸收。

2. 黏合剂　湿润剂和粘合剂总称为黏合剂（adhesive）。黏合剂能增加药物微粒之间的黏合作用，因此起着与崩解剂相反的作用。润湿剂将药物粉末本身固有的黏性诱发出来，某些药物粉末本身不具有黏性或黏性较小，需要加入淀粉浆等黏性物质才能使其黏合起来，增加微粒之间的黏结能力。黏合剂的种类不同，对固体制剂溶解速率的影响也不同。例如，乙基纤维素（ethyl cellulose, EC）的黏性较强且在胃肠液中不溶解，会对片剂的崩解及药物的释放产生阻滞作用，目前，常利用乙基纤维素的这一特性，将其用于缓控释制剂中。随着黏合剂品种的不同，制剂中药物的溶出率也不同。在制备磺胺二甲嘧啶片时，分别用8%淀粉浆与明胶浆制粒，用同样的压力压片，测定溶解速率时发现，淀粉浆制粒和明胶浆制粒药片的 t_{50}（药物溶出50%的时间）分别为10.0 min和4.6 min，有明显差异。氢氯噻嗪片剂以5%淀粉浆制粒时溶出最快，以10%阿拉伯胶浆制粒时溶出则较差。将复方磺胺甲基异噁唑片的黏合剂由淀粉浆改为HPMC后，其溶出率从20 min的40%～50%上升至80%。目前已有较多的产品应用HPMC作为亲水性黏合剂，以达到良好的体内释放。

3. 崩解剂　片剂中加入崩解剂（disintegrating agent）的主要目的是消除黏合剂或加压压片时形成的结合力，使片剂得以崩解，提高片剂的溶出速率。但崩解剂的种类很多，如淀粉、羟甲基纤维素钠、海藻酸钠、阳离子树脂等，不同的崩解剂及其用量对溶解速率的影响也不同。淀粉是常用的崩解剂，淀粉的来源、用量不同，影响溶出速率的结果也不同。1972年，安德伍德（Underwood）用5种淀粉（玉米淀粉、马铃薯淀粉、米粉、葛粉及可溶性淀粉）与水杨酸制成颗粒，压片后测定其溶出速率，结果可溶性淀粉制粒的片剂溶出速率最快，其他淀粉的溶出速率依次是马铃薯淀粉＞玉米淀粉＞葛粉＞米粉。可溶性淀粉溶解性较好的原因是由于它在冷水中可溶，增进了水杨酸的溶解。

4. 润滑剂　片剂压片时为了能顺利加料和出片，并减少黏冲及颗粒与颗粒间、药片与模孔间的摩擦力而加入的辅料称润滑剂（lubricant）。润滑剂可分为如下三类。

（1）增加颗粒流动性的助流剂（glidant）。

（2）减轻物料对冲模的黏附性的抗黏剂（antiadherent）。

（3）降低颗粒间及其与冲头、模孔壁间摩擦力的润滑剂。

在制备胶囊剂时，粉末的流动性对装填效果影响很大，如针状结晶或引湿性药物流动性差，填充较为困难。因此在制备过程中，常加润滑剂以减少颗粒间的黏着性，增加粉粒的流动性，以便使药物顺利装入胶囊。常用的润滑剂多为疏水性或水不溶性物质，硬脂酸镁与滑石粉为常用的润滑剂，前者具有疏水性，后者为水不溶性物质但具有亲水性。疏水性润滑剂起包裹颗粒的作用，可阻止药物与体液的接触，溶出介质不易透入片剂或颗粒空隙，使药物溶出量降低，从而妨碍药物的润湿，延缓药物的崩解、释放和吸收。而亲水性的润滑剂能够促进药物与胃肠液的接触，使集结的颗粒分散到胃肠液中，则能使药物溶出量大幅度增加，如月桂醇硫酸钠，就能增加药物溶出速率。在制备碳酸锂胶囊时发现加入0.25%硬脂酸镁，胶囊崩解及溶出时间延长，加入0.02%月桂醇硫酸钠则不影响溶解，如果将量增加到0.03%～0.05%，则可使溶出速率有所增加。因而正确地把握硬脂酸镁等润滑剂对药物溶出的影响，已成为胶囊剂处方设计的重要课题。

5. 表面活性剂　表面活性剂（surfactant）在药剂中使用较为广泛，往往会对药物的吸收产生影响。表面活性剂对药物吸收的影响较为复杂，可促进药物的吸收，也可延缓药物的吸收。表面活性剂的使用浓度、化学性质、与生物膜可能发生的相互作用及表面活性剂本身所具有的药理潜在作用等都是影响药物吸收的可能因素。

表面活性剂能增加体液对吸附有空气的疏水性药物粒子表面的湿润性，使固体药物与胃肠液的接触角变小，提高有效表面积，增加溶出速率，促进吸收。表面活性剂也有溶解消化道上皮细胞膜脂质的作用，从而改变上皮细胞的渗透性，促进被动扩散难以吸收药物的吸收，如月桂醇硫酸钠能促进头孢噻吩、四环素、肝素等在肠道的吸收。

表面活性剂在溶液中到达一定浓度，即达到临界胶束浓度时形成胶束，产生增溶作用。但脂溶性药物进入胶束后，由于药物被胶束所包围，游离的可吸收药物数量减少，从而降低了吸收速率。聚山梨酯80的临界胶束浓度为0.118%，在这个浓度以下，溶液表面张力急剧下降；但使用浓度超过0.12%以后，溶液表面张力的数值基本不变，所以在片剂中应用表面活性剂时应注意其性质和数量。此外，表面活性剂与某些药物相互作用能够形成复合物或复合形态，其溶解度、分子大小、扩散速率、油水分配系数等发生变化，也能影响药物在体内的稳定性和吸收。例如，表面活性剂可以使阿司匹林稳定，稳定的原因可能是形成胶束，保护了阿司匹林。

选用辅料时，固然考虑辅料应符合制备工艺和剂型的要求，对制剂的疗效和稳定性均产生良好的影响，但也不可忽视辅料对制剂安全性的作用。要求辅料的加入不应增添制剂的不良反应，更希望达到改善制剂质量的目的，因此选用时要谨慎。

（二）药物间及药物与辅料的相互作用

随着药品品种的增多及临床药学的普及深入，临床治疗中合并用药已很普遍。合并用药的目的在于提高药物的治疗效果，减少或消除药物不良反应。

1. 对胃肠道的影响　合并用药时，药物在给药部位的相互作用会影响药物的吸收。药物引起胃肠道 pH 的改变或者胃肠蠕动速率的变化会明显干扰其他药物的吸收。胃肠道的 pH 对药物的解离度有重要的影响，若同时服用酸性药物和碱性药物，则药物吸收就会受到影响。例如，同时服用阿司匹林与中和胃酸药碳酸氢钠，可使阿司匹林的吸收量减少。又如，多酶片与胃舒平合并用药治疗消化不良，多酶片为淀粉酶、胃蛋白酶和胰酶的复合制剂，用于消化酶缺乏消化不良。消化活力在 pH=2 时药效最好，当 pH>6 即易被破坏，而胃舒平为复方碱性制剂，口服能中和胃酸，使胃液 pH 升高，影响了消化酶的活力，使多酶片作用减弱。

某些药物可使胃肠道蠕动速率减缓，使其他药物的溶解减慢或推迟到达吸收部位，如吗啡、可待因、哌替啶会延缓胃排空率，从而延缓其他药物的吸收。而甲氧氯普胺则可加速乙醇和对乙酰氨基酚的吸收。还有一些药物合并用药后不良反应发生率提高，如解热镇痛药与糖皮质激素类药物合用可使抗风湿作用加强，却增加了诱发溃疡出血的风险。

2. 络合作用　药物在制剂中可能与辅料发生相互作用，如络合物的形成、吸附作用及胶束形成等，都能使药物在吸收部位的浓度减小。药物络合物中被络合的药物通常是以不能被吸收的形式存在的，使游离药物浓度降低。含二价或三价的金属离子如 Ca^{2+}、Mg^{2+}、Al^{3+} 等的化合物与四环素类抗生素或喹诺酮类抗菌药物如诺氟沙星同时服用，在胃肠道形成难以溶解的络合物，使抗菌药物在胃肠道的吸收受阻，在体内达不到有效抗菌浓度。如果药物分子络合物由弱的氢键结合，该络合物在体液中能够溶解，则说明两个部分间的作用是可逆的。药物与络合物间的平衡式如下：

$$药物 + 络合剂 \rightleftharpoons 药物络合物$$

药物制剂服用后，胃肠液对络合物的稀释作用常会使其解离，吸收带走了游离的药物，则上面平衡式向左移动，因此络合物的形成，对吸收的影响可能不大。若是吸收很差的药物，又形成不能被吸收的络合物，则络合作用对药物的吸收影响较显著。制剂中广泛使用大分子化合物如树胶、纤维素衍生物、高分子量的多元醇类及非离子型表面活性剂等，它们与药物间的络合作用一般是可逆反应，故而对药物的吸收影响较小。但也有例外，如苯丙胺与羧甲基纤维素形成的难溶性络合物，就使其生物利用度大幅下降。所以，苯丙胺不宜用纤维素类衍生物作为混悬剂或黏合剂。又如苯巴比妥与聚乙二醇 4000 可形成一种溶解度很低的不易被吸收的络合物，使含聚乙二醇 4000 的苯巴比妥片剂的溶出速率大为减小。

含二价或三价金属离子 Ca^{2+}、Mg^{2+}、Al^{3+}、Fe^{3+} 等的化合物，与四环素类或喹诺酮类抗生素同时服用时，在胃肠道形成难以溶解的络合物，使抗生素在胃肠道吸收大大降低，在体内达不到有效抗菌浓度。但也有一些药物与药物之间形成的络合物可促进药物的吸收，如华法林与氢氧化镁同时服用，就可以提高华法林的血药浓度。

络合物的形成除了影响吸收外，对用药安全也构成危害。头孢曲松的 Na^+ 解离后，主药形成阴离子，极易与阳离子钙形成不溶性络合物，属化学配伍禁忌。络合物很快在胆管或胆囊及肾等收集系统形成结石（或泥沙），甚至阻塞毛细血管，在组织中沉积并形成肉芽肿，如沉积现象发生在心、脑、肾、肺等重要器官，则可导致患者死亡。

3. 吸附作用　吸附作用（adsorption）分为物理吸附和化学吸附。物理吸附指从溶液中将药物分子除去并转移到"活性"固体表面，溶液中药物与被吸附药物间常存在平衡关系。如果吸附是不可逆的，表明药物与"活性"固体表面存在很强的键合作用，则为化学吸附，化学吸附无疑对药物吸收产生显著影响。许多辅料具有"活性"固体表面或吸附剂的作用，因而可能会影响药物的吸收。若吸附物的解离趋势大，可能不影响药物的吸收，有的可能只是影响药物吸收的快慢，而不影响药物吸收的总量；吸附解离趋势小的吸附剂如活性炭，对某些药物有很强的吸附作用，可使药物的生物利用度减少。

4. 固体分散作用 固体分散技术（或称固体分散法，solid-dispersion）是将药物与载体两固体以一定比例混合，共熔后快速冷却，药物以分子、胶粒、微晶及不定型状态分散于载体中的技术。固体分散作用既可加快药物的溶出，也能延缓药物的释放。如果药物分散于水溶性载体中，可构成一种均匀的高度分散体系，从而增加了难溶性药物的溶出速率和吸收速率。倘若用疏水性、肠溶性或脂质类材料为载体制备固体分散体，由于载体材料的阻滞作用，能不同程度延缓药物释放，因为这些载体材料能形成可容纳药物分子的网状骨架结构，被分散在骨架内的药物分子或微晶必须通过网状结构慢速扩散而溶出，使整个释放过程减慢，药物的吸收受释放过程控制而缓慢。

5. 包合作用 将药物分子包嵌于另一种物质分子的空穴结构内的制剂技术称为包合作用。包合物（inclusion compound）的形成可视为药物与包合材料产生了相互作用的结果。包合物由主分子和客分子两部分组成。主分子是具有一定空穴结构的药用材料，小分子药物作为客分子被包合在主分子内，形成分子囊。药物被包合后，其溶解度、溶出速率得到改善，吸收增大。药剂学中常用的包合材料是 β-环糊精（β-CD），它外端具有良好的亲水性，内部具有疏水性，从而具有类似表面活性剂的性质，包合药物后形成水溶性较大的包合物。如图 2-19 所示，酮洛芬羟丙基-β-环糊精包合物（KP-HP-β-CD）可使酮洛芬在水中的溶解度增大 47 倍，其胶囊剂的溶出速率参数 t_d 和 t_{50} 明显小于酮洛芬羟丙基-β-环糊精物理混合物（KP+HP-β-CD）和酮洛芬（KP）胶囊剂。

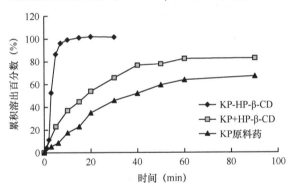

图 2-19 三种酮基布洛芬胶囊剂的溶出度曲线

6. P-gp 药物外排 P-gp 是一种由基因编码的跨膜蛋白，具有细胞膜外排转运蛋白的功能，属于多药耐药蛋白，定名为 MDR1，其人类基因组织（HUGO）编号为 ABCB1。小肠不仅是药物的主要吸收部位，也是机体排泄药物的一个重要器官，在肠道黏膜的顶端丰富表达着药物外排分泌蛋白 P-gp，可能量依赖性地将已经吸收入胃肠道黏膜细胞内的药物再分泌到肠腔，也称为"药物溢出泵"（drug flux pump），从而抑制吸收，降低药物的生物利用度。

药物吸收进入肠细胞后，一些药物被 CYP3A4 代谢，未被代谢的药物可能在 P-gp 作用下外排到肠道，肠道的药物分子又可能被吸收入肠细胞，然后重复这个循环，最终使得药物接触 CYP3A4 的机会大大增加，促进了药物的肠道代谢，大幅度降低药物的吸收程度，因此，抑制小肠上的 P-gp 活性，将有助于药物的吸收，提高药物的生物利用度。

外排分泌蛋白 P-gp 底物范围很广，主要是脂溶性较高的阳离子型药物。临床上使用的许多不同结构和功能的药物都是 P-gp 的底物、抑制剂或诱导剂，临床治疗用药时可以通过联用 P-gp 抑制剂或通过 P-gp 底物的相互竞争作用，减少目标药物的外排，从而提高药物的吸收。

同时在临床用药中也不能忽视将 P-gp 底物与 P-gp 抑制剂联用时而产生的药物蓄积现象。尤其在联用环孢素 A 和酮康唑等典型的 CYP3A4 和 P-gp 的双底物时应特别注意调整药物剂量。特非那定为抗组胺药，用于缓解包括鼻炎、结膜炎及皮炎症状如荨麻疹等过敏反应，成人最高口服剂量为每日 120 mg，药量大于推荐剂量有室性心动过速（室速）、心室颤动及尖端扭转型室性心律失常出现。由于酮康唑是 CYP3A4 和 P-gp 的共同抑制剂，可抑制特非那定的代谢，并使特非那定在用药部位滞留，二者配伍应用，会增加特非那定的血药浓度及心脏毒性风险。

四、制备工艺对药物吸收的影响

案例 2-7

　　某医院自行研制的医院制剂品种消食口服液，是消化科特别是小儿科的常用药，处方由大黄、厚朴、茯苓、陈皮、鸡内金、术香等十余味中药组成。功能与主治：消食健胃，行气通便，夜卧不宁之实证。在临床应用一段时间后，反应平平，使用量无法提高。经过对饮片来源、质量、生产工艺流程分析研究后，决定将煎煮提取工艺进行改进。原工艺：本处方中的所有各味药，加水煎煮 3 次，时间分别为 2 h、1.5 h、1 h，将三次煎液混合，静置沉淀 18 h，取上清液，滤过，浓缩至适量，离心，取澄清液加入适量单糖浆搅匀，滤过，调整浓度。再行灌装，封口，灭菌即得。新工艺是将大黄单独煎煮两次，合并，静置 18 h，取上清液与处方中余药提取煎煮液（按原制法所得）混合。加入适量单糖浆，过滤、调整浓度、灌封、灭菌即得。新工艺经过两年的具体操作实践被确立，该品种的实用功效今非昔比。每年销量是原来的 10 倍，成为该院的品牌产品之一。

问题：

　　1. 本案例中制剂疗效改进的主要原因是什么？

　　2. 为提高挥发性药品的吸收，保证其疗效，在制剂过程中应注意哪些事项？

　　1. 物料处理　　随着生物制药技术的发展，大量蛋白质和肽类新药不断涌现。微粉化技术可以实现在保持药物稳定的条件下，提高疗效，促进吸收。近年来喷雾冷冻干燥法（spray freeze drying method，SFD）和超临界流体技术（supercritical fluid technology，SCF）应用较多。SFD 制备的微粉表面积增加，而松密度减小，有利于制备干粉吸入剂。SCF 的优点是粒径可控，操作条件温和。

　　20 世纪末期的环糊精包合技术和固体分散体技术在提高难溶性药物的溶解度及溶出度这方面取得进展。例如，特鲁（True）等把喷雾冷冻技术与羟丙基-β-环糊精相结合，将达那唑（danazol）用羟丙基-β-环糊精包合成微粒，结果表明，达那唑的溶出速率明显优于普通冷冻干燥制得的微粒的溶出速率。

案例 2-7 分析

　　对于挥发性药物或热敏性药物，提高其在制备过程中的稳定性是药品吸收、发挥疗效的前提。尤其是中药制剂，物料处理往往需要煎煮提取、回流、蒸发浓缩、干燥等高温处理步骤。案例 2-7 中制剂原工艺没有考虑大黄"为气味俱厚之药，忌久煎"的特点，因为大黄中主要含有蒽醌类化合物和鞣质类，其中蒽醌类中的番泻苷具有泻下作用，如果大黄煎煮三次，会使番泻苷结构破坏，不仅使大黄泻下作用明显变缓，而且久煎后鞣质类成分提高，吸附大黄，影响了大黄的吸收。

　　2. 混合　　混合方法不同也易引起药物溶出速率的差异，尤其是对于小剂量的药物影响更明显。粉体性质（如粒子的粒径、形态、密度等）、混合方式、混合时间、操作条件及设备等都会影响混合效果。在药物与辅料的混合中，如将药物溶于适宜的溶媒中再与辅料混匀有利于溶出，混合时药物与辅料持久研磨也能加快药物溶出。如直接与辅料混合压制的华法林干粉片剂与先溶于乙醇再与辅料混合制成的华法林片剂相比，后者的溶出速率快得多。

　　3. 制粒　　制粒是把粉末、浆液或溶剂等状态的物料加工成具有一定形状与大小的粒状物的操作过程。在制粒操作中，黏合剂的性质与用量、颗粒的大小与密度、物料与黏合剂的混合时间、制粒方法、湿颗粒的干燥温度与时间等都可影响片剂的崩解、溶出和吸收。即使是同样的处方，制粒方法不同，不仅所得颗粒的形状、大小、密度和强度不同，而且其崩解性、溶解性也可能有很大差别，药物疗效会受到影响。另外，湿法制粒使药物在片剂中分布均匀，释放也比较均匀。

4. 填充 在其他诸因素都相同的前提下，不同的药物填充机制或方法生产的成品胶囊剂的生物利用度可能会不相同，主要表现在填充密度不同，溶出速率改变，因而吸收也改变。在胶囊剂的大工业生产过程中，通常采用全自动间歇式填充或全自动连续式填充，仪器操作不当或参数选择不当，都会导致药物溶出速率改变而影响其临床效果。图 2-20 比较了不同填充密度生产的胶囊剂在人工胃液中的溶出度，结果说明，填充密度对药物吸收影响较大。

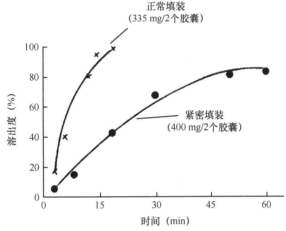

图 2-20 胶囊剂填充方式对药物溶出的影响

5. 压片 在压片过程中，压力能使物料聚结成片，增加密度，减少颗粒总表面积。压力的大小影响片剂的孔隙率，进而影响片剂的崩解与药物的溶出。通常压力增加，溶出速率减慢。但当压力太大时颗粒也可能被压碎成更小的粒子，甚至暴露出药物结晶，导致表面积增加而溶出增加。如果压力继续增大，则其颗粒紧密结合成坚实的片剂，则该片剂具有高度的致密性，液体不易透入片剂内部，使崩解成颗粒的现象不易发生。但压片的压力并不是对所有药物的片剂都会产生明显的影响，如在 450～910 kg 的压力范围内压制的阿司匹林片、水杨酸片及两药等摩尔混合物的复方片剂，压力就对它们的释放度影响极小。

压力与溶出速率的关系还与原辅料的性质有关。塑性较强的物料受压时易产生塑性变形，可压性较好，压制的片剂硬度就比较大。相反，弹性较强的物料，受压时易产生弹性形变，可压性较差，解除压力后，弹性复原作用易使压制的片剂硬度降低甚至破裂。例如，用磷酸氢钙压片时，在一定压力范围内，片剂的比表面积随压力增大而逐渐增大，溶出速率也逐渐加快；但用微晶纤维素压片时，压力增大，溶出速率则减小。因为微晶纤维素受压时粒子结合会发生塑性变形，压力增大后，孔隙率及比表面积减小，溶出速率也就降低。

因此，压力对片剂的崩解和释放的影响较为复杂，今后应进一步加强压力对片剂质量影响的研究，以期找到一些有规律性的东西，使压制的片剂更符合设计的要求。

6. 包衣 包衣（coating）一般分为糖衣和薄膜衣两大类，其中薄膜衣又分为胃溶型和肠溶型两种。包衣是指在普通压制片（称片芯或素片）表面上包裹上适宜的材料衣层的操作。包衣的作用：①控制药物在胃肠道的一定部位释放或缓慢释放；②在胃液中被酸性或胃酶破坏的药物、对胃有刺激及可引起呕吐的药物可以包肠溶型薄膜衣；③可将有配伍变化的药物成分分别置于片芯和衣层，以免发生配伍变化。

包衣制剂中的药物在被吸收前，首先是包衣层的溶解，因此包衣材料和衣层的厚度影响药物吸收的快慢及血药浓度的高低。图 2-21 说明乙基纤维素包衣片对阿司匹林体外溶出的影响。素片的溶出速率最大，用乙基纤维素包衣的片剂溶出速率变小，并且溶出速率随包衣液浓度增大而变小。许多包衣材料为离子型聚合物，受胃肠道内盐类及 pH 的影响很大，尤其是肠溶衣材料。一些肠溶衣片的疗效与胃肠道 pH 及片剂在胃中的滞留时间有关，因此肠溶衣制剂个体间的血药浓度差异也较大，甚至同一个体不同时期服用，其血药浓度也有变化。

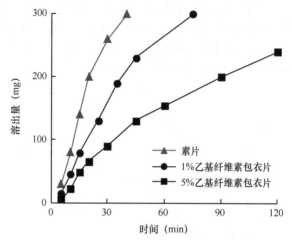

图 2-21　包衣对阿司匹林片溶出速率的影响

　　另外，包衣制剂中药物吸收的难易不仅与衣层的性质和厚度有关，还与包在其中的药物的溶解性有关。当一部分衣层溶解时，衣层上就会出现小孔，胃肠液通过小孔向片剂内渗透，易溶性药物较易从小孔中溶出。例如，阿司匹林肠衣片的吸收差，而水杨酸钠肠衣片却有很好的吸收。

　　包衣片剂的生物药剂学问题比一般片剂更复杂。糖衣片中药物溶解之前，首先是衣层的溶解，而砂糖的结晶强烈抵抗这种溶解过程，因而需一定时间药物才能崩解，继而溶出或溶解。肠溶片系将药物压制成片，外包不溶于胃液而溶于肠液的薄膜包衣材料，再包上含药的糖衣层而得。含药糖衣层在胃液中释药，当肠溶片芯进入肠道后，衣膜溶解、片芯药物释出，达到延长释药时间或定位释药的目的。肠溶衣片在给药后的 30 min 内几乎无药物吸收，主要受包衣材料、胃排空率及食物种类、生理病理条件等因素的影响。肠衣片涉及的因素较多，因而给药后其吸收的波动较大，在个体之间甚至同一个人体内的吸收相差较大。

　　包衣片在服用时，不能研磨或掰碎，以免破坏包衣。例如，多酶片是含三种酶（淀粉酶、胃蛋白酶、胰酶）的双层糖衣片。外层为一般糖衣，淀粉酶和胃蛋白酶在药片的外层，可在胃内发挥助消化的作用；而胰酶需在碱性的肠道中才能正常地发挥作用，故被包裹在药片的内层。若药片研碎即失去对消化酶的保护作用，尤其是胰酶粉剂残留在口腔中可刺激口腔黏膜，引起口腔溃疡。

五、给药方式和药品储存对药物吸收的影响

（一）给药方式

　　药物的剂型是根据药物的不同性质，通过特定的工艺制作而成的，这就决定了不同剂型的药物必须按照其特定的给药途径使用。制备成注射液的药物，应通过注射的方式直接进入人体组织和血液，这样可使药物快速被人体吸收，迅速发挥药效。例如，青霉素钠盐和钾盐、肾上腺素、胰岛素等药物，或在胃肠道中不稳定，或无法通过胃肠道上皮细胞膜吸收，只有制备成针剂才能发挥作用，口服则无法发挥药效，甚至引起消化道的不良反应。

　　另外，同一种药物给药途径不同可产生不同的治疗效果。硫酸镁注射给药可抑制中枢神经系统，舒张周围血管平滑肌，阻断外周神经肌肉接头而产生镇静、镇痉、松弛骨骼肌作用，用于治疗心绞痛、高血压等；而口服硫酸镁由于其不易被吸收，在进入肠道后使肠道形成高渗状态，阻止肠道对

水分的吸收，使肠容积增大，从而会反射性地引起肠蠕动增强而导致腹泻，用于治疗便秘、胆囊炎和胆石症。

（二）储存

片剂储存后，片剂的物理稳定性和化学性会受到影响。1971年，帕拉（Parra）等研究双氢氯噻嗪片的崩解和溶解情况，在室温储存一年，阿拉伯胶制粒的片剂硬度、崩解和溶解都增加了，而淀粉浆制粒的片剂则没有变化。

包衣制剂储存过久也会影响药物体内释放，一般情况下，高湿度的环境储存会使溶出速率减慢。例如，糖衣片在高湿环境中易发生软化、溶化和黏结而影响药物的溶出速率。

所以储存对片剂有效性的影响要由药物的性质、赋形剂种类和储存条件来决定。

第五节 口服药物吸收与制剂设计

一、生物药剂学分类系统概述

（一）生物药剂学分类系统

生物药剂学分类系统（biopharmaceutical classification system，BCS）是根据药物体外溶解性和肠道渗透性的高低，对药物进行分类的一种科学方法。它依据药物的渗透性（permeability）和溶解度（solubility），将药物分为溶解度大渗透性好、溶解度小渗透性好、溶解度大渗透性差和溶解度小渗透性差四大类，并可根据这两个特征参数预测药物在体内-体外的相关性（表2-10）。

生物药剂学分类系统的概念自从1995年被提出后，人们对其有效性和适用性进行了广泛而深入的研究，经过十多年的发展，现已成为世界药品管理中一个越来越重要的工具。美国FDA在2000年8月颁布了《依据生物药剂学分类系统对口服速释型固体给药制剂采用免做人体生物利用度和生物等效性实验》的指导原则。欧洲药品审评机构在2001年将生物药剂学分类系统写进简明新药申请中的生物利用度/生物等效性（F/BE）研究指导原则。2017年12月，我国国家食品药品监督管理总局也发布了《依据生物药剂学分类系统豁免速释固体口服制剂体内生物利用度和生物等效性研究指导原则》。

表2-10 药物的生物药剂学分类系统分类与体内外相关性预测

类型	溶解度	渗透性	体内外相关性预测
I	高	高	药物胃排空率比溶出速率快，存在体内外相关性，反之则无
II	低	高	如果药物在体内、体外的溶出速率相似，具有相关性
III	高	低	透膜是吸收的限速过程，溶出速率没有体内外相关性
IV	低	低	溶出和透膜都限制药物吸收，不能预测其体内外相关性

1. 分类依据 通过生物药剂学分类系统试验对制剂中药物的释放和吸收过程的影响研究，可指导剂型的设计，评价上市后产品，使制剂达到最大生物利用度及良好的质量保证，从而降低研发和生产的风险。

根据生物药剂学分类系统对世界卫生组织（WHO）基本药物目录中的130种口服药物进行分类，其中分类已明确的61种药物中，有21种属于I型（即高溶解性，高渗透性），10种属于II型（低溶解性，高渗透性），24种属于III型（高溶解性，低渗透性），6种属于IV型（低溶解性，低渗透性）。对于非确定性分类的药物，WHO和世界药学联合会的生物利用度/生物等效性研究组织等正全面展开生物药剂学分类系统归属的研究。

2. 与分类标准相关的定义 应用生物药剂学分类系统对药物进行分类时，药物的剂量值、溶解度和渗透性必须已知。为了规范标准，WHO 对剂量值、溶解性和渗透性进行了定义和评价。

（1）剂量值：剂量除以溶解度即可得到剂量值。剂量是指 WHO 推荐的单次最大给药剂量（以 mg 计）。这个剂量可能和一些国家处方资料中推荐的剂量不一致。

（2）溶解性：将剂量（mg）除以溶解度（mg·ml^{-1}）得到的比值与 FDA 的标准 250 ml（该数值来自于生物等效性试验方案中禁食健康志愿者服药时的规定饮水量）相比，即可判断药物溶解度的高低。在 pH 1～7.5，如果药物单次最大给药剂量可溶于不多于 250 ml 的介质中，则认为该药物是高溶解性的。即高溶解性的药物是指在 37℃，pH 在 1～7.5 内，剂量溶解度比值（$D:S$ ratio）小于 250 ml 的药物。反之，则具低溶解性。

（3）渗透性：高渗透性药物是指在没有证据说明药物在胃肠道不稳定的情况下，有 90% 以上的药物被吸收。FDA 推荐使用的有人体药物动力学数据、人体肠道灌流试验、原位动物模型数据或有效的单层细胞培养。常用获得渗透性数据的方法为人体生物利用度实验，因为该实验提供了与药物渗透性有关的许多信息，包括首过效应、胃肠道中药物的降解和溶解度限制性吸收等。获得药物渗透性的最佳和最可靠的方法是测定其绝对生物利用度，如绝对生物利用度大于 90% 即可归类为高渗透性。在绝对生物利用度小于 90% 的情况下，首过效应、胃肠道中药物的降解和溶解度限制性吸收作用等是渗透性的影响因素。

在药物渗透性研究时，常使用模型药物进行比较。体内、外吸收研究常用的有关模型药物见表 2-11。

表 2-11　药物渗透性分类研究常用的模型药物

药物	渗透性类别	评价
X-甲基多巴	低	氨基酸转运模型药物
阿替洛尔	低	细胞旁路转运模型药物
聚乙二醇 400～4000	低	体内研究不被吸收的模型药物
甘露醇	高或低	渗透性高到低的边缘模型药物
美托洛尔	高或低	渗透性高到低的边缘模型药物
安替比林	高	渗透性标示物
维拉帕米	高	体外研究中 P-gp 抑制作用的阳性对照药物

（二）分类系统与有关参数

根据相应的定义和标准，再结合三个参数来描述药物吸收特征，计算出药物的吸收分数（F）值，进行该药物的生物药剂学分类系统的分类。这三个参数分别为吸收数（absorption number，A_n）、剂量数（dose number，D_o）和溶出数（dissolution number，D_n）。

1. 吸收数 A_n　吸收参数是预测口服药物吸收的基本变量，与药物的有效渗透率、肠道半径和药物在肠道内滞留时间有关，用下式表示

$$A_n = \frac{P_{eff}}{R} \times T_{si} \tag{2-32}$$

式中，P_{eff} 为有效渗透率，R 为肠道半径，T_{si} 为药物在肠道中的滞留时间。A_n 也可视为 T_{si} 与 T_{abs} 的比值。通常高渗透性药物有较大的 A_n 值。

I 型药物由于渗透性高且易于进入溶液中（溶出数 $D_n>1$），吸收分数与 A_n 之间呈现以下指数关系：

$$F = 1 - e^{-2A_n} \tag{2-33}$$

由公式可见，吸收分数随 A_n 增加而增加，当 $A_n=1.15$ 时，药物口服最大吸收分数约为 90%；当 $A_n>1.15$，药物口服最大吸收分数>90%，提示该药物的渗透性高，药物接近完全吸收。胃肠道生理状况如年龄、疾病、动物种类的差异，通过影响药物膜渗透性、肠道半径和小肠转运时间来改

变 A_n 值，进而影响口服药物吸收分数值。

2. 剂量数 D_o　剂量数是反映药物溶解性与口服吸收关系的参数，是药物溶解性能的函数，可用下式计算：

$$D_o = \frac{M / V_0}{C_s} \qquad (2\text{-}34)$$

式中，M 为药物剂量，C_s 为药物的溶解度，V_0 为溶解药物所需的体液体积，通常设为胃的初始容量（250 ml）。由式（2-34）可知，剂量数等于一定剂量的药物在 250 ml 体液中形成的浓度与该药物溶解度的比值。当 $M/V_0 \gg C_s$ 时，剂量数高（$D_o \gg 1$），说明指定剂量药物在胃的初始容量中溶解性低；当 $M/V_0 \ll C_s$ 时，剂量数低（$D_o \ll 1$），说明指定剂量药物在胃的初始容量中溶解性好。药物的 C_s 越大，D_o 越小，药物溶解性越好。如果吸收过程不受溶出的限制（如混悬剂），吸收分数值可用下式计算：

$$F = 2A_n / D_o \qquad (2\text{-}35)$$

上式中，若 D_o 较小或 A_n 较大，小肠不会有粒子存在，吸收较好。如果 D_o 较大，部分粒子可能依然存在于小肠末端中而未被吸收。所以在通常情况下，服用相同剂量药物，以同时饮用较多水时的吸收为佳。从上式可知，随着 D_o 减小，吸收分数值增大，但药物并不一定能达到 100% 吸收，因为吸收分数还受 A_n 的限制。

3. 溶出数 D_n　溶出数是反映药物从制剂中释放速率的函数，是评价受溶出扩散限制的剂型及难溶性药物吸收的重要参数，其受剂型因素所影响，并与吸收分数密切相关。用下式表示：

$$D_n = \left(3D / r^2\right)\left(C_s / \rho\right)T_{si} \qquad (2\text{-}36)$$

式中，D 为扩散系数，r 为初始药物粒子半径，C_s 为药物的溶解度，ρ 为药物的密度，T_{si} 为药物在胃肠道中的滞留时间。D_n 值越小，表示药物溶出越慢，溶解性低的药物，溶出数通常较小（$D_n < 1$）。大多数难溶于水的药物由于其非极性特征而具有较低的 A_n 值，但由于受 D_n 和 D_o 影响，吸收分数会有很大变化。根据计算公式可知，较高的渗透性、较大的溶解度、较低的剂量、饮用较多量的水、较小的粒子及延长药物在胃肠道的滞留时间等都可增加药物的吸收。

（三）生物药剂学分类系统与 D_o、D_n、A_n 的关系

生物药剂学分类系统用三个参数描述药物渗透性、溶解性和药物溶出或释放速率，因此测定某一药物的 D_o、D_n、A_n 值可对药物进行生物药剂学分类。Ⅰ型药物具有溶解度大、溶出速率快、渗透性好等特点，表现为低 D_o 值、高 D_n 值、高 A_n 值；Ⅱ型药物溶出速率慢、渗透性好，但由于剂量大小不一，表现为低 D_n 值、高 A_n 值，D_o 值大小不一；Ⅲ型药物具有溶解度大、溶出速率快、渗透性差等特点，表现为低 D_o 值、高 D_n、低 A_n 值；Ⅳ型药物具溶出速率慢、渗透性差等特点，但由于受剂量、溶解度差异影响，表现为低 D_n 值、低 A_n 值，D_o 值大小不一。

另外，药物渗透性分类以测定药物透过人体肠壁膜量为直接依据，由表观渗透系数 P_{app} 表达，药物的 $P_{app} < 6$ 时，药物透膜性差。而药物在人体吸收程度只是间接依据。生物药剂学分类系统类别对应药物的 D_o、D_n、A_n 值见表 2-12。

表 2-12　分类系统各类别与 D_o、D_n、A_n 值对应关系

类别	D_o	D_n	A_n
Ⅰ	低*	高**	高
Ⅱ	低*或高	低	高
Ⅲ	低*	高**	低
Ⅳ	低*或高	低	低

*高溶解度药物

**药物溶出快制剂

案例 2-8

水飞蓟宾是天然的黄酮类化合物。该药毒性小，在保肝、降血脂、保护心肌、防治动脉粥样硬化等方面显示出良好的治疗效果。但是，由于水飞蓟宾难溶于水，口服吸收差，生物利用度低，影响了其临床疗效。而增加水飞蓟宾溶解速率或改变其溶出，将可以改善其吸收特性，提高生物利用度。

有研究将水飞蓟宾作如下处理：取水飞蓟宾 482 g，加 4000 ml 甲醇热回流溶解，另取葡甲胺 195 g，加 2000 ml 甲醇热回流溶解后，在搅拌下趁热加入前液中，继续热回流搅拌 30 min，减压除尽甲醇，残留物于 40～50℃真空干燥 5 h，产品为黄色结晶性粉末。该粉末易溶于水。

问题：

1. 上述案例是采取何种方法提高水飞蓟宾的溶解度？
2. 提高水飞蓟宾的生物利用度有哪些方法？

二、生物药剂学分类系统与剂型设计

（一）促进药物吸收的方式

药物的溶解性、稳定性、膜渗透性和首过效应等生物药剂学性质是影响药物口服后经胃肠道吸收的主要因素，其中溶解性主要影响药物从制剂中的释放速率，药物胃肠道稳定性则决定药物在胃肠道吸收过程中的降解程度，膜渗透性决定药物通过消化道上皮细胞的转运速率、药物在消化道的吸收特异部位（吸收窗）及药物吸收的浓度依赖性，它们对药物吸收的影响可以通过合理的制剂技术进行改善。

提高药物口服生物利用度的途径主要有两个，一是改变药物物理化学性质，提高其透膜能力或改善其溶解特性，如微粉化技术、固体分散体技术、包合技术、前体药物制备技术等；二是改善膜的特性，加入透皮吸收促进剂以提高药物的膜透过性；或外排泵的抑制，以阻止机体对吸收药物的外排。

1. 提高药物溶出速率　溶出与吸收密切相关，通常药物的溶出快吸收就好，改善药物的溶出是设计速效药物制剂，增加药物的生物利用度的主要方法。增加药物溶出的方法如下。

（1）增加药物的溶解度：溶解度是药物的固有理化性质，水溶性较大的药物通常在胃肠液中有较高的溶出速率，增加溶解度可加速药物在胃肠液中的溶解和释放，药物的吸收增加，疗效增强。增加药物的溶解度的方法包括制成可溶性盐，使用助溶剂、潜溶剂和增溶剂；药物分子结构中引入亲水基团；制成包合物或固体分散物。

（2）增加药物的比表面积：较小的药物颗粒有较大的比表面积，减小药物的粒径虽不能增加其溶解度但可提高药物的溶出速率，同时药物与胃肠液的接触面大幅度提高，药物溶出加快。这种方法对水溶性药物的吸收影响相对较小，但可明显提高脂溶性药物的吸收。微粉化技术通常可用来增加药物的表面积。对于难溶性药物，可选用比表面积相对较大的剂型，如分散片、混悬剂、乳剂等口服，促进药物的吸收。除此之外，还可通过固体分散、自微乳化和纳米技术增加药物的表面积，促进药物的溶出和吸收。

2. 加入口服吸收促进剂　影响口服药物透膜的主要生理因素有黏膜黏液层、不流动水层、细胞间的紧密连接和生物膜。黏膜黏液层可延缓药物的扩散，不流动水层限制药物在绒毛间的扩散，生物膜的类脂结构限制低脂溶性药物的透过，紧密连接则阻碍水溶性药物的通过。在制剂中加入吸收促进剂可改善上述特征，使药物的吸收速率和吸收量增加。

口服药物吸收促进剂（absorption enhancer）是能可逆地、特异或非特异地显著增强药物经胃肠道吸收，进而起到提高血药浓度和生物利用度作用的一些制剂材料。常用的有胆酸及胆酸盐类、表面活性剂、水杨酸及其盐类、络合物及某些新的药用辅料。改善跨细胞膜途径的吸收机制如下。①改变黏液的流变学性质。使用某些促进剂可降低黏液的黏度和弹性。例如，0.2 ~ 20 mmol/L 的脱氧胆酸钠溶液、甘氨胆酸钠溶液可降低黏液的黏度和弹性，强度依次为脱氧胆酸钠＞牛磺胆酸盐＞甘氨胆酸钠。皂角苷等螯合剂能与黏液中的 Ca^{2+}、Mg^{2+} 反应改变黏液的黏度，提高药物的渗透性。②膜成分的溶解作用。某些表面活性剂产生膜成分溶解作用而增加药物的吸收。例如，胆酸盐具有较强的溶解磷脂的能力，低浓度的胆酸盐即可穿过或插入脂质双分子层，高浓度时则可使脂质双分子层破碎，形成混合胶束，甚至破坏肠壁，增强药物的透膜性。③提高膜的流动性。微绒毛膜是药物吸收的主要物理屏障，吸收促进剂与其发生作用，可引起膜的无序，增加膜的流动性，从而提高药物的透过性，如短碳链脂肪酸钠、低熔点脂肪酸均能引起膜的无序而增加药物的吸收。④与膜蛋白的相互作用。吸收促进剂可作用于膜内蛋白质区，引起蛋白质的变性甚至析出，也可能引起蛋白质螺旋的延伸和展开，增大细胞间空隙，开放极性通道。此外，吸收促进剂与肽或蛋白质类药物也可形成离子对，增强药物的热力学活性，也促进药物跨细胞膜转运。

3. 制备磷脂复合物　在提高透膜吸收方面比较引人注目的技术是将药物与磷脂结合生成磷脂复合物（phospholipid complex）。难溶性药物的磷脂复合物一般使药物的脂溶性显著增强，尽管其在水中溶解度或溶出度并没有提高，甚至可能降低，但是由于磷脂与生物膜的高度亲和性，使药物可通过细胞膜，从而提高药物的生物利用度。

▌（二）生物药剂学分类系统理论对药物的剂型设计的指导意义

生物药剂学分类系统是根据影响药物吸收的两个重要参数溶解性与渗透性，对药物进行分类管理。根据对生物药剂学分类系统的认识，我们可清楚地知道药物肠道吸收的限速过程。在对不同类型药物进行制剂研究时，可根据生物药剂学分类系统理论，合理设计剂型或制剂，并通过处方、工艺优化，合理地设计剂型或制剂，有针对性地解决影响药物吸收的关键问题，有效地提高其生物利用度，以获得安全、有效的药品。因此，生物药剂学分类系统理论对药物的剂型设计有重要的指导意义。

1. Ⅰ型药物　Ⅰ型药物的溶解度和渗透率均较大，药物的吸收通常很好，进一步改善其溶解度对药物的吸收影响不大。这种情况下，只要处方中没有显著影响药物吸收的辅料，通常无生物利用度问题，易于制成口服制剂。延长药物在胃肠道内的滞留时间（胃肠道黏附剂），减少药物在胃肠道中的代谢或降解（定位释药制剂、包衣、加入代谢酶抑制剂），可进一步提高药物的生物利用度。

2. Ⅱ型药物　Ⅱ型药物的溶解度较低，药物在胃肠道的溶出是吸收的限速过程，如果药物的体内与体外溶出基本相似，且给药剂量较小时，可通过增加溶解度来改善药物的吸收；若给药剂量很大，存在体液量不足而溶出较慢的问题，仅可通过减小药物粒径的手段来达到促进吸收的目的。为提高Ⅱ型药物的生物利用度，通常采取以下方法：①制成可溶性盐类；②制成无定型药物；③加入适量表面活性剂；④增加药物的比表面积（微粉化技术、固体分散技术、自微乳化和纳米技术）；⑤用亲水性包合材料制成包合物；⑥增加药物在胃肠道内的滞留时间；⑦抑制外排转运及药物肠壁代谢等。

案例 2-8 分析

　　1. 水飞蓟宾为酸性物质，而葡甲胺为弱碱性物质，将水飞蓟宾和有机胺葡甲胺反应制成有机胺盐，使难溶性药物水飞蓟宾转变为水溶性制剂，从而改善其吸收，提高体内生物利用度。临床试验也表明该药按上述方法处理后具有作用快、疗效强等特点。该药治疗慢性迁延性肝炎 256 例，总有效率为 74.6%，其中，显效率为 52.0%，疗效高于水飞蓟总黄酮制剂——益肝灵片。

　　2. 提高水飞蓟宾的溶解度或溶出速率的方法：制成可溶性盐；选择合适的晶型和溶媒化物；加入适量表面活性剂；用亲水性饱和材料制成包合物；增加药物的表面积等。

3. Ⅲ型药物　Ⅲ型药物有较低的渗透性，则生物膜是吸收的屏障，药物的跨膜转运是药物吸收的限速过程，可能存在主动转运和特殊转运过程。影响口服药物透膜的主要因素有分子量、脂溶性、极性、P-gp 药泵和细胞色素 $P_{450}3A$ 亚族（CYP3A）药酶等。该类药物由于水溶性较好，药物溶出较快，可选择胶囊、片剂等普通剂型。促进药物透膜吸收的方法：①制成微粒给药系统（脂质体、纳米粒、微乳、自微乳化系统等）；②增加药物在胃肠道的滞留时间（制成生物黏附制剂、胃内漂浮片等）；③制成前体药或磷脂复合物，改善药物的脂溶性，增大透膜性能；④抑制药物肠壁代谢及外排转运；⑤加入透膜吸收促进剂等。

4. Ⅳ型药物　Ⅳ型药物的溶解度和渗透性均较低，药物的溶出和透膜性都可能是药物吸收限速过程，药物溶解度或油水分配系数的变化可改变药物的吸收特性，主动转运和 P-gp 药泵机制可能也是影响因素之一。对于Ⅳ型药物通常考虑采用非口服途径给药。但改善药物溶解度或透膜性，也能一定程度地提高药物吸收。

总之，在药品开发过程中新药与仿制药物依据生物药剂学分类系统采用的策略有所不同，Ⅰ型药物按照药物性质进行设计，Ⅱ型药物着重改善剂型，Ⅲ型药物可考虑制成前体药物，Ⅳ型药物可寻找新化学实体或其他化合物。

三、缓控释药物剂型设计

药物的溶解性直接影响药物从制剂中的溶出速率，对于难溶性或溶出速率很慢的药物来说，其从制剂中的溶解释放就成为药物吸收的限速过程，即药物的溶解性成为影响药物吸收的主要因素，从而直接影响药物的起效时间、药效强度及持续时间；而溶解性较好、释放较快的药物则有可能造成血药浓度过高或持续时间较短等现象。因此在临床应用的制剂中，许多药物采用制剂手段，特别是通过胃肠道释药及吸收速率的调整来改变药物的释放特征而产生速释、缓释或特定部位释放的效果。

在释药调节的剂型设计过程中，应该了解研究药物的胃肠道吸收特征及吸收部位。主要在胃中吸收的药物，应延长药物在胃内的滞留时间以使药物的吸收量增加。以肠道吸收为主的药物，则应通过提高药物的胃排空率来提高吸收速率和增加吸收量。如果药物在胃肠道的特定部位吸收，就应该延长药物通过该部位的时间以获得理想的吸收效果。因此，剂型设计需考虑药物的吸收特征、吸收部位、剂量及临床治疗要求等多种因素。

缓释制剂（sustained-release preparation）系指在规定释放介质中，按要求缓慢地非恒速释放药物，给药频率比普通制剂有所减少的制剂。控释制剂（controlled-release preparation）系指在规定释放介质中，按要求缓慢地恒速或接近恒速释放药物，给药频率减少，血药浓度比缓释制剂更加平稳的制剂。缓控释制剂与普通制剂相比，给药次数减少，治疗作用持久，血药浓度波动减小，可以避免超过治疗血药浓度范围产生不良反应，又能保持在有效浓度范围内以维持疗效。同时口服缓控释制剂开发周期短，技术含量高，经济风险小且回报丰厚，为制药工业界所看重，是制剂开发中比较活跃的领域。

（一）速释制剂

速释制剂指由于辅料（如崩解剂）及制剂新技术的作用加快了药物的溶解释放，口服给药后能快速崩解或快速溶解，通过口腔或胃肠黏膜迅速释放并吸收的固体制剂，具有速崩、速溶、吸收快、起效快、吸收充分、生物利用度高、肠道残留少、不良反应小和服用方便等特点，可用于某些急症疾病的治疗。例如，采用固体分散技术制成的速释型制剂具有快速释放药物的特征。

（二）缓控释制剂

缓控释制剂种类与类型繁多，治疗目的不同，设计的剂型亦不同。口服缓控释制剂的设计目的主要是通过胃肠道释药及吸收速率的调整，延缓药物从剂型中的释放速率，以延缓药物的吸收速率或使药物从制剂中以受控的形式恒速地释放到作用器官或特定靶器官，使药物发挥最佳治疗效果，从而达到特定治疗目的，显著减少可能的不良反应，增加患者服药的顺应性。研究开发的口服缓控释给药系统，一方面通过应用新的辅料，如生物黏附材料和合成高分子材料等；另一方面是依赖新的制剂技术及新的设计理念，使药物能按照特定疾病的需要进行释放。目前口服固体缓控释制剂中典型的给药系统主要包括骨架片、渗透泵制剂及多单元给药系统等几大类别。

设计缓控释系统时除了考虑药物的油水分配系数、药物胃肠道的稳定性和药物在胃肠道的滞留时间外，还应该特别注重药物在体内吸收部位，根据药物的吸收特性来决定某药是否适合制成缓控释制剂。如果药物通过主动转运吸收或者转运局限于某一特定部位，则制成普通的缓控释制剂不利于药物的吸收。例如，维生素 B_2 和硫酸亚铁主要在十二指肠吸收，如果其缓控释系统在通过这一区域前释药不完全，则不利于吸收。可将其制成胃内漂浮制剂或胃内生物黏附制剂，延长其在胃内的停留时间，吸收得到改善。除此之外，昼夜节律也是设计缓控释系统时必须考虑的因素，人体的生理功能几乎都存在明显的周期变化，尤其是昼夜节律。胃液在 20:00～22:00 时分泌最多，使抗哮喘药茶碱夜间给药比白天给药的 C_{max} 降低，AUC 也降低，而哮喘患者正是夜间容易犯病，所以对于这样类似的药物或疾病而言，恒速释药并不理想。因此，新型释药系统——脉冲释药系统（pulsed drug delivery system）比较适合一些清晨易发的疾病诸如哮喘、心绞痛、高血压、胃溃疡、心肌梗死、脑梗死、关节炎、帕金森病等的治疗。该系统释药时间控制的主要技术：利用包衣层、衣膜的破裂控制脉冲释药时间，由衣膜的 pH 敏感性及衣膜的渗透性控制释药时间。

缓控释制剂吸收的限速步骤主要在药物从制剂中的释放过程。维生素 B_6 胃内滞留漂浮型控释片在人工胃液中 2 h 释放 40%～50%，10 h 释放达 90% 以上，12 h 释放完全，片剂仍漂浮于液面。以普通片为对照，漂浮片显著延长了药物在胃肠道的滞留时间，可使主药缓慢释放，增加吸收，提高生物利用度。

硝酸酯用于治疗心绞痛已有 100 多年历史，此类药物的临床应用主要存在两大问题：其一是药物作用时间短；其二是药物作用起效慢。针对这两个问题，1985 年单硝酸异山梨酯 30% 速释 70% 缓释剂型（IR-SR）问世。此剂型优于传统的单硝酸或硝酸异山梨酯，具有更简单、可预测的药物动力学特点，因此由药物过量引起的高铁血红蛋白的风险更容易控制。IR-SR 胶囊内的小丸是多层结构，共含有 50 mg 的单硝酸异山梨酯，与一般的持续释放制剂相比，外层的 30% 药物成分在进入胃中几分钟内释放，其余 70% 在整个消化道得到缓慢持续的释放。这种设计兼有快速反应和长持续作用两方面的特

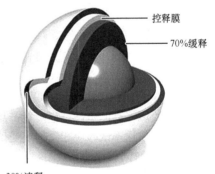

控释膜
70%缓释
30%速释

图 2-22　单硝酸异山梨酯 IR-SR 小丸模型

点，包括外层即刻释放和内层持续释放，体现了完整的药物释放系统（图 2-22）。与一天中多次服药的方案相比，单硝酸异山梨酯 IR-SR 一日一次服药，可更有效防止硝酸酯耐药性的产生，同时由于使用方便，患者顺应性更好。制剂中的速释成分和缓释成分更是符合心绞痛发生的昼夜节律，预防心绞痛及其他心血管急性事件更为有效，患者的生活质量大大改善。

缓控释制剂是否可以掰开使用主要根据其释药技术和原理。如果是膜包衣技术、渗透泵技术、多层片技术制成的缓控释制剂，多不能掰开使用；如果是骨架技术、胶囊小丸或小丸压片技术制成的缓控释制剂，则可能掰开使用。缓控释制剂若临床要求分剂量使用，可以按药物上的划痕给药。

（三）迟释（定位释药）制剂

为了改善药物在胃肠道的吸收，避免其在胃肠生理环境下灭活或避免缓控释制剂因受胃肠道运动影响而导致吸收不完全；或为了治疗胃肠道局部疾病，提高疗效，降低不良反应，需要将药物口服后直接输送到某一特定部位，以缓控释给药的制剂称为口服迟释制剂（oral delayed-release preparations），亦称为口服定位释药系统。根据药物吸收部位与胃肠道不同病灶部位，口服定位释药系统分为口服胃滞留制剂、口服小肠迟释制剂和口服结肠迟释制剂三种。

易在胃中吸收的药物（如弱酸性药物）或在酸性环境中溶解的药物和治疗胃部疾病的药物制成口服胃滞留制剂后可使药物在胃内排空速率降低，滞留时间延长，与胃黏膜接触面积增大，接触时间延长，常见有以下三种类型。①胃内漂浮型：服药后在胃内环境作用下体积膨胀，导致其相对密度小于胃内容物而在胃液中呈漂浮状态，延长其在胃内停留时间，通常胃漂浮制剂是以流体动力学平衡原理为基础设计而成的。②胃内膨胀型：可在胃内迅速膨胀至无法通过幽门进入肠道的程度，从而滞留在胃内释药。③胃壁黏附型：使给药系统中的聚合物与胃黏膜之间通过静电吸引或由于水化形成氢键作用而相互结合，延长药物胃内滞留时间，使生物利用度明显提高。

口服小肠迟释制剂的设计主要基于小肠的生理特征（小肠的 pH 梯度和转运时间）。小肠从十二指肠、空肠到盲肠的 pH 大于 4，并且逐渐增大，而胃 pH 为 1～4。故利用胃和小肠之间的 pH 差异，选用不同类型的 pH 肠溶材料包衣即可达到定位释药（pH 敏感型）的目的。另外，研究发现释药系统在小肠的转运时间相对稳定，一般为 3～5 h，且不受食物或释药系统物理性质的影响，因此通过改变释药系统时滞的长短控制药物释放时间即可控制药物在小肠释放的位置（时控型）。

口服结肠迟释制剂又称口服结肠定位给药系统（oral colon-specific drug delivery system，OCDDS）。口服结肠迟释制剂主要是基于结肠的以下生理特征设计的：结肠液 pH 较高（6.5～7.5 或更高）；药物在胃肠道的转运时间中较为稳定，胃排空时间为 1～4 h，小肠转运 3～5 h，口服后到达结肠的时间为 5 h 左右；结肠中菌群丰富，是胃肠道上段的 10^8 倍；结肠为水分吸收主要区域，内容物黏度增加而使肠腔压力较大；结肠部位由于代谢酶少。因而口服结肠迟释制剂可提高药物生物利用度，尤其适用于在胃肠道上段易降解的蛋白质和多肽类药物的口服给药。另外，结肠定位给药可改善结肠局部病变（溃疡性结肠炎、结肠癌和结肠性寄生虫等）的治疗。在制剂设计时，利用结肠中含有丰富的菌群和肠腔压力较大分别制成酶解型和压力控制型结肠定位释药制剂。

（四）体外释放度评价及释放曲线的拟合

释放度是指缓控释制剂和迟释制剂等在规定介质中释放药物的速率与程度。释放度是缓控释制剂处方工艺筛选的重要指标，也是体外质量评价的重要参数。试验是在模拟体内消化道条件下（如温度、介质的 pH、搅拌速率等），对制剂进行药物释放速率试验，最后制订出合理的体外药物释放度，以监测产品的生产过程及对产品进行质量控制。

体外释放速率试验应能反映出受试制剂释药速率的变化特征。通常将释药全过程的数据作累积释放百分率-时间的释药曲线图，缓释制剂从图中至少选出 3 个取样时间点，第一点为开始 0.5～2 h 的取样时间点，用于考察药物是否有突释；第二点为中间的取样时间点，一般为药物累计释放 50% 时，用于确定释药特性；最后的取样时间点，用于考察释药是否基本完全，此时药物累积释放应至少达到 80%。此 3 点可用于表征体外药物释放度。控释制剂除以上 3 点外，还应增加 2 个取样时间点，准确控制体外药物释放行为，此 5 点可用于表征体外控释制剂药物释放度。表 2-13 为《中国药典》2020 年版收载的部分缓控释制剂的释放度要求，可以供参考。

表 2-13 《中国药典》2020 年版收载的部分缓控释制剂及释放度要求

| 剂型 | 药品名称 | 释放度要求（占标示量的百分率，%） | | | | | | | | | |
		1 h	2 h	3 h	4 h	5 h	6 h	7 h	8 h	12 h	16 h
缓释胶囊	布洛芬	10～35	25～55		50～80			>75			
	盐酸曲马多	20～45	35～60		55～80				>75		
	盐酸氨溴索	15～45	45～80		>80						
	硫酸沙丁胺醇	<40			45～80				>75		

续表

剂型	药品名称	释放度要求（占标示量的百分率，%）									
		1 h	2 h	3 h	4 h	5 h	6 h	7 h	8 h	12 h	16 h
缓释片	乙酮可可碱		10~30				30~55			50~85	>75
	茶碱		20~40				40~65			>70	
	盐酸曲马多	25~45	35~55		50~80			>75			
	盐酸吗啡	25~45	40~60	55~75	65~85	70~90	>80				
	盐酸维拉帕米		20~45				45~70		>70		
	氨茶碱		25~45		35~55		>50				
	酒石酸美托洛尔	25~45			40~75				>75		
	硫酸亚铁		20~40				50~75				
	硫酸吗啡（30 mg 规格）	30~45	45~65	55~75	65~85	75~95	>80				
	硫酸庆大霉素		45~70		60~85		>80				
	硫酸沙丁胺醇		35~55		55~75				>75		
	氯化钾		10~35		30~70				>80		
	碳酸锂			45~65			65~85				

　　绘制缓控释制剂体外释药数据拟合曲线时，可选用单指数模型、正态分布模型、Higuchi 方程、威布尔分布模型，还可以用下列方程进行拟合。

1. 零级方程

$$M_t/M_\infty = kt \tag{2-37}$$

2. 一级方程

$$\ln(1-M_t/M_\infty) = -kt \tag{2-38}$$

通常缓释制剂用一级方程和 Higuchi 方程拟合，控释制剂用零级方程拟合。

第六节　口服药物吸收的评价方法

　　口服药物吸收评价主要通过药物渗透性（permeability）进行，目前也有学者将其称为通透性。药物渗透性的测定可采用人体实验方法或其他能预测药物体内吸收程度的非人体实验方法。人体实验方法包括质量平衡法、绝对生物利用度法和小肠灌流法等。利用未标记稳定同位素或标记放射性同位素进行的药物动力学质量平衡研究可以反映药物的吸收程度。其他能预测药物体内吸收程度的非人体实验方法也可作为判定药物渗透性的依据，如使用适宜的动物模型进行体内或在体灌肠研究，使用人或动物肠组织切样进行体外渗透性实验；体外表皮单细胞培养渗透性实验等。对于前体药物，其渗透性取决于前体药物向药物转化的机制和部位。如果前药在透过肠壁膜后转化为药物，则需测定前药的渗透性；反之，如果前药在胃肠道内已经转化为药物，则应测定药物的渗透性。

一、体　外　法

　　1. 离体肠段　本法是将动物肠道的一部分摘除，将动物离体肠段固定在扩散池中间，测定药物渗透性。扩散池常用 Ussing Chamber 体系，为了维持离体组织的活性，一般通入 95%O_2 和 5%CO_2。该模型常用于考察促进剂作用的部位差异及促进剂的筛选。灌流的小肠段可以用于研究药物吸收和代谢的各个阶段，不受一些生理因素如胃肠道的排空、小肠表面积等因素的影响，相比整体动物而言有一定优势。但离体状态下进行的实验完全停止血供，故与实际生理条件不同，导致用这种方法所得到的药物吸收速率通常要比实际吸收速率慢，并且灌流小肠段的存活率也是有限的。该技术仅限于从黏膜层取样，并假设药物的消除量等于药物的吸收量。该法不适合用于新药筛选。

2. 离体肠外翻囊技术　离体肠段很难长时间存活，因为组织需要充氧，为了解决这个问题，科学家们将小肠翻转并结扎成囊，囊内外都充满了氧饱和的缓冲液，从而解决了这个问题。外翻肠囊法是一种较经典的方法，将动物的一定长度的小肠置于特制的装置中，通过测试药物透过肠黏膜的速率和程度，定量描述药物透膜性。实验时必须注意组织的功能或形态不要发生改变。

离体肠外翻囊技术是一种可靠的测定药物动力学参数的方法。过去用于测定大分子和脂质体的转运，近来常用于定量测定亲水分子在不同位点细胞旁途径的转运和吸收，估计增强剂对其吸收的影响；也用于测定小肠不同位点的吸收值和进行结肠的预实验；便于研究 P-gp 对药物穿过肠屏障的影响等。由于组织的功能或形态易发生改变，该法只适于研究快速转运。

3. 离体细胞　用酶或其他试剂将小肠细胞从黏膜层上消化下来进行培养，此离体细胞可用于研究小肠药物的吸收。小肠离体细胞常用于研究药物摄取，不能用于药物的转运研究。

4. Caco-2 细胞模型　Caco-2 细胞模型是目前最好的体外吸收模型之一，它作为药物吸收研究的快速筛选工具，可在细胞水平上提供药物分子透过小肠黏膜的吸收、分布、代谢、转运及毒性的综合信息，已成为研究药物吸收机制和药物相互作用等的重要工具。Caco-2 细胞系来源于人的结肠腺癌细胞，以标准条件在半透膜上培养，分化完全的 Caco-2 细胞的结构和生化作用类似于人小肠上皮细胞，且 Caco-2 细胞能表达肠道转运蛋白和酶，有可能预测主动转运和有多种转运蛋白的药物相互作用。与其他复杂的吸收模型不同的是 Caco-2 细胞模型不确定性因素较少，且存在于小肠上皮中的各种转运系统、代谢酶都存在于 Caco-2 细胞中，因此可作为研究小肠表皮细胞药物转运和代谢的体外模型。其优点：省时；可测定药物的细胞摄取及跨膜转运；Caco-2 细胞内有药物代谢酶，可在有代谢状况下测定药物的跨膜转运；Caco-2 细胞同源性好，生命力强；可用于区分肠腔内不同吸收途径的差别。但 Caco-2 细胞也有一定的缺点：缺乏小肠上皮的黏液层；缺少细胞异质性（单一细胞构成）；缺少部分代谢酶；此模型不能说明生理参数如小肠流动性或运送时间在药物吸收中的作用；细胞培养的时间和代系对于 Caco-2 细胞的形态学及生理学性质有影响，从而影响细胞对药物的转运。

Caco-2 细胞模型适用于新药开发的早期阶段，用来研究药物的吸收过程，在一定程度上有较高的重现性。随着新一代细胞模型（如加速的 Caco-2 细胞穿透模型、TC-7 细胞模型）的建立，原有的 Caco-2 细胞单层模型的一些缺点将得到克服，细胞模型在药物开发研究中将发挥越来越大的作用，Caco-2 细胞模型的研究与应用则为其他细胞模型的建立奠定了良好的基础。Caco-2 细胞模型示意图如图 2-23 所示。

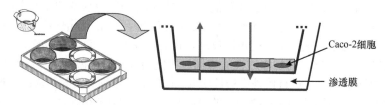

图 2-23　Caco-2 细胞模型

二、在　体　法

1. 肠段结扎法　本方法是一种在体试验方法，常用于考察药物吸收和促进剂作用的部位差异及含促进剂处方的促吸收效果。它是将分离肠段的远端结扎，给药后近端结扎，放回腹腔，过程中避免破坏血液供应和淋巴流。通过测定血药浓度或药理效应考察药物的肠吸收。

2. 在体灌流试验法　主要有肠道灌流法，在分离肠段的两端插入导管，与蠕动泵和药物溶液连成一个循环体系，通过测定药物从体系消失的速率或测定血药浓度来考察药物的吸收。肠道灌流法可保证肠道神经及内分泌系统的完好无损，同时还保证血液及淋巴液供应不变，提高了生物活性。

该法的主要缺点是对受试动物的数量要求高，要求必须有一定数量的实验动物，以保证足够小的变异。另外，肠道血管灌流技术和肠肝血管灌流技术是近几年发展起来的新技术，但技术难度大，干扰因素较多，目前应用还受到一定限制。例如，尤斯灌流大鼠模型，使用切除大鼠的肠组织，能够保持肠道结构的完整性，模拟胃肠道的生理环境，可结合肠道代谢来研究药物的转运，同时研究不同肠段（十二指肠空肠、回肠和结肠）的药物吸收。

3. 人体 Loc-I-Gut 实验　空肠是多数哺乳动物对大部分药物的主要吸收区，它具有最大的表面积，是肠道中最活跃的载体介导转运位点。最常用和最有效的临床上测定空肠近端渗透性系数（effective permeability coefficient，P_{eff}）的技术是 Loc-I-Gut 实验。任何用于预测人体肠道吸收的体外模型都必须从对照相应的人体体内数据进行验证开始，这些预测的基础是与 Loc-I-Gut 的历史 P_{eff} 测量值具有相关性。目前，已有 30 多种药物通过 Loc-I-Gut 实验测定了其人体肠道渗透性。Loc-I-Gut 研究是在健康的受试者中进行的。目前人体 Loc-I-Gut 实验是渗透性实验的"金标准"。但 Loc-I-Gut 实验操作烦琐，价格昂贵，且涉及伦理学的问题，因此无法大规模地用于药物的筛选。

三、体内试验方法

体内法通常是在口服给予药物后，测定体内药量（或血药浓度）或尿中原型药物排泄总量，求算药物动力学参数来评价药物的吸收速率和吸收程度。这些药物动力学参数不仅反映药物的吸收特征，也是药物在体内的 ADME 过程的综合反映。另外，利用药-时曲线可以计算吸收速率常数与平均吸收时间，它们可以评价药物及其制剂的吸收特征。

给药方法一般是大动物口服给药，小动物灌胃给药。在研究中为了减小胃肠内容物对促进剂的稀释效应，常将给药系统输送至最佳作用部位，如十二指肠、空肠、回肠及结肠给药，其中十二指肠给药最常使用。

药物吸收评价实验在研究剂型与生物体的疗效方面意义虽较大，但生物药剂学实验测出的任何指标不能单独用来判断某药在临床上"有效"或"无效"。要对某药的"优劣"作出全面的判断，还必须有临床疗效的依据为后盾。通常在通过大量的动物实验和临床试验证明某药的有效性和安全性后，才进一步进行生物药剂学的研究以确定适合该药的最合理剂型的处方组成、用药剂量和方法等。

（孙慧君）

第三章 非口服药物的吸收

学习目标

1. 掌握注射给药、肺部给药、皮肤给药、黏膜给药的吸收过程及影响吸收的因素。
2. 了解肌肉、肺部、皮肤、直肠、阴道、鼻腔、口腔黏膜和眼的结构及生理特征。
3. 了解各种非口服给药的特点及药物经皮吸收、鼻黏膜给药的研究方法。

口服给药作为一种主要的给药途径具有许多优点。然而，对于一些特殊的患者，如昏迷、吞咽困难、呕吐、食管或胃肠道手术和一些急重症患者，应用口服剂型将难以发挥药物正常的治疗作用。对于这些情况，采用非口服途径给药则更为合理、有效。

非口服给药可发挥药物的局部治疗作用，同时也能吸收后发挥药物的全身治疗作用。对于同一种药物，药物的给药方式、给药途径，以及药物的理化性质和制剂因素会对药物的疗效产生影响。如表 3-1 所示，以硝酸甘油为例，其贴剂仅适用于预防心绞痛的发作，而舌下给药可用于治疗心绞痛。

表 3-1　硝酸甘油不同剂型的剂量及起效、T_{max} 和持续时间

剂型或给药途径	常用剂量	起效时间（min）	T_{max}（min）	持续时间（h）
舌下	0.3～0.8 mg	2～5	4～8	0.16～0.5
口腔	1～3 mg	2～5	4～10	0.5～5
口服	6.5～19.5 mg	20～45	45～120	2～6
2%软膏（外用）	1.2～5.1 cm [(1)]	15～60	30～120	3～8
贴剂	20～160 mg	30～60	60～180	12～14

注：（1）涂布区域直径

第一节　注　射　给　药

> **案例 3-1**
>
> 　　患者，男，83 岁，在无明显诱因情况下出现咳嗽、咳痰加重，伴有发热、夜间呼吸困难等症，入院诊断为社区获得性肺炎。初始采用莫西沙星每次 0.4 g，每日 1 次静脉滴注的经验方案进行抗感染治疗。治疗 3 日后症状略有改善，但第 4 日感染症状加重。结合入院时进行的痰培养结果：铜绿假单胞杆菌优势生长，改用头孢哌酮-舒巴坦（2∶1）每次 3 g，每日 2 次静脉滴注。继续治疗 7 日后，感染被有效控制，症状好转。此后改用左氧氟沙星口服治疗 1~2 周，直至康复。
>
> **问题：**
> 　　1. 第一阶段的治疗为何采用静脉给药？可否改为口服？
> 　　2. 第二阶段的治疗为何采用静脉给药？可否改为口服？
> 　　3. 第三阶段的治疗改为口服的依据何在？

注射给药是非口服给药中主要给药方式之一。对于昏迷或不能吞咽的患者，以及存在胃肠道吸收障碍等患者，常以注射给药的方式保证药物疗效，及时控制病情。此外，注射给药还可避免某些药物在胃肠道降解或不吸收等问题，如异丙肾上腺素在肠系膜易被代谢、两性霉素 B 口服不吸收等。

注射给药具有剂量准确、起效迅速、生物利用度高、可避免肝首过效应的优点；但注射剂也存在生产成本较高，患者不便自行给药，患者常伴有注射疼痛与不适，一旦发生用药差错难以纠正等缺点。因此，采用注射给药，不应仅考虑药效迅速，还要根据药物的性质、用药目的及患者的病情等因素而做出综合判断。

一、给药部位与吸收途径

注射给药途径主要包括静脉注射（intravenous injection, i.v.）、肌内注射（intramuscular injection, i.m.）、皮下注射（subcutaneous injection, s.c.）、皮内注射（intracutaneous injection, i.c.或 intradermal injection, i.d.）、关节腔注射（intraarticular injection）、脊椎腔注射（intraspinal injection）等，如图 3-1 所示。

多数注射给药产生全身作用，奏效迅速，可避免肝的首过效应；一些注射给药如麻醉药局部注射及关节腔内注射等系产生局部作用，注射剂注射部位不同，注射部位药物容量、分散状态及吸收速率也不同。

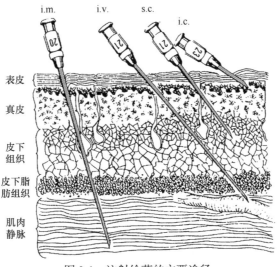

图 3-1　注射给药的主要途径

1. 静脉注射　静脉注射药物直接注入血液循环，没有吸收过程，可瞬时产生药理作用，适用于危重症患者的急救。通过静脉注射方式给药，药物在到达作用部位之前会存在一定的肺首过效应，但其首过效应远小于肝脏，故一般可视为完全吸收，即生物利用度 100%。静脉注射分静脉推注与静脉滴注。推注用量为 5～50 ml，而滴注用量可多达数千毫升。静脉注射多采用药物的水溶液，而油溶液、混悬液及乳浊液易引起毛细血管栓塞，一般不宜静脉注射。但粒径小于 1 μm 的 O/W 型乳状液、脂质体等微粒给药系统也可用于静脉给药。凡能导致红细胞溶解或使蛋白质沉淀的药物均不宜静脉注射。

药物经静脉注射进入血液循环十分迅速，容易产生药物性休克、过敏反应等危险的副作用，因此要求注射缓慢进行。另外，由于药物本身的作用、注射容量、压力、pH 改变等可对血管壁及其周围组织产生影响，甚至引起血栓，因此，静脉注射应严格遵循技术规范操作。在注射药物的过程中，应随时观察患者的反应，警惕并发症的发生。

案例 3-2

1944 年发明的链霉素（streptomycin, SM）是最早出现的有效抗结核药物，属氨基糖苷类抗生素，对细胞外的结核菌有快速杀灭作用，单用链霉素治疗肺结核 2～3 个月就可使临床症状和 X 线影像得以改善，是 WHO 建议的标准短程治疗结核病方案中的适用药物。给药途径和剂量：治疗强化期成人每日肌内注射 0.75 g，巩固期采用间歇疗法，每周 3 次，每次肌内注射 0.75 g。

问题：

1. 治疗结核病时，链霉素能否改为口服给药？
2. 链霉素能否采用静脉推注方式给药？
3. 链霉素能否采用皮下注射方式给药？

2. 肌内注射 肌内注射是将少量药液注入肌肉组织的给药方法。给药起效速率仅次于静脉注射，且比静脉注射简便安全，比皮下注射刺激性小，应用较广。肌内注射存在吸收过程，肌肉组织中具有丰富的毛细血管网，药液注入肌肉组织后，药物以扩散和滤过两种方式转运。一般认为脂溶性药物可以通过毛细血管壁直接扩散，水溶性药物中分子量小的穿过毛细血管壁上的微孔快速扩散进入毛细血管。由于孔隙仅为毛细血管总面积的 1%，故水溶性药物吸收低于脂溶性药物。分子量太大的药物难以通过毛细血管壁上的微孔，主要通过淋巴途径吸收，因淋巴流量远远低于血流量，吸收相对较慢。药物注射于肌肉组织中的单次给药容量为 2～5 ml，多为水溶液，也可以是油溶液、混悬液和乳浊液。除水溶液外，药物注射后在局部可形成药物储库，具有一定的延效作用，且乳浊液有一定的淋巴靶向性。

肌内注射部位与疗效有关，注射部位血流量越大，吸收亦越多。例如，利多卡因经上臂三角肌注射效果最佳，大腿外侧肌注射效果不显著，臀大肌注射疗效最差。

肌肉组织内丰富的毛细血管减轻和分担了药液进入组织后对神经末梢的压力。另外，肌肉组织的感觉神经末梢少，痛感也相对较轻。理论上，凡是肌肉组织都能进行肌内注射，但在实际操作中，应该选用肌肉较丰富，离大神经、大血管较远的部位。常用的部位有臀大肌、臀中肌、臀小肌、股外侧肌及上臂三角肌。肌内注射定位准确尤其重要，臀大肌注射应避免损伤坐骨神经。

3. 皮下与皮内注射 皮下注射是指将药液注射于真皮与肌肉之间的松软组织内的给药方法。与肌肉组织相比，皮下组织的血管较少，血流速率较低，药物的吸收较慢，但持续时间较长，适合需要减缓药物释放或延长作用时间的药物，如某些疫苗（麻疹疫苗、乙脑疫苗等）、肝素、胰岛素、吗啡、戈舍瑞林等。皮下注射给药的一般用量为 1～2 ml，适合刺激性较小的药物，常采用水溶液。具有刺激性的药物、浓混悬液及含油类药物，易导致无菌性溃疡形成，使皮下出现脓肿、硬块及疼痛，一般不宜作皮下注射。

皮下组织系蜂窝组织，所含的痛觉感受器较皮肤少，但仍有疼痛接受器分布，注射时患者有不舒适的感觉。注射部位应选择神经少、组织松弛状况良好、骨骼及血管较深的部位。常用的部位有上臂三角肌下缘、前臂外侧、腹部、后背和大腿外侧方。

皮内注射是将药液注射于表皮与真皮之间，此部位血管细小，药物很难进入血液循环，药物吸收差，单次给药剂量仅为 0.1～0.2 ml，常用于过敏性试验或疾病诊断，如青霉素皮试、白喉诊断等。

4. 其他部位注射

（1）腹腔注射。腹腔注射（intraperitoneal injection）是将药液注入腹膜腔内，经腹膜吸收进入血液循环的给药方法。腹膜是一层光滑的浆膜，分为壁层和脏层，两层之间是一个密闭的空腔，即腹膜腔。腹膜面积很大，大约等于体表皮肤的总面积；腹膜毛细血管和淋巴管多，可吸收腹膜腔内的少量积液。腹腔注射就是利用了腹膜的这一特性，实现药物的吸收。其药物作用的速率，仅次于静脉注射。但由于腹腔注射具有一定危险性，该给药途径仅用于动物实验。

（2）鞘内注射。鞘内注射（intrathecal injection）是指将药液注入椎管，通过蛛网膜下腔到达脑脊液的给药方法，在临床上常用于麻醉等术前处置给药，以及中枢神经系统和颅内的治疗性给药。鞘内注射给药不仅可置换感染的脑脊液，降低颅内压，还可使药物绕过血脑屏障，直接作用于颅内感染部位，使其达到有效治疗浓度，如治疗结核性脑膜炎时可鞘内注射异烟肼和激素等药物。

（3）动脉注射。动脉注射（intraarterial injection）是将药物注入动脉的给药方法，可使药物靶向分布于特定组织或器官。常用药物有诊断用动脉造影剂、肝动脉栓塞剂等。抗癌药经动脉作区域性滴注，用于肿瘤治疗具有提高疗效、降低毒性的作用，如甲氨蝶呤临床治疗时采用动脉内给药。但动脉给药危险性大，一般极少使用。

5. 注射给药部位及给药途径的应用原则 注射剂，尤其是静脉注射的不良反应暴发快速，并且一旦发生都比较危重。经注射给药途径应用时应遵循以下原则：①能口服不肌内注射，能肌内注射不输液；②严格掌握适应证；③进行药敏试验；④正确掌握剂量、疗程；⑤避免用于不适宜人群；⑥避免合并用药；⑦注意检查药品合法来源和有效期；⑧加强用药监护和应急抢救。如案例 3-1 中，患者症状缓解后，改为口服左氧氟沙星继续治疗。又如案例 3-2 中，链霉素采用肌内注射，避免使用快速升高血药浓度的静脉给药途径，同时，在应用链霉素注射给药的治疗过程中还应注意对血药浓度、肾功能及耳毒症状进行监测，以避免或减轻注射链霉素容易引起的毒性损伤。

二、影响注射给药吸收的因素

除了静脉注射给药没有吸收过程外，其他注射给药途径如皮下注射、肌内注射、腹腔注射都有吸收过程。从注射部位吸收时，药物必须向附近含水丰富的组织扩散、分配，然后向血管内皮组织扩散和分配，因此与此过程相关的因素均可影响注射剂的吸收。血管外注射的药物吸收受药物理化性质、制剂处方组成及机体生理因素等的影响。

1. 机体的生理因素 注射部位的血流状态是影响皮下或肌内注射吸收的主要生理因素。

（1）血流量。肌肉组织内的血管十分丰富，$1~mm^2$ 骨骼肌的横切面上就可能有 1000 根以上的毛细血管。皮下或肌内注射时，血流丰富的部位吸收快。三角肌的血流量明显大于臀大肌，大腿外侧肌的血流量介于二者之间，所以肌内注射的吸收速率是上臂三角肌>大腿外侧肌>臀大肌。例如，利多卡因经上臂三角肌注射效果最佳，大腿外侧肌注射效果不显著，而臀大肌注射疗效最差。此外，淋巴流量远远低于血流量，因此以淋巴系统为主要吸收途径的水溶性大分子药物或油溶液型注射剂的吸收相对较慢。

（2）血流速率。毛细血管壁是具有微孔的脂质膜，药物以扩散和滤过两种方式转运，血流速率越快，浓度压力差越大，药物吸收越快。运动使血管扩张，血流加快数倍，能够促进药物吸收。注射部位的按摩与热敷也能加快血流，促进药物的吸收。相反，肾上腺素可使局部末梢血管收缩，药物与肾上腺素合并使用后，药物在皮下组织的吸收速率降低，从而可达到缓慢吸收的目的。例如，黄蜂蜇刺或毒蛇咬伤时，不宜对伤口按摩或热敷，应该立即冷敷或使用止血带结扎，以降低血流速率，减少毒素吸收。

2. 药物的理化性质

（1）药物分子量。药物分子量对注射途径给药的药物吸收影响较大。通常药物的分子量越大吸收越慢。分子量小的药物既可以透过毛细血管也可以透过毛细淋巴管，由于血流量远大于淋巴液流量，因此小分子药物主要通过血液吸收；分子量大的药物（分子量 5000～20 000）难以透过毛细血管内皮细胞膜及毛细血管壁上的微孔，淋巴系统成为其主要的吸收途径，所以分子量大的药物吸收相对较慢。

（2）药物的油水分配系数。一般脂溶性药物的吸收易受其向附近组织的扩散和分配的影响，而亲水性药物的吸收往往受限于药物对血管上皮组织的透过速率。由此可见，亲水亲油平衡是一个影响药物吸收的重要因素。然而，药物的油水分配系数对注射剂的吸收影响并不大，一般分子量在200～800 的药物均可穿过毛细血管壁。故很多口服难吸收的亲脂性或亲水性药物，皮下和肌内注射也能有较好的吸收。

（3）药物解离与蛋白质结合。药物注入皮下或肌肉组织后，可能与体液中的蛋白质结合成为结合型药物。结合型药物无法通过毛细血管生物膜，可使进入血液循环的游离药物浓度降低。药物与蛋白质结合是可逆过程，当药物-蛋白质结合物的解离速率小于游离药物扩散通过血管生物膜的速率时，药物吸收受到药物与蛋白质结合的影响。

药物理化性质对注射给药吸收的影响，大多是血流维持恒定的情况下所体现的。如果某些原因引起血流变化时，则理化因素被掩盖，成为次要因素。

3. 剂型因素　除水溶液型注射剂外，药物从注射剂中的释放是药物吸收的限速因素，一般不同注射剂剂型的释放速率排序：水溶液＞水混悬液＞油溶液＞油/水（O/W）型乳剂＞水/油（W/O）型乳剂＞油混悬液。

（1）溶液型注射剂。药物在水溶液型注射剂中以分子或离子形式分散，能与体液迅速混合并被快速吸收，有利于药物迅速发挥作用。有时为提高药物的溶解度和稳定性，溶剂中常加入乙醇、丙二醇、甘油或聚乙二醇等非水溶剂或 pH 调节剂。注射入肌肉组织后，当溶剂分散时只有一小部分药物进入血液循环，大部分药物被体液稀释析出沉淀，滞留在组织中缓慢释放药物，这就导致药物吸收缓慢、不规则或不完全。如安定注射液内含丙二醇 40%、乙醇 10%，该注射液肌内注射后血药浓度甚至比口服同剂量药物还低。

注射剂的渗透压也会影响血管外注射药物的吸收。当注射剂呈明显低渗时，溶剂会从注射部位向外转移，从而使药物浓度提高，增加了被动扩散的速率；相反，当注射剂呈明显高渗时，液体流向注射部位，使该部位的药物浓度稀释，从而降低了扩散速率。例如，阿托品溶液中加入氯化钠，可使渗透压增加，肌内注射吸收速率降低。

如果注射剂加入的附加剂可以增加药液的黏度，也能起到调节药物吸收速率的作用。例如，在水性注射液中加入甘油或高分子物质，可使溶液的黏度增加，药物向组织扩散的速率减慢，吸收延长。有些高分子化合物本身还可能与药物形成络合物，或者作为靶向制剂的药物的载体，达到延长药效和靶向分布的目的。

有些在水溶液中不稳定，但可溶于油的药物，可制成油溶液型注射液，如孕酮注射液。由于油溶剂与组织液不相混溶，在注射部位扩散非常缓慢，极性较小的药物甚至在肌肉内形成储库。通常药物从油溶剂向水性组织液的分配过程是影响油溶液型注射剂中药物吸收的主要因素，药物吸收速率常数一般与油水分配系数成反比。

（2）混悬型注射剂。水难溶性药物或注射后要求延长药效的药物，可制成水或油混悬液，如醋酸可的松注射液。这类注射剂一般仅供肌内注射。混悬型注射剂注射后，药物微粒沉积在注射部位。药物被吸收前，需经历溶出与扩散过程，因而吸收较慢。药物在组织液中的溶出是吸收的限速过程。药物的溶出速率与药物溶解度和粒子表面积成正比，另外药物的结晶状态与粒径大小等因素也影响药物的吸收速率。混悬型注射液中助悬剂增加了注射液的黏度，降低了药物的扩散及溶出速率，从而延缓了药物的吸收。混悬型溶液中的表面活性剂等其他附加剂亦可能影响吸收。油混悬液由于采用油性溶剂，且药物呈混悬状态，药物溶出与扩散过程更加缓慢，因而在各种类型的注射剂中是吸收速率最慢的，其药物的吸收可长达数星期至数月。除普通混悬型注射剂外，一些微粒给药系统，如脂质体、微囊、微球等也可以注射剂的形式给药，并普遍具有缓释、长效及靶向等作用。例如多柔比星脂质体注射剂经静脉给药对皮肤卡波西肉瘤有很好的治疗作用，并大大降低药物对心脏的毒性；醋酸亮丙瑞林注射用微球经肌内注射可以缓慢释放药物，维持 1～3 个月的治疗。另外，一般注射剂（水溶液）中药物的吸收为一级动力学过程，而混悬剂中药物的吸收为零级过程。

（3）乳剂型注射剂。一些药物，可根据临床治疗的需要制成乳剂型注射剂，如丙泊酚注射液、脂肪乳注射液等。O/W 型静脉用乳状液型注射液的乳滴粒径大小一般不宜超过 1 μm，将抗癌药物制成乳剂型注射液后，利用乳滴静脉注射后易被巨噬细胞吞噬的特点，可明显提高药物在肝、脾、肺、淋巴及骨髓等单核吞噬细胞丰富的组织和器官的浓度，增强疗效，减轻不良反应。此外，乳剂型注射剂也可用于肌内注射，药物多通过淋巴系统转运，适用于淋巴转移的恶性肿瘤治疗与淋巴造影等。

乳剂型注射剂中药物需从内相向外相转移,再扩散进入体液,因此吸收较水溶液型注射药物慢,可作为长效注射剂。例如,前列腺素 E_1 粉针剂一次肺循环即可灭活总量的80%,体内 $t_{1/2}$ 仅3~5 min,将其制成静脉注射用脂肪乳剂后,肺灭活大大减少,并且乳滴可在病变处聚集,继而维持12~24 h缓慢释放药物,发挥药效。

案例 3-1 分析

　　在第一阶段的治疗过程中,感染的病原尚不明确,主要凭临床经验选择抗菌药。本例患者病情较重,要求药物能在感染部位迅速达到有效治疗浓度以控制感染,因此采用静脉给药。第二阶段的治疗过程中,患者的症状改善后又一度恶化,结合致病菌培养结果,应选用针对性更强的头孢哌酮-舒巴坦（β-内酰胺类/β-内酰胺酶抑制剂）静脉给药。采用静脉给药可使药物迅速起效,以缓解感染症状。此外,如采用口服给药,舒巴坦吸收较差,无法有效抑制 β-内酰胺酶活性。第三阶段的治疗过程中,患者症状虽然已得到缓解,但仍需进行后续治疗,为方便患者出院后自行用药,宜改为同类或抗菌谱相近的药物的口服制剂,本例选用左氧氟沙星。

案例 3-2 分析

　　由于链霉素与胃内容物形成不能吸收的复合物,在肠道中浓度较高,其口服制剂仅适用于肠道微生物感染,只能通过注射给药的方式治疗结核病。然而,链霉素不宜静脉推注,这是因为氨基糖苷类药物的毒性与其血药浓度密切相关,静脉推注的进药速率快,短时间内血药浓度过高,有增强毒性作用的可能。链霉素也不宜采用皮下注射方式给药。一方面,其肌内注射 T_{max} 为 1~1.5 h,如以皮下注射方式给药则药物吸收更为缓慢,则使药物 C_{max} 降低,不利于链霉素药效的发挥（氨基糖苷类属于浓度依赖型抗生素）。另一方面,其常用浓度为 0.2~0.25 $mg \cdot ml^{-1}$,常用给药剂量0.75 g,则给药体积约为 3 ml,超出了皮下注射1~2 ml的用量。肌内注射药物单次给药量可达2~5 ml,且可使药物迅速吸收,T_{max} 短,C_{max} 高,且肌内注射适用于水溶液、油溶液、混悬液和乳浊液多种剂型,综合以上,链霉素临床常采用肌内注射。

第二节　口腔黏膜给药

案例 3-3

　　患者,男,60 岁,医院诊断其患有心绞痛,医生嘱其随身携带硝酸甘油片备用。一日患者半夜突觉心前区疼痛难忍,迅速舌下含服硝酸甘油片,几分钟后症状缓解。
问题:
　　1. 硝酸甘油为什么要舌下给药?
　　2. 硝酸甘油是通过什么途径吸收的?
　　3. 什么样的药物适宜舌下给药?

案例 3-3 分析

　　硝酸甘油为临床上用于冠心病、心绞痛治疗及预防的常用药物,可采用口服、舌下含服、经皮及静脉滴注等多种方式给药。采用口服或经皮给药,药物的起效速率慢,不适于患者的急救,多用于疾病的预防,而静脉滴注不适合患者自行用药。舌下含服硝酸甘油,可使药物通过舌下黏膜毛细血管经颈静脉吸收进入体循环,在保证硝酸甘油迅速起效的同时,也保证了其较高的生物利用度。舌下黏膜给药起效迅速,较适合于药效持续时间短且无须频繁给药的情况,且药物须满足溶出速率快、剂量小、作用强的特点，如本例中的硝酸甘油，其他如激素类药物脱氢表雄酮、异丙肾上腺素等。

口腔黏膜给药（oral mucosa administration）是指药物经口腔黏膜吸收，以发挥药物的局部或全身治疗作用的给药方法。局部作用的剂型多为含漱剂、气雾剂、膜剂、口腔片剂等，可用于治疗口腔溃疡、细菌或真菌感染，以及其他口腔科或牙科疾病。全身给药的剂型主要有舌下片、口腔贴片、口腔黏附片等剂型。口腔黏膜给药具有起效迅速，可以避免肝及胃肠道的首过效应，给药方便，刺激性小，患者的顺应性高的优点。

一、口腔黏膜的结构与生理

口腔黏膜总面积约为 200 cm^2，不同部位黏膜的面积、厚度、角质化程度和血流量均不同。口腔黏膜表面覆盖着复层扁平上皮，一部分分化形成角质层，另一部分则为未角质化组织。角质化上皮构成口腔保护屏障，外来物质很难透过。根据解剖部位不同，口腔黏膜可分为颊黏膜（buccal mucosa）、舌下黏膜（sublingual mucosa）、齿龈黏膜（gingival mucosa）和硬腭黏膜（hard palatine mucosa）等。其中颊黏膜和舌下黏膜上皮均未角质化，表面积分别约为 50 cm^2 和 26 cm^2，厚度分别为 500～800 μm 和 100～200 μm，药物较易透过；齿龈黏膜和硬腭黏膜上皮均为角质化组织，厚度分别为 200 μm 和 250 μm，药物较难透过。

口腔黏膜下分布有大量汇总至颈内静脉的毛细血管，使药物的吸收不经过门静脉而直接进入体循环，从而避免了肝脏及胃肠道的首过效应。另外，由于口腔黏膜的血流量较大，其中颊黏膜为 2.40 ml·min^{-1}·cm^{-2}，舌下黏膜为 0.97 ml·min^{-1}·cm^{-2}，更有利于药物的透过吸收而发挥全身作用。

角质化的黏膜中主要含神经酰胺等中性类脂质，而未角质化的黏膜中主要含硫酸胆固醇和葡萄糖酰鞘氨醇等极性类脂质。口腔黏膜渗透性一般与细胞间的屏障物质——糖脂成分的差异有关。

口腔黏膜表面覆盖着一层厚度为 0.07～1.00 mm 的唾液层，唾液的 pH 为 5.8～7.4，含有 99% 的水分。人的唾液中含有黏蛋白、淀粉酶、羧酸酯酶和肽酶等，可将药物代谢，但与胃肠道相比，口腔中代谢酶的活性低得多。唾液由唾液腺分泌，具有湿润口腔、润滑食物以便食物的咀嚼、吞咽和消化，以及保护口腔组织的作用。成人每天分泌 1.0～1.5 L 唾液，但个体差异较大。唾液分泌量有时间差异性，一般清晨唾液分泌最多，熟睡时分泌最少。

二、影响口腔黏膜吸收的因素

口腔黏膜给药具有以下优势：①药物可经口腔黏膜处丰富的毛细血管直接进入体循环，避免了胃肠道和肝脏的首过效应，加之吸收部位的酶活性较低，故药物的吸收程度较高；另外，黏膜组织几乎无角质化，药物的吸收较为迅速。②给药方便，可随时撤除药物，患者依从性良好。③口腔黏膜具有较强的刺激耐受性和修复功能，不易受制剂中各种成分的刺激而发生病理损伤。④便于进行缓控释和定位给药。口腔黏膜给药的不足在于：①药物释放系统的体积受到口腔中黏膜的吸收空间的限制。②不自主的唾液分泌和吞咽可影响药效的发挥。③药物的味觉刺激影响该途径的依从性。

（一）生理因素

1. 口腔黏膜结构的影响 角质化上皮和非角质化上皮的外层 20%～25% 的组织是由复层扁平细胞构成的，排列较紧密，使外来物质难以透过，构成了药物穿透口腔黏膜的主要屏障。其中，角质化上皮相对较薄，其表面主要由 20 多层充满角蛋白结晶的鳞状上皮构成，细胞之间通过纤维连接，药物透过相对困难。而口腔中的非角质化上皮基底很薄，约为 100 μm，细胞间的连接不太紧密，活动性较大，故药物对其的穿透能力相对角质化上皮容易。口腔黏膜的结构与性质具有分布区域差别，给药部位不同，药物吸收速率和程度也不同。口腔黏膜中舌下黏膜渗透性能最强，颊黏膜次之，齿龈黏膜和腭黏膜最慢。例如，甾体激素、硝酸甘油、二硝酸异山梨酯等许多口服肝首过效应强或在胃肠道中易降解的药物，舌下给药后生物利用度显著提高。

口腔黏膜吸收以被动扩散为主。低分子量的水溶性药物主要通过细胞间通道进入组织间隙；对脂溶性药物，由于口腔黏膜细胞膜膜具有脂质双分子层结构，药物可经被动扩散透过黏膜，但必须透过上皮细胞的多层结构才能到达毛细血管。

通常认为口腔黏膜的渗透性能介于皮肤和小肠黏膜，那些口服吸收效果好、生物利用度较高的药物，口腔黏膜给药不一定比口服更好。表 3-2 对口腔黏膜、鼻腔黏膜与经皮给药的特点进行了总结和比较。

表 3-2 口腔（颊）黏膜给药与鼻腔黏膜、经皮给药的比较

	口腔（颊）黏膜	鼻腔黏膜	经皮
生物利用度	中	优	一般
起效速率	中	优	一般
黏膜强度	中	一般	优
持续时间	优	一般	中
方便程度	中	一般	优
避开代谢与降解	优	一般	中
黏膜总面积	一般	中	优

2. 唾液冲洗作用 唾液的冲洗作用是影响口腔黏膜给药制剂吸收的最大因素，舌下片剂通常因此而使保留时间变短，同时口腔其他部位的黏附制剂也可能因此而使其释药速率改变，释药维持时间缩短。有些药物制剂的释放依赖于唾液，且不同时间的唾液分泌量差异和个体差异对药物影响较大，如一些缓控释制剂在清晨时由于唾液分泌量多，则释放增多，在熟睡时则释放减少。由于唾液的缓冲能力较差，药物制剂本身可能使口腔局部环境的 pH 改变进而影响药物的解离性。此外，唾液中酶的活性较低，其他的有机或无机成分一般对药物的释放无影响。唾液中含有的黏蛋白对口腔黏膜黏附制剂的附着有利，但是黏蛋白也可能与药物发生特异性的或非特异性的结合，使药物的吸收减少。

3. 其他影响因素 口腔中的酶会使一些化合物在口腔中代谢失活；口腔黏膜的物理损伤和炎症亦可使黏膜局部渗透性增加而影响药物吸收；唾液的 pH 和渗透压也会影响药物的口腔吸收。

（二）药物因素

药物本身的理化性质如脂溶性、解离度和分子量大小等均可影响药物经口腔黏膜渗透的能力。大多数弱酸和弱碱类药物能通过脂质膜吸收。油水分配系数（$\lg P$）是指一定量的药物在油（一般用正辛醇）和水两相中溶解的比例，该值可反映药物的脂、水溶性。一般油水分配系数为 1.6~3.3 的药物有较好的吸收。遵循 pH-分配假说，分子型药物容易透过口腔黏膜，离子型药物难以透过脂质膜，如脂肪酸的口腔黏膜吸收依赖于溶液的 pH，分子型比例越高，渗透系数越大。

水溶性药物如甲状腺素释放激素和异丙肾上腺素的颊黏膜吸收不依赖于溶液 pH。例如，家兔颊黏膜对甲状腺素释放激素在 pH 4.0 和 pH 8.0 时的渗透系数相等，表明水溶性药物在离子型时也能通过细胞间途径吸收。亲水性药物的吸收速率取决于分子量大小，小于 75~100 的小分子药物能够迅速透过口腔黏膜，分子量大于 2000 的药物，口腔黏膜渗透性能急剧下降。

（三）剂型因素

口腔黏膜给药剂型包括溶液型或混悬型漱口剂、气雾剂、膜剂、贴剂、片剂等剂型，由于受唾液冲洗作用影响，药物的保留时间短。药物一般在舌下仅能保留几分钟，因此舌下片剂需要药物溶

出速率快、剂量小、作用强。目前舌下给药的制剂大多是为一些需迅速起效的脂溶性药物设计的。

颊黏膜表面积较大，渗透性比舌下黏膜差，一般药物吸收和生物利用度不如舌下黏膜。但相比于舌下黏膜给药，颊黏膜给药受口腔中唾液冲洗作用影响小，因此，可采用一些生物黏附材料制成生物黏附贴片，使其能够在颊黏膜上保持相当长时间。常用的生物黏附剂有天然和合成高分子材料两类，天然的有明胶、果胶、西黄蓍胶、阿拉伯胶、海藻酸钠等；合成的有聚丙烯酸类、聚卡波菲、卡波姆、纤维素及其衍生物等。近年来不断有此类制剂上市，如蛋白质、多肽类药物的生物黏附贴片和控释制剂黏附贴片。例如，利用 HPMC 及卡波姆等高分子材料制成黏膜贴附片剂，能够在较长时间释放甾体激素类抗炎药，用于治疗口腔溃疡效果良好。

由于颊黏膜的渗透性能相对较差，在制剂中加入吸收促进剂，可以通过改变口腔黏膜的渗透性，从而提高药物黏膜吸收的速率和程度。口腔黏膜吸收促进剂与透皮吸收促进剂及其他一些黏膜吸收促进剂相似，主要包括金属离子螯合剂、表面活性剂类如胆盐、脂肪酸类，以及非表面活性剂如壳聚糖、氮酮（azone）等。

此外，由于舌背侧分布有许多被称为味蕾的味觉受体，导致口腔黏膜给药对药物的味觉要求较高，使某些具有苦味的药物和赋形剂应用受到限制。

知识拓展

黏膜吸收促进剂的主要作用机制与经皮吸收促进剂相似，但黏膜没有角质层这一屏障的干扰，促渗机制更加多样。其主要作用机制：①改变黏膜脂质双分子层结构，降低黏膜层黏度，提高黏膜细胞渗透性；②使黏膜上皮细胞之间的紧密连接暂时疏松，使药物容易通过黏膜屏障，如阴离子表面活性剂、壳聚糖及氮酮等；③增加细胞间和细胞内的渗透性，如皂苷类；④加速黏膜处血流，提高黏膜药物浓度梯度，提高药物的转运速率，如某些表面活性剂；⑤抑制药物作用部位蛋白水解酶的作用，如胆酸盐；⑥促进黏膜细胞膜孔形成；⑦防止蛋白聚集，如金属离子螯合剂、水杨酸钠等能增加胰岛素等蛋白质的热力学运动。

第三节 皮肤给药

案例 3-4

患者，女，50 岁，患有更年期综合征，口服雌二醇片剂，每日 3 次，每次 2 mg 进行雌激素补充治疗，一段时间后，患者症状虽得到有效控制，但也出现血压及甘油三酯升高、肝功能异常等不良反应。经就诊，医生建议改用雌二醇贴剂，每三天贴 1 剂，每剂含雌二醇 0.05 mg。患者遵医嘱治疗一段时间后，发现其病情控制良好，且此前的不良反应未再次出现。

问题：

1. 为何改用贴剂后雌二醇的给药剂量大大降低而疗效却没有下降？
2. 为何改用贴剂可避免雌二醇的不良反应？

案例 3-4 分析

雌二醇长期口服虽可以保持血药浓度的稳定，但会带来一定的肝脏损害作用，还可刺激产生肾素和凝血因子，从而表现出肝功能异常、血压和甘油三酯升高等不良反应。雌二醇口服给药后在胃肠道及肝被大量首过代谢，却极易经皮吸收，故在疗效相当的情况下，口服给药的剂量大大高于经皮贴剂。经皮给药可避免雌二醇口服的肝首过效应，在减少给药剂量的同时，还能够大大减轻肝脏的代谢负荷及对血压和血脂的影响。除经皮贴剂外，其他非口服给药途径，常用的如阴道给药，同样可避免雌二醇的肝首过效应，减少副作用。

皮肤给药可以用于局部皮肤病治疗,如软膏剂、橡胶贴膏、搽剂、凝胶剂等皮肤外用制剂,也可透过皮肤吸收进入体循环发挥全身治疗作用。近年来,经皮吸收作为全身给药的途径已有很多研究,并已有若干个经皮给药系统(transdermal drug delivery systems,TDDS)上市。TDDS多为贴剂或贴片,也有少数软膏剂。

以 TDDS 进行皮肤给药,具有以下优点:①避免药物口服带来的首过效应;②无损伤给药,避免注射给药的不便,提高了患者顺应性;③可延长 $t_{1/2}$ 短的药物的作用时间;④可随时移除 TDDS以中断给药。采用 TDDS 进行皮肤给药同样存在一定的缺点:①皮肤给药对药物的剂量和理化性质存在一定限制,一般仅适用于药理作用较强的小分子药物;②皮肤对药物的渗透性差,药物吸收慢,不利于药物迅速起效;③TDDS 中某些成分会导致一些患者应用时产生接触性皮炎。

一、皮肤的结构与药物的转运

1. 皮肤的结构 皮肤由表皮、真皮和皮下组织 3 部分及皮肤附属器组成,其中表皮又可分为角质层和活性表皮层,见图 3-2。

(1)表皮:皮肤最外与体外环境直接接触的部分为角质层,角质层由 10~20 层死亡的扁平角质细胞组成,厚度依人及身体不同部位而异,为 15~20 μm。角质细胞由大量蛋白质、非纤维蛋白和少量脂质相互镶嵌组成致密细胞膜,类脂质和水构成细胞间质。角质层细胞大约以每 30 天 1 层的速率被下层表皮组织形成的新角质细胞所代替,最外层的角质细胞自然脱落。角质层由于含水少,细胞膜致密,成为药物经皮吸收的主要屏障。

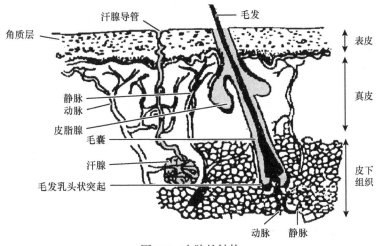

图 3-2 皮肤的结构

活性表皮层位于角质层和真皮之间,分为透明层、颗粒层、棘层和基底层,厚度为 50~100 μm,是由活细胞组成,细胞膜具有脂质双分子层的结构,细胞内主要是水性蛋白质溶液,在某些情况下,这种水性环境可能成为脂溶性药物的渗透屏障。

(2)真皮:表皮下方为真皮,由疏松的结缔组织构成,平均厚度为 1~2 mm。毛发、毛囊、皮脂腺和汗腺等皮肤附属器分布于其中,并有丰富的血管和神经。这些系统与体内循环连接组成药物转运网络。一般认为,从表皮转运来的药物可以迅速从上述途径移除而不形成吸收屏障。

(3)皮下组织:真皮下方的皮下组织是一种脂肪组织,分布有血管、汗腺和毛囊。与真皮组织类似,皮下组织不是吸收屏障。

(4)皮肤附属器:包括毛囊、汗腺、皮脂腺等。毛囊遍布整个身体表面,开口于皮肤表面。毛发包埋于真皮中的毛囊内,包括毛球、毛根和毛干。身体各部位毛发的密度不同,不同种族的人毛发数目也有明显差别。汗腺亦广泛分布于皮肤,通过导管从真皮深部向表皮延伸,穿越表皮开口于皮肤表面的汗孔。汗腺的分布亦因部位和遗传而有差异，汗液的 pH 为 4.5～5.5。皮脂腺位于真皮上部，开口于毛囊漏斗部的下段。皮脂腺的分泌物含皮脂，是皮肤表面类脂层的主要成分，它们的分泌受激素调节。

2. 药物在皮肤内的转运 药物渗透通过皮肤吸收进入体循环的途径主要有两条，即表皮途径和皮肤附属器途径。表皮途径为药物应用于皮肤表面后，首先从制剂中释放出来，与表皮层接触，通过表皮层经真皮进入皮下组织，然后进入血液循环，这是药物吸收的主要途径，其药物经皮渗透的主要屏障来自于角质层。在离体透皮实验中，将皮肤角质层剥除后，药物的渗透性可增加数十倍甚至数百倍，如亲水性药物氟尿嘧啶的渗透性增加了约 40 倍，水溶性药物阿糖胞苷的渗透性增加了 1300 倍，而脂溶性药物正戊醇也增加了 23 倍。

另一条途径是皮肤附属器途径。药物由毛囊及皮脂腺的开口进入囊内或腺体内，再通过囊壁细胞到达真皮与皮下组织，然后扩散进入血液循环。皮脂腺分泌物是油性的，有利于脂溶性药物的穿透，若在制剂处方中加入表面活性剂，则有助于药物与毛囊紧密接触，有利于药物吸收。药物通过皮肤附属器的渗透速率要比表皮途径快，但皮肤附属器在皮肤表面所占的面积只有 0.1%左右，因此不是药物经皮吸收的主要途径。

药物可通过如下两种途径扩散通过角质层。

（1）通过细胞间隙扩散。虽然细胞间隙总面积仅占角质层面积的 0.01%～1%，但其结构比较疏松，总容积为整个角质层的 30%左右。但是，通过细胞间隙扩散仍是药物通过角质层的主要途径。细胞间隙的基本骨架是纤维蛋白成分，占 70%以上，骨架中镶嵌着大量类脂质，形成多层脂质双分子层排列，这是通过细胞间隙扩散的主要阻力。制剂中加入透皮促进剂，可通过作用于细胞间隙类脂质双分子层，改变脂质双分子层的空间结构，提高脂质膜流动性，从而促进药物经皮吸收。

（2）通过细胞膜扩散。角质层细胞膜不是类脂双分子层结构，而是一种致密的交联的蛋白网状结构，细胞内则是大量微丝角蛋白和丝蛋白的规整排列结构，两者均不利于药物的扩散。一般情况下，药物很难通过这一途径扩散到皮下组织，但由于其占有巨大的扩散面积，有些吸收促进剂可作用于其中的一些蛋白质，改变蛋白的排列，增加药物的扩散速率。因此该途径对药物渗透的作用仍然不能忽视。

二、影响药物经皮吸收的因素

案例 3-5

东莨菪碱贴剂是第一个获美国 FDA 批准的 TDDS，用于预防旅行中的晕动病及手术时使用麻醉和镇痛药引起的恶心、呕吐。该制剂为 2.5 cm² 的圆形扁平薄片，厚 0.2 mm，含东莨菪碱 1.5 mg，依次由黏胶层、控释膜、药物储库及背衬层组成，其中黏胶层含 200 μg 的首剂量。该制剂可在 3 天内以近似恒速的释药速率持续释药约 1 mg，使用时将其贴于耳后无发皮肤上，多次给药时，可移除旧贴后在另一耳后替换新贴。

可乐定贴剂是第一个用于治疗高血压的 TDDS。该制剂被设计成各种不同尺寸，用于满足患者对药物释放量的不同要求。可乐定贴剂一般贴于上臂外侧或胸前无毛区的无损皮肤上。用药后，黏胶层中的药物先使皮肤给药区域饱和，然后药物储库中的药物通过控释膜恒速释放，并可持续 7 天。用药 2～3 天后可达到治疗血药浓度，1 周后或在 7 天的使用期内发现局部皮肤刺激，可除去旧贴，并于未贴过的皮肤处贴上新贴，以维持治疗。

问题：

1. 以上两种贴剂均在黏胶层中加入少量药物，有何作用？
2. 贴剂中的药物是否可以释放完全？为什么？
3. 为何东莨菪碱贴剂与可乐定贴剂的给药皮肤部位不同？
4. 为何这两种药物可以被设计成经皮给药贴剂？

案例 3-5 分析

　　两种贴剂均属于膜控型给药系统，在黏胶层中加入少量药物，可以使药物的快速释放、吸收并较快达到稳态血药浓度。TDDS中药物的饱和溶液与皮肤中极低的药物浓度所形成的浓度梯度是药物释放的驱动力，为维持给药期间药物的恒速释放，贴剂中的含药量远大于总的释药量。东莨菪碱贴剂多用于单次给药，绝少用于反复重复给药的情况，且该贴剂尺寸较小，因此选择渗透性较好的耳后部皮肤给药；可乐定贴剂用于治疗和控制高血压，往往需长期重复给药，为保证给药部位皮肤在给药后有充足的恢复时间，给药部位皮肤应具有较大的面积，以满足给药部位的轮换，且该贴剂给药尺寸较大，因此选择上臂外侧及胸部皮肤。东莨菪碱及可乐定均为小分子脂溶性药物，二者均具有较大的分布容积和较低的有效血药浓度。相比于口服给药，将二者设计成TDDS更有助于降低其不良反应，方便给药并提高患者顺应性。

（一）生理因素

　　1. 皮肤的渗透性差异 皮肤的渗透性是影响药物吸收的重要因素。皮肤的渗透性存在着种属、个体及部位的差异。导致这种差异的原因主要是皮肤的角质化程度的差异。人体不同部位，角质层的厚度不同，皮肤附属器的多少也不同，这是导致渗透性不同的主要原因。人体各部位皮肤渗透性大小顺序一般为阴囊＞耳后＞腋窝区＞头皮＞手臂＞腿部＞胸部。角质层厚度与年龄、性别等多种因素有关，这也是导致渗透性年龄差异及性别差异的主要原因。任何使角质层受损而削弱其屏障功能的因素均能加速药物的渗透。溃疡、破损或烧伤等创面上的渗透性可能增加数倍至数十倍。湿疹及一些皮肤炎症也会引起皮肤渗透性的改变。反之，某些皮肤病如硬皮病、老年角化病等使皮肤角质层致密，可降低药物的渗透性。

　　药物经皮吸收过程中可能会在皮肤角质层内产生一定的蓄积，可能的原因是药物与角质层中的角蛋白发生结合或吸附，使亲脂性药物溶解在角质层中形成较高的浓度。药物在皮肤内的蓄积作用是导致药物经皮吸收起效慢，但作用时间长的原因之一。

　　2. 皮肤的水合作用 皮肤外层角蛋白及其降解产物具有与水结合的能力称为皮肤的水合作用。皮肤水合作用对药物经皮吸收的影响与水合的程度和药物的性质有关。当皮肤上给予具有密封性好的贴剂或具有封闭作用的软膏后，水分和汗液在皮肤内蓄积，使角质层水合软化。细胞自身发生膨胀，结构的致密程度降低，药物渗透性增加，对水溶性药物的促渗作用较脂溶性药物显著。

　　3. 皮肤的代谢及微生物的降解作用 皮肤内药物代谢酶含量很低，主要存在于活性表皮，加之血流量仅为肝脏的 7%，且皮肤用药面积一般很小，所以皮肤的代谢作用对多数药物的经皮吸收不产生明显的首过效应。近年来有研究利用皮肤的酶代谢作用来设计前体药物。例如，阿糖腺苷、茶碱、甲硝唑等药物的经皮渗透速率不能达到治疗要求，将其改造成亲脂性前体药物，渗透能力提高，扩散进入活性表皮内被代谢成为具有治疗作用的母体药物，继而吸收进入体循环。

　　皮肤表面的微生物可能会使某些药物和基质发生降解，特别是当药物被密封涂敷于皮肤表面时这种降解作用更明显，长时间给药时这种降解作用也会更加明显，制剂研究时应当考虑这种降解作用对药物疗效及毒性的影响。

　　4. 温度的影响 皮肤温度的升高，皮下毛细血管中血流速率加快，药物的渗透速率也相应提高。例如，温度从 20℃升高至 30℃，水杨酸在豚鼠腹部皮肤的吸收提高 5 倍；温度由 27℃升高至 37℃，吲哚美辛经裸鼠皮肤的渗透性增加 10 倍。

（二）药物因素

　　1. 药物的分子量 通过角质层细胞的扩散是药物经皮吸收的主要途径。小分子药物相对容易通过细胞间扩散，分子量大于 600 的物质几乎不能通过角质层。

　　2. 药物的熔点 药物的熔点对药物渗透性能有一定的影响，一般情况下，熔点较低的药物更易渗透通过皮肤。例如，芬太尼、舒芬太尼和哌替啶的熔点均小于 100℃，它们的渗透系数介于 $3.7 \times 10^{-3} \sim 1.2 \times 10^{-2}$ cm·h^{-1}，时滞为 1.2~2.0 h；吗啡、氢吗啡酮和可待因的熔点均大于 150℃，它们的渗透系数介于 $9.3 \times 10^{-6} \sim 4.9 \times 10^{-5}$ cm·h^{-1}，时滞为 5.2~7.6 h。

3. 药物的溶解性 一般而言，脂溶性药物，即油水分配系数大的药物较水溶性药物或亲水性药物容易通过含水少的角质层屏障，但是脂溶性太强的药物进入角质层后难以透过亲水性的活性表皮层和真皮层，主要在角质层中蓄积。药物的透皮速率与分配系数不成正比关系，一般呈抛物线关系，即透皮速率随分配系数增大到一定程度后，分配系数继续增大，透皮速率反而下降。在水相及油相中均有较大溶解度的药物皮肤渗透性较高。

4. 药物的解离形式 对于弱酸或弱碱性药物，药物的解离状态也会影响药物的透皮速率。与其他生物膜一样，药物以分子型存在时容易透过，而当药物以离子型存在时一般不易透过。

（三）剂型因素

1. 药物从剂型中的释放 药物从给药系统中释放也是影响透皮吸收的重要因素。常用的经皮给药剂型为贴剂，药物从制剂中的释放主要与制剂的处方及制剂工艺有关。选择处方基质时，要考虑基质对药物的亲和力不应太大，否则将影响药物的释放，从而影响药物的吸收。除传统基质外，脂质体也可以较好的作为经皮给药的药物载体，并能够较好地包裹亲水性及亲脂性药物。例如，应用曲安西龙脂质体，在家兔表皮和真皮均发现有显著量的药物，分别比非脂质体制剂高 5 倍和 3 倍。

2. 分散介质的影响 溶解与分散药物的介质不但能影响药物的释放，还可能会影响皮肤的渗透性。不同介质对药物的亲和力不同，从而影响药物在给药系统与皮肤之间的分配。如果药物与介质的亲和力大，则药物在皮肤中分配得少，即在皮肤与介质之间的分配系数降低，会导致药物的透皮速率下降。例如，以无毛小鼠的离体皮肤进行氢化可的松透皮实验，将氢化可的松溶于不同浓度的丙二醇水溶液中，浓度均为 0.2%，由于氢化可的松在不同浓度的丙二醇水溶液中溶解度不同，导致药物的透皮速率的不同，结果见表 3-3。分散介质除了可能与药物之间存在一定的亲和作用，还可能与角质层存在亲和力，当亲和力较高时，甚至可以直接把药物带入到角质层内，有利于药物的吸收。

表 3-3 氢化可的松透皮速率与丙二醇浓度关系

丙二醇（$V \cdot V^{-1}$）	透皮速率（μg·cm^{-2}·h^{-1}）	溶解度（mg·ml^{-1}）
25	0.119 ± 0.007	1.19
40	0.089 ± 0.006	2.20
60	0.078 ± 0.003	3.08

3. pH 的影响 皮肤表面和给药系统内的 pH 能通过影响弱酸性或弱碱性药物的解离度，进而影响药物的渗透率。药物的解离程度由介质的 pH 和药物的 pK_a 决定。皮肤可耐受 pH 5~9 的介质。制剂设计时，根据药物的 pK_a 调节给药系统中介质的 pH，可以提高药物分子型的比例，有利于提高药物的渗透性。

由于药物通过皮肤的渗透是被动扩散过程，随着皮肤表面药物浓度的增加，药物的渗透速率也增大。同一给药系统，药物释放速率相同，药物透皮吸收的量与给药系统的表面积成正比，表面积越大，透皮吸收的量越多，故常用给药系统的面积大小来调节给药剂量。

4. 吸收促进剂的影响 相对于其他给药途径，经皮给药吸收慢，吸收总量小。一般情况下，只有少数剂量小、活性强且具有适宜溶解特性的小分子药物能通过皮肤吸收达到有效血药浓度。制剂过程中，采取适当的措施提高药物的皮肤渗透率是经皮给药系统研究中的重要工作。在制剂研究时常用的促进药物经皮吸收的方法主要有药剂学、化学和物理学方法，其中渗透促进剂是增加渗透率最常用的药剂学方法。常用的促进剂有表面活性剂类，如吐温（Tween）80、十二烷基硫酸钠等；二甲基亚砜及其类似物，如癸基甲基亚砜等；吡咯酮衍生物；氮酮类化合物如月桂氮䓬酮；醇类和脂肪酸类化合物，芳香精油如桉叶油、薄荷油等。其他还有尿素、水杨酸等角质保湿剂、氨基酸等。

透皮吸收促进剂的作用机制可能是作用于角质层的脂质双分子层，干扰脂质分子的有序排列，增加脂质的流动性，有助于药物分子的扩散。有些促进剂能溶解角质层的类脂，影响药物在皮肤的分配，或促进皮肤的水化而提高药物的透皮速率。

（四）新技术的应用

1. 离子导入技术　离子导入技术是利用直流电流将离子型药物经由电极定位通过皮肤附属器导入皮肤和黏膜、肌肉局部组织或血液循环的一种生物物理方法。近几年，这种技术开始作为多肽和蛋白质等大分子药物的经皮吸收促进方法。例如，胰岛素离子导入系统采用脉冲电流，连续使用40 min，对小鼠的降血糖效果可维持 12 h。

离子型药物或能够在溶液中形成带电胶体粒子的药物可采用离子导入技术给药。一些情况下，离子导入技术亦可改善不荷电药物的渗透性，这主要是在电场作用下，增加了水对皮肤的渗透，增强皮肤的水合作用，而非电流对药物的直接作用。影响离子导入有效性的主要因素：①药物与介质因素，如药物的解离度、药物的浓度、介质的 pH 等；②物理因素，如电流的强度、通电时间、脉冲电流及离子电极等。

2. 其他技术　其他用于皮肤给药的新技术还包括超声导入技术、电致孔技术、微针阵列技术和激光技术等。其中，超声导入技术是利用低频超声波影响角质层结构，以改善药物经皮吸收的渗透性，或将皮肤附属器直接作为药物的传递透过通道，从而促进药物经皮吸收的方法。电致孔技术是施加瞬时高电压脉冲电场于细胞膜等脂质双分子层，使之形成暂时可逆的亲水孔道而增加细胞及组织膜渗透性的方法，该方法也被用于促进大分子药物的经皮吸收。微针阵列技术是一种采用具有微米尺度的针尖阵列的经皮给药方法，可在皮肤上创造微米级药物运送通道，穿刺深度仅通过角质层，不产生痛觉。激光技术是指通过激光诱导促进药物经皮吸收的方法，该方法主要通过光机械波对角质细胞间脂质区产生的结构变化发挥促进药物吸收作用。

三、经皮吸收的研究方法

1. 经皮扩散的体外研究　使用体外实验装置研究经皮给药系统是常用的研究方法。这一研究方法可以用于考察药物的经皮渗透性及其影响因素，筛选透皮吸收促进剂、制剂材料、处方和工艺等，还可以对经皮给药系统的吸收特征进行评价。角质层是大部分药物经皮扩散的主要屏障，由于角质层是由死亡的角化细胞组成，故可以用离体皮肤进行经皮扩散研究。

经皮扩散的体外研究的基本操作是将皮肤夹在扩散池的供给室与接收室之间，药物涂敷于皮肤的角质层表面，按一定时间间隔测定皮肤另一面接受介质中药物的浓度，计算药物通过单位面积皮肤的速率。常用的扩散池有单室扩散池（图 3-3）、双室扩散池（图 3-4）和流通扩散池。

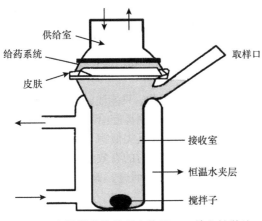

图 3-3　经皮扩散的体外研究装置——单室扩散池

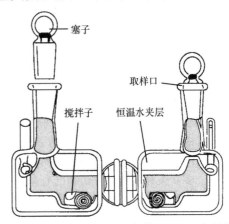

图 3-4　经皮扩散的体外研究装置——双室扩散池

影响经皮扩散试验结果的因素有实验用皮肤、实验装置、实验条件和实验操作等。最理想的实验用皮肤是人体皮肤，但人体皮肤不易获得。经皮扩散试验主要是对处方进行选择而不是考察经皮给药制剂在人体的真实透过量。因此，在平行条件下用无毛小鼠、无毛大鼠、无毛猪和猴等动物皮肤代替人体皮肤是较合理的选择。动物皮肤在去毛时应注意不损伤角质层，同时皮肤的保存条件也不应对皮肤的渗透性产生影响。选择接受介质，应注意保证药物扩散的漏槽条件，通常用生理盐水或磷酸盐缓冲液。

2. 经皮吸收的体内研究   经皮吸收的体内研究通常在大鼠及比格（Beagle）犬体内进行，药物进入临床试验后可以在人体内进行。通常采用药物动力学方法进行研究，即给药后在不同时间抽取血样，测定血药浓度，计算药物动力学参数。必要时可与静脉注射等剂量药物进行比较，计算绝对生物利用度。值得注意的是，经皮吸收进入血液的药物量非常少，浓度很低，一般在 $10^{-12} \sim 10^{-9} \, \text{g} \cdot \text{ml}^{-1}$ 内，所以体内研究通常采用高灵敏度的分析检测方法，如 HPLC、液相色谱-质谱联用（LC-MS）、气相色谱-质谱联用（GC-MS）及放射性免疫分析法等。

第四节   鼻黏膜给药

案例 3-6

患者，女，58 岁，长期患有腰背痛，医院就诊，诊断为老年性骨质疏松。医生开具处方用鲑鱼降钙素鼻腔喷雾剂每日一次 40 μg 治疗。

问题：鲑鱼降钙素为什么要以鼻腔喷雾给药？

案例 3-6 分析

鲑鱼降钙素为 32 个氨基酸组成的多肽类药物，分子量为 3432，制成鼻喷剂鼻腔给药后，药液呈气雾状进入鼻腔，通过鼻黏膜下毛细血管吸收，直接进入体循环，避免胃肠道及肝脏首过效应。鲑鱼降钙素鼻腔喷雾剂在保证一定的生物利用度的同时，提高了患者的顺应性，更便于患者自行给药。

鼻黏膜给药（nasal mucosa administration）不仅可用于治疗局部疾病，也可用于治疗全身疾病。一些甾体激素类、抗高血压药、镇痛药、抗生素及抗病毒药物等物通过鼻黏膜吸收后，可获得比口服给药更好的生物利用度，另外，某些蛋白质多肽类药物也可通过鼻黏膜给药达到较好的生物利用度。

鼻黏膜给药的主要优点：①鼻黏膜内血管丰富，渗透性高，吸收迅速，吸收程度和速率有时可与静脉注射相当；②可避免肝脏的首过效应和药物在胃肠液中的降解；③可增加向脑内的传递，有利于脑部疾病的治疗；④鼻腔内给药方便易行。鼻黏膜给药也存在一定的不足，如单次给药的剂量受限，一些药物的生物利用度相对较低，剂量不够准确，药物与吸收部位的接触时间较短等。

对于口服给药个体差异大、生物利用度低、口服易破坏或不吸收、只能注射给药的药物，可考虑经鼻黏膜给药。药物可制成滴鼻剂或气雾剂等剂型。临床上最早采用鼻腔给药的肽类药物为垂体激素，如缩宫素（oxytocin）、血管紧张素胺（angiotensinamide）及其类似物、促黄体激素释放激素（LHRH）激动剂类似物，这些药物的鼻黏膜给药途径是仅次于注射的有效给药方式。目前甾体激素类、多肽类和疫苗类等药物已有鼻黏膜吸收制剂上市或进入临床研究，如鲑鱼降钙素喷雾剂、去氨加压素鼻腔喷雾剂和胰岛素鼻用制剂等。

一、鼻腔的结构与生理特点

（一）鼻腔和鼻黏膜的结构

鼻腔从鼻孔开始到鼻咽，长度为 12～14 cm，鼻中隔将鼻腔分为结构相同的两部分（图 3-5）。图中近鼻孔一端虚线标志着鼻前庭的起点，点状填充区域为嗅区，而近鼻咽管一端的虚线为鼻中隔的后端点。鼻前庭和呈皱褶状的上、中、下鼻甲使鼻腔的空气通道呈弯曲状，空气流进入鼻腔即会受到阻挡并改变方向。外界随气流进入鼻腔的粒子大部分沉积在鼻前庭前部，很难直接通过鼻腔到达气管。

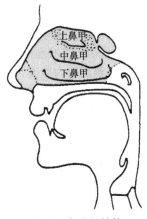

图 3-5　鼻腔的结构

鼻腔总容积约为 15 ml，鼻黏膜总表面积约为 150 cm^2。鼻腔黏膜的主要吸收部位是鼻中隔和鼻甲黏膜，黏膜表面覆盖着一层假复层纤毛柱状上皮细胞，微纤毛结构大大增加了鼻腔的有效吸收面积。黏膜内有许多黏液腺和可产生黏液的杯状细胞，分泌浆液和黏液到鼻腔表面，鼻黏液覆盖在鼻黏膜上。鼻腔黏液主要成分是 95%～97% 的水分和 2%～3% 的蛋白质，蛋白质主要包括糖蛋白、氧化和结合酶、肽酶、蛋白水解酶、分泌蛋白、免疫球蛋白和血浆蛋白，其中蛋白水解酶是影响药物鼻腔吸收的因素之一。

鼻黏膜的一般厚度是 2～4 mm，在某些突出部位的鼻黏膜厚达 5 mm，鼻上皮细胞下有许多大而多孔的毛细血管和丰富的淋巴网，可使组织液迅速通过血管壁。

（二）鼻黏膜的生理特征

1. 鼻黏膜上皮　与口腔及阴道黏膜相比，鼻黏膜上皮仅由一层柱状纤毛上皮细胞构成，药物渗透性高、吸收快。鼻腔上部黏膜比鼻腔底部和各鼻窦内黏膜厚，血管密集，是药物吸收的主要区域。

药物经鼻腔毛细血管吸收后，直接进入体循环，不经过门-肝系统，避免了肝脏的首过效应，是药物吸收的良好部位。此外，某些药物通过鼻黏膜给药后，可通过嗅神经通路或嗅黏膜上皮通路绕过血脑屏障直接进入脑内，这对于帕金森病、阿尔茨海默病等疾病的治疗具有一定意义，如左旋多巴、头孢氨苄和胰岛素样生长因子经鼻腔给药后，能够显著改善脑神经的功能。

2. 鼻黏液　每天分泌黏液 1.5～2.0 ml，分泌的黏液覆盖在鼻黏膜表面，形成约 5 μm 厚的黏液层。鼻上皮组织中含有睫状细胞，有自主流动性，使黏液单向流至咽部，最终通过鼻咽管被吞咽进入胃部，或经口腔排出体外，因此具有清除异物和微生物，保护机体的作用。任何粉末和颗粒在鼻腔的总接触时间为 20～30 min，因而药物粉末或溶液很容易被迅速清除。鼻黏液能缩短药物与吸收表面的接触时间，影响药物的吸收及生物利用度，而鼻黏液的黏度可影响纤毛的正常功能，黏度过高或过低均不利于药物的吸收。

鼻腔黏液 pH 一般为 5.6～6.5，是蛋白水解酶的最适 pH，有利于蛋白质类药物的吸收。若采用改变黏液 pH 的方法来抑制蛋白水解酶的活性，可以改变蛋白质类药物的吸收。

3. 鼻纤毛　鼻纤毛长度约为 5 μm，直径约为 0.2 μm，以每秒钟 12～20 次的频率向后摆动，黏液的移动速率约为 10 cm·min^{-1}。鼻黏膜纤毛的同步运动是清除外来异物和维持鼻腔正常生理功能的基础。鼻腔内的分泌物和外来异物可通过鼻黏膜纤毛的运动而被清除，同样，其对药物的鼻黏膜吸收也有很大影响。不溶性粒子进入鼻腔主要区域后，会被纤毛系统导向鼻腔的后部而进入胃部，不能经鼻黏膜吸收。但以气流状态或溶液状态存在的药物，却可以迅速通过鼻黏膜分泌物表面被鼻腔吸收进入全身体循环。

二、影响药物鼻黏膜吸收的因素

（一）生理因素

1. 吸收途径　药物经鼻黏膜吸收的途径为主动转运或被动扩散。分子量小于 1000 的药物，易透过鼻腔黏膜吸收。应用吸收促进剂后，分子量大于 6000 的药物也可获得很好的鼻黏膜吸收生物利用度。鼻黏膜分布有较多小孔径的水性孔道，对许多亲水性药物或离子型药物的吸收优于小（空）肠黏膜、阴道黏膜及直肠黏膜等其他黏膜部位。

鼻黏膜吸收的主要途径是脂质途径，一些脂溶性的药物经鼻黏膜吸收的生物利用度可接近静脉注射。一些在胃肠道中难吸收的药物如磺苄西林（sulbenicillin）、头孢唑林可经鼻黏膜吸收，维生素 B_{12} 的鼻用凝胶剂比同剂量口服片剂的血药浓度高 8.4～10 倍。

2. 鼻黏膜内血流　鼻黏膜内毛细血管丰富，有利于药物的渗透吸收。药物吸收后可直接进入体循环，有些口服首过效应很强的药物如孕酮，鼻腔给药的生物利用度为口服的 5～10 倍。但鼻腔的血液循环会受病理状况或外界因素的影响，如萎缩性鼻炎、严重血管舒缩性鼻炎、鼻腔息肉、过敏性鼻炎、感冒等鼻部疾患能降低鼻部血管的血流量，从而减少药物的鼻腔吸收。外界因素如温度、湿度变化亦会降低鼻腔的药物吸收。

3. 鼻腔 pH　鼻腔分泌物的正常 pH 为 5.0～6.5，婴幼儿略低于成人。鼻腔黏液缓冲能力差，每天仅分泌 1.5～2.0 ml，相比之下，药物的解离和吸收更易受制剂 pH 的影响。为了提高药物的吸收，制剂的 pH 常在 4.5～7.5 内选择最佳值。

4. 鼻腔分泌物　成人鼻腔分泌物中含有多种酶类，其中活性最高的为氨基肽酶，因此对这类酶敏感的药物经鼻黏膜给药时可能被降解，如胰岛素即可被鼻腔分泌物中的亮氨酸氨基肽酶水解。前列腺素 E、孕酮和睾丸酮在鼻腔酶类作用下也会发生结构变化或失去活性，但与消化道相比，鼻腔中药物代谢酶种类较少，活性也较低。孕酮鼻腔给药的生物利用度为口服的 5～10 倍，胰岛素鼻腔给药可达到肌内注射治疗作用的 50%。

5. 纤毛的运动　鼻黏膜纤毛的摆动作用使得覆盖于鼻腔表面的黏液逐渐向鼻腔后方运动，最终或通过鼻咽部被吞咽入胃部，或被排出体外，具有清除异物和微生物、保护机体的作用。同时，这种清除作用会缩短药物在鼻腔吸收部位的滞留时间，从而影响药物吸收的完全性而降低药物的生物利用度。有些药物如盐酸普萘洛尔鼻腔给药后会影响纤毛的正常运动，使纤毛运动不可逆地停止。一些防腐剂和吸收促进剂如去氧胆酸钠也有可能影响纤毛的正常运动。

（二）药物因素

1. 药物的脂溶性　药物的脂溶性是影响鼻黏膜药物吸收的主要因素，脂溶性大的药物鼻腔吸收迅速。例如，家兔在体灌流实验结果表明，孕酮、睾酮和氢化可的松的鼻黏膜吸收与药物脂溶性大小成正比。在 β 受体阻断药中，普萘洛尔的脂溶性最强，故经鼻黏膜给药后吸收最快，巴比妥类鼻黏膜吸收依赖于药物的油水分配系数。

鼻黏膜吸收主要以被动扩散的方式进行。因此，脂溶性药物的渗透系数随着药物的油水分配系数增大而增大。药物经鼻黏膜吸收比经直肠和阴道黏膜吸收更易受其脂溶性大小的影响。但并不是所有脂溶性大的药物经鼻黏膜吸收好，而水溶性的药物经鼻黏膜吸收差，因为除脂溶性外，药物经鼻黏膜吸收还受其他因素影响。例如，分子量小于 300 的药物可由细胞的水溶性通道迅速吸收，与药物的脂溶性无关。

2. 药物的解离度　弱酸或弱碱性药物的鼻黏膜吸收程度依赖于溶液 pH 和解离度，分子型易通过鼻黏膜吸收，离子型吸收量较少。

3. 药物的分子量　某些亲水性药物可通过鼻黏膜细胞间的水性孔道吸收，因此，药物分子量大小与鼻黏膜吸收程度有密切关系。分子量小于 1000 的药物，经鼻黏膜吸收迅速，生物利用度高；分子量大于 1000 的药物，鼻黏膜吸收明显降低。分子量为 5200 的胰岛素，鼻黏膜的吸收量约为 15%，而分子量为 70 000 的葡聚糖的吸收量仅为 3%。但应用吸收促进剂后，分子量较大（＞6000）的药物也可获得很好的鼻黏膜吸收生物利用度。

4. 粒子大小　不溶性药物的粒子大小与其在鼻腔中的分布位置密切相关。药物颗粒大小通常以控制在 2～20 μm 为宜，该范围的粒子易分布在鼻腔吸收部位的前部，并可进一步被气流、纤毛或膜扩散作用引入吸收部位而被鼻黏膜吸收。大于 50 μm 的粒子一进入鼻腔后即刻沉积，不能到达鼻黏膜的主要吸收部位，而小于 2 μm 的粒子又可能被气流带入肺部，被呼吸道气流呼出。但发挥局部治疗作用的气雾剂，如杀菌、抗病毒药物，粒径应大于 10 μm，以避免产生肺部吸收。

（三）剂型因素

鼻黏膜给药常采用溶液剂、混悬剂、凝胶剂、气雾剂、喷雾剂等剂型。药物制剂的剂型因素及给药方式对鼻黏膜给药吸收的影响很大。鼻腔气雾剂、喷雾剂给药方便，剂量准确。药液以雾滴状喷出，在鼻腔中的弥散度和分布面广泛，药物吸收快，生物利用度高，有利于药物在鼻腔中的滞留及黏膜吸收。溶液剂在鼻腔中扩散速率也较快，分布面积较大，生物利用度也较高，因此，药效也相对较好。混悬剂的药效与药物的粒径、在鼻腔的保留部位及保留时间、吸收部位等因素有关。凝胶剂和生物黏附性微球黏性较大，可降低鼻腔纤毛的清除作用，通过延长药物与鼻黏膜接触的时间，增加药物的吸收。将药物制成原位凝胶剂（in situ gel），以溶液形式给药，进入鼻腔后由于离子强度、温度或 pH 的变化，瞬间发生相转变而胶凝，形成凝胶黏附于鼻腔黏膜上，可延长药物在鼻腔中的滞留时间，提高鼻腔给药的治疗效果。新型给药系统如脂质体、微球、纳米粒等在鼻黏膜给药中也有应用，这些剂型具有生物黏附性，使药物在鼻腔的滞留时间延长，同时保护药物免受酶降解，并不影响鼻黏膜纤毛的清除作用，能有效减少药物对鼻黏膜的刺激性和毒性，如胰岛素、降钙素、去氨加压素、人生长激素等制成微球给药。

（四）附加剂因素

多数蛋白质多肽类药物的鼻腔给药生物利用度较差，很难达到理想的临床效果，可通过在其制剂中加入一些吸收促进剂来增加药物的鼻黏膜吸收。良好的鼻黏膜吸收促进剂应满足对鼻黏膜刺激性小，促进吸收作用强，对鼻纤毛的运动及功能影响小，无不良反应等要求。

> **知识拓展**
>
> 　　常用的鼻黏膜吸收促进剂主要有胆盐类，如牛磺胆酸盐、胆酸盐、甘胆酸盐、鹅去氧胆酸盐及去氧胆酸盐等；表面活性剂，如甘氨胆酸钠；金属离子螯合剂；蛋白酶抑制剂如杆菌肽等。它们的主要作用机制：①干扰生物膜的细胞排列顺序，与膜蛋白结合，引起磷脂膜紊乱，改变膜结构，以增加膜的流动性和渗透性；②降低鼻黏液黏度，增加黏液在鼻腔内的流动性，使药物更易在黏膜中扩散；③肽和蛋白酶抑制剂减少蛋白水解酶对多肽及蛋白质类药物的降解，提高药物的生物利用度。

很多吸收促进剂存在黏膜毒性问题，如胆酸盐刺激鼻黏膜，即可引起鼠鼻黏膜超微结构的改变，因此不宜长期使用。去氧胆酸钠虽能显著增加药物鼻黏膜吸收，但其主要作用于鼻黏膜上皮，通过破坏上皮屏障增加药物渗透，有可能对鼻黏膜的正常生理功能造成不可逆的损伤。某些酶抑制剂如杆菌肽、抑肽酶也具有纤毛毒性。此外，生物黏附材料在鼻腔停留时间长也会产生局部刺激性，造成组织损伤、上皮细胞或上皮下细胞毒性、纤毛毒性，甚至抑制黏液分泌而增加感染的机会。采用两种吸收促进剂联合应用的方法有可能降低黏膜毒性，如卵磷脂与环糊精，或胆酸盐与环糊精合用都可使药物的纤毛毒性显著降低。

由于鼻腔对异物的快速清除直接影响药效，液体和粉末在鼻腔中的滞留 $t_{1/2}$ 仅为 15 min，因此要增加药物吸收的关键是延长药物在鼻黏膜内的滞留时间。通常采用淀粉、壳聚糖、卡波姆等生物黏附性高分子材料制成黏性微球，延缓鼻腔对药物的清除作用，如淀粉微球在鼻腔的滞留 $t_{1/2}$ 为 4 h。如用溶血磷脂胆碱作为吸收促进剂的胰岛素淀粉微球，经羊鼻腔给药后，相对生物利用度可提高至 31.5%，同时微球的空间位阻效应可减少酶对胰岛素的破坏作用，也使胰岛素在鼻黏膜的吸收增加。

鼻黏膜吸收制剂的发展很快，尤其是多肽及蛋白质类药物。现已有很多药物的鼻腔给药制剂在美国、日本、法国等国家获得专利并已用于临床，如布舍瑞林（buserelin）、去氨加压素（desmopressin）、降钙素（calcitonin）及缩宫素（oxytocin）等，主要应用的剂型是滴鼻剂、喷鼻剂等。

三、鼻黏膜给药的研究方法

　　1. 细胞培养模型法　细胞培养模型法首先需建立与鼻黏膜结构性能相似的细胞模型，如原代培养的人鼻腔上皮单层细胞。该模型可用于研究药物在鼻黏膜中的渗透、代谢和毒性，避免动物样品带来的物种差异所导致的相关问题。

　　2. 体外法　体外法比在体和体内动物模型经济、方便，实验装置和研究方法与经皮给药类似。通常采用离体的家兔、绵羊、犬或猪的离体鼻黏膜组织进行试验，以渗透系数评价药物经鼻黏膜吸收的优劣。

　　3. 在体法　在体法以活体动物进行纤毛毒性研究，实验动物可采用大鼠、家兔、犬等。进行在体测定时，动物的鼻腔黏膜处于正常生理状态，因此实验结果比体外法更具有参考价值。众多研究表明，大鼠是研究鼻黏膜给药较理想的模型动物。实验时，用蠕动泵将药液持续地循环灌注进入鼻腔，药物不断通过鼻黏膜吸收后从鼻孔流出，定时取样，测定循环液中残留药物的浓度，以剩余药物浓度对时间进行线性回归，计算药物从鼻腔中的清除速率常数或药物鼻黏膜吸收速率常数，评价药物通过鼻黏膜吸收的情况。

　　4. 体内法　体内法通常在人体或大鼠、家兔、犬、绵羊及猴等动物体内进行，与临床给药情况最接近，实验结果最具参考价值。用注射器配合一根软聚乙烯塑料管，将药液滴入鼻腔，定时采集血样，测定体内的血药浓度。体内法通过生物利用度参数评价药物鼻黏膜吸收的优劣。由于整个操作过程及环境相对固定，因此，结果的重现性较好。

第五节　肺　部　给　药

案例 3-7

　　患者，男，7 岁。一段时间以来，出现打喷嚏、流鼻涕、鼻塞等症状，随后症状加剧并出现咳嗽、喘息剧烈、夜不安枕，气息不畅等症状。就医后，被诊断为"喘息性支气管炎"并入院接受治疗，通过雾化器，以沙丁胺醇吸入给药，每日 2 次，同时给予口服止咳平喘药和抗菌药治疗，患者病情逐渐好转，7 日后出院。

问题：

　　1. 沙丁胺醇吸入给药是通过什么途径吸收的？

　　2. 为何通过雾化器给药，可否以吸入气雾剂替代？

案例 3-7 分析

　　沙丁胺醇吸入给药主要通过肺泡吸收。采用吸入喷雾剂给药，为了保证药物的顺利吸收和剂量准确，患者的喷药动作与呼吸须相互配合，协调一致，考虑到患者的年龄，采用雾化器，通过患者主动吸入的方式给药更易保证药物的治疗效果，且以该方式给药，药物在口腔等部位残留更少，有利于减少药物的副作用。

　　肺部给药（pulmonary drug delivery）又称为吸入给药（inhalat administration），是指药物经口腔或鼻腔吸入，通过咽喉进入呼吸道中下部位的给药方式。该给药方式既可用于哮喘等肺部疾病的局部治疗也可用于发挥药物的全身治疗作用，常用的剂型有气雾剂、喷雾剂、粉雾剂等。肺部给药吸收迅速、起效快、首过效应小、患者服用方便，可有效实现肺靶向给药、全身给药和大分子给药，极具发展和应用前景。

一、呼吸器官的结构与生理

人体的呼吸器官主要由鼻、咽、喉、气管、支气管、细支气管、终末细支气管、呼吸细支气管、肺泡管及肺泡囊组成。从气管到肺泡，气道的管径越来越小，但数量却大大增加。呼吸道表面覆盖假复层纤毛柱状上皮，纤毛细胞间夹有杯状细胞，柱状细胞游离面可见纤毛。上皮覆盖着含有糖蛋白、磷脂等成分的黏液，有保护呼吸道和润湿吸入空气的作用。

药物在肺部主要的吸收部位是肺泡。正常成人大约有几亿个肺泡，总表面积约为 200 m^2，与小肠黏膜的微绒毛总面积大致相当。肺泡是半球状的囊泡，由单层扁平上皮细胞构成，厚度仅 0.1～0.5 μm，相邻肺泡之间的薄层结缔组织为肺泡隔。肺泡隔内有丰富的毛细血管及胶原纤维和弹性纤维。肺泡壁和毛细血管壁间的厚度仅约 1 μm，是气体交换和药物吸收的良好场所。由于肺泡吸收表面积大、毛细血管网丰富、转运距离极小，因此肺部给药吸收迅速。另外肺部给药相对胃肠道给药来说，对药物的代谢作用较小，可避免肝脏首过效应的影响。

肺泡内表面还存在一种肺泡表面活性物质，主要成分是二棕榈酰卵磷脂。它能降低肺泡的表面张力，维持肺泡的正常形态和功能。此外，在肺泡隔内常可见到一种体积大的圆形细胞为肺巨噬细胞（进入肺泡腔的巨噬细胞称为肺泡巨噬细胞），它可清除外来异物或将其转运至淋巴系统。

二、影响药物肺部吸收的因素

▍（一）生理因素

1. 呼吸道的防御作用　呼吸道气管壁上的纤毛运动能够使停留在该部位的异物在几小时内被排出。呼吸道越往下，纤毛运动就越弱，而在肺泡，由于没有纤毛，异物停留可达 24 h 以上。有时不被纤毛运动清除的微粒可被肺泡内的巨噬细胞通过吞噬作用有效转移。通常被纤毛运动清除的量越少，药物能到达肺深部的比例就越高。使用干粉吸入器或雾化器给药时，药物经患者主动吸入比使用抛射装置给药，药物到达肺深部的量多，损失的药量相对较少。临床上，不同的药物要求到达不同的作用部位。例如，治疗哮喘的药物沙丁胺醇、茶碱、色甘酸钠等，要求到达下呼吸道。一些抗生素类药物，如青霉素、庆大霉素及头孢类抗生素，则要求停留在上呼吸道感染部位。

2. 呼吸道的管径　随着支气管分支增多、呼吸道管径逐渐变小及气道方向发生改变，药物粒子在向肺深部运动过程中，容易因受到碰撞等原因而被截留。支气管病变的患者，腔道通常比正常人窄，药物更容易被截留，故肺部给药之前，先应用支气管扩张药，使支气管管径扩大，减少药物截留。

3. 呼吸量、呼吸频率和类型　患者的呼吸量、呼吸频率和类型与药物粒子到达肺的部位有关。通常药物粒子进入肺的量与呼吸量成正比，与呼吸频率成反比。短而快的吸气使药物粒子停留在气管部位，而细而长的吸气可使药物到达肺深部如肺泡等部位。在两次呼吸之间短暂屏气能够推迟药物粒子沉积的时间，为了达到最大的肺部给药效果，可在吸入药物后屏气 5～10 s。一般情况，屏气 5s，药物粒子可向呼吸道内推进几毫米。

4. 黏液层　覆盖在呼吸道黏膜上的黏液层是药物的吸收屏障之一。粉末吸入剂中的药物需首先溶解在黏液中，才能进一步被吸收。黏稠的黏液层可能成为粉末状药物，特别是难溶性药物吸收的限速过程。黏液中带负电荷的唾液酸残基可与某些带正电荷的药物离子发生相互作用，也有可能影响药物的吸收。

5. 代谢酶　酶代谢是影响肺部药物吸收的因素之一。呼吸道黏膜中存在巨噬细胞和多种代谢酶，如磷酸酯酶和肽酶。药物可能在肺部上皮组织被清除或代谢，从而失去活性。酶代谢也是肺部药物吸收的屏障因素之一。实验表明，5-羟色胺、去甲肾上腺素、前列腺素 E_2、三磷酸腺苷、缓激肽等均能在肺部被代谢。

▍（二）药物因素

药物经肺部吸收以被动扩散为主。药物的脂溶性、分子量大小、粒子大小等都能影响其在肺部的吸收。

1. 药物的脂溶性和油水分配系数 肺泡上皮是类脂质膜,脂溶性药物易通过脂质膜吸收,如可的松、氢化可的松和地塞米松等脂溶性药物吸收 $t_{1/2}$ 为 1.0～1.7 min。水溶性化合物主要通过细胞旁途径吸收,吸收较脂溶性药物慢,但水溶性药物的肺部吸收仍比小肠、直肠、鼻腔和颊黏膜快。肺部给药已成为一些水溶性大分子药物较好的给药部位。

2. 药物的分子量大小 一般药物分子量越小吸收越快,大分子药物吸收相对较慢。分子量小于 1000 时,分子量对吸收速率的影响不明显。由于肺泡壁很薄,细胞间存在较大的孔隙,大分子药物也可通过这些孔隙被吸收,或被肺泡中的巨噬细胞吞噬进入淋巴系统,再进入血液循环。多肽蛋白质类药物肺部给药,已成为近年来的研究热点。例如,胰岛素经肺部吸收的速率相当快,只需 7 min 就可进入体循环,而一般皮下注射的短效胰岛素则需 30 min。

3. 粒子的大小 吸入的药物粒子要在肺部通过惯性碰撞、沉降、扩散等方式沉积,然后溶出发挥局部或全身治疗作用。

粒子在肺部的沉积与粒子的大小、形态、密度、初速率和呼吸方式等因素有关。一般认为粒径范围小于 1 μm 的粒子主要以扩散方式沉积,不能停留在呼吸道,容易随呼气排出;1～3 μm 的粒子易沉积于细支气管和肺泡;3～5 μm 的粒子主要沉积在下呼吸道;2～10 μm 的粒子可以到达支气管和细支气管;粒径大于 10 μm 的粒子会因惯性碰撞作用而脱离吸入气流,沉积在口咽部,并很快通过咳嗽、吞咽和纤毛运动而被排出。最适宜的空气动力学粒径应该在 0.5～5 μm。

吸入的药物最好能溶解于呼吸道的分泌液中,否则成为异物,对呼吸道引起刺激。药物的吸湿性也能影响粉末吸入剂的吸收,吸湿性强的药物,在呼吸道运行时由于环境的湿度,使其微粒聚集增大,阻碍药物进入深部。

(三)剂型因素

肺部给药的剂型主要包括气雾剂、喷雾剂、粉雾剂等,药物载体主要包括溶液、混悬液、乳浊液、固体粉末、微球和脂质体等。制剂的处方组成、吸入装置的构造影响药物雾滴或粒子的大小和性质、粒子的喷出速率等,进而影响药物的吸收。

气雾粒子喷出的初速率对药物粒子的停留部位影响很大。气雾剂粒子以一定的初速率进入气流层,当气流在呼吸道改变方向时,气雾剂粒子仍有可能依惯性沿原方向继续运动,结果产生碰撞被黏膜截留。初速率越大，在咽喉部的截留越多。

气雾剂使用方便，可靠耐用，但气雾剂阀门揿压与呼吸的协调性、使用时呼吸的类型等，对药物的吸入量和吸入深度有影响。如果使用气雾剂不熟练，往往阀门的揿压与吸气不同步，结果药物大部分停留在咽喉部。这在儿童用药时尤其常见。

同气雾剂相比，喷雾剂能使较大剂量的药物到达肺深部，且避免了药物和抛射剂不相容及吸入和启动不协调等问题。同时采用喷射式雾化器、超声波雾化器和便携式电池驱动雾化器等，可使药物的雾化效率得到较大改善，提高了患者使用的顺应性。

将药物制备成粉雾剂吸入给药可适用于包括蛋白质和多肽等生物大分子药物在内的多种药物。根据药物对沉积部位要求的不同，粉末粒子大小应在几个微米范围。针对不同性质的药物，可选用不同的制备方法，如气流粉碎法、球磨机粉碎法、喷雾干燥法、超临界粉碎法、水溶胶法、控制结晶法等。

微球制剂采用肺部给药后，气化微球沉积于肺部，能够使药物延缓释放，且可保护药物不受酶水解。通过改变制备工艺，通过控制微球的大小、形状和孔隙率等，可以得到满足肺部给药要求的微球制剂。脂质体可作为肺部给药的优良载体。一方面，将药物包入脂质体可增加药物在作用部位的滞留时间，改变药物的药物动力学性质。另一方面，脂质体具有良好的生物相容性，可靶向于肺泡巨噬细胞，并可显著提高脂溶性差的大分子药物的生物利用度，还可减少肺部给药时对正常组织的不良反应。许多药物，如抗癌药、肽类、酶类、抗哮喘药和抗过敏药等，都可用脂质体作为肺部给药载体。

第六节 直肠与阴道给药

案例 3-9

患者，女，32 岁，患有 B 细胞淋巴瘤，住院接受过 CHOP（即环磷酰胺、多柔比星、长春新碱和泼尼松）化疗。出院时，医生给予患者口服丙氯拉嗪片剂，每次 10 mg，每日 4 次，用以控制化疗引起的恶心及呕吐。然而，患者的恶心、呕吐症状较为严重，甚至将口服的丙氯拉嗪吐出。患者因此去医院复诊。询问时，患者否认有发热、寒战、咯血及腹泻等症状。医生给予患者丙氯拉嗪直肠栓剂（基质：甘油、单棕榈酸甘油酯、单硬脂酸甘油酯、椰子油和棕榈油的氢化脂肪酸），每次 25 mg，每日 2 次。

问题：

1. 丙氯拉嗪的口服吸收较差而直肠黏膜吸收良好，为何栓剂日给药剂量反而高于口服片剂？
2. 影响药物直肠吸收的因素有哪些？
3. 试分析该栓剂基质成分对药物吸收的影响。

案例 3-9 分析

患者出现的恶心和呕吐症状主要与 CHOP 化疗方案中的环磷酰胺有关，该症状一般可在化疗结束后持续 6～7 天。问题 1 中，虽然药物的直肠黏膜吸收良好，但由于栓剂给药对直肠的异物刺激会导致结肠运动而促进排便，使药物不能完全释放和吸收，因此给药剂量看似高于口服剂量，但实际吸收的药物剂量却低于口服给药。

对于问题 3，丙氯拉嗪为脂溶性的弱碱性药物，栓剂基质中同时含兼具吸水和润湿作用的甘油，具表面活性及乳化作用的单棕榈酸甘油酯和单硬脂酸甘油酯（均为 W/O 型乳化剂），以及具吸收促进作用的椰子油和棕榈油的氢化脂肪酸。在各成分的作用下，栓剂在直肠腔道内将逐渐融化，并以 W/O 型乳剂的形式存在，有利于药物的分散和释放，且脂肪酸可促进丙氯拉嗪的解离，有利于药物的溶出和吸收。

直肠黏膜给药（rectal mucosa administration）和阴道黏膜给药（vaginal mucosa administration）可用于发挥药物的局部治疗作用，如杀菌、消炎等。近年来研究发现一些药物经直肠或阴道给药，通过黏膜吸收可以获得比口服更好的生物利用度，因此，经直肠或阴道给药，尤其是直肠给药途径，被越来越多地用于发挥药物的全身治疗作用。

一、直肠黏膜给药

直肠黏膜给药剂型主要包括栓剂和灌肠剂，既可以起局部的通便、止痛、止痒、抗菌消炎等作用，也可以起到全身治疗作用。直肠给药用于全身治疗具有如下诸多优点。①避免首过效应：药物通过直肠吸收可避免或降低药物的肝首过效应，同时减少药物对肝脏的不良反应。②提高药物的体内稳定性：避免胃肠 pH 和酶对药物的影响和破坏。③减少刺激：可避免药物对胃肠道的刺激。④延长药物的作用时间：相比口服给药，可降低给药频率。⑤适于不愿或不能口服的患者，尤其适用于婴幼儿及神志不清的患者。⑥适用于剂量较大的药物，相比于其他黏膜给药途径，其单次给药的剂量更大。⑦直肠还可作为多肽蛋白质类药物的吸收部位。目前以栓剂形式直肠给药来发挥全身治疗作用的药物主要有非甾体抗炎解热镇痛药如吲哚美辛，阿片类镇痛药如羟吗啡酮，用于缓解恶心和呕吐的药物如氯丙嗪、昂丹司琼，以及用于缓解偏头痛的麦角胺等。

（一）直肠的解剖生理与吸收特点

人体直肠长度为 10～15 cm，表面覆盖单层柱状上皮，无绒毛，皱褶少，表面积有 0.02～0.04 m^2，直肠分泌液 pH 为 7～8，体积仅有 1～3 ml，分泌液缓冲体积小。直肠黏膜由上皮、黏膜固有层、黏膜肌层三部分构成。上皮系由排列紧密的柱状细胞构成，某些区域上皮产生凹陷，其中分布着可分泌黏液的杯状细胞。直肠黏膜上皮细胞下分布有许多淋巴结，黏膜固有层中分布有浅表小血管，黏膜肌层由平滑肌细胞组成，分布有较大血管。

直肠黏膜内有丰富的毛细血管，与上直肠静脉、中直肠静脉和下直肠静脉相连。药物经直肠上皮细胞吸收后，通过两条途径进入体循环。一条是经过直肠中、下直肠静脉和肛门静脉、髂内静脉进入体循环而发挥全身治疗作用；另一条则经过上直肠静脉、肛门静脉进入肝脏，代谢后由肝脏进入体循环。因而，药物进入直肠部位不同，生物利用度有很大差异。另外，淋巴循环也有助于直肠药物吸收，经淋巴吸收的药物可避开肝脏代谢作用。

（二）影响药物吸收的因素

直肠吸收的影响因素较多，主要包括生理因素、药物的理化性质、基质的影响和吸收促进剂等。

1. 生理因素 直肠的用药部位、直肠黏膜的 pH、黏液分泌、直肠内容物及肠道相关的一些病理状态等均会影响药物的吸收。

由于直肠血管分布与循环的差异，用药部位不同将明显影响药物的吸收分布过程。若距肛门 2 cm 处，则有 50%～75% 的药物不经过肝门静脉，可避免肝脏的首过效应；若距肛门 6 cm 处，则大部分药物进入肝门静脉，故栓剂用药时不宜塞得太深，一般应塞在距肛门口约 2 cm 处。由于直肠液容量小，因此无缓冲能力。直肠部位的 pH 主要由溶解的药物决定，若改变直肠黏膜表面的 pH 使未解离药物所占的比例增大，则可能增加药物的吸收。直肠黏膜表面覆盖有一层连续不断的黏液层，其中含有蛋白水解酶及免疫球蛋白，可能会形成药物扩散的机械屏障并促使药物酶解。直肠中粪便影响药物的扩散，阻碍药物与直肠黏膜接触，从而影响药物的吸收。成人经直肠灌肠清洗者给予林可霉素栓剂生物利用度与口服胶囊剂相似，未经清洗灌肠者生物利用度仅为胶囊剂的 70%。

直肠缺乏有规律的蠕动，直肠液容量仅为 3 ml，这些生理因素对于水溶性较差的药物在体内溶解和从水溶性基质中释放不利。药物溶出过程可能成为水溶性较差药物的吸收限速过程。

另外，一些肠道相关的症状，如腹泻、肿瘤引起的结肠梗阻、组织脱水等也会影响药物的直肠吸收。

2. 药物的理化性质 在有限的直肠液和吸收表面中，药物从基质中释放出来的速率是影响吸收的限速过程，而药物的吸收又受药物本身的理化性质，如溶解度与粒径，脂溶性与解离度等的影响。

（1）药物的溶解度与粒径。由于直肠液容量小，因此药物的溶解度对直肠吸收有较大影响。一般水溶性大的药物易溶于体液中，可增加药物与吸收部位的接触面，从而增加吸收。对于难溶性药物，药物从基质中释放缓慢，且随油水分配系数的增大，药物从基质中的释放越缓慢。药物的粒径大小也能影响药物的吸收。药物粒径越小，表面积越大，越有利于药物的溶解，从而越有利于药物的释放与吸收。

（2）药物的脂溶性与解离度。与其他肠道部位的黏膜相似，直肠黏膜为类脂膜结构，药物的吸收主要以被动扩散为主，吸收速率符合一级动力学过程，并遵循 pH 分配学说。因此，脂溶性及非解离型药物易透过直肠黏膜而被吸收入血，而脂溶性差且解离的药物如季铵类药物则吸收很差。例如，在家兔体内进行的孕激素类药物的吸收实验中，直肠给药生物利用度比口服给药高 9～20 倍。孕激素衍生物的生物利用度随着分子结构中羟基数目的增加而降低，表明直肠黏膜的吸收速率随着药物脂溶性和分配系数的降低而减小。

在直肠黏液中 pK_a 在 4 以上的弱酸性药物能迅速吸收，pK_a 在 3 以下的药物吸收速率则较慢。pK_a 小于 8.5 的弱碱性药物吸收速率较快，pK_a 在 9～12 的吸收速率很慢。对此，可应用缓冲盐来改变直肠液的 pH，以增加分子型药物的比例，提高药物的吸收。

3. 基质的影响 栓剂基质一般可分为脂溶性（或油脂性）和水溶性（或亲水性）两类。基质不仅赋予药物成型，而且影响药物的作用。需要发挥局部治疗作用的药物一般要求基质能够缓慢而持久地释放药物，而需要发挥全身治疗作用的药物则要求进入腔道后基质能够迅速释药，然后才能被吸收更好地发挥作用。

（1）脂溶性基质。脂溶性基质的栓剂中如药物为水溶性，则药物能很快释放于体液中，发挥作用较快。如药物为脂溶性，则药物必须先从油相中转入水相体液中，才能发挥作用，转相与药物的溶解度、药物在油水两相中的分配系数有关，一般药物难以进入水相液体中，释放速率比较缓慢。尤其当药物以混悬状态存在于油脂性基质时，基质熔化后可能引起混悬粒子聚结等从而影响药物释放，情况比较复杂。例如，己烯雌酚用可可豆脂制成的栓剂临床效果较差，表明油脂性基质对脂溶性药物的释放缓慢，由此影响药效的发挥。

（2）水溶性基质。水溶性基质如聚乙二醇类主要借其亲水性，吸水膨胀溶解分散在体液中释放药物，释放药物的速率与基质在体液中的溶解度有关。对于水溶性药物，水溶性基质易降低形成的药物溶液的极性并增加黏度，不利于药物向黏膜分布和快速吸收；对于脂溶性药物，由于基质与药物的亲和力较低，有利于药物的快速释放和吸收。

有时栓剂基质中会同时使用脂溶性和水溶性基质，并加入一些表面活性剂，以形成乳剂型基质。该基质中使用了表面活性剂，一般有助于提高药物的分散和吸收。

药物的直肠吸收与栓剂在直肠中的保留时间有关。为延长栓剂的直肠保留时间，可采用生物黏附性给药系统，增加滞留时间，提高生物利用度。例如，采用羧甲基纤维素钠（CMC-Na）、明胶、卡波姆、泊洛沙姆、壳聚糖等基质制得的原位凝胶栓剂，具有适宜的胶凝温度，进入直肠后在体温作用下可迅速转化为凝胶，胶凝强度较大，不易漏出，且具有较强的生物黏附力，可在直肠黏膜牢固附着，增加药物在直肠黏膜滞留时间，提高了药物生物利用度。

4. 吸收促进剂 近年来，由于吸收促进剂的使用，使许多本来在直肠内难以吸收的药物能通过直肠黏膜加速吸收，从而扩大了栓剂的临床应用范围。

目前可用于直肠给药的吸收促进剂：①非离子型表面活性剂；②脂肪酸、脂肪醇和脂肪酸酯；③羧酸盐，如水杨酸钠、苯甲酸钠；④胆酸盐，如甘氨胆酸钠、牛磺胆酸钠；⑤氨基酸类，如盐酸赖氨酸等；⑥环糊精及其衍生物等。其中，表面活性剂类为常用的黏膜吸收促进剂，其作用是根据亲水亲油平衡值（HLB）来选择增加药物的亲水性，加速药物向体液中扩散，从而有助于药物的释放和吸收,一般认为 HLB 值大于 11 者方可较好地发挥促进药物从基质扩散的作用。表面活性剂可分为离子型与非离子型,其中离子型表面活性剂对黏膜的毒性较大,很少用于直肠给药。

吸收促进剂可降低难溶性药物粒子的接触角,减少混悬粒子的聚结,增大药物的溶解度和溶出速率,降低基质与直肠体液之间的界面张力,促进基质在黏膜表面的涂展。吸收促进剂还可能发挥对黏液层的胶溶作用,增加黏膜的渗透性,有利于药物通过直肠膜屏障。

水杨酸盐类作为直肠栓剂中的吸收促进剂,可以增加水溶性抗生素及胰岛素、肝素等大分子药物的直肠吸收。

吸收促进剂对药物的吸收有时也呈现抑制作用。一般在油脂性基质中加入少量表面活性剂时能促进药物的释放与吸收。加入量多时,吸收反而降低。另外吸收促进剂对生物膜的损伤也不容忽视。

二、阴道黏膜给药

阴道给药制剂多为局部作用,主要用于杀精避孕、抗微生物感染及局部止血、润滑。剂型有溶液剂、片剂、膜剂、栓剂、软膏剂、凝胶剂、泡沫剂、海绵剂等。自 20 世纪 20 年代发现孕酮制成栓剂可被阴道黏膜吸收,而口服无生物活性以来,已发现许多药物尤其是甾体激类能够有效地通过阴道黏膜吸收,从而使全身性作用的阴道给药系统得以发展。

(一)阴道解剖生理与吸收特点

人的阴道为狭长管腔,长度为 10~15 cm,有少量润滑性防护分泌物。阴道黏膜由上皮和固有层组成。阴道上皮可以进一步分成上层、中层和基底层。上层由复层扁平细胞构成,该细胞可以不断增殖和脱落。中层由 10~30 层呈多面体的细胞构成,基底层由柱状细胞构成。阴道上皮下为固有层,分布有大量小血管。

在雌激素、孕激素等女性激素的调控下,人的阴道黏膜会产生周期性变化。这种变化与年龄、月经周期和妊娠等因素密切相关。阴道血管分布丰富,血流经会阴静脉丛流向会阴静脉,最终进入腔静脉,可绕过肝脏的首过作用。

阴道上皮代谢酶的活性较低,另外,月经周期也能影响各种代谢酶的活性。

药物通过黏膜吸收有两种途径:一种是通过细胞转运通道,另一种是通过细胞外转运通道。前者为脂溶性通道,后者为水性通道。阴道黏膜对药物的转运以前者为主。与鼻腔、直肠黏膜的单层上皮细胞相比,阴道黏膜为多层上皮细胞,药物吸收的时滞较长。药物在阴道黏膜的吸收除与其脂溶性及剂型有关外,还可能随月经周期而变化。阴道血管分布丰富,药物经阴道黏膜吸收后,可经会阴静脉丛流向会阴静脉,最终通过腔静脉进入体循环,从而避免肝脏的首过效应。

(二)影响阴道黏膜吸收的因素

1. 生理因素 药物从阴道的吸收受阴道上皮的条件、阴道壁的厚度、宫颈黏液、pH 及特异的胞质受体的影响。同时,阴道壁厚度随排卵周期、妊娠和绝经期时阴道上皮及阴道内 pH 的变化而变化。

阴道黏膜由未角质化的多层鳞状上皮所构成,阴道黏膜细胞的表面有许多微小隆起,阴道黏膜的血管分布十分丰富,这些均有利于药物的吸收。吸收机制也分为被动扩散的脂质通道和含水的微孔通道两种。亲水性的多肽物质在阴道也有良好的吸收。

另外,由于阴道上皮具有多层细胞,形成了吸收屏障。与鼻腔,直肠黏膜相比,药物从阴道吸收速率较慢,时滞较长。除了剂量小,作用强的激素类药物外,一般药物很难从阴道吸收发挥全身作用。但可使用阴道内给药装置保持很长时间,如阴道环用药时间可达数日至数月。此外,人的阴道存在多种微生物,这些微生物及其代谢物可能影响阴道释药剂型的稳定性。

通常,阴道黏膜的渗透性大于直肠、口腔及皮肤,但小于鼻腔和肺。

2. 剂型因素 目前用于阴道给药的剂型主要有凝胶剂、片剂、栓剂、阴道环、膜剂等。

阴道给药制剂多为局部作用，如阴道栓剂、膜剂、凝胶剂、泡腾片剂、气雾剂，常用于抗炎、杀菌、灭滴虫、杀精子等作用。要求这些制剂能够完全铺展在阴道黏膜表面，以利于发挥药效，制剂的铺展性能取决于辅料的亲水性和黏度。

制剂处方影响药物在阴道黏膜表面的药量和接触时间。普通片剂、凝胶剂和气雾剂受阴道自身清除功能的作用，很快就被排出体外。具有生物黏附作用的新型凝胶给药系统能够延长药物在吸收表面的滞留时间。对于期望能发挥长效作用的制剂，宜采用高度饱和的处方，方能确保在整个用药期间吸收表面有足够的药量。但应注意，局部组织长时间高浓度药物可能引起严重的局部刺激性或副作用。

由于阴道内液体量较少，欲经阴道给药后发挥全身作用的药物，特别是难溶性药物，吸收的限速过程是药物在阴道液体中的溶出速率。一般情况下，水性凝胶剂吸收比固体状阴道片剂快得多。

某些可发挥全身作用的药物能有效地通过阴道黏膜吸收，经阴道给药能够避免口服给药造成的肝脏首过作用和胃肠道副作用。例如，孕酮（progesterone）和雌二醇（estradiol）由于肝脏的首过作用，口服生物利用度很低，前列腺素（prostaglandine）口服胃肠道刺激性较强，经阴道给药比较有利。

避孕药经阴道给药有许多优点。阴道避孕环使用者可根据需要，自行插入或取出，受到使用者欢迎；药物通过阴道上皮连续不断给药，可避免口服或注射给药造成的药物峰谷浓度波动，能够维持平稳的血药浓度，减少副作用；可避免由于漏服口服制剂造成的避孕失败。在月经周期第 5 日给药的醋酸甲羟孕酮（medroxyprogesterone）醋酸盐阴道避孕环，每天释药 0.65～1.5 mg，插入阴道后第 21 日取出，血药浓度迅速下降。该制剂能够有效地抑制排卵，并能减少出血。用药 2～3 日内可达到波动极小的稳态血药浓度。

一些大分子药物如胰岛素、促性腺激素释放激素（GnRH）等能够经阴道黏膜吸收，其生物利用度比口服高数十倍。应用柠檬酸、酒石酸及琥珀酸等羧酸类作为吸收促进剂，亮丙瑞林的生物利用度由 4% 增大到大约 20%。但是到目前为止，大分子药物经阴道黏膜吸收仍不能达到治疗要求。大多数药物经阴道黏膜吸收后生物利用度低而不稳定。同时，生殖系统的周期性变化造成药物吸收重现性差，也是这一给药途径的主要限制。

第七节 眼部给药

案例 3-10

患者，女，9 岁。近日眼睛不适，结膜发红，不自觉流泪，眼睛难以睁开。到医院就诊后，诊断为结膜炎，给予氧氟沙星滴眼液治疗，每日数次滴眼，1 日后症状缓解，3 日后痊愈。

问题：

1. 氧氟沙星滴眼液给药后的吸收途径是什么？
2. 与其他吸收途径相比有何特点？
3. 影响药物眼部吸收的因素有哪些？

眼部给药（ophthalmic administration）主要用于抗感染、降低眼压、缩瞳、散瞳等眼科疾病的局部治疗或检查，几乎不用于全身给药治疗。眼用剂型包括各类灭菌的水溶液、水混悬液、油溶液、油混悬液、眼膏剂、眼用膜剂、眼用凝胶剂、眼部植入剂和插入剂等。眼科用药中最常见的是甾体激素类抗炎药和抗感染药物，使用后必须使药物达到作用部位并能保持有效浓度，而眼部吸收则是指药物在眼内各部位的透过性。眼部给药系统研究作为一个引人注目的活跃领域，其研究主要集中在如何改善眼部给药的生物利用度和更好的持续、控释给药方面。

一、眼的结构与生理

眼包括眼球、眼睑、眼附属器等部分。

1. 眼球 眼球由球壁及其内容物组成，眼球壁可分为三层同心膜（图3-6）。

（1）外层：眼球外层为纤维膜，可分为角膜和巩膜。角膜位于纤维层前约1/5，主要由透明状、无血管的结缔组织组成，有丰富的神经末梢。外层后4/5部分为白色坚韧、不透明的巩膜，含有少量血管。角膜与巩膜对眼球起保护和支持作用，是阻止微生物入侵的有效屏障。

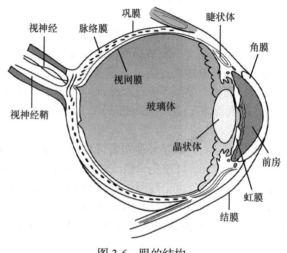

图3-6 眼的结构

（2）中层：眼球中层为血管膜，位于巩膜内面，富有血管和色素，由后向前可分为脉络膜、睫状体和虹膜三部分。睫状体前方连接虹膜根，后方与脉络膜相连，内有睫状肌，其收缩和舒张与眼部调节有关。虹膜中央有一圆孔，是光线进入眼球的通道，称为瞳孔。虹膜与角膜间的夹角称为前房角。

（3）内层：视网膜是眼球的最内层，由感光细胞与神经细胞组成。眼球内容物房水、晶状体和玻璃体组成折光装置。光线由角膜进入眼球后，经折光装置折射落于视网膜上成像。此外，房水对晶状体、玻璃体及角膜有营养和运走代谢产物的作用。

2. 眼睑 位于眼球前方，保护眼球及其最外部的角膜，并具有将泪液散布到整个结膜和角膜的作用。

3. 眼附属器 结膜为透明黏膜，与眼睑内表面相连，覆盖在眼球前部除角膜以外的外表面。依解剖位置结膜又分为球结膜、睑结膜和穹隆结膜三部分。其中，附在眼睑内的称睑结膜，衬在眼球表面的称球结膜。滴眼液即滴于其上下翻转处结膜囊中，并通过结膜内丰富的血管和淋巴管吸收进入体循环。

泪腺位于眼眶上外侧，泪腺和结膜腺分泌的泪液在结膜和角膜表面形成一层液膜，其分泌的泪液含有溶菌酶，具有湿润角膜、清除尘埃和杀菌的作用，并有一定缓冲能力。病理状态时泪液质和量均可改变，引起眼部干燥、烧灼和不适感。

二、药物吸收途径

药物溶液滴入结膜内主要通过经角膜渗透和不经角膜渗透（又称结膜渗透）两种途径吸收。经角膜渗透是眼部吸收的最主要途径。由于角膜表面积较大，药物容易与角膜表面接触并渗入角膜，进而进入房水，由前房到达虹膜和睫状体，并被局部血管网摄取，发挥局部作用，有些药物还可转运至眼后部发挥治疗作用。结膜渗透是药物经眼部进入体循环的主要途径。结膜和巩膜的渗透性能比角膜强，药物在渗透后经巩膜转运至眼球后部，并可经结膜内丰富的血管网进入体循环。但该途径不利于药物进入房水，同时也有可能引起药物全身吸收后的副作用。

亲水性药物及多肽蛋白质类药物如菊粉、庆大霉素、前列腺素等不易通过角膜，主要通过结膜、巩膜途径吸收。其渗透系数与分子量相关，分子量减小，渗透系数增大。而脂溶性药物一般经角膜渗透吸收。

药物吸收进入眼内的途径，主要依赖于药物本身的理化性质、给药剂量及剂型等因素。

三、影响药物眼部吸收的因素

（一）生理因素

1. 角膜的渗透性　具有散瞳、扩瞳、抗青光眼等多数发挥局部作用的眼用药物，均需要透过角膜进入房水，然后分布于睫状体、晶状体、玻璃体、脉络膜、视网膜等周边组织。

角膜主要由上皮、内皮两层脂质结构及之间的亲水基质层组成，厚度为 0.5～1.0 mm。亲水基质层的主要成分是水化胶原，脂质结构的含量约是它的 100 倍。由于角膜组织是脂质-水-脂质的结构，亲水性药物难以透过角膜上皮形成的限速屏障，而亲脂性很高的药物则不易透过基质层，因此药物分子必须具有适宜的油水分配系数才能透过角膜。

> **知识拓展**
>
> 　　近年来，关于前体药物的研究日益广泛。国内外文献有许多关于药物通过采用前体药物的方法改善角膜透过能力的报道，如更昔洛韦的二肽单酯前体药物相比其母体药物有着更好的角膜透过性和生物利用度。阿昔洛韦也被作为模型药物用于前体药物的研究。它与更昔洛韦相似，也采用氨基酸或肽类修饰母体药物，在改善了母体药物水溶性的同时还降低了其毒性，并增加了药物在体内的活性。

角膜上皮层可以有效阻止微生物的侵袭，保护角膜免受感染、溃疡甚至失明等损伤。损伤的角膜渗透性增大，造成药物局部过高浓度，可能对药物作用带来不利影响。

2. 角膜前影响因素　结膜囊最高容量为 30 μl，人眼正常泪液容量约 7 μl，一般滴眼剂每滴为 50～70 μl。滴入结膜囊中的药物只有小部分能透过角膜进入眼内，其余部分或溢出，或迅速经鼻泪导管排出，从口、鼻流失或经胃肠道吸收进入体循环。

眼用制剂角膜前流失是影响其生物利用度的重要因素，鼻泪腺是眼用制剂角膜前流失的主要途径，75%的药物在滴入 5 min 内经此途径损失，仅有约 1%的药物被吸收，严重影响药物生物利用度。可采取增加制剂黏度，减少给药体积或应用眼膏剂、膜剂等措施增加药物与角膜的接触时间，有效降低药物流失。

（二）剂型因素

1. 制剂黏度　为延长药物滞留时间，提高生物利用度，常以亲水性高分子材料为载体，增加制剂的黏度，利于药物与角膜接触，增加药物透过。常用的高分子材料有羟丙基纤维素（HPC）、聚丙烯酸类（PAA）、聚乙烯醇（PVA）、高分子量聚乙二醇、聚半乳糖醛酸（PLA）等。实验证明，PVA 与眼膏剂相比，能够显著提高托吡卡胺的生物利用度。另外，在 2%毛果芸香碱滴眼剂中加入 0.5% CMC-Na 及 0.8% PVA，与单纯药物水溶液和 PVA 膜剂进行家兔缩瞳实验，结果表明黏性滴眼剂可以延长作用时间。

2. 给药体积　溶液型滴眼剂角膜前流失的速率与滴入体积直接相关。对眼睑闭合不全，当滴入体积为 50 μl 时，90%的剂量在 2 min 内流失，滴入体积分别为 25 μl、10 μl、5 μl 时，流失 90%药物量的时间则延长至 4 min、6 min、7.5 min。因此减少滴入体积，适当增大滴入药物的浓度，能够提高药物的利用率。

3. pH　正常泪液的 pH 为 7.2～7.4，滴眼剂的 pH 过低会刺激泪液大量分泌，从而稀释药液并将药物冲出结膜囊,降低生物利用度。而 pH 过大则会使黏膜上皮细胞硬化或膨胀,导致组织坏死。正常人眼可耐受的 pH 范围为 5.0~9.0。由于 pH 对不同药物的药效有不同的影响,因此滴眼剂的 pH 应根据生物利用度、药物稳定性与疗效共同考虑。

4. 渗透压　高张溶液易使流泪显著增加,生物利用度下降;等张、低张溶液对流泪无明显影响,生物利用度也较高。例如,阿替洛尔滴眼剂的渗透压降至 80 mOsm/kg 时,房水中和虹膜-睫状体中的局部药物浓度提高,有利于药物疗效的发挥,并且能够降低药物的全身副作用。正常眼能耐受相当于 0.8%~1.2%氯化钠溶液的渗透压。有学者将家兔分为 4 组,左眼点 1%、2%、4%和 8%的哌仑西平,右眼点生理盐水。结果发现 1%和 2%的溶液对眼部刺激性小,长期给药耐受性好;4%和 8%药物溶液的刺激性是低渗溶液的 2~4 倍。

5. 表面张力　滴眼剂的表面张力越小,越有利于泪液与滴眼剂的充分混合,有利于药物与角膜上皮接触,使药物容易渗入。适量的表面活性剂有促进吸收的作用。

6. 剂型　混悬型滴眼剂中的药物微粒在结膜囊内,能不断地提供药物透入角膜,因而能够产生较高的药物浓度。混悬液中的粒子大小是影响药物吸收的重要因素,粒度过大可引起眼部刺激和流泪,药物易于流失。眼膏和膜剂与角膜接触时间都比水溶液长,因而有利于吸收,作用时间也延长。应用眼膏可能出现的缺点是如果药物在油脂性基质中的溶解度大于角膜上皮层,药物就不容易释放进入角膜内,另一个缺点是油脂性基质不易与泪液混合,可以阻碍药物的穿透。一般眼膏的吸收慢于水溶液及水混悬液。

以水溶性高分子材料 PVA 为成膜材料制成的眼用膜剂,使用后在结膜囊内被泪液缓慢溶解,形成黏稠溶液,不易流失,且可黏附在角膜上延长接触时间,使眼部能维持较长的药效,如毛果芸香碱眼用膜剂,一次用药一片,药效可维持 8~12 h,能够较满意地控制眼压。以水不溶性高分子材料为控释膜的毛果芸香碱控释眼膜,能以近零级释药速率连续释药达一周,用药量仅为滴眼剂的 1/5 而控制眼压作用相近,维持时间长,还可避免长期应用滴眼剂带来的明显近视和视力下降等副作用。以亲水性高分子材料 2-羟乙基甲基丙烯酸酯为主成分制成的软接触镜,可以吸附药物,患者戴入眼内可维持较长时间作用。

近年来眼部给药新剂型发展较快,如含生物黏附和相变聚合物的庆大霉素眼用生物黏附性凝胶,可使药物在眼部滞留时间延长,具有缓控释作用,单剂量给药后治疗浓度可持续 72 h。以延长药物作用时间、提高眼部生物利用度、缓释、控释和眼内靶向给药为目的,正在研究的剂型还有预先已形成的亲水凝胶和原位形成的亲水凝胶、脂质体、微球和毫微粒、眼部植入剂等。

案例 3-10 分析

1. 氧氟沙星滴眼液的吸收主要经角膜渗透,药物与角膜表面接触并渗入角膜,进而进入房水,经前房到达虹膜和睫状体,并被局部血管网摄取,分布至整个眼组织,发挥治疗结膜炎的作用。

2. 角膜渗透是药物发挥眼局部作用的主要途径,而结膜渗透是药物经眼进入体循环的主要途径,但该途径不利于药物进入房水,同时也有可能引起药物全身吸收后的副作用。

3. 影响药物眼部吸收的因素:生理因素包括角膜的渗透性、结膜囊的容量、药物从眼睑缝隙的损失;剂型因素包括制剂黏度、给药体积、pH、渗透压和表面张力等。

知识拓展

眼用药膜一般采用 PVA、CMC-Na、聚丙烯酰胺、聚丙烯酸乙酯、海藻酸及其盐为基质,将药物溶解或以固体分散在膜中制得。有报道眼用药膜可使药物在结膜、角膜组织中逗留时间延长,提高生物利用度。虽然许多药膜在 60~90 min 内溶解,但药理活性物质在结膜液中可停留 34~72 h,这种持久作用可使药物在结膜内达到治疗浓度,提高药物的穿透能力。在体外人工泪液释药实验中，含 1 mg 匹罗卡品药膜，主药全部释放约为 20 min，滴眼液在同样条件下仅为几秒钟，足见眼膜释药时间大为延长。临床试验证明，此药膜用后 0.5 h，眼压即开始下降，1～2 h 达最低点，并维持 3～4 h。12 h 内眼压恢复原水平。缩瞳作用与降压作用平行，因此，该药膜只需早晚各用一次，就能满意地控制眼压。

知识拓展

树状高分子（dendrimer）是一种在中心周围有许多树状分支形成的大分子化合物。其具有纳米级粒径，易于制备，表面含有多种亲水基团，如氨基、羧基和羟基等，使其更适合作为眼部给药的载体。由聚酰胺基构成的树状高分子被广泛用于药物传递系统的研究，亲水性药物和亲脂性药物均可以被其包裹。树状高分子表面功能基团、分子量和分子大小的选择是考虑将其作为药物载体的重要参数。

（三）渗透促进剂的影响

眼部用药生物利用度较低的主要原因是给药量少，药物停留时间短且易流失等，常采用渗透促进剂来提高药物的生物利用度。

眼渗透促进剂对刺激性要求较高。浓度等于或低于 0.5% 的聚氧乙烯脂肪醇醚类非离子表面活性剂如 BL-9、Brij-78 等，能促进肽类药物的眼部吸收，且没有刺激性。烷基多糖也有类似的作用，其中具有 12～14 碳链的麦芽糖衍生物作用最强。

渗透促进剂种类不同，增加药物眼内透过性的作用部位也有区别。例如，乙二胺四乙酸（EDTA）、牛磺胆酸、癸酸及皂苷都能够显著增大 β 受体阻断剂的角膜透过性，对结膜渗透也有一定促进作用。但角膜和结膜对吸收促进剂的反应不同。癸酸和皂苷对角膜的作用明显，而对结膜作用较弱。牛磺胆酸则对结膜作用比角膜强。另外，EDTA 不但增加眼内吸收，而且能够增加阿替洛尔的全身吸收，有可能增加药物的副作用。

知识拓展

许多渗透促进剂都能够显著增大 β 受体阻断剂的角膜透过性，对结膜渗透也有一定促进作用。有学者研究聚山梨酯 80、EDTA、羟丙基-β-环糊精与氮酮对葛根素角膜渗透性的影响。结果表明，10 g·L^{-1} 聚山梨酯 80 与 5 g·L^{-1} 的 EDTA 分别使葛根素的表观渗透系数增加到 1.69 倍和 2.10 倍，与对照组呈现显著差异，并且该浓度的 EDTA 对角膜无明显刺激。以上研究为葛根素眼用制剂的处方筛选出最优的渗透促进剂。

（四）给药方法的影响

角膜、结膜、巩膜、房水、睫状体等眼前部组织中的药物浓度在滴眼给药后有时比眼后部组织高。因此，眼后部组织疾病难以通过眼表面给药进行治疗，而宜采用结膜下注射、玻璃体内注射或球后注射治疗。药物注射入结膜下或眼后部的特农囊（眼球囊，Tenon's capsule）后，通过简单扩散经巩膜进入眼内，对睫状体、脉络膜和视网膜发挥作用。将药物作球后注射时，同样以简单扩散方式进入眼后部，对球后的神经及其他结构发挥作用。

（王 梅）

第四章 药物的分布

学习目标

1. 掌握药物分布过程及其影响因素；表观分布容积的重要意义；药物与蛋白质结合对药物体内分布和药效的影响。

2. 熟悉药物从血液、组织液和消化道向淋巴系统的转运过程及主要影响因素。

3. 了解药物的脑内转运、胎盘内转运、红细胞内分布和脂肪组织内分布的主要影响因素。

4. 了解药物的体内分布与制剂设计。

第一节 概 述

案例 4-1

  患者，女，43 岁，因精神分裂症长期规律服用氯氮平（clozapine）400 mg·d^{-1}。8 h 前过量服用氯氮平 6000 mg，随后被送至急救中心抢救。查体：昏迷状（格拉斯哥昏迷评分 4 分），瞳孔收缩，光反射消失，窦性心动过速（130 次·分$^{-1}$），四肢抽搐，血压 130/52 mmHg。立即予以包括吸氧，连续心电图、脑电图和呼吸监测，维持体液电解质平衡，利尿，保肝等支持措施。患者经过治疗 13 天后出院。

问题：结合本节内容，试分析该案例救治过程中未采用血液净化治疗的原因。

案例 4-1 分析

  对于过量服用氯氮平，目前尚无特效解毒剂，常规治疗包括保持呼吸道通畅，心电监护和生命体征监测，依病情给予对症及支持疗法。

  血液净化是将患者血液引出体外，经过半渗透膜清除某些代谢废物或有毒物质后，再将血液引回体内的过程。这项技术能够清除的仅是血液中的药物，对于已广泛分布到各组织器官的药物不能发挥作用。氯氮平表观分布容积大（4.04～13.78 L·kg^{-1}），蛋白质结合率高（97%）。鉴于这些药物动力学特点，血液净化技术获益可能有限。因此目前尚无确切证据支持血液净化用于氯氮平过量的治疗，国内外说明书、药物专著关于氯氮平过量的救治措施中也均未提及血液净化技术。

  药物分布（distribution）是指药物从给药部位吸收入血液后，由血液循环运送到体内各脏器组织（或靶器官）的过程。分布通常很快完成，由于药物的理化性质及生理因素的差异，药物在体内的分布常常是不均匀的，不同的药物具有不同的分布特性。如果药物能选择性分布于靶器官（target organ），在必要时间内维持一定的浓度，并且尽量少向其他不必要的部位分布，就有可能充分发挥药物的治疗作用而使副作用降到最低。因此，了解药物的体内分布特征，对于预测药物的治疗作用、蓄积和不良反应、开发新药和保证用药安全都有非常重要的意义。

一、药物的组织分布与药效

  药物的分布过程如图 4-1 所示，药物进入血液后，一部分与血浆蛋白结合成为结合型药物，结合型药物由于分子量太大，一般不能透过细胞膜；未结合的药物（游离型）才能向各组织器官分布。

药物体内分布的过程即是血浆中的药物穿透血管内皮细胞、各组织细胞等不同细胞的细胞膜到达作用部位的过程。药物穿过细胞膜的过程，包括简单扩散和转运蛋白介导的转运。如果药物的组织分布仅由简单扩散介导，不涉及转运蛋白，且与血浆蛋白和组织蛋白的结合是可逆的，当达到平衡时，组织中的游离型药物浓度应等于血浆中的游离型药物浓度。但当内向主动转运蛋白参与组织分布时，组织中的游离型药物浓度预计将高于血浆中的游离型药物浓度。另外，当外向主动转运蛋白参与时，组织中的游离型药物浓度可能会低于血浆游离型药物浓度。

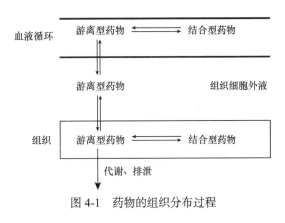

图 4-1　药物的组织分布过程

药物分布的速率和程度是两个独立的过程。药物分布的速率主要与各器官的血流灌注量有关，药物在高血流灌注的组织很快达到平衡，而血流灌注较低的组织会有一定滞后。例如，在给犬静脉注射 50 mg·kg^{-1} 地高辛后，地高辛达到肝脏、肾脏和心脏的 C_{max} 浓度要比在肌肉、皮肤和脂肪组织中早得多。而药物与蛋白质的结合是决定组织中药物数量的主要因素，这意味着分布速率快的器官不一定有较高的组织浓度。

药效与药物在靶部位的游离浓度密切相关。若作用部位药物浓度和血药浓度存在良好的相关性，则可以根据血药浓度来判断药物的起效时间、作用强弱及作用持续时间，但这种理想情况非常少见。由于受体敏感性的差异，不同靶组织达到平衡快慢不一，不同药物涉及不同转运蛋白等原因，浓度-效应关系的预测非常复杂。不同个体接受相同剂量的药物可能表现出在起效快慢、作用强弱和持续时间上有很大的差异。因此，缺乏线性浓度-效应关系似乎是一种常态。

根据药物作用随时间变化的机制，药物效应可分为即时效应、延迟效应和累积效应三类。表现出即时效应的药物的药理活性往往与血浆中游离型药物浓度有关，因为游离型药物可以在靶部位与血浆之间达到快速平衡。组织分布缓慢是药物反应延迟的主要原因之一。例如，使用萘普生（naproxen）治疗风湿病，口服萘普生后，血浆中萘普生的浓度在 1 h 内达到峰值，而关节滑膜液中的萘普生浓度增加较慢，并在 4～6 h 达到峰值，萘普生的临床疗效与其在滑膜液中的游离浓度呈正相关，作用的延迟可以解释为萘普生在滑膜液中的缓慢分布。通过 β-羟[基]-β-甲戊二酸单酰辅酶 A（HMG-CoA）还原酶抑制剂降低低密度脂蛋白（low density lipoprotein，LDL）胆固醇是一种累积效应，如在阿托伐他汀（atorvastatin）治疗一周后，才可观察到降低 LDL 胆固醇浓度的药理作用，在治疗两周时效果最大。许多抗癌药物对肿瘤生长的影响也是对肿瘤细胞累积效应的结果。在肿瘤学中，即使化疗有效，肿瘤的缩小通常也只有在几个周期的治疗后显现出来。

二、药物的体内分布与蓄积

当长期连续用药时，在机体的某些组织中的药物浓度逐渐升高，这种现象称为蓄积（accumulation）。产生蓄积的原因主要是药物对该组织有特殊的亲和性，此时药物从组织游离入血的速率比进入组织的速率慢，该组织则成为药物的储库，也可导致蓄积中毒。油水分配系数较高的药物容易从血浆环境中分布进入脂肪组织，但药物从脂肪组织转运到血中的速率较慢，以至于当药物已从血液中消除，而脂肪组织中的药物浓度仍很高。不少药物到达作用部位后，除了与靶组织结合外，还能与一些细胞内大分子物质、细胞内颗粒、脂肪成分、酶等产生非特异性结合，由于结合物不能透过细胞膜，故使药物蓄积于局部组织。若蓄积的部位为非药物的靶部位，就会产生药物的不良反应。例如，氯丙嗪能够与皮肤和眼睛中的黑色素结合，服用后可出现视网膜色素症。

临床上有时会利用药物的蓄积作用，如伊曲康唑（itraconazole）用于治疗甲真菌病，因为伊曲康唑可在指/趾甲蓄积，因此可以给药一周停药三周作为一个治疗周期，且在停药后 6～9 个月达到最理想的临床疗效。但药物长时间滞留组织的蓄积现象常常并不是所期望的，特别是肝、肾功能不全患者，因代谢或排泄功能减弱，若反复用药，药物在体内蓄积过多，导致药物不良反应的出现。

三、表观分布容积

表观分布容积（apparent volume of distribution，V）是用来描述药物在体内分布状况的重要参数，也是药物动力学的一个重要参数。药物在体内分布是不均匀的，当药物在体内的分布达到动态平衡时，体内药量与血药浓度的比值就是表观分布容积，其单位为 L 或 $L \cdot kg^{-1}$。通常用下式表示：

$$V = \frac{D}{C} \tag{4-1}$$

式中，D 为体内药物总量，C 为血浆和组织内药物达到平衡时的血药浓度。需要注意的是，表观分布容积不是药物在体内分布的真实体积，其主要意义：①根据药物的分布容积可计算期望药物浓度所需的给药量；②根据药物的分布容积评估药物的分布特征。

由于各种药物的 pK_a、血浆蛋白结合率、与组织亲和力的不同，表观分布容积变化范围很大。人的体液是由细胞内液、细胞外液和血浆三部分组成，约占体重的 60%，相当于 0.6 $L \cdot kg^{-1}$。体重60 kg 的成人约有总体液 36 L，其中细胞内液约 25 L，细胞外液约 8 L，血浆约 3 L。如果一个药物的表观分布容积与血浆容积相近，说明该药物主要存在于血浆中；如果一个药物的表观分布容积远远超过血浆容积，说明血浆中仅有少量药物，该药物主要分布于体内组织器官。

表 4-1 列出了一些常用药物的表观分布容积。

表 4-1   常用药物在正常人体内的表观分布容积

药物	表观分布容积（$L \cdot kg^{-1}$）	药物	表观分布容积（$L \cdot kg^{-1}$）
庆大霉素	0.26	地高辛	6.00～10.00
亚胺培南	0.27	胺碘酮	60.00
头孢他啶	0.24	茶碱	0.30～0.70
莫西沙星	2.20	卡马西平	0.70～1.40
万古霉素	0.70	氟西汀	20.00～42.00
阿奇霉素	33.30	布洛芬	0.10
氯氮平	4.07～13.78	哌替啶	3.70～4.20

第二节   影响药物体内分布的因素

药物进入血液循环后，在靶组织中分布的速率和程度是影响治疗成败的关键因素。毛细血管血流量、渗透性、体液的 pH、组织细胞亲和力及屏障作用等解剖生理学因素，以及药物的分子量、化学结构、脂溶性、pK_a 值、极性、微粒制剂的粒径等物理化学性质都能够影响药物的体内分布。

一、组织器官血流量

案例 4-2

丙泊酚（propofol）是一种起效快、作用时间短、恢复迅速的新型静脉麻醉药。这种静脉麻醉药在 20 世纪 80 年代后期获得批准，在全球使用广泛。

问题：请分析丙泊酚起效快、作用时间短的原因。

进入血液循环的药物随血流转运至不同的组织器官中，通常在血流量丰富的组织和器官分布得快而多。如表 4-2 所示，按血液循环速率的不同，可分为：①循环速率快的脏器，如脑、肝、肾、甲状腺等；②循环速率较慢的组织，如肌肉、皮肤；③循环速率很慢的组织，如脂肪、结缔组织。一些体外辅助治疗装置如连续性肾脏替代治疗（continuous renal replacement therapy，CRRT）、体外膜氧合器（extracorporeal membrane oxygenerator，ECMO）等也可能改变组织器官固有血流量。

表 4-2 人体各组织器官的血流量

组织	重量（占体重的%）	占心脏每搏量（%）	血流量（$L \cdot kg^{-1} \cdot min^{-1}$）
肝	2	45	0.16
肾	0.4	24	4.50
脑	2	15	0.55
甲状腺	0.04	2	4.00
心	0.4	4	0.70
肾上腺	0.02	1	5.50
皮肤	7	5	0.05
肌肉	40	15	0.03
结缔组织	7	1	0.01
脂肪组织	15	2	0.01

二、血管的渗透性

药物要进入组织器官中，必须先通过毛细血管壁，随后还要透过组织细胞膜，大多数药物以被动扩散的方式通过毛细血管壁，药物的 pK_a 值和油水分配系数可影响细胞膜对药物的渗透性。未解离型和脂溶性大的药物容易通过，而水溶性药物可经微孔转运，其渗透性与分子量密切相关。不同脏器毛细血管的渗透性存在显著差异，如肝血窦分布着不连续的内皮细胞，管壁上有许多大小不等的窗孔，因此分子量较大的药物也可以透过，而脑的毛细血管壁结构紧密，细胞间隙极少，水溶性药物很难透过。需要注意的是疾病状态下血管的渗透性是可能发生改变的，糖尿病、肿瘤、感染性疾病等都会影响血管的渗透性。

三、药物与血浆蛋白结合

案例 4-3 分析

（1）实验数据显示泊沙康唑与两性霉素 B 产生了药物动力学相互作用，导致两性霉素 B 血药浓度显著降低的同时组织浓度增加，即表观分布容积增大，药物从血液更多地转移至组织。

（2）药物动力学相互作用在吸收、分布、代谢、排泄相都可产生。首先，两性霉素 B 为静脉给药，不存在吸收相相互作用；其次，虽然泊沙康唑是细胞色素 P450（cytochrome P450，CYP）3A4 的强抑制剂，但两性霉素 B 在体内不代谢，因此也不存在代谢相相互作用；泊沙康唑通过加速两性霉素 B 排泄虽可解释两性霉素 B 血药浓度降低，但不能解释其组织浓度增加的现象。

（3）ATP 结合盒转运蛋白（ATP-binding cassette transporter，ABC）家族广泛分布于机体，在药物转运过程中发挥了重要作用。P-gp 主要分布于脑、肾、肝脏等组织，负责将药物排出脑组织、排入胆汁及排进肾小管；BCRP 主要分布在脑、肝等组织，同样负责将药物排出脑组织、排入胆汁。如果两性霉素 B 为 P-gp 或 BCRP 的底物，当抑制这些外排转运蛋白时，两性霉素 B 的肾排泄和胆汁排泄减少，导致血药浓度增加；从脑组织泵出的药物减少，导致脑组织药物浓度增加。但两性霉素 B 联用依克立达后药物浓度无显著变化，排除了两者通过转运蛋白产生相互作用的可能性。

（4）两性霉素 B 和泊沙康唑都是高血浆蛋白结合率药物（两性霉素 B 为 90%～95%，泊沙康唑为 98%），两者合用时泊沙康唑与两性霉素 B 竞争血浆蛋白结合位点使得两性霉素 B 游离血浆浓度增高。当血浆中游离状态的两性霉素 B 增加后，向各组织的分布会增加，经肾小球滤过的药量增加而排泄增多，导致血药浓度降低的同时组织浓度增加。

进入血液的药物部分与血浆蛋白结合，结合型药物分子变大，不易跨膜转运而"储存"于血液中，通常仅有游离型药物（free drug）才能通过毛细血管转运到各组织器官发挥药理作用。

人血浆中含有 60 多种蛋白质，其中主要有三种蛋白质与药物结合有关，即白蛋白（albumin）、α_1-酸性糖蛋白（α_1-acid glycoprotein，AGP）和脂蛋白（lipoprotein）。在药物-蛋白质结合中起主要作用的是白蛋白，大多数酸性药物和少部分碱性药物可与白蛋白结合。

（一）蛋白质结合与体内分布

药物与血浆蛋白结合是影响体内分布的重要因素。游离型药物可随血浆向血管外扩散，转运到组织中，所以药物转运到组织的量取决于血浆游离药物的浓度。药物与血浆蛋白结合是一种可逆过程，有饱和现象，血浆中药物的游离型和结合型之间保持着动态平衡关系。当游离型药物随着转运和消除浓度降低时，一部分结合型药物就转变成游离型药物，因此药物与血浆蛋白的结合发挥着类似于"药物储库"的作用。

蛋白结合率高的药物，体内药物量少时，几乎全部存在于血浆中。当体内药物量增加到某一程度时，血浆中药物所占比例急剧下降，大量药物转移至组织中。因此，当应用蛋白质结合率高的药物时，由于给药剂量增大使蛋白质出现饱和或同时应用另一种蛋白质结合能力更强的药物后，如果两种药物与蛋白质的结合位点存在重合，与该位点结合能力更强的药物可将结合能力偏弱的药物从该位点置换下来，这样都能够使游离型药物浓度增加，从而引起药理作用显著增强或出现不良反应。

（二）蛋白质结合与药效

一般情况下，药物与血浆蛋白结合后不能跨膜转运。药物的药物动力学过程与药理效应都以游离型药物的形式进行，因此血中游离型药物浓度的变化是影响药效的重要因素。通常情况下，血浆药物浓度是指血浆中的药物总浓度，大多数文献报道的有效治疗浓度也指血浆中或血清中药物的总浓度，但对于血浆蛋白结合率高的药物，血中药物总浓度与药效之间往往不存在相关性。许多体内试验均证明了药物的药理效应或毒性与它们在血液中的游离部分而不是与总浓度相关。例如，一些主要与 α_1-酸性糖蛋白结合的药物如普萘洛尔、利多卡因、丙咪嗪等药效与游离型药物浓度之间的相关性要比血浆药物的总浓度好。

需要特别注意的是，对于具有高血浆蛋白结合率的药物，其蛋白结合率的微小变化都会引起游离浓度的巨大改变。例如，对于一个蛋白结合率为99%的药物，因某些因素导致其结合率变成98%，则意味着游离型药物浓度增加1倍，足以引起药效的显著改变；而对于一个结合率为50%的药物，即使结合率降低10%，体内游离药物浓度最多只增加20%。

（三）影响药物与蛋白质结合的因素

药物与蛋白质结合除了受药物理化性质、给药剂量、药物与蛋白质的亲和力及药物相互作用等因素影响外，还与下列因素有关。

1. 动物种属 由于各种动物的血浆蛋白对药物亲和性不同，所以药物蛋白结合率的种属差异较大，故从大鼠、豚鼠、家兔等动物实验中得到的血浆蛋白结合率数据可能与人血浆蛋白结合率相差很大，应引起注意。

2. 性别 性别差异也会影响药物与蛋白质的结合，以激素类药物报道较多。

3. 病理生理状态 年龄是影响药物与蛋白质结合的生理因素之一，因为血浆的容量及其组成随年龄而改变。例如，磺胺药的蛋白结合率随年龄的增加而增加，由于新生儿的血浆白蛋白的浓度比成人低，故新生儿体内的药物血浆蛋白结合率较低，所以血浆中游离型药物的比例较高。

机体某些组织发生病变时，蛋白结合率可发生变化。例如，肝硬化、慢性肾炎、肾功能不全时，血浆内蛋白质含量降低，某些蛋白结合率高的药物血中游离型药物浓度可明显增加，导致药理作用增强，甚至出现毒性反应。在不同的生理状态和病理状态下，血浆中蛋白质的组成可能有较大差异，如 α_1-酸性糖蛋白和脂蛋白的浓度波动性很大，因此可能造成碱性药物的蛋白结合率改变。

四、药物与组织亲和力

案例 4-4

　　患者，女，45岁，体重55 kg，既往有糖尿病病史。入院前10天因肩痛行针灸治疗后发热，自测最高体温39.5℃，后因呼吸困难逐渐加重入院。实验室检查提示各项感染指标升高，胸部CT示双肺多发空洞，考虑金黄色葡萄球菌血行播散所致。血培养提示：金黄色葡萄球菌苯唑西林耐药；万古霉素敏感，最低抑菌浓度（minimum inhibitory concentration, MIC）=2 μg·ml⁻¹；利奈唑胺敏感。痰培养：药敏同血培养。

问题：该病例如何选择抗菌药物？

案例 4-4 分析

　　万古霉素（vancomycin）和利奈唑胺（linezolid）均为治疗耐甲氧西林金黄色葡萄球菌（methicillin resistant Staphylococcus aureus, MRSA）感染肺炎的一线用药，利奈唑胺可以作为具有万古霉素治疗失败高危因素的替代药物，二者在治疗MRSA感染的地位是一致的，只是由于药物动力学差异可能导致不同部位的感染治疗效果稍有不同。利奈唑胺因其分子量小，在肺组织的浓度高，因此有学者认为利奈唑胺治疗肺部感染更具有优势。有研究表明，利奈唑胺在肺上皮细胞衬液浓度是血浆浓度8倍以上，而万古霉素在肺上皮细胞衬液浓度只有血浆浓度40%左右。如存在目标菌对万古霉素的MIC>1 μg·ml⁻¹、肥胖、肾功能下降、同时使用肾毒性药物等危险因素时，应考虑选择利奈唑胺进行治疗。

药物与组织亲和力的不同可能导致药物在体内选择性分布。例如，碘对甲状腺具有较高的选择性，对其他器官或组织影响很小。此外，药物与组织的结合也能起药物储库作用。若储存部位为药物的药效部位，则可能延长作用时间。但许多药物在体内大量分布和蓄积的组织，往往不是药物发挥疗效的部位。一些药物与组织内成分形成不可逆结合，向组织外转运的速率很慢，在组织中可以维持很长时间，甚至长期蓄积，这往往会导致药物的不良反应。例如，四环素（tetracycline）与钙络合沉积在牙齿中，导致牙釉质发育不良，牙色永久性改变。

五、转运蛋白

案例 4-5

已知克拉霉素（clarithromycin）可通过抑制 CYP 3A4 而引起代谢性药物相互作用。例如，克拉霉素可显著增加他汀类药物的浓度-时间曲线 AUC，辛伐他汀（simvastatin）约 10 倍，阿托伐他汀（atorvastatin）约 4 倍，普伐他汀（pravastatin）约 2 倍。辛伐他汀和阿托伐他汀主要通过 CYP3A4 代谢，因此这两个药物 AUC 的增长可以解释为克拉霉素对 CYP3A4 的抑制，但普伐他汀并不是 3A4 的底物。

问题：如何解释这种现象？

案例 4-5 分析

如图 4-2（肝脏）所示，普伐他汀吸收入血后经血液循环运送到肝脏，肝细胞膜上的有机阴离子转运多肽（organic anion-transporting polypeptide, OATP）可将普伐他汀转运进入肝细胞而发挥其药理作用。普伐他汀是 OATP 的底物，克拉霉素通过抑制 OATP 转运蛋白减少了普伐他汀向肝细胞的转运，导致其血药浓度增加。

药物的跨膜转运曾经一度被认为是依赖亲脂性的简单扩散。随着分子生物学技术的发展，过去几十年已经鉴定出各种各样的摄取和外排转运蛋白，被分为 ABC 转运蛋白家族和溶质载体（solute carrier, SLC）转运蛋白超家族。这些转运蛋白控制着各种物质进出人体不同的组织器官，其在人体各组织器官分布的差异是导致药物在体内不均匀分布的重要原因之一。

图 4-2 展示了与药物体内处置相关的摄取和外排转运蛋白及其在人体各组织器官的分布。

理论上来说，当两种或多种药物被同一转运蛋白转运或同时服用转运蛋白的抑制剂或诱导剂时，便会发生转运蛋白介导的药物相互作用，进而改变用药部位的浓度导致药理学作用的变化。

六、药物理化性质

案例 4-6

紫杉醇（taxol）是从红豆杉树皮中直接提取出的具有抗肿瘤活性的物质。多西他赛（又称多西紫杉醇）是从欧洲红豆杉中提取单体 10-去乙酰化浆果赤霉素后半合成的抗肿瘤药物（图 4-3），虽然抗癌机制与紫杉醇大体相同，但由于药物性质上的差异，多西他赛（docetaxel）在疗效、用法和安全性方面与紫杉醇有所不同，并且与紫杉醇没有交叉耐药。

问题：造成多西他赛与紫杉醇这种差异的原因是什么？

案例 4-6 分析

多西他赛与紫杉醇具有相同的母体结构，不同点为多西他赛 3′位的基团为烷氧基而紫杉醇为苯甲酰苯基，多西他赛 C10 位的基团为羟基而紫杉醇为乙酰基。相较于难溶性的紫杉醇，多西他赛这两个基团增加了亲水性,因此多西他赛更容易溶解于细胞内液且在细胞中的滞留时间延长。此外，多西他赛取代基团空间位阻小、亲水性强，和紫杉醇相比微管结合模式不同，在不改变原丝数目的基础上，亲和力是紫杉醇的 2 倍。因此多西他赛比紫杉醇在体内分布更广泛，与组织的亲和力更强。

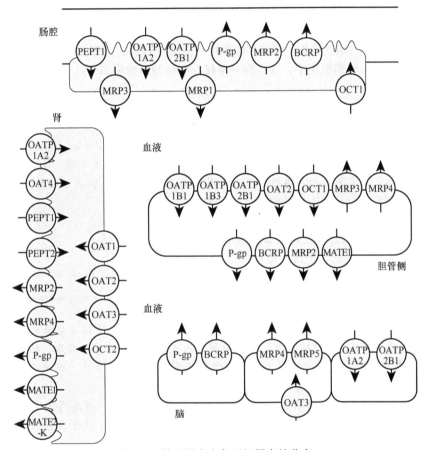

图 4-2　转运蛋白在各组织器官的分布

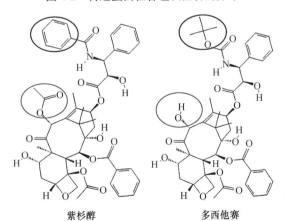

图 4-3　紫杉醇与多西他赛的结构差异

药物的脂溶性、解离度、分子量、异构体及与蛋白质结合能力等理化性质都会明显地影响药物的体内分布。例如，肺泡上皮对抗菌药物的渗透性与药物的亲脂性呈正相关，与分子量、极性表面积和电荷呈负相关。故亲水性药物，如 β-内酰胺类、氨基糖苷类和黏菌素的渗透性较低，而大环内酯类和氟喹诺酮类等亲脂性药物的渗透性较高。

弱酸、弱碱性药物的跨膜转运能力与细胞外液的 pH 有关。一般来说，弱酸性药物在血浆 pH 下大部分解离，因而不易进入组织；弱碱性药物在此 pH 环境下甚少解离，故易进入组织。分子量大小也是影响药物跨膜转运的重要因素，一般分子量在 200～700 的药物更易透过生物膜。某些非脂溶性大分子的转运，是通过特殊转运方式进行的。例如，主动转运可通过载体作用，使药物能够从低浓度向高浓度转运。胞饮作用、细胞吞噬作用是借助细胞膜的一部分产生凹陷，在细胞能量的作用下，把所需物质摄取到细胞中，肝、脾等单核吞噬细胞系统多属于这种摄取方式。

七、药物剂型因素

案例 4-7

2021 年，两性霉素 B 胆固醇硫酸酯复合物（amphotericin B colloidal dispersion，ABCD）获批在我国上市。作为大环内酯多烯类抗生素，常用于治疗深部真菌感染。普通制剂用脱氧胆酸钠作为助溶剂，具有明显的肾毒性，限制了其临床应用；而含脂制剂可显著降低药物毒性，并提高临床有效用药剂量，达到更好的治疗效果。

问题：

1. 为什么 ABCD 的毒性较两性霉素 B 脱氧胆酸盐显著降低？
2. ABCD 在治疗方面有什么优势？

案例 4-7 分析

1. 胆固醇硫酸酯钠为无已知毒性的生理性物质，与两性霉素 B 结合后降低了人体细胞膜中胆固醇对其的亲和性，入血后被肝脏等具有网状内皮系统的器官快速摄取，相对降低了两性霉素 B 在血浆中的浓度；同时与肾小管细胞膜上胆固醇的结合率降低，减少了肾小管损伤，进而改善了两性霉素 B 的肾毒性。

2. ABCD 被摄取后，在网状内皮系统的巨噬细胞内逐渐解离，游离两性霉素 B 以较低的浓度进入血液循环再分布，有利于持续维持平稳的血药浓度；此外，由于在巨噬细胞内进行初始的解离、释放，因此对于巨噬细胞内的感染有特殊疗效。

随着现代制剂技术的发展，药物剂型对药物分布的影响越来越不容忽视。特别是以脂质体、微球为代表的微粒制剂技术的应用，通过改变药物的理化性质增加了与靶组织亲和性，大大改变药物在体内原有的分布。

微球、微乳、脂质体、纳米粒等微粒制剂具有定位分布等特性。微粒给药系统在体内分布主要影响因素如下。

1. 微粒的粒径　粒径是影响微粒系统在体内分布的主要因素。随着粒径的增加，药物在体内的循环时间减少，在肝脏中的累积增加。如图 4-4 所示，较小的微粒（＜10 nm）更容易被肾脏排出，而较大的微粒（＞200 nm）倾向于聚集在肝脏中，中等大小的微粒（10～200 nm）更容易分布在各种组织中。因为不同的组织和细胞对微粒尺寸有不同的偏好，可以被动地靶向组织和特定的亚细胞群。如图 4-5 所示，微粒（＜10 nm）可以直接穿透细胞膜，并被输送到细胞质和细胞核；微粒（10～200 nm）由网格蛋白依赖性内吞作用介导进入细胞并促进溶酶体内化；与小纳米颗粒相比，大微粒（＞200 nm）更难进入细胞。

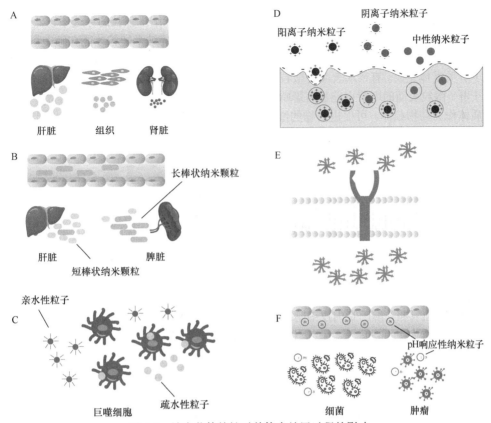

图 4-4 纳米载体特性对其体内处置过程的影响

A. 较小的纳米颗粒(<10 nm)更容易被肾脏排出,而较大的纳米颗粒(>200 nm)倾向于聚集在肝脏中,中等大小的纳米颗粒(10~200 nm)更容易分布在各种组织中。B. 短棒状纳米颗粒容易被困在肝脏中,而长棒状纳米颗粒分布在脾脏中。C. 疏水性粒子容易被巨噬细胞吞噬,而亲水性粒子则相反。D. 阳离子纳米粒子对带负电荷的细胞膜的高亲和力导致高内化,而阴离子纳米粒子可以在细胞膜上以簇和阳离子位点的形式进入细胞,中性纳米粒子(如聚乙二醇)形成一个亲水性三维屏障的"云",阻碍与细胞的相互作用,从而减少内化。E. 带有配体的纳米颗粒可以特异性靶向组织。F. pH 响应性纳米粒子在 pH 7.4 的生理条件下不释放,到达肿瘤和细菌感染部位时在弱酸性环境下释放药物

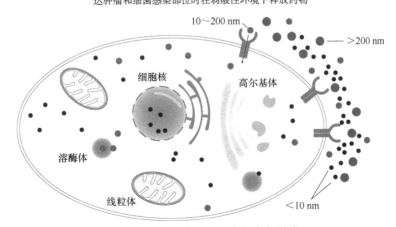

图 4-5 尺寸对微粒亚细胞靶向的影响

2. 微粒的形状 形状是影响并决定微粒在体内生物学过程的另一因素。研究观察到巨噬细胞的吞噬作用强烈依赖于微粒的形状。与较大的球形纳米颗粒(33 nm)、棒状纳米颗粒(37 nm,长350~500 nm)或蠕虫状纳米颗粒(45 nm,长 1~2 μm)相比,聚乙二醇化球形纳米颗粒(21 nm)

在肿瘤积累最高。球形和星形纳米颗粒在体内积累类似，而棒状纳米颗粒的穿透率较低，并很快被清除。球形和星形的纳米颗粒在肝脏中的位置不同，只有星形的纳米颗粒才能在肺中积累。

3. 微粒的表面特征 单核-巨噬细胞系统对微粒的摄取主要由微粒吸附血液中的调理素和巨噬细胞上有关受体完成。有亲水表面的微粒易浓集于肺；具有疏水表面的微粒则易被巨噬细胞吞噬而靶向于肝。微粒表面的电荷也能显著影响其在体内的分布。例如由于细胞膜表面常带负电，用阳离子脂质体作为药物载体，可促进药物的细胞内转运，明显提高 DNA 的转染效率，提高药物基因治疗效果。此外，在微粒上进行肽或非肽靶向配体修饰（如转铁蛋白、生物素、叶酸、甘露糖等）可以增强药物吸收和靶向。

第三节 药物的淋巴系统转运

一、淋巴系统的组成及功能

淋巴系统（lymphatic system）主要由淋巴管、淋巴器官（淋巴结、扁桃体、脾和胸腺等）、淋巴组织及淋巴液组成。淋巴系统不仅是静脉循环系统的辅助组成部分，也是重要的免疫防御系统。

毛细淋巴管以膨大的盲端起始于组织间隙，彼此吻合成网，不与毛细血管交通，其管径粗细不均，一般较毛细血管粗。淋巴管内皮细胞间连接较为松散，基膜不完整，因此难以进入毛细血管的大分子物质更易进入毛细淋巴管。毛细淋巴管汇合成淋巴管，形态结构与静脉相似，瓣膜较多，以保证药物经组织间隙-淋巴管-静脉进行单向流动。全身淋巴管汇合成胸导管和右淋巴导管两条淋巴导管，胸导管收集膈肌以下器官及膈肌以上左侧半身的淋巴液而转运到左侧锁骨下静脉，右淋巴导管收集膈肌以上右侧半身的淋巴液转运到右侧锁骨下静脉。

淋巴结是位于淋巴管向心行程中的淋巴器官，是淋巴液的过滤器，多集合成群。淋巴结里潴留着大量的 B 淋巴细胞、T 淋巴细胞、巨噬细胞等免疫细胞，能够吞噬微生物和异物，因此淋巴结是免疫反应的重要场所。癌细胞也通过淋巴结进行转移，淋巴系统是许多实体瘤扩散的主要途径。

组织液过量时即透入淋巴管形成淋巴液，因此淋巴液成分与组织液成分相似。淋巴系统可以沟通细胞间质液和血液循环，维持体内组织液的稳态。

由于体循环包括血液循环和淋巴循环，而血流速率比淋巴流速快 200～500 倍，故药物主要通过血液循环转运。某些特定物质如脂肪、蛋白质等大分子物质需要依赖淋巴系统转运，同时分子量大、油水分配系数大于 5 的药物易通过淋巴系统转运。淋巴循环可以有效避开肝脏，一些具有强首过效应的药物通过淋巴转运可以提高药物的生物利用度。当治疗与淋巴系统密切相关的疾病如免疫缺陷、癌症转移或感染等，增加药物在淋巴系统中的浓度进行靶向治疗，可以提高疗效及降低药物的不良反应。

二、药物从血液向淋巴液的转运

药物从血管向淋巴管转运时，需要通过血管壁和淋巴管壁两个屏障，由于毛细淋巴管渗透性大，因此毛细血管壁的渗透性是转运的限速因素。在生理状态下，不同部位毛细血管壁渗透性表现为肝＞肺＞肠管＞脚踝部，该部位淋巴液中药物的浓度大小顺序与毛细血管壁的渗透性顺序大致相同。各组织淋巴液转运药物的差异受组织中的血管与淋巴管的分布密度、构造及细胞间孔径影响。

药物从血液向淋巴液的转运一般为被动转运过程，故淋巴液中药物浓度一般不会高于血浆药物浓度。此外，毛细血管压、血浆和组织液的胶体渗透压、细胞亲和力等因素均会影响药物从血液向淋巴液转运，使某些药物在淋巴液中的浓度高于血浆浓度。两性霉素 B 脂质体具有免疫系统靶向性，静脉注射给药后易被巨噬细胞捕获并吞噬靶向到淋巴器官脾脏中，因此脾脏中的两性霉素 B 浓度远远高于其他脏器，甚至高于血浆中的药物浓度。

三、药物从组织液向淋巴液的转运

进入组织间液的药物依据分子量大小及组织管壁渗透性等，可以转运进入毛细血管或毛细淋巴管。毛细血管因内皮细胞连接紧密且具有完整的基膜，葡萄糖、尿素、肌酸、肌酐酸等小分子物质容易进入毛细血管和组织细胞内，蛋白质、脂蛋白等大分子物质则难以通过毛细血管壁的屏障，更容易进入毛细淋巴管。一般认为，分子量在 5000 以上的大分子物质，经淋巴管转运的倾向性很强。分子量在 5000 以下的物质，都能进入血管和淋巴管，但由于血流量远超过淋巴流量，此类物质几乎全部由血管转运。

药物从组织液向淋巴液转运时，转运速率受组织间液压力和液体流速影响。与皮下注射和肌内注射相比，皮内注射具有更高的组织间隙压力和淋巴流速，因此药物向淋巴液转运的速率较高。有学者发现与皮下给药相比，通过微针进行皮内给药后，蛋白质类物质在淋巴中的转运速率更高，证实皮内注射可以增加蛋白质类药物的生物利用度。药物表面电荷也影响药物从组织液向淋巴液转运和在淋巴器官中的滞留时间，有研究发现带负电荷的脂质体更易进入淋巴液，在淋巴结中停留时间更长。

为了使药物在淋巴液中有足够的浓度，可以通过改造药物的分子大小达到治疗目的。例如，将小分子药物丝裂霉素 C（mitomycin C）与分子量 70 000 的右旋糖酐连接，通过肌内注射给药，可大幅度提升药物在淋巴系统中的浓度和时间，增加药物的抗肿瘤活性。此外还可利用脂质体、微乳、微粒、纳米粒、复合乳剂等各种载药系统，这些载药系统向淋巴分布的倾向性高，能将其包含的药物从组织液带入淋巴液中发挥作用。例如，卵白蛋白作为载体蛋白与半抗原或其他抗原交联，制成的疫苗经皮内给药后具有淋巴靶向性，能与淋巴结和淋巴器官中的免疫细胞等反应，产生持久的免疫记忆。

四、药物从消化道向淋巴液的转运

口服或直肠给药时，药物通过消化道上皮细胞吸收后，大多数药物通过肝门静脉系统随血液循环分布至全身各处，只有很少一部分药物（2% 以下）因不易通过毛细血管而进入毛细淋巴管转运。口服药物进行淋巴转运的机制主要有细胞旁途径、M 细胞及肠道相关淋巴组织和乳糜微粒介导的跨膜运转。影响药物肠淋巴转运的影响因素如下。

■ （一）药物的理化性质

1. 药物分子量和分子大小　分子大小是药物通过肠淋巴转运的重要因素，分子量较小时往往通过血液转运，分子量大的易趋向淋巴系统转运，但分子量过大较难透过肠黏膜上皮细胞，因此可通过选用合适的吸收促进剂增加大分子药物的淋巴转运。有学者考察了 4 种不同分子量的右旋糖酐在脂质混合胶束作用下在淋巴和血浆中药物浓度的比值及淋巴中累积转运的量，结果显示随着分子量的增加，药物经淋巴转运的能力增强。

2. 油水分配系数和在甘油三酯中的溶解度　有学者提出适合淋巴转运的药物应该满足油水分配系数大于 5、在甘油三酯的溶解度大于 $50\ g\cdot L^{-1}$，这适用于大多数药物。但若药物与淋巴脂蛋白的亲和力足够高，即使不满足上述条件也能够经过肠淋巴转运。

■ （二）脂质对淋巴转运的影响

通过淋巴转运的药物往往是大分子亲脂性药物，这些药物可与肠上皮细胞中的脂蛋白结合，通过淋巴转运进入体循环。相比空腹或普通饮食，高脂饮食能提高某些脂溶性药物的疗效，食物里的脂质促进药物吸收进入肠上皮细胞，同时高脂饮食能显著增加小肠脂蛋白的装配，增加药物的肠淋巴转运。

1. 脂质的链长　大多数长链脂肪酸经肠上皮细胞吸收后，经过内质网再装配形成脂蛋白进入淋巴管，而中链脂肪酸通过肠细胞扩散，直接进入血液循环，因此长链脂肪酸比中短链脂肪酸更能有效促进药物淋巴转运。有报道氯氟菲醇的淋巴转运与同时服用的甘油三酯链长有关，从不含脂质、短链、中链到长链的甘油三酯，药物淋巴转运量从总量的 0.34%增长到 2.2%、5.5%及 15.8%。

2. 脂质的不饱和度 亚油酸（C18：2）较油酸（C18：1）和亚麻酸（C18：3）更能促进药物的肠淋巴转运。

（三）剂型对口服药物淋巴转运的影响

药物做成前药、微乳、脂质体、混合胶束等制剂，口服后的淋巴转运量都有不同程度的提高。例如，临床中使用十一酸睾酮（testosterone undecanoate）作为睾酮的前药，通过淋巴转运避免首过效应，提高了睾酮的生物利用度。将多西他赛制成纳米胶囊，通过与肠载脂蛋白结合进行淋巴转运，不仅使多西他赛生物利用度提高 10 倍左右，同时改变了多西他赛在血浆和其余器官中的分布，促进药物在肿瘤细胞中浓集，增加抗癌活性。

人体小肠黏膜上存在着派尔集合淋巴结，可以识别人体内多种抗原，通过吸附、胞饮和吞噬等方式摄取肠道内的病原体，经囊泡运输到固有层的淋巴细胞、巨噬细胞和树突状细胞中。越来越多的研究发现恶性肿瘤更容易发生淋巴转移，将药物制成纳米载体口服给药后，可通过淋巴管内皮细胞间的间隙扩散进入淋巴管，也可以经淋巴管内皮细胞胞吞作用进入淋巴管，还可以经由抗原递呈细胞介导的转运途径进入淋巴管，从而富集于淋巴结中，增强药物在淋巴肿瘤中的靶向性，提高疗效并降低其不良反应。

第四节 药物的脑内分布

案例 4-8

患者，男，62 岁，5 天前因脑出血行颅内血肿清除术，1 天前出现高热，体温最高 39.2℃，血压 135/85 mmHg（口服降压药控制）。查体：颈部强直，脑膜刺激征阳性。实验室检查：白细胞 $13.2×10^9 L^{-1}$，C 反应蛋白 126.8 mg·L^{-1}，降钙素原 1.22 ng·L^{-1}；脑脊液浑浊，脑脊液常规+生化提示白细胞数 1800 mm^{-3}，多核细胞 93%，葡萄糖 0.97 mmol·L^{-1}，蛋白质 2054 mg·L^{-1}；脑脊液涂片阴性。考虑术后颅内感染，行脑脊液培养和药敏试验，经验性应用美罗培南 2.0 g 静脉滴注每 8 h 一次（q8h）+万古霉素 1.0 g 静脉滴注 q8h 治疗。治疗 3 天后症状无好转，仍持续高热，炎症指标无明显下降。脑脊液培养提示：肺炎克雷伯菌生长，药敏结果见表 4-3。

表 4-3 患者药敏结果

药物	MIC（μg·ml^{-1}）	敏感性
阿米卡星	≥64	R
氨曲南	≥64	R
庆大霉素	≥16	R
环丙沙星	≥4	R
庆大霉素	≥16	R
头孢曲松	≥64	R
头孢他啶	≥64	R
头孢西丁	≥64	R
头孢吡肟	≥64	R
美罗培南	≥16	R
哌拉西林他唑巴坦	≥128	R
头孢他啶阿维巴坦	25 mm（纸片法）	S
替加环素	1	S
黏菌素	0.5	S

问题：
1. 细菌性脑膜炎的治疗药物选择需考虑哪些因素？
2. 结合该药敏结果，如何调整治疗方案？

案例 4-8 分析

1. 细菌性脑膜炎的治疗药物选择需考虑哪些因素？

（1）发病场所与患者基础状况：是社区获得性还是医院获得性？发病场所的不同会导致病原菌的较大差异，不同的病原菌决定了初始经验性治疗的药物选择差异；如为社区获得性，患者的年龄、基础疾病、免疫功能状态等也会对病原谱产生影响。

（2）药物的敏感性及透过血脑屏障的能力：经验性治疗需根据可能的病原菌并结合当地药敏情况尽可能选择敏感的能够透过血脑屏障的药物。

（3）既往用药史、过敏史、脏器功能、有无药物禁忌等。

（4）药物剂量：中枢神经系统感染涉及特殊的生理屏障，较其他部位感染相比往往需要更大剂量以保证在脑脊液/脑组织中达到有效浓度；必要时还需辅以鞘内注射或脑室内注射给药。

2. 结合该药敏结果，如何调整治疗方案？

药敏结果提示该菌株仅对头孢他啶阿维巴坦、替加环素、黏菌素类敏感。需要注意常规剂量的替加环素 C_{max} 仅为 $1.0 \sim 1.5$ μg·ml^{-1}，其血浆蛋白结合率为 $71\% \sim 89\%$，仅有 $10\% \sim 30\%$ 的游离型药物，研究显示该药脑脊液/血浆药物浓度比值为 $5.9\% \sim 10.6\%$，意味着在脑脊液中药物浓度远低于其 MIC 值 1 μg·ml^{-1}，因此即使体外敏感也不宜用于细菌性脑膜炎的治疗。该患者治疗方案建议作如下调整：停用美罗培南、万古霉素，选择头孢他啶阿维巴坦和黏菌素类药物联用，并加用黏菌素鞘内注射给药。

知识拓展　　　　　　　　**血脑屏障**

血脑屏障（blood-brain barrier，BBB）是大脑和全身循环之间的一种结构和化学屏障，紧密调节血液和大脑之间物质的运动。血脑屏障包括以下三种屏障：①从血液直接转运至脑组织内的血液-脑（blood-brain）屏障。②从血液转运至脑脊液的血液-脑脊液（blood-cerebrospinal fluid）屏障。③从脑脊液转运至脑组织内的脑脊液-脑（cerebrospinal fluid-brain）屏障。

如图 4-6A 所示，血脑屏障是由单层脑毛细血管内皮细胞（brain capillary endothelial cell，BCEC）形成的连续性无孔膜的毛细血管壁，细胞之间存在紧密连接（tight junction，TJ）蛋白，几乎没有空隙。毛细血管基膜（脑侧）被星形胶质细胞包围，形成了较厚的脂质屏障。血脑屏障依赖特殊的血管内皮结构及转运蛋白来发挥屏障功能。BCEC 细胞膜上存在的转运蛋白不仅提供了清除废物的途径，还保护中枢神经系统免受潜在有害物质的影响。血脑屏障的转运蛋白分为 ABC 转运蛋白家族和 SLC 转运蛋白超家族。如图 4-6B 所示，ABC 转运蛋白包括 P-gp，BCRP 和多药耐药蛋白（multidrug resistance protein，MRP）等，该类蛋白质可以转运多种底物，包括糖、氨基酸、多肽、蛋白质、金属离子等。SLC 转运蛋白超家族包括有机阴离子转运多肽（OATP）、有机阴离子转运蛋白（organic anion transporter，OAT）、兴奋性氨基酸转运蛋白（excitatory amino acid transporter，EAAT），质膜单胺转运蛋白（plasma membrane monoamine transporter，PMAT）、多药及毒性化合物外排转运蛋白（multidrug and toxic compound extrusion transporter，MATE）家族，通过多种机制（如被动转运、共转运、反转运）介导多种底物跨生物膜的转运。

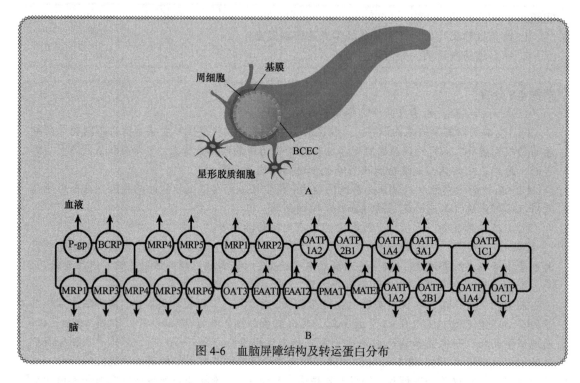

图 4-6　血脑屏障结构及转运蛋白分布

一、药物由血液向中枢神经系统的转运

如图 4-7 所示，物质可通过细胞间扩散和跨细胞运输进入脑组织。小的水溶性分子主要通过细胞间的紧密连接顺浓度梯度扩散；可溶性小分子脂质如乙醇、类固醇激素等可通过溶解在脂质膜中穿透细胞。这两种方式是药物从血液向中枢神经系统转运的主要方式，即被动转运；该方式与药物的理化性质（如分子量、解离度、脂溶性、与血浆蛋白的结合能力、药物的酸碱性）、组织液的 pH、脑组织的病理状况等有关。一般脂溶性较高、分子量较小的药物比较容易透过血脑屏障。

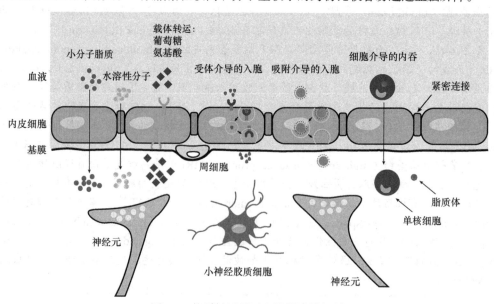

图 4-7　物质转运透过血脑屏障的机制

葡萄糖、维生素、氨基酸等物质可通过与载体蛋白结合，引起蛋白质构象变化从而顺浓度梯度

发生转运。最简单和经典的例子是将多巴胺转化为左旋多巴治疗帕金森病。多巴胺不能穿过血脑屏障，而左旋多巴可以由一种大型中性氨基酸转运蛋白转运进入脑组织发挥治疗作用。

受体介导的入胞（receptor mediated transcytosis，RMT）为大分子的选择性摄取提供了一种途径。将药物偶联到识别内源性受体的载体上，通过胞吞作用经细胞层运输是一种有希望的促进药物转运的方法。例如，免疫球蛋白 A（IgA）可与聚合物免疫球蛋白受体（pIgR）结合，形成结合的 IgA，pIgR 的胞吞作用增强。

吸附介导的入胞（adsorptive mediated transcytosis，AMT）是由带正电的物质（通常是肽的带电部分）和带负电的质膜表面（硫酸肝素蛋白聚糖）之间的静电相互作用触发。当与这些阳离子靶标结合时，大的治疗分子如神经肽和蛋白质或脂质体和纳米颗粒可被允许通过 AMT 进入脑实质。以固体脂质纳米颗粒（SLN）作为载体的多柔比星（doxorubicin，DOX）为例，与阳离子牛血清白蛋白（cationic bovine serum albumin，CBSA）偶联后，CBSA 偶联的 SLN 具有最大的跨脑毛细血管内皮细胞的胞吞能力。体内药物动力学参数和生物分布模式表明，该系统在空间和时间上有效地向脑组织传递多柔比星。

细胞介导的内吞是新生隐球菌等病原体进入大脑的一种公认机制，也被称为"特洛伊木马"模型。这种转运途径依赖于免疫细胞如单核细胞或巨噬细胞穿过完整的血脑屏障。这些免疫细胞在脑部疾病的炎症阶段被招募，并具有良好的通过循环和到达炎症部位的能力。这些细胞充当"特洛伊木马"，将药物分子通过血脑屏障运送到脑组织。例如，利用单核细胞转运超顺磁性氧化铁纳米颗粒 SHP30，可以提升纳米级载体单核细胞进入炎症脑区的能力。

血脑屏障的存在给许多脑内疾病的药物治疗带来了很大困难，可通过以下方法增加药物的脑内分布。①对药物结构改造，引入亲脂性基团，制成亲脂性的前药。②将药物或载药系统进行修饰，如利用血脑屏障上的受体，以配体或抗体修饰药物或载药系统；与氨基酸、己糖等营养物质结合，通过载体介导的主动转运机制使药物入脑；利用毛细血管的负电性，以阳性蛋白修饰药物或载药系统。例如，有学者制备了用于胶质瘤的乳铁蛋白修饰的多柔比星阳离子脂质体，该载药系统采用了 RMT 和 AMT 的双重方法进入脑组织。另一种通过这种双重途径进入脑组织的载药系统是阳离子白蛋白和甘露糖修饰的白蛋白偶联多柔比星纳米粒，在动物模型中显示出较好的效果。③改变给药途径。例如，治疗耐药菌导致的脑膜炎时，黏菌素类药物静脉注射后难以在脑脊液中达到有效浓度，此时通过鞘内/脑室内给药可直接将药物注入脑脊液中，大大提高脑脊液中药物浓度。

二、药物从中枢神经系统向外周的转运

物质从中枢神经系统转运到血液然后排出体外这一过程主要有两条途径：一是药物从脑脊液以蛛网膜滤过的方式向血液转运。由于蛛网膜绒毛具有较大的孔隙，所以药物通过这种孔隙滤过没有特别的限制，如甘露醇、右旋糖酐或血浆蛋白之类的高分子蛋白都可以通过。

另一条排出途径是主动转运。主动转运蛋白在 ATP 提供能量的情况下可逆浓度梯度转运物质，如 P-gp，MRP，BCRP 等，将某种特定的外源性物质（底物）从脑组织输送到血液中，为脑组织提供了相对稳定的内环境，维持大脑正常的生理功能。另外，这些外排转运蛋白也会阻止治疗脑部疾病的药物摄入，因此抑制主动转运蛋白也可作为提升药物脑组织浓度的重要方法之一。

第五节　药物的胎儿内分布

案例 4-9

1957 年，沙利度胺作为镇静催眠剂上市，以"反应停"（thalidomide）为商品名在全球 46 个国家（主要在欧洲、非洲）销售，用来改善妊娠初期妇女的恶心、呕吐、失眠、食欲减退等反应，疗效极为显著。1959 年仅德国每天约有 100 万妇女服用。然而就在 1958 年～1962 年，

该药导致了8000多例婴幼儿海豹样畸形，其中5000多例死亡，成为震惊全球的、药物治疗史上最悲惨的事件。

问题：

1. 妊娠期妇女用药后，药物可能对胎儿产生什么不良影响？
2. 药物如何向胎儿转运？影响因素有哪些？

知识拓展   胎盘与胎儿的血液循环（placenta and fetal blood circulation）

胎盘是妊娠期间形成的，为母体用以养育胎儿的圆盘状器官，也是胎儿的营养、呼吸及排泄器官。其直径约为17.5 cm，厚约2.5 cm，重约450 g。由胎儿丛密绒毛膜、绒毛间隙和母体子宫的基蜕膜等构成。

如图4-8所示，胎儿丛密绒毛膜是一层胚胎性的结缔组织，脐血管的分支行于其中。绒毛膜发出40~60根绒毛干，绒毛干又发出许多细小绒毛。脐血管的分支沿绒毛干进入绒毛内，形成毛细血管。绒毛干之间为绒毛间隙，子宫螺旋动脉与子宫静脉开口于绒毛间隙，绒毛间隙内充以母体血液。胎儿的绒毛从间隙内的母血中吸收营养物质，并将胎儿的代谢产物及二氧化碳输入母血中。

胎盘内有母体和胎儿两套血液循环，两者的血液在各自的封闭管道内循环，互不相混，但可进行物质交换。胎儿血液循环没有肺循环，其特有结构：①通过胎盘的两条脐动脉和一条脐静脉；②连接脐静脉与下腔静脉之间的一条静脉导管；③沟通左、右心房的卵圆孔；④连接肺动脉干和主动脉之间的一条动脉导管。来自胎盘的富含营养物质和氧的血液经脐静脉进入胎儿体内，其中约一半的血液流经肝血窦，其余部分血液经静脉导管进入下腔静脉，下腔静脉血液进入右心房后，大部分血液通过卵圆孔入左心房，再经左心室进入主动脉，主要供应胎儿全身器官和组织的营养。小部分血液折回后与来自上腔静脉和冠状窦的缺氧血混合，进入右心室，再进入肺动脉。由于胎儿的肺尚无呼吸功能，所以仅有少量血液入肺，大部分血液则经动脉导管进入降主动脉。降主动脉血液除少量供应下半身外，均经脐动脉流入胎盘，与母体血液进行气体和物质交换，完成整个循环过程。

药物向胎儿的转运除了和药物本身的理化特性有关外，还主要受胎盘屏障（placental barrier）的影响。胎盘位于母体血液循环与胎儿血液循环之间，是一道天然屏障。胎盘具有多种重要功能，如免疫功能、分泌功能和屏障功能。它对母体与胎儿间的物质交换、胎儿的正常发育起着十分重要的作用。妊娠期妇女用药后，药物可能向胎儿转运。有些药物在妊娠期使用被证明是安全的，但有些会对胎儿造成不良影响，导致流产、早产、死产、生长迟缓、发育异常等。例如，案例4-9中的沙利度胺除导致海豹样畸形外，还导致流产、死产、多发性神经炎等。

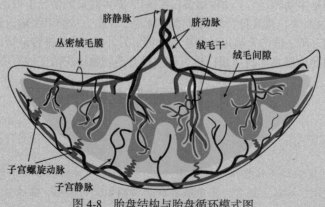

图4-8 胎盘结构与胎盘循环模式图

案例 4-9 分析

1. 妊娠期妇女用药后,药物可能对胎儿产生什么不良影响?

药物对胎儿可产生类母体样不良反应,如妊娠期妇女使用抗肿瘤药物后发生骨髓抑制,胎儿也可发生类似的骨髓抑制不良反应。除此之外对于快速发育的胎儿,还可导致流产、早产、死产、生长迟缓、发育异常等。例如,案例中在妊娠初期使用沙利度胺止吐,发生流产、发育畸形(如海豹肢)较常见。

2. 药物如何向胎儿转运? 影响因素有哪些?

妊娠中、晚期药物经胎盘向胎儿转运,转运机制包括简单扩散、促进扩散、主动转运,大部分药物以被动转运通过胎盘屏障,少数药物以主动转运和胞饮作用通过胎盘屏障。影响因素包括有药物的理化性质(如脂溶性、解离度、分子量等)、药物的蛋白结合率(只有游离型药物才能通过胎盘)、特异性转运蛋白或代谢酶、用药时胎盘的功能状况。

一、胎盘的药物转运

胎盘是母体血液循环和胎儿之间的一道天然屏障,但屏障作用极为有限。妊娠期母体用药后,大部分药物可透过该屏障进入胎儿体内。据报道,约 2% 的新生儿出生缺陷与妊娠期间滥用药物有关。胎盘转运机制主要包括简单扩散(如气体、尿素、大部分药物)、促进扩散(如葡萄糖)、主动转运(如 Na^+、K^+ 等无机离子、氨基酸、水溶性维生素)、胞饮(如免疫抗体、大分子药物)。大部分药物以被动转运通过胎盘屏障,少数药物以主动转运和胞饮作用通过胎盘屏障。近年研究揭示胎盘上存在多种代谢酶和转运蛋白,在胎盘转运中起到重要作用,如 CYP 家族、P-gp、BCRP、有机阳离子转运蛋白(organic cation transporter,OCT)等。以紫杉醇为例,其分子量为 853.9,脂溶性较好,预计胎盘透过率高,但在灵长类动物的观察研究显示胎儿浓度远低于母体浓度(约 1%),这可能与外排转运蛋白 P-gp 在胎盘高表达有关。在小鼠模型中,阻断 P-gp 后胎儿紫杉醇浓度显著增加。

影响药物通过胎盘的因素,主要有药物的理化性质(如脂溶性、解离度、分子量等)、药物的蛋白结合率(只有游离型药物才能通过胎盘)、用药时胎盘的功能状况(如胎盘血流量、胎盘代谢、胎盘生长及药物在妊娠期妇女体内的分布特征)等。非解离型药物脂溶性越大,越易通过。分子量 600 以下的药物容易透过胎盘,而分子量 1000 以上的水溶性药物难以透过。高度离子化的物质如季铵盐类转运极少。随着妊娠的进行,胎儿生长逐渐达到高峰时期,胎盘活动力亦相应增强,此时药物的转运作用亦加速。在妊娠后期,绝大多数药物可通过胎盘到达胎儿体内。如氨苄西林,在母体给药后 1～3 h 达到与母体循环中相似的浓度。药物剂型对胎盘转运也会有影响,如紫杉醇聚合物胶束。胶束本身能够穿过胎盘滋养层,包封后的紫杉醇被胶束屏蔽,P-gp 介导的外排减少,导致紫杉醇聚合物胶束新剂型在胎盘转运较传统紫杉醇增加,因此不推荐用于妊娠期化疗。

二、胎儿体内的药物分布和排泄

(一)胎儿的药物分布

药物进入脐静脉后由胎儿血液循环转运至胎儿体内。胎儿与母体的药物分布是不同的,药物在胎儿体内的分布主要受体液、脂肪含量及器官血流量的影响。妊娠前 12 周,胎儿(胚胎)体液含量高而脂肪含量少,故水溶性药物分布容积较大,而脂溶性药物分布容积较小。随着胎龄增长至妊娠晚期,胎儿的细胞外液减少,脂肪含量增多,脂溶性药物分布增加。胎儿循环自胎盘进入胎体开始即分为两路,一路经胎儿肝脏至下腔静脉再至胎儿右心;另一路经静脉导管直接至胎儿循环而不经过胎儿肝脏。妊娠中期胎儿有 1/2～2/3 脐静脉血可绕过肝脏经脐静脉导管分流,这将增加未经处置的活性药物直接到达心脏和中枢神经系统。胎儿的肝脏和大脑组织相对较大,血液灌注多,药物入脐静脉后，有 60%～80% 的血液进入肝脏，故肝内分布药物多。胎儿的血脑屏障功能不完善，因此许多药物易于透过，所以中枢神经系统易受影响。例如，母体注射苯妥英钠 1 h 后，测得药物在胎儿的脑浓度/肝浓度为 0.6，而母体的比值仅为 0.4，可见药物较易进入胎儿脑内；吗啡能迅速渗透至胎儿的中枢神经系统，并高度蓄积，故妊娠期妇女应禁用。

（二）胎儿的药物排泄

胎儿的肾功能主要是排尿而非清除胎盘产生的代谢产物。胎儿通过排尿参与羊水循环。药物随尿排泄进入羊膜腔中，又会进入"羊水肠道循环"，因此通过胎盘向母体转运是胎儿体内药物的最终排泄途径。药物代谢后极性和水溶性增大的代谢产物较难通过胎盘屏障向母体转运。以沙利度胺为例，沙利度胺具有手性结构，右旋异构体具有镇静作用；左旋异构体及代谢产物 *S-N*-邻苯二甲酰谷氨酰胺、*S-N*-邻苯二甲酰谷氨酸具极强胚胎毒素和致畸作用，是导致畸胎的罪魁祸首。在妊娠中晚期使用沙利度胺仍可致畸，与沙利度胺的水溶性代谢产物在胎儿体内蓄积有关。

第六节　药物在红细胞内的分布

案例 4-10

患者，男，80 岁。患症状性癫痫长期服用丙戊酸钠（sodium valproate），因脑梗死症状加重入住神经内科，入院后监测丙戊酸钠的谷浓度为 56 mg·L^{-1}。入院后因肺部严重感染予美罗培南（meropenem）0.5 g 静脉滴注 q8h 治疗，2 天后因癫痫发作再次监测丙戊酸钠的血药谷浓度为 14 mg·L^{-1}。

问题：

1. 丙戊酸钠血药浓度降低的原因是什么？
2. 处理措施有哪些？

案例 4-10 分析

1. 分布于红细胞的丙戊酸钠，可通过红细胞膜上的外排转运蛋白进入血浆。联用碳青霉烯类抗菌药物可显著降低丙戊酸钠的血药浓度，作用机制之一是抑制 MRP，减少了丙戊酸钠由红细胞的外排，使得红细胞内的丙戊酸钠浓度增加，血液中浓度减少。此外，碳青霉烯类药物还可减少丙戊酸钠在肠道内的吸收，促进丙戊酸钠在肾脏的清除。

2. 处理措施：①更换丙戊酸钠为其他抗癫痫药物，如卡马西平、左乙拉西坦等。②更换美罗培南为其他有效的抗菌药物（碳青霉烯类除外）。

药物可以与红细胞发生相互作用，如可与红细胞膜上的磷脂结合或者进入红细胞内与血红蛋白等结合。常见的可以与红细胞发生相互作用的药物有丙戊酸钠、奎尼丁、水杨酸和某些麻醉药等。

一、红细胞的组成与特性

红细胞的组成除主要成分血红蛋白外，还有糖类、蛋白质、类脂、核酸、酶及电解质等。红细胞膜与其他组织细胞的生物膜组成相同，是一种类脂膜，存在微孔，主要由蛋白质和类脂组成，几乎不含多糖和核酸。目前常用红细胞作为研究物质透过生物膜机制的材料。不同动物种属的红细胞性质及红细胞膜对药物的透过性存在差异。

二、药物的红细胞转运

药物通过红细胞膜转运机制有简单扩散、促进扩散及主动转运等三种机制，其中以被动转运为主。葡萄糖等糖类等物质通过促进扩散转移至红细胞内，Na^+、K^+等离子通过主动转运进入红细胞。

以被动转运方式透过红细胞膜的药物，其透过速率取决于药物的脂溶性、分子量、电荷的有无及电荷的性质等因素。油水分配系数大/脂溶性强的药物易进入红细胞内。水溶性强的药物主要通过红细胞膜上的微孔进入细胞内，所以其分子量直接决定了它的透过性。季铵盐类化合物很难进入红细胞内，除了分配系数较小外，还有一个主要原因是这些离子所带电荷与红细胞膜上的电荷相斥。

促进扩散是葡萄糖进入红细胞的主要方式。葡萄糖转运蛋白是主要易化因子超家族（major facilitator superfamily，MFS）的成员，红细胞膜上只存在含量丰富的 1 型葡萄糖转运蛋白（glucose transporter1，GLUT1），其介导的葡萄糖促进扩散具有简单的米氏饱和药物动力学特征。

红细胞膜上的主动转运蛋白包括 ATP 结合盒超家族 A1（ATP-binding cassette transporter A1，ABCA1），ATP 结合盒超家族 G2（ATP-binding cassette superfamily G2，ABCG2），ATP 结合盒超家族 B6（ATP-binding cassette supfamily B6，ABCB6），质膜 Ca^{2+} ATP 酶（plasma membrane Ca^{2+} ATPase，PMCA）及 MRP 等。

第七节 药物的脂肪组织分布

案例 4-11

常用的静脉麻醉药硫喷妥钠（thiopental）为超短效巴比妥类药物，临床主要用于短时手术的诱导麻醉、基础麻醉，如脓肿的切开引流、骨折、脱臼的闭合复位等。静脉给药后 30 min 左右患者会苏醒，但是苏醒后常会出现延迟性睡眠。

问题： 患者苏醒后出现延迟性睡眠的原因是什么？

案例 4-11 分析

硫喷妥钠是脂溶性很高的药物，55%的药物在静脉注射后 1 min 内进入心、脑等血管丰富的组织，血浆浓度急速下降，随后约 80%逐渐转移到肌肉组织，注药 30 min 后达高峰，脑等组织的浓度下降至麻醉水平以下而苏醒。此时脂肪组织中药物逐渐增多，肌肉中药物浓度逐渐下降，约经 2.5 h 后，蓄积于脂肪组织中的药物浓度达高峰，随后药物缓缓从脂肪中释放出来，进入血液和脑中，使血液和脑内浓度下降速率变慢，催眠作用时间延长，进而出现延迟性睡眠。

成人的脂肪组织占体重的 10%～30%，通常女性高于男性。脂肪组织中血管较少，血液循环缓慢，所以药物向脂肪组织的转运较缓慢，药物蓄积也较慢。但一旦药物在脂肪组织中蓄积，其移出的速率也非常慢。脂肪组织内的药物分布常常影响着体内其他组织内的药物分布和作用，如农药、杀虫剂等通过向脂肪组织的分布和蓄积，可以降低血液中的浓度，起着保护机体减轻毒性的作用。

影响药物在脂肪组织中分布的因素主要有药物的解离度、脂溶性及蛋白结合率等。药物的脂溶性越高，在脂肪组织中的分布和蓄积越多。一定程度上，脂肪组织起着药物的储库作用。例如临床应用最广泛的抗心律失常药胺碘酮（amiodarone），其脂溶性高，在身体各个部位广泛累积，尤其是脂肪组织及含脂肪丰富的器官，使得其表观分布容积可达 60 $L \cdot kg^{-1}$。胺碘酮在人体内呈三室开放模型分布，口服吸收后先进入血液循环丰富的中央室 （心、肝、脑等）再与血液循环较丰富的浅室（皮肤、肌肉等 ）和血液循环差的深室（脂肪组织）进行交换。因此在脂肪中的浓度升高初期滞后于其他组织，但随着时间推移，脂肪中的浓度逐渐高于其他组织，脂肪组织中的分布和蓄积增多。

第八节　药物的体内分布与制剂设计

药物的体内动力学和分布行为受到诸多因素的影响，进而影响药物的生物利用度和药效。普通制剂给药后，药物通常被细胞、组织或器官摄取，呈系统性无选择性分布。大多数药物在到达作用部位之前经过降解代谢或消除，仅少量药物到达靶器官、靶组织、靶细胞或细胞器。这种系统性无选择性的药物分布，可能导致作用部分的药物浓度低，作用效果差；同时，无选择性的组织分布，可能引起其他组织器官的毒性反应。例如，细胞毒类抗肿瘤药物，在杀灭癌细胞的同时也杀灭了大量正常细胞。靶向制剂可将药物选择性地集中在特定器官、组织、细胞甚至亚细胞器的蛋白质、核酸等靶点，降低在非作用部位的药物分布，具有较好的减毒增效的作用。

一、被动靶向制剂设计

被动靶向制剂（passive targeting preparation）是指能够利用载体粒径和表面性质等特性使药物在体内特定靶点或部位自然聚集的靶向递药制剂，如脂质体（liposome）、纳米粒（nanoparticle）、纳米囊（nanocapsule）、胶束（micelle）等。这类靶向制剂常用载体材料包括脂质（如磷脂、胆固醇等）、蛋白质及天然高分子材料（如白蛋白、明胶等）、糖类物质及其衍生物（如淀粉、壳聚糖等），经药物制剂技术，将药物包裹或嵌入于上述载体材料中制成各种类型的微粒给药系统。给药后，微粒进入血液循环，吸附血液中的调理素（opsonin），黏附在巨噬细胞表面，然后经过内吞、融合等作用，在巨噬细胞丰富的肝、脾、肺、骨髓及淋巴等器官富集。

（一）脂质体

脂质体是一种类似生物膜结构的类脂双层微小囊泡，该类脂双层微小囊泡可与组织细胞吸附、脂交换、内吞、融合，从而实现药物特定部位的聚集。脂质体的水相和膜内可以包封多种物质，如亲水性药物可以包封在内水相中，疏水性药物可以包封在脂质膜内，两亲性药物可以包载于水相和磷脂。多柔比星是一个抑制 DNA 和 RNA 合成的抗肿瘤药物，但具有严重的心脏毒性，常常需要经过制剂手段降低不良反应。多柔比星脂质体可以改变多柔比星的体内分布，降低药物在心脏的浓度，减小毒性反应。多柔比星脂质体使用硫酸铵梯度法实现多柔比星载药，药物分子在内水相中与硫酸根离子结合形成晶状硫酸盐沉淀，使得多柔比星包封率高且稳定，不易发生药物泄漏。将多柔比星和多柔比星脂质体分别按 4 $mg\cdot kg^{-1}$ 剂量给小鼠静脉注射，在给药后 24 h，心脏中药物 AUC 分别为 55.1 $\mu g\cdot ml^{-1}\cdot h^{-1}$ 和 7.8 $\mu g\cdot ml^{-1}\cdot h^{-1}$，心脏毒性减小。

（二）纳米粒

纳米粒是将药物与载体材料经纳米化制剂手段分散形成粒径＜500 nm 的固态胶体粒子。根据组成成分不同，分为纳米晶体或者纳米药物、白蛋白纳米粒和脂质纳米粒等。药物制成纳米粒后，具有缓释、靶向、提高疗效和降低不良反应的特点。注射纳米粒不易阻塞血管，可由细胞内或细胞间穿过内皮壁到达靶部位，靶向于肝（60%～90%）、脾（2%～10%）、肺（3%～10%），少量进入骨髓。小于 500 nm 的纳米球可通过胃肠道淋巴结的微褶细胞（M 细胞）完整地进入血液循环，药物被保护不易受酶的水解，如口服胰岛素聚氰基丙烯酸烷酯纳米球，粒径 210～290 nm，可明显增加胰岛素在胃肠道吸收。由环孢素 A（cyclosporine A）制成的聚氰基丙烯酸异丁酯纳米囊具有淋巴定向性，与普通环孢素 A 相比明显降低了肾毒性。此外，与正常组织相比，肿瘤组织的血管丰富、结构特殊，血管内皮间隙较大，而且淋巴回流较少，将药物制备成具有一定粒径大小的微粒体系，可以使得药物在肿瘤组织中选择性聚集，产生靶向效应，被称为高渗透性和滞留（enhanced permeability and retention，EPR）效应。

（三）纳米乳

纳米乳也称微乳，是粒径为 10～100 nm 的乳滴分散在另一种液体介质中形成的纳米胶体分散系统。纳米乳是热力学稳定体系，制剂稳定性高。微乳主要优点在于水溶性药物制成 W/O 型乳剂及 W/O/W 型复乳经肌内或皮下注射后易浓集于淋巴系统，具有天然的淋巴系统靶向性。油状药物或脂溶性药物制成 O/W 型乳剂及 O/W/O 型复乳静脉注射后，油滴经巨噬细胞吞噬后在肝、脾、肾中高度浓集。微乳在肠道吸收后经淋巴转运，可避免肝的首过效应，可以提高药物的生物利用度。例如，环孢素是一种由 11 种氨基酸组成的多肽化合物，用于器官移植后的免疫抑制治疗。将其制备成纳米乳口服给药后，生物利用度可提高 74%～139%。此外，微乳也具有脑靶向性，一方面由于微乳粒径小，容易逃避网状内皮系统的捕获和吞噬；另一方面微乳中的油相增强了药物与脑组织的亲和性。

（四）微球

靶向微球的材料多数是生物降解材料，如蛋白质类（明胶、白蛋白等）、糖类（琼脂、淀粉、葡聚糖、壳聚糖等）、合成聚酯类（如聚乳酸、丙交酯乙交酯共聚物等）等。微球的靶向性分布，主要受粒径的影响。例如，粒径较大微粒（7～30 μm）无法通过肺部毛细血管而被截留，经单核巨噬细胞摄取进入肺组织，起到肺靶向治疗效应。也可设计栓塞性微粒，通过控制粒径使微粒滞留在肿瘤组织周围的毛细血管中。一方面由于栓塞作用可切断肿瘤的营养供应；另一方面载药微粒在局部持续释放药物，可显著提高局部药物浓度，增强抗癌效果。

二、主动靶向制剂设计

案例 4-12

某药企研究制备了含有叶酸-聚乙二醇-二硬脂酸磷脂酰乙醇胺（DSPE）的脂质体，在体外分别用含高密度叶酸受体的鼠肺癌细胞和含低密度叶酸受体的人表皮癌细胞进行研究。结果表明，叶酸修饰脂质体显著增加了脂质体与富含叶酸受体肿瘤细胞的结合力。

问题： 上述药物制成不同载药微粒后，分布过程发生了什么变化？这种微粒载药系统为什会出现靶向性？

案例 4-12 分析

叶酸受体是在宫颈癌、卵巢癌、乳腺癌、肾癌、睾丸癌等肿瘤细胞膜表面高度表达的一种糖蛋白，而在多数正常细胞表面几乎不表达或者低表达。在脂质体表面接上与肿瘤细胞膜表面叶酸受体具有亲和力的配体——叶酸，便能使得经过叶酸修饰的载药微粒特异性识别叶酸受体，并经由受体介导，增加肿瘤细胞对药物的摄取。这样，药物可更多地富集在高表达叶酸受体的肿瘤部位，降低药物在低表达叶酸受体的正常组织器官的分布。如此，可降低药物的不良反应，提高药物的靶向效率。利用这种受体与配体的特异性结合的特点，可构建高效、低毒的、药物与靶细胞的特异性作用的主动靶向载药体系。

主动靶向制剂（active targeting preparation）是指用修饰的药物或载体微粒作为"导弹"，将药物定向运送至靶区浓集，从而达到增效减毒的药理作用。常用的制剂设计策略包括抗原-抗体结合及配体-受体结合等生物特异性修饰，有效躲避巨噬细胞的识别清除，并且与靶部位的特异性分子结合，改变微粒在体内的自然分布。亦可将药物修饰成前体药物（prodrug），即在非靶部位为药理惰性前体化合物，只有在特定靶区才能被激活成具有药理作用的母体药物。

（一）抗体/受体介导的主动靶向制剂

抗体介导的主动靶向制剂是利用抗体与抗原的特异性结合将药物导向特定的组织或器官。近年来常采用微粒表面修饰的方法，在表面连接与特定细胞具有亲和力的配体，使其能达到定时、定位释放药物的目的。常见的抗体介导制剂策略有单克隆抗体药物修饰、抗体药物偶联制剂、抗体修饰载药微粒和抗体介导的酶敏前体药物。有报道将蒽环类抗癌药物包裹于蛋白质微球中，在微球表面交联抗乳腺癌单克隆抗体。当微球经注射给药后，在单抗的作用下导向至乳腺癌变部位，经物理扩散，药物便可释放并发挥疗效。

受体介导的主动靶向制剂是将药物或者载药微粒经配体分子修饰后，利用配体分子同靶部位上高表达的受体发生特异性识别、结合，从而将药物导向特定的组织或器官。常用的配体包括糖蛋白、脂蛋白、转铁蛋白、多肽、激素和叶酸等。例如，利用在大鼠脑部微血管内皮具有较丰富的转铁蛋白受体的特点，将该蛋白受体的单抗 OX26 连接到柔红霉素脂质体上，可制成对大鼠脑部具有靶向性的免疫脂质体。因病理条件下体内某些器官和组织中存在受体表达差异，能选择性地识别具特异性高表达的配体，利用受体与配体的专一性结合，将药物与配体共价结合制成共轭物，就可将药物导向特定靶组织。

（二）靶向前体药物

靶向前体药物（targeting prodrug）是活性药物经衍生化修饰后的物质，其在体外或者非靶部位为药理惰性物质，在体内特定部位经化学反应或酶反应为具有药理活性或者高活性的母体药物而发挥其治疗作用，包括脑部靶向前体药物、神经靶向前体药物、结肠靶向前体药物、病毒靶向前体药物、肿瘤靶向前体药物、大分子共轭前体药物等。例如，将地塞米松（dexamethasone）与聚 *L*-门冬氨酸酯化制成前体药物，利用结肠特殊菌落产生的酶的作用，在结肠释放出活性药物从而达到结肠靶向作用。

三、物理化学靶向制剂设计

物理化学靶向制剂（physical and chemical targeting preparation）也称物理或化学条件响应型制剂，是应用某些物理化学方法设计特定的载体材料和结构，使其在特定部位响应某些物理或化学条件释放药物，从而发挥药理作用。

（一）磁靶向制剂

磁靶向制剂（magnetic targeting formulation）是由药物和磁性物质分散于骨架材料形成的微粒载药系统。给药后利用外加磁场的效应引导药物在体内定向移动和定位聚集到病灶部位，降低其在其他部位的分布。因此，这类制剂可以提高药理作用，降低给药剂量，同时减少药物对人体正常组织的不良反应，特别是降低药物对肝、肺、脾等器官的损害。其体内靶向过程是血管内血流对微粒产生的作用力和磁场对磁性制剂产生磁力综合作用的结果。当磁力大于动脉（$10\ \text{cm}\cdot\text{s}^{-1}$）或毛细血管（$0.05\ \text{cm}\cdot\text{s}^{-1}$）线性血流速率时，磁性微粒（$<1\ \mu\text{m}$）就会被截留在靶部位，被靶组织的内皮细胞吞噬。

磁性微粒给药系统为药物靶向提供了一个新途径，尤其对治疗离表皮较近的癌症如乳腺癌、食管癌、膀胱癌、皮肤癌等具有优越性。常见磁性微粒给药系统有磁性载药蛋白微粒、磁性脂质体、磁性聚合物纳米粒等。常用磁性物质如纯铁粉、羰基碳、铁钴合金、Fe_2O_3、Fe_3O_4 等。其中 Fe_3O_4 磁性材料多为 $10\sim30\ \text{nm}$ 的超细磁流体，比表面积大，具有较高的磁导率和磁感应强度、毒性低、可进行化学修饰提高生物相容性等特点。磁靶向制剂目前大多处于实验研究阶段，尚有一些需要深入研究的问题，如深部组织器官的磁场聚焦、磁场强度、磁场梯度、磁场使用时间等均对体内磁靶向效率产生影响；磁场作用下磁性微粒在体内产生聚集而发生局部栓塞作用；磁性制剂在局部可能出现药物突释和滞释等。

（二）热敏靶向制剂

热敏靶向制剂是指在病灶部位因温度敏感材料发生载体材料结构改变而导致药物快速释放的

释药微粒。在正常的体温下，脂质体膜呈致密排列的胶晶态，亲水性药物很难透过脂质体膜而扩散出来。当脂质体随血液循环经过被加热的靶器官时，在相变温度下磷脂分子运动加强，脂质体膜的结构发生变化，原来排列整齐致密的胶晶态磷脂双分子层在较高温度下变成疏松混乱的液晶态，这种结构的变化导致脂质体膜的渗透性发生改变。脂质体内部包封的药物借助于跨膜浓度梯度和载体膜屏蔽作用减弱而大量扩散到靶器官中，在靶部位形成较高的药物浓度，对周围的肿瘤细胞产生较强的杀伤作用，从而达到靶向治疗的作用；而在不具有温度敏感条件的组织或器官，则保持药物缓慢释放，从而降低药物在非作用部位的不良反应，提高安全性。

热敏脂质体主要借助于不同温度时脂质体膜结构的变化来调节药物的释放，油溶性药物的跨膜扩散受脂质体膜结构变化的影响较大，因而只有水溶性或两亲性药物才适合于制备热敏脂质体。目标药物因热稳定较好，若可采用热疗进行治疗，则局部化疗与热疗结合，效果更佳。目前，受热疗设备及技术的限制，热疗主要用于消化道、呼吸道等自然腔道中的各种实体瘤和浅表瘤的治疗。

（三）pH 敏感靶向制剂

pH 敏感靶向制剂是指在体内某个特定 pH 环境下，载体材料的性能发生改变，从而增加在该部位的药物释放的给药体系。目前，利用胃肠道不同部位 pH 不同这一生理特点，将 pH 敏感纳米粒应用于口服给药系统。将药物运输到胃肠道特定部位，再释放药物，可以提高药物的稳定性，增加药物的生物利用度。pH 敏感脂质体也可以实现药物在细胞内特定细胞器的药物释放，从而产生药物的特定细胞器靶向效应。通常采用的 pH 敏感的类脂材料如二棕榈酸磷脂、十七烷酸磷脂等。这些材料在一定 pH 范围内可使膜融合，加速释药。

（四）动脉栓塞靶向制剂

动脉栓塞靶向技术是通过介入的医疗手段，将栓塞物输送到靶组织或靶器官，阻断肿瘤病变部位的血液供给，从而切断其快速增殖所需的营养供给，最终导致栓塞部位的肿瘤细胞缺血坏死的技术策略。目前，栓塞制剂主要为栓塞微球，根据其是否载药，分为空白栓塞微球和载药栓塞微球。载药栓塞微球通过导管介入到达肿瘤组织，一方面可以切断肿瘤部位的血液供给和营养物质输送；另一方面，药物在微球中缓慢释放后，扩散至肿瘤组织，并且较长时间地维持较高浓度的药物聚集，起到栓塞和靶向性效应。

四、长循环微粒给药系统

常规微粒给药系统因其粒径大小，微粒荷电性等特点，在体内很快就被单核巨噬细胞吞噬清除，极大地限制了其临床应用，如聚苯乙烯纳米粒在体内数分钟内就从血液中清除掉，其他一些载体材料如聚乳酸、聚乳酸/聚羟基乙酸共聚物、聚丙烯酰淀粉等制备的纳米粒在体内循环的 $t_{1/2}$ 也非常短。因此，需要通过改变制剂微粒表面物理特点，延长体内 $t_{1/2}$ 制备成长循环微粒给药系统（long-circulating microparticle drug delivery system）。

案例 4-13

研究表明分别用磷脂和泊洛沙姆 338 制得粒径为 126 nm 的布洛芬辛酯微乳，经相同剂量静脉注射给药后，磷脂制备的布洛芬辛酯微乳在血液中的 $t_{1/2}$ 非常短，主要分布于肝脏、脾脏和肺部。以泊洛沙姆 338 为乳化剂制备粒径大小相近的布洛芬辛酯微乳，可显著延长血液中滞留时间，同时在炎症部位的浓度是前者的 8 倍。

问题：

1. 上述药物经过不同乳化剂制备成微乳，体内过程发生了什么变化？
2. 经过泊洛沙姆 388 制备的药物微乳为什么会出现长循环作用？

案例 4-13 分析

1. 由泊洛沙姆 338 和磷脂作为乳化剂制备的粒径大小为 126 nm 的布洛芬辛酯微乳。普通的载药微粒进入血液循环，可被体内的单核巨噬细胞识别、吞噬、降解。表现为普通微粒药物大量分布在单核巨噬细胞富集的脏器，如肝脏、脾脏和肾脏，其血液循环系统滞留时间较短、血浆 $t_{1/2}$ 短、清除速率快、生物利用度较低。

2. 由亲水性乳化剂泊洛沙姆 338 制备的微乳，微粒表面的泊洛沙姆可捕捉水分子，形成一层水化层。这层水化层可以有效避免单核巨噬细胞将其识别为异物微粒，起到隐身的作用，大大延长载药微粒在体液循环的滞留时间，延长有效血药浓度的维持时间，降低药物的体内清除速率，增加药物在炎症部位的有效浓集。因此，经泊洛沙姆 338 制备的布洛芬辛酯微乳体内 $t_{1/2}$ 明显延长，生物利用度和炎症部位的富集浓度较磷脂制备的等粒径大小的布洛芬辛酯微乳具有明显优势。

长循环微粒给药系统的主要作用在于减少和避免微粒被吞噬细胞识别，进而提高微粒在体内的滞留时间，增加药物在靶部位的有效蓄积。研究发现，如果改善微粒的亲水性、增加微粒的柔韧性及其空间位阻，则可明显延长微粒在血液循环中的 $t_{1/2}$。目前最常用的方法就是采用表面修饰技术，该技术通过一定的化学反应，将非离子型聚合物如聚乙二醇（PEG）以共价结合的方式引入到微粒的表面，既提高了微粒的亲水性和柔韧性，又明显增加微粒的空间位阻，使微粒具有隐蔽性，不易被单核巨噬细胞识别和吞噬。与未经修饰的微粒相比，经聚乙二醇修饰的微粒，可在微粒表面形成聚乙二醇屏蔽层，降低血液中调理素在微粒表面的吸附等作用，使纳米粒对于单核巨噬系统的识别、清除作用产生"隐形"的保护作用，延长药物在循环系统的滞留时间，改变微粒在血液和肝、脾等单核细胞丰富的器官中的分布。

（杨　明）

第五章 药 物 代 谢

学习目标

1. 掌握药物代谢相关的基本概念、药物代谢酶的分类及性质、影响药物代谢的主要因素。

2. 熟悉药物代谢的主要类型及与药物结构的关系、药物代谢机制及药物对代谢酶影响的基本研究方法。

3. 了解研究药物代谢途径的基本方法、药物相互作用的预测及研究方法、运用药物代谢原理进行制剂设计的基本思路。

第一节 概　述

案例 5-1

伊立替康（lirinotecan）是喜树碱半合成衍生物，在体内经羧酸酯酶水解转化为 7-乙基-10-羟基喜树碱（7-ethyl-10-hydroxy-camptothecin，SN-38），SN-38 为 DNA 拓扑异构酶 I 抑制剂，可干扰 DNA 复制和转录。

伊立替康是目前临床治疗转移性结直肠癌最有效的化疗药物之一，虽然效果较好，但容易发生严重的血液毒性和消化道毒性，主要表现为迟发性腹泻和中性粒细胞减少，两者发生率分别可达到约 46% 和 30%，甚至可以导致患者死亡，其中药物代谢的遗传多态性是造成不良反应个体间差异的主要因素之一。

问题：

1. 伊立替康发挥抗癌作用的机制是什么？

2. 代谢的遗传多态性为何会引起伊立替康不良反应的个体间差异？

案例 5-1 分析

1. 伊立替康在体内的主要代谢部位为肝脏，经静脉注射后，在体内转化为活性代谢产物 SN-38，SN-38 为 DNA 拓扑异构酶 I 抑制剂，作用于细胞周期 S 期，抑制 DNA 单链断裂后的修复，干扰 DNA 复制和转录，从而发挥细胞毒性效应。

2. SN-38 经尿苷二磷酸葡萄糖醛酸转移酶（uridine diphosphate glucuronosyltransferase，UGT）家族代谢为葡萄糖醛酸产物 SN-38G 后，经胆汁排泄进入肠道，在肠道细菌 β-葡萄糖醛酸糖苷酶（β-glucuronidase）作用下转换为 SN-38，引发肠黏膜损伤及迟发性腹泻；而肠道内的 UGT 又可再度催化 SN-38 为 SN-38G 进行解毒，UGT 的表达及其活性与伊立替康的疗效及不良反应密切相关。

药物被机体吸收后，在体内各种酶及体液环境作用下，其化学结构可发生改变，这一过程即为药物代谢（drug metabolism），又称生物转化（biotransformation）。药物代谢是药物体内过程的重要环节，直接影响药物的有效性和安全性，在药物研发和合理应用中具有举足轻重的作用。在临床试验失败的创新药物中 10%～15% 的项目是由于其药物动力学参数不理想而终止的。此外，药物的临床给药方案、给药间隔和剂型的设计都与药物代谢有关。一般来说，肠道和肝脏被认为是药物代谢的主要部位；然而，近年来已经有大量证据表明，药物特别是口服药物可以由肠道菌群直接代谢。通常药物的代谢产物极性都比原型药物大，以利于机体排出，但也有一些药物代谢产物的极性反而降低，如磺胺类药物的乙酰化产物；也有些药物进入机体后不发生代谢，直接以原型从机体排出；还有些药物仅发生部分代谢。药物代谢与药物的药理作用密切相关，其临床意义主要表现在以下几个方面。

1. 代谢使药物失活（deactivation）　药物的活性基团（active group）发生代谢反应，可以使具有药理活性的药物变为无药理活性的代谢产物（metabolite）。例如，局麻药普鲁卡因，在体内活性基团酯键被水解后失去活性；磺胺类药物在体内发生氨基乙酰化代谢之后失去活性。

2. 代谢使药物活性衰减（attenuation）　药物的非活性基团发生代谢反应，可以使具有药理活性的药物代谢为药理活性较低的代谢产物。例如，氯丙嗪在体内代谢为活性较低的代谢产物去甲氯丙嗪；维拉帕米的 N-去甲基代谢产物的药理活性显著下降，仅为母药的 20%。

3. 代谢使药物活性增强（potentiation）　某些情况下，药物代谢后生成的代谢产物比原型药物的活性更强，可以使药理作用增强。如可待因在体内经去甲基代谢后，生成镇痛作用更强的吗啡；丙咪嗪的代谢产物去甲丙咪嗪的药理活性强于丙咪嗪。

4. 代谢使药物活化（activation）　有一些药物本身没有药理活性，在体内代谢后生成活性代谢产物。例如，治疗帕金森病的药物左旋多巴本身没有药理活性，在体内经过酶解脱羧后，生成多巴胺发挥治疗作用；贝诺酯在体内经酯酶水解后的代谢产物为水杨酸和对乙酰氨基酚，发挥解热、镇痛、抗炎的作用。

5. 代谢生成毒性代谢产物（toxic metabolite）　有些药物本身没有毒性或者毒性较低，在体内经代谢后，生成毒性代谢产物。例如，抗病毒药溴夫定在体内代谢生成具有肝毒性的溴乙烯尿嘧啶；非那西丁在体内代谢生成对乙酰氨基酚及对羟基苯乙胺，前者具有比非那西丁更强的解热止痛活性，而后者则具有肝脏毒性作用。

药物的代谢特征是重要的生物药剂学特征，对药物的吸收、分布和排泄均有不同程度的影响，不仅直接影响药物作用的强弱和持续时间的长短，还会影响药物治疗的安全性。因此，掌握药物代谢的规律，对于设计合理的给药途径、给药方法和给药剂量，以及对制剂处方设计和指导临床合理用药都具有重要意义。

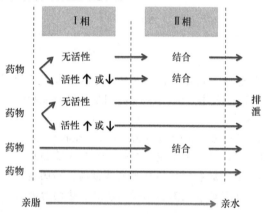

图 5-1　药物在体内的代谢类型及过程

目前，普遍认为肝脏和肠道是药物代谢的主要场所，其丰富的 CYP 酶系统是介导药物代谢的主要酶系统。此外，非 CYP 酶系统对药物的代谢清除也有重要作用，如 UGT、磺基转移酶（SULT）、羧酸酯酶（CES）、N-乙酰基转移酶（NAT）、单胺氧化酶（MAO）、黄素单加氧酶（FMO）和谷胱甘肽-S-转移酶（GST）。代谢反应包括 I 相反应（氧化、还原和水解反应）和 II 相反应（结合反应）。有些药物可以通过 I 相反应生成代谢产物排出体外，有些药物可以通过 II 相反应生成代谢产物排出体外，还有一些药物不发生代谢反应，直接以原型药物排出体外。当然，药物在体内的代谢反应是很复杂的，同一药物不同基团可以发生不同类型的反应，同一基团也可以先发生 I 相反应，然后发生 II 相反应（图 5-1）。

第二节　药物的 I 相代谢反应及其酶系

I 相反应是指脂溶性大的药物通过氧化（oxidation）、还原（reduction）和水解（hydrolysis）反应生成极性基团的反应。大多数情况下，I 相反应生成的代谢产物水溶性增加，有利于排出体外。I 相反应生成的极性基团也可以进一步发生 II 相反应，生成水溶性更大的代谢产物。I 相反应主要包括侧链烷基的氧化、杂原子氧化、杂原子去烷基化、芳香环羟基化、脱氨基和脱硫作用、胺的氧化、嘌呤类的氧化、醇醛氧化、硝基还原、偶氮基还原、酯水解、酰胺水解及酰肼水解等反应。

一、催化 I 相代谢反应的酶系

1. CYP CYP 是一大类细胞色素的总称，这些细胞色素在波长 450 nm 处有最大吸收峰，故称细胞色素 P450。CYP 在人体内的众多器官均有表达，除了表达最丰富的肝脏，在肠道、脑、肺、皮肤、肾和肾上腺等部位也存在。它们不仅存在于细胞的内质网，在线粒体和核膜内也有表达。

CYP 是一个包含多种同工酶的超基因家族，目前已经有 1500 种以上同工酶被分离鉴定。其中微粒体 CYP 主要包括 CYP1、CYP2 和 CYP3 三个家族，在这三个家族中，CYP1A2、CYP2C9、CYP2C19、CYP2D6、CYP2E1 及 CYP3A4 是催化药物代谢最重要的同工酶。

CYP 对药物氧化的机制见图 5-2。药物首先与氧化型细胞色素 CYP^{3+} 结合成 CYP-Fe^{3+}-药物复合物，然后接受还原型黄素蛋白（FPred）提供的电子，形成 CYP-Fe^{2+}-药物复合物，该电子是由辅酶 II（NADPH）传递的。CYP-Fe^{2+}-药物复合物再接受 1 分子氧，药物与氧在 CYP 上进行结合，并接受一个电子，使 O_2 活化为氧离子。第二个电子的来源尚不清楚，可能是由还原型辅酶 I 提供，并经还原型辅酶 I-细胞色素还原酶传递的。其中一个原子氧引入 CYP-Fe^{2+}-药物复合物中，将药物氧化，另一个原子氧和两个质子生成水。此时还原型细胞色素 CYP-Fe^{2+} 丢失一个电子，又变成氧化型细胞色素 CYP-Fe^{3+}，如此周而复始发挥催化作用（图 5-2）。在循环中，除了 CYP 以外还需要 NADPH、分子氧、Mg^{2+}、黄素蛋白、非血红素铁蛋白等，因此在重组 CYP 或者肝微粒体中进行体外代谢实验时需要加入这些重要的物质才能保证反应顺利进行。

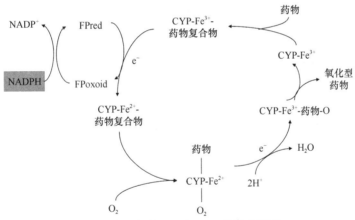

图 5-2 药物代谢过程中 CYP 的催化原理

CYP 催化氧化反应的特异性不强，同一种 CYP 可以催化多种反应，同一代谢反应也可以有多种酶催化；不同药物由同种 CYP 催化的代谢途径，在合并用药时可能发生竞争性代谢抑制；能够抑制 CYP 的药物与 CYP 底物合用时也可以导致药物代谢环节的相互作用。因此，在新药研究中，研究药物主要代谢途径的酶催化机制及药物对酶的影响成为药物代谢研究的重要内容，对预测药物相互作用具有重要意义。

2. 非 CYP 酶 非 CYP 酶不具备 CYP 酶的特点，主要是指一些结合酶（葡萄糖醛酸结合酶除外）、水解酶、还原酶等。这些酶催化药物代谢往往具有结构特异性。例如，酯酶催化各类酯及内酯的水解，酰胺水解酶催化酰胺的水解，N-乙酰转移酶催化乙酰化反应，丁酰胆碱酯酶催化琥珀胆碱的水解代谢，巯嘌呤甲基转移酶催化芳香或者杂环上 S 的甲基化，巯甲基转移酶催化脂肪族巯基化合物的甲基化反应，儿茶酚-O-甲基转移酶（COMT）催化儿茶酚羟基的甲基化反应，组胺 N-甲基转移酶催化组胺及类似物氨基的甲基化反应。

<h2 style="text-align:center">二、Ⅰ相代谢反应的主要类型</h2>

1. 侧链烷基氧化（side chain alkyl oxidation） 侧链氧化可以将烷基氧化成醇，也可以进一步氧化成酸。例如，口服降糖药甲苯磺丁脲苯环上的 4-甲基，在人体内被氧化成羟甲基后，一部分会进一步氧化成羧基，CYP2C9 是催化该反应的最主要的药物代谢酶（图 5-3）。

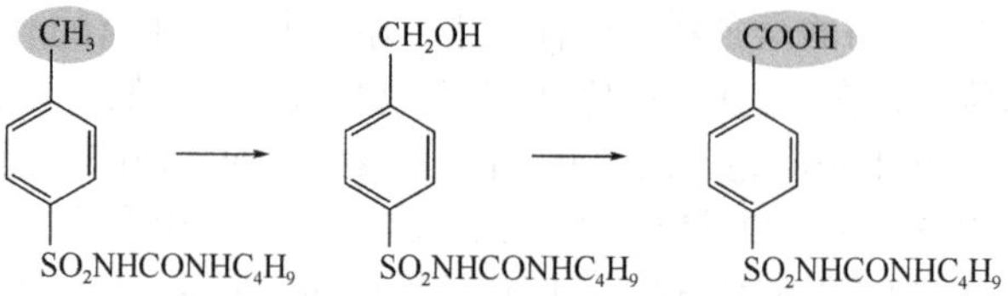

图 5-3 甲苯磺丁脲的 4-甲基氧化反应

美托洛尔 α-亚甲基在药物代谢酶 CYP2D6 的催化下可以被氧化为羟甲基。侧链烷基氧化通常发生在离母核最近的 α 位碳原子，侧链与苯环连接时也可以发生在离母核最远的碳原子上（图 5-4）。

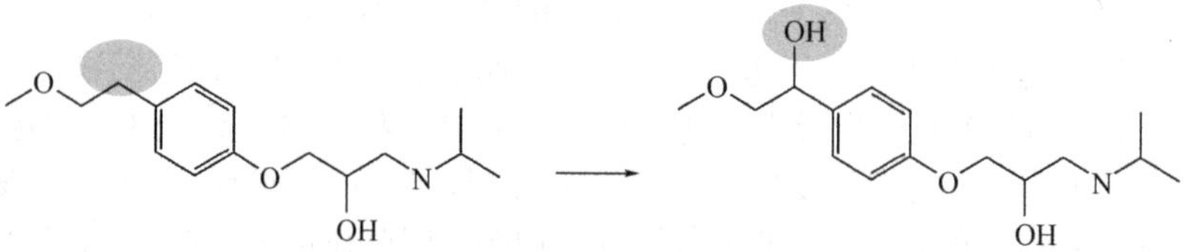

图 5-4 美托洛尔的 α-亚甲基氧化反应

2. 脱烷基化（dealkylation） 连接在杂原子 N、O、S 上的烷基，可以被氧化而脱离，而母体药物则生成相应的胺、酚和巯基化合物，该反应以甲基和乙基最容易发生。例如，咖啡因的 3 位氮甲基被氧化去除甲基后生成 17X，17X 的 7 位氮甲基可以继续被氧化生成 1X。咖啡因的 7 位 N 去甲基反应主要由药物代谢酶 CYP1A2 催化（图 5-5）。

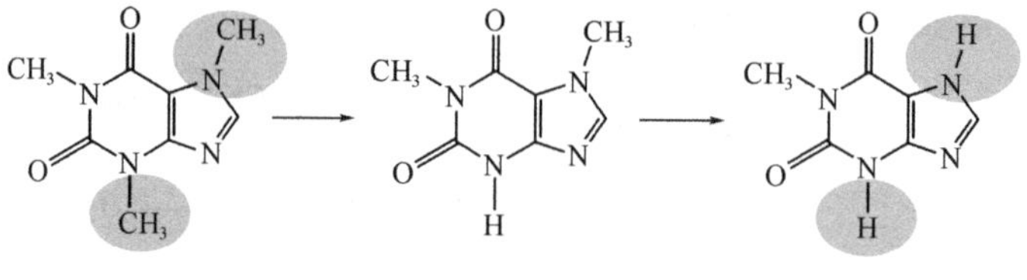

（咖啡因） （17X） （1X）

图 5-5 咖啡因的 N-甲基氧化反应

可待因的 O 位甲基被氧化去除后生成吗啡，镇痛作用大大增强（图 5-6）。

6-甲巯基嘌呤是 6-巯基嘌呤的前药，在体内甲基被氧化脱离，生成活性代谢产物 6-巯基嘌呤（图 5-7）。

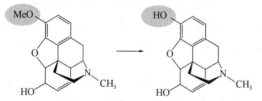

图 5-6 可待因的 O-甲基氧化反应 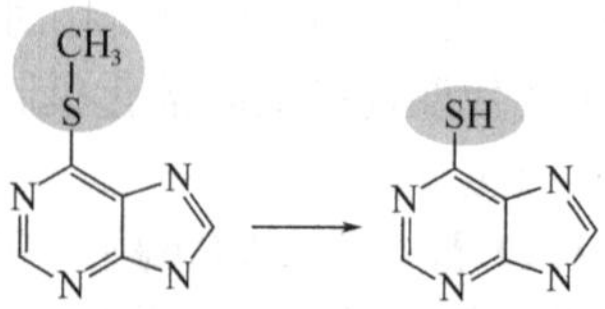　　　　图 5-7 6-甲巯基嘌呤的 S-甲基氧化反应

3. 杂原子氧化（heteroatom oxidation） 杂原子氧化主要指 N 原子和 S 原子的氧化，如氯丙嗪中的 N 原子和 S 原子都可以发生氧化反应生成 N-氧化物及 S-氧化物（图 5-8）。

4. 芳香环羟基化（aromatic hydroxylation） 芳香环，特别是苯环，可以发生羟基化反应，反应主要发生在 α 位或者 γ 位。例如，咪达唑仑苯环上发生 α 羟基化生成 1-羟基咪达唑仑和 4-羟基咪达唑仑，这一代谢途径主要由药物代谢酶 CYP3A4 催化（图 5-9）。

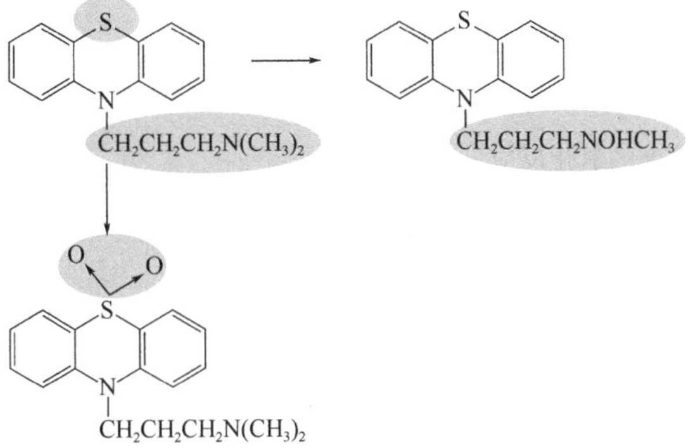

图 5-8　氯丙嗪的 N、S 原子氧化反应

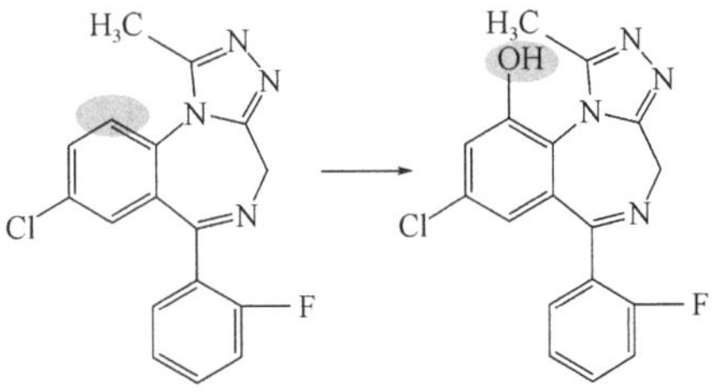

图 5-9　咪达唑仑的苯环 α-羟基化反应

S-美芬妥英发生 α 羟基化，生成 α-羟基美芬妥英，这一反应由主要由药物代谢酶 CYP2C19 催化（图 5-10）。

氯唑沙宗发生α羟基化生成6-羟基氯唑沙宗，这一反应主要由药物代谢酶CYP2E1催化（图5-11）。

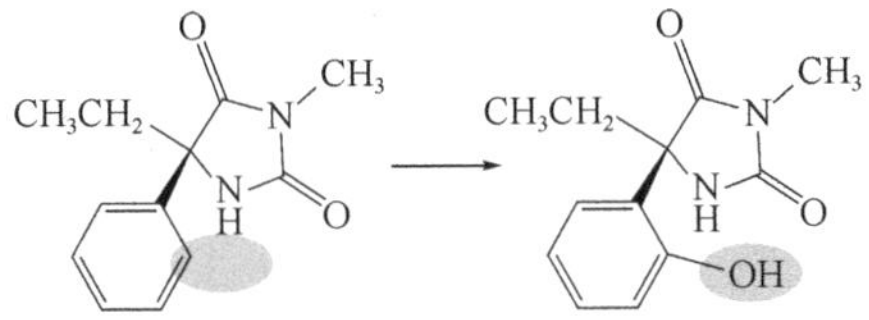

图 5-10　S-美芬妥英的 α-羟基化反应

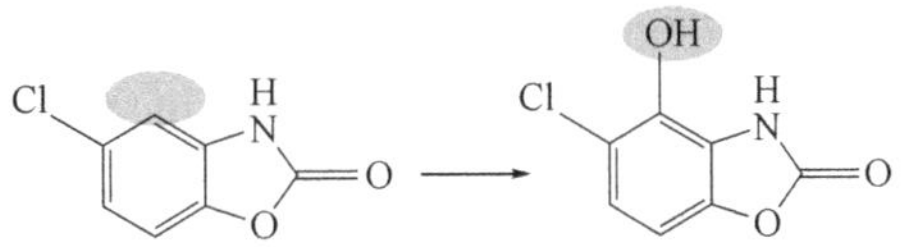

图 5-11　氯唑沙宗的 α-羟基化反应

5. 脱氨基和脱硫反应（deaminization，desulfuration）　（伯胺）脱氨基反应：苯丙胺可以通过氧化脱去氨基生成苯丙酮（图 5-12）。

脱硫反应：硫喷妥被氧化脱去巯基生成戊巴比妥（图 5-13）。

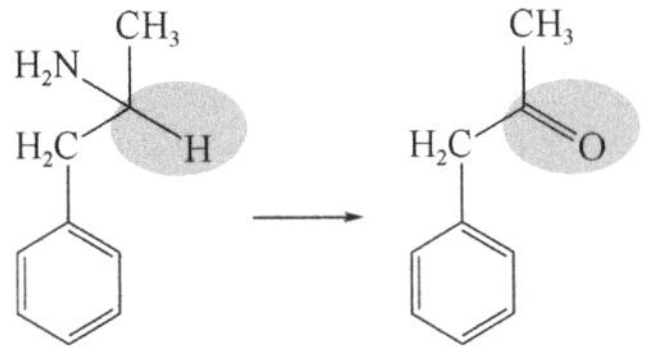

图 5-12　苯丙胺的氧化脱氨基反应

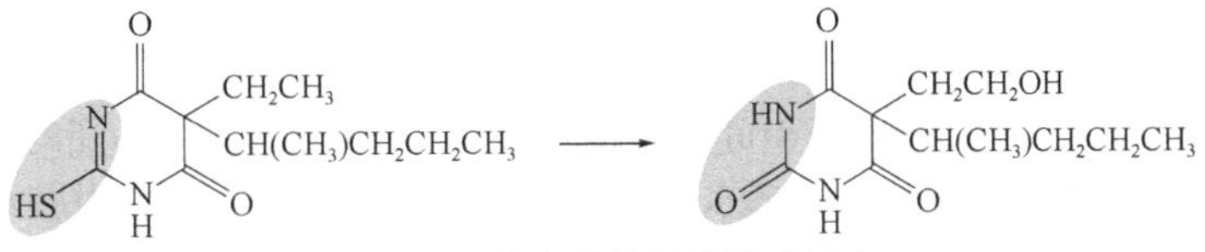

图 5-13　硫喷妥的氧化脱硫反应

6. 胺的氧化（amine oxidation）　胺类药物的氨基可以被氧化生成醛，并进一步氧化成酸。例如，5-羟色胺被单胺氧化酶（MAO）氧化生成 5-羟吲哚乙醛，继续氧化为 5-羟吲哚乙酸（图 5-14）。

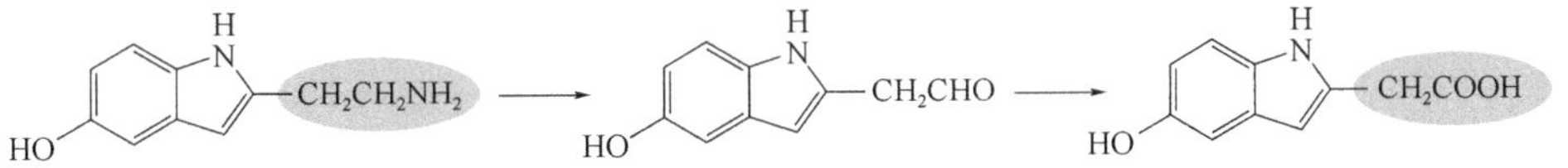

图 5-14　5-羟色胺的氨基氧化反应

7. 嘌呤氧化（purine oxidation）　嘌呤类药物在黄嘌呤氧化酶的催化下发生氧化反应生成脲类化合物，如茶碱在体内被氧化生成二甲基尿酸和甲基尿酸（图 5-15）。

8. 醇醛氧化（alcoholic aldehyde oxidation）　结构中含有羟基和醛基的药物在醇脱氢酶和醛脱氢酶的催化作用下发生氧化反应生成醛和羧酸。例如，乙醇在乙醇脱氢酶的催化下生成乙醛，在乙醛脱氢酶的催化下继续氧化生成乙酸（图 5-16）。

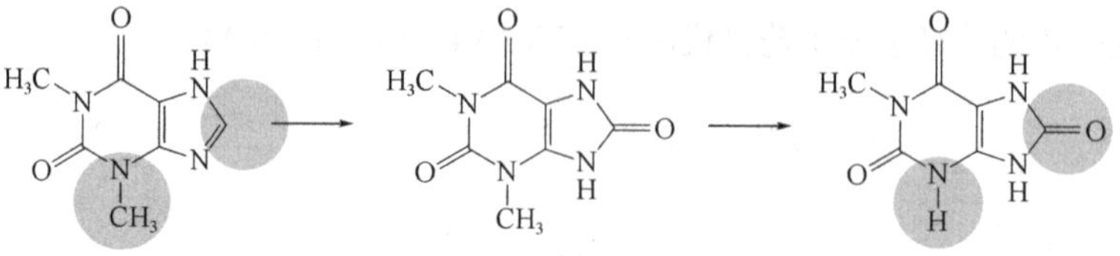

图 5-15　茶碱的氧化反应

$$CH_3CH_2OH \longrightarrow CH_3CHO \longrightarrow CH_3COOH$$

图 5-16　乙醇的氧化反应

肌肉松弛药美芬新在醇脱氢酶的催化下代谢成羧酸（图 5-17）。

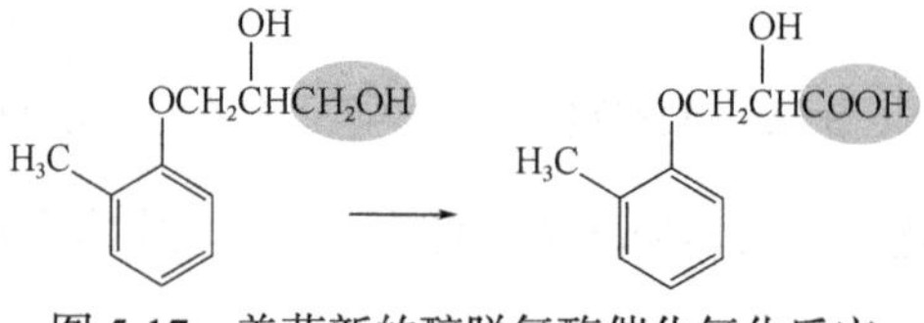

图 5-17　美芬新的醇脱氢酶催化氧化反应

9. 还原反应（reduction reaction）　药物发生还原反应并不多见，主要是芳香环上的硝基和偶氮基进行还原反应，如氯霉素对位硝基还原成氨基（图 5-18）。

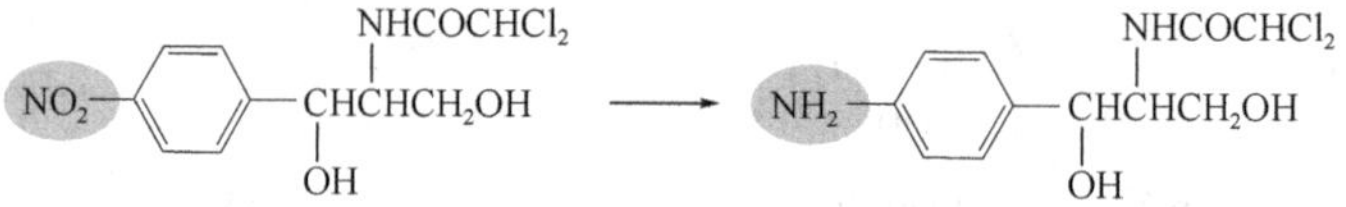

图 5-18　氯霉素的对位硝基还原反应

百浪多息在体内还原生成磺胺，具备抗菌作用，反应式见图 5-19。

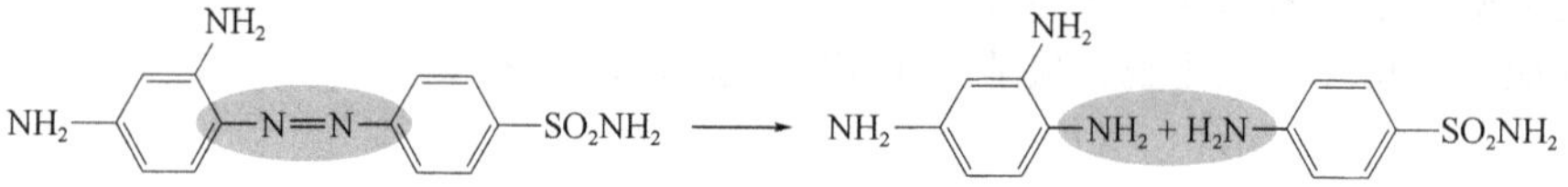

图 5-19　百浪多息的偶氮基还原反应

10. 水解反应（hydrolysis reaction）　水解反应主要为酯的水解、酰胺的水解和酰肼的水解，如阿司匹林发生酯水解生成水杨酸（图 5-20），利多卡因发生酰胺水解生成 2,6-二甲基苯胺（图 5-21），异烟肼发生酰肼水解生成异烟酸（图 5-22）。

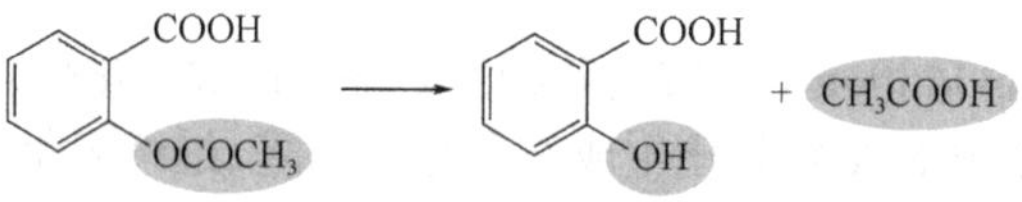

图 5-20　阿司匹林的酯水解反应

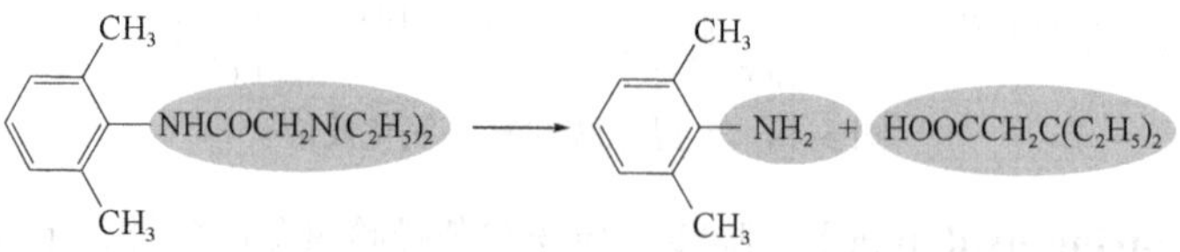

图 5-21　利多卡因的酰胺水解反应

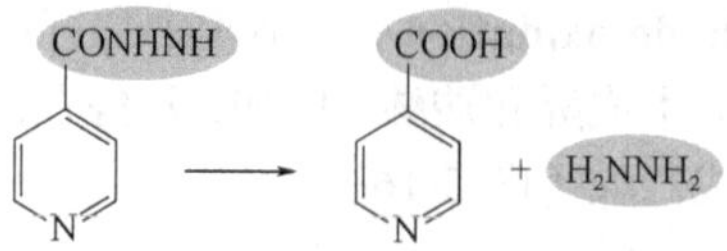

图 5-22　异烟肼的酰肼水解反应

第三节　药物的 II 相代谢反应及其酶系

　　II 相反应是指含有极性基团的原型药物或者其代谢产物与体内某些内源性物质发生的结合反应。II 相反应主要包括葡萄糖醛酸结合、硫酸结合、甘氨酸结合、乙酰化及甲基化等反应。结合反应生成的代谢产物通常没有活性，但是极性较大，易于从体内排出。

　　1. 葡萄糖醛酸结合（glucuronide conjugation）反应　　葡萄糖醛酸结合反应在人和动物界广泛存在，是由 UGT 催化的结合反应。UGT 是一种以尿核苷二磷酸葡萄糖醛酸（UDPGA）为糖基供体与底物反应的酶。UGT 是一个超基因家族，可以分为 UGT1、UGT2、UGT3 和 UGT8 四个基因家族，迄今为止已经确认了 46 个 UGT 亚型。葡萄糖醛酸结合反应主要发生在肝脏和肠道中，内源性葡萄糖先与体内尿核苷二磷酸（UDP）结合生成尿核苷二磷酸葡萄糖（UDPG），然后进一步氧化生成活性 UDPGA（图 5-23）。UDPGA 在 UGT 的催化作用下可以与含有氨基、羟基及巯基的化合物发生结合反应。

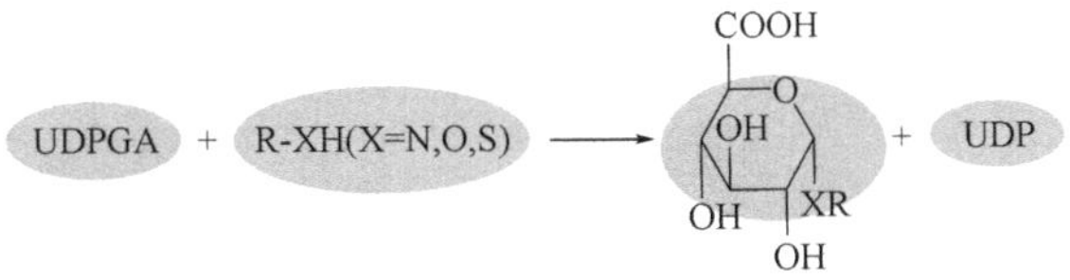

图 5-23　葡萄糖醛酸结合反应

　　2. 磺基结合（sulfoconjugation）反应　　磺基转移酶（SULT）是机体催化多种内源性和外源性物质磺酸化代谢的关键酶。SULT 由 SULT1 和 SULT2 两个亚家族组成。内源性硫酸根离子在 Mg^{2+} 和酶的参与下与 ATP 结合，生成活性供体腺苷-5-磷酸硫酸酯（APS）或者磷酸腺苷-5-磷酸硫酸酯（PAPS），然后在转移酶的作用下与含有羟基、氨基的化合物发生结合反应（图 5-24）。

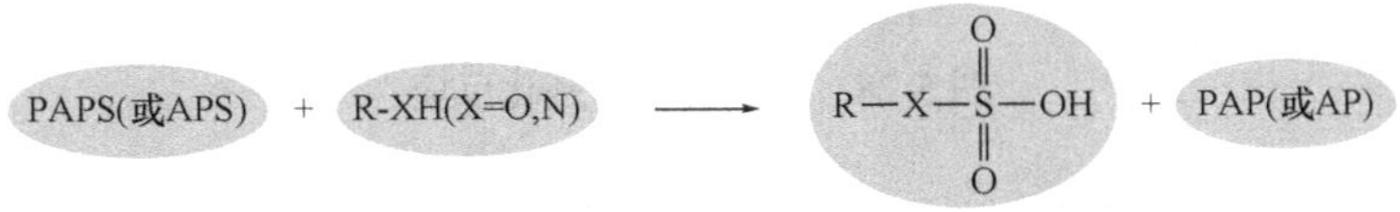

图 5-24　磺基结合反应

　　3. 甘氨酸结合（glycine conjugation）反应　　甘氨酸主要与含羧基化合物结合，反应式如图 5-25 所示。

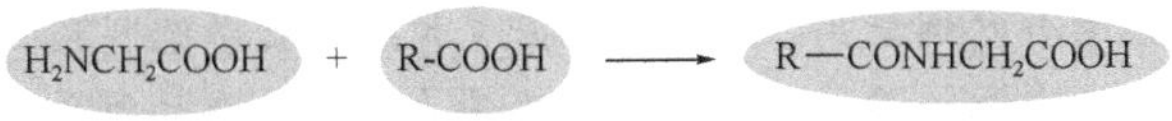

图 5-25　甘氨酸结合反应

　　4. 乙酰化（acetylation）反应　　*N*-乙酰化转移酶（NAT）是机体催化体内含氮物质使其发生乙酰化的酶系。乙酰化是一种重要的代谢反应，对含氮外源物质在体内的生物转化、活化及降解都有很重要的影响。内源性活性型的乙酸与辅酶 A（CoA）中的游离巯基结合生成乙酰 CoA。乙酰 CoA 可以与含有氨基的化合物发生乙酰化反应（图 5-26）。这些氨基化合物主要指芳胺、脂肪族氨基、肼基及磺酰氨基等，其中以芳胺最容易发生反应。发生乙酰化反应后生成的代谢产物极性降低，不利于药物的排出，但是这是机体的自我保护作用，因为这些胺类药物有一定的细胞毒性，经乙酰化后毒性降低。

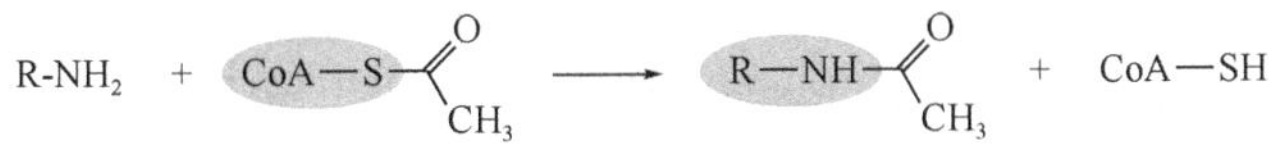

图 5-26　乙酰化反应

　　5. 甲基化（methylation）反应　　甲基转移酶包括 COMT、硫嘌呤甲基转移酶（TPMT）和 *N*-甲基转移酶。药物甲基化的部位通常在药物结构中的 N、O 和 S 等杂原子上。甲基化反应的甲基主要来源于甲硫氨酸，经 ATP 活化后作为甲基供体，在甲基转移酶的作用下与含有氨基、羟基及巯基的化合物发生甲基化反应。甲基化反应生成的代谢产物极性降低不利于排泄，这也是机体的自我保护作用。例如，组胺的氨基甲基化可以避免组胺的过度生理作用对机体的伤害，甲基化后排泄减慢还可以循环利用（图 5-27）。

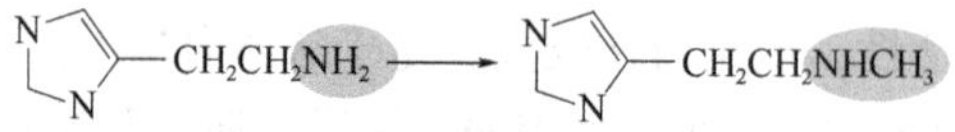

图 5-27　组胺的甲基化反应

雌二醇在体内的 4-羟基化代谢产物可以发生构型变化生成醌，在醌的生成过程中形成自由基中间体，具有细胞毒性（图 5-28）。4-羟基化代谢产物在 COMT 的作用下发生甲基化反应，可以避免醌的生成，对细胞产生保护作用。

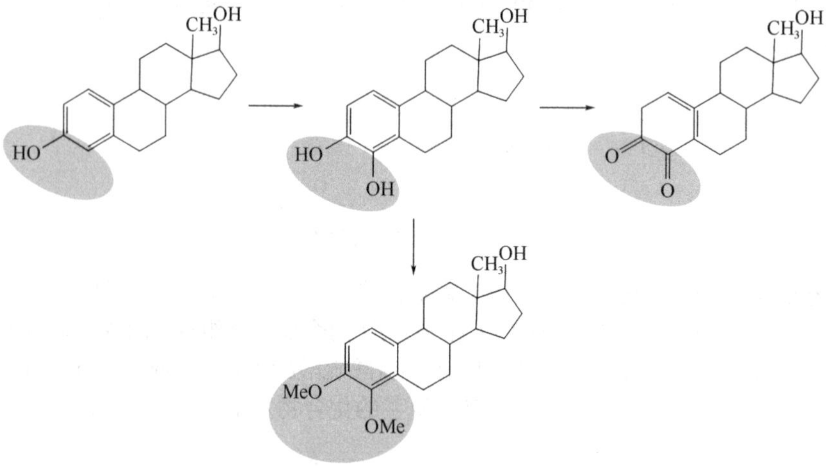

图 5-28　雌二醇的甲基化反应

第四节　药物的肠道菌群代谢

案例 5-2

帕金森病是一种神经退行性疾病，左旋多巴是其重要的治疗药物。左旋多巴必须进入大脑转化为神经递质多巴胺才会发挥效用。然而，胃肠道也是左旋多巴脱羧作用的主要场所，但在此产生的多巴胺不能穿过血脑屏障，无法发挥药效并导致不必要的副作用。临床常将左旋多巴与阻断其外周代谢的药物（如卡比多巴）共同使用，虽然这种组合疗法的确有效，但在不同患者之间的疗效波动幅度极大。

问题： 为什么阻断左旋多巴的外周代谢后，左旋多巴疗效的个体差异仍然巨大？

案例 5-2 分析

由于左旋多巴和酪氨酸的结构接近，研究人员先在肠道菌群中寻找酪氨酸脱羧酶的痕迹，在肠球菌（*Enterococcus*）和乳杆菌（*Lactobacillus*）中，有着大量酪氨酸脱羧酶的存在。其中，粪肠球菌（*E. faecalis*）体内的酶能有效地"吃光"左旋多巴。卡比多巴可能无法穿透微生物细胞，或者轻微的结构差异可能阻止药物与细菌酶相互作用。肠道微生物可能是导致左旋多巴副作用和疗效在不同患者之间显著个体差异的重要因素，不同人群的肠道微生物群差异很大，对药物的体内代谢过程会产生不同的影响，最终导致药物的药效或毒性的差异。

机体的肝脏和肠道是药物代谢的主要部位,此外,药物还可以由肠道菌群代谢。肠道菌群是定植在人体的正常微生物,种类繁多并且数量庞大。肠道菌群参与机体的各种重要的生理功能,如药物代谢、免疫调节和维持正常的肠道屏障,对人体正常的微生态平衡有着重要的作用。研究肠道菌群在药物代谢中的作用,可以明确特定菌群对药物的具体作用(激活或抑制),从而发现新的代谢产物和代谢酶系,帮助我们更加全面地了解药物在人体内的代谢过程,揭示药物治疗过程中的潜在毒性或活性变化,为临床合理用药提供科学的指导。

肠道菌群除了可直接分解利用营养物质,维持肠道内环境稳态及机体代谢平衡外,还通过肠道菌代谢或肠道菌-宿主共代谢参与药物的处置,影响药物的药效或毒性。还原反应和水解反应是肠道菌群催化的最主要反应类型,此外,肠道菌群还能催化官能团转移、裂解反应等。例如,用于治疗腹泻的小檗碱水溶性差,难以被上皮细胞吸收,但几乎在所有主要器官和尿液中都能检测到小檗碱,其原因在于肠道菌群通过硝化还原酶将难以吸收的小檗碱转化为易吸收的二氢小檗碱,而二氢小檗碱被吸收进入血液后,立即恢复为其活性形式小檗碱。

肠道菌群不仅可以激活前体药物,提高其生物利用度,还可以通过其丰富的酶系使药物失去药理活性。心血管药物地尔硫草在拟杆菌的作用下,发生去乙酰化代谢反应而直接失活;地高辛则在放线菌的作用下,代谢成为没有药理活性的二氢地高辛。肠道菌群分泌的 APS 还原酶将机体中的硫酸根离子 SO_4^{2-} 还原为亚硫酸氢根离子 HSO_3^-,HSO_3^- 进攻穿心莲内酯的 C_{12}=C_{13} 不饱和双键,发生 C-位磺酸化代谢反应,生成 14-脱氧-12-磺酸化穿心莲内酯。

除了激活和灭活药物,肠道菌群还会增加药物的毒性。抗病毒药物溴夫定可被肠道菌群代谢为具有肝毒性的溴乙烯尿嘧啶(BVU),BVU 与肝脏中的二氢嘧啶脱氢酶共价结合会干扰人体嘧啶代谢。

第五节 影响药物代谢的因素

影响药物代谢的因素主要包括剂型因素和生理因素。剂型因素中药物的理化性质是药物代谢的决定因素,剂型、给药方法、给药剂量、合并用药等均能影响药物代谢。另外,年龄、性别、种族差异、遗传变异及环境因素等对药物代谢也有较大的影响。

一、影响药物代谢的药物因素

1. 药物的理化性质 药物的理化性质是药物代谢的决定因素,理化性质决定了药物的血浆蛋白结合率、肝组织亲和力、代谢途径及酶催化机制。血浆蛋白结合率和肝组织亲和力决定了肝组织中游离型药物的浓度。不同的代谢途径,代谢反应的难易不同,如水解反应很容易发生,去甲基化速率相对较慢。不同的催化机制会影响药物代谢的速率,如 CYP3A4 含量高,催化药物代谢速率较快;而 CYP2D6 含量低,催化药物代谢速率较慢。

2. 给药途径对药物代谢的影响 给药途径可以影响药物的代谢程度,如有些药物口服给药会发生首过效应,导致药物生物利用度低于其他给药途径。给药途径也可以影响药物的代谢反应类型,如特布他林静脉注射后原型药物占尿中总排泄量的 70%~90%,其余为硫酸结合物;而口服给药后,硫酸结合物明显增加,占尿中总排出量的 70%左右,这是因为特布他林经肠黏膜吸收时形成了硫酸结合物。

给药途径和方法所产生的代谢过程的差异主要与药物代谢酶在体内的分布及局部器官和组织的血流量有关。

应用抗心律失常药物普萘洛尔时,静脉给药的疗效往往不及口服给药。研究发现,普萘洛尔在人和其他动物体内可代谢产生 4-羟基普萘洛尔和萘氧乳酸两种代谢产物,后者没有药理作用,前者与普萘洛尔有同样的药理作用。口服后 4-羟基普萘洛尔和普萘洛尔的血药浓度几乎相等且与静脉注射给药后普萘洛尔浓度相当,而普萘洛尔静脉注射后,血液中未检测到代谢产物 4-羟基普萘洛尔(图 5-29)。由于原型药物和活性代谢产物同时存在,普萘洛尔口服时的药理作用比静脉注射时强 2～5 倍。

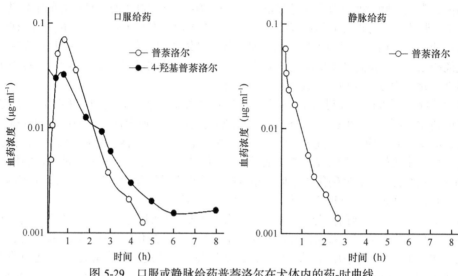

图 5-29　口服或静脉给药普萘洛尔在犬体内的药-时曲线

由于给药方法不同，抗抑郁药丙咪嗪及其主要代谢产物去甲基丙咪嗪在大鼠脑内的含量差别很大。当腹腔注射时，脑内能检出的丙咪嗪和去甲基丙咪嗪的含量几乎相等；而当采用皮下注射或肌内注射时，在脑内只能检出丙咪嗪的原型药物。后经研究证实，腹腔注射丙咪嗪后，由于首过效应的存在，丙咪嗪被代谢产生了较高浓度的去甲丙咪嗪，而去甲丙咪嗪可透过血脑屏障，因此导致其具有较高的脑内浓度。

人通过静脉滴注、雾化吸入或口服等不同途径给予异丙肾上腺素时，为维持相同药效，给药剂量比为 1∶20∶1000。不仅如此，代谢途径也存在较大差别。静脉给药后，异丙肾上腺素原型药在尿中排泄较多，大约 1/3 的给药量被代谢为邻位甲基异丙肾上腺素；口服给药时，大部分在肠壁中发生硫酸结合反应，少量在肝中发生邻位甲基化反应，这是异丙肾上腺素口服药效很差的主要原因。因此，异丙肾上腺素不宜用口服剂型，目前大部分是制成注射剂、气雾剂或舌下给药片剂。

3. 给药剂量和剂型对药物代谢的影响

（1）剂量对代谢的影响：药物代谢反应大都是酶促反应，因此机体对药物的代谢能力主要取决于体内各种药物代谢酶的活力和含量。一般情况下药物代谢酶没有被全部动员，药物代谢速率随给药剂量的增加而增加。但当给药剂量增加到一定程度，达到药物代谢酶的最大代谢能力时，代谢反应会出现饱和现象，代谢速率不再随剂量增加而增加。此时可导致体内血药浓度异常升高，引起中毒反应。有些药物在治疗剂量范围内，也会产生代谢饱和现象，这种现象必须引起充分的重视。

硫酸结合和葡萄糖醛酸结合的代谢反应常常在很小的剂量范围内就能达到饱和，如阿司匹林在体内就是通过葡萄糖醛酸结合反应来代谢的。为考察不同剂量对阿司匹林的葡萄糖结合有无影响，研究人员设计给 10 个健康人连续口服阿司匹林 15 天，第 1～8 天时给药剂量为 2.4 g·d⁻¹，第 9～15天增加为 7.2 g·d⁻¹，分别测定血清中的阿司匹林和水杨酰葡萄糖醛酸含量，结果见表 5-1。

表 5-1　口服不同剂量阿司匹林后原型药物和葡萄糖醛酸结合物的血药浓度

服药天数	剂量（g·d⁻¹）	平均血浆浓度（μg·ml⁻¹）	
		阿司匹林	葡萄糖醛酸代谢产物
1	2.40	6.00	0.16
4	2.40	12.10	0.19
7	2.40	11.20	0.23

续表

服药天数	剂量（g·d^{-1}）	平均血浆浓度（μg·ml^{-1}）	
		阿司匹林	葡萄糖醛酸代谢产物
8	2.40	—	—
9	7.20	—	—
12	7.20	38.80	0.16
15	7.20	41.80	0.19

阿司匹林的血浆浓度随给药剂量的增加而显著上升，但水杨酰甘氨酸的血浆浓度却未见相应的增加，基本维持在 0.16～0.23 μg·ml^{-1} 的水平上，因此认为在上述剂量条件下，阿司匹林的葡萄糖醛酸结合反应已达到饱和状态。

（2）剂型对代谢的影响：剂型可以通过改变药物吸收速率和吸收途径而对药物代谢产生影响。例如，口服不同剂型（溶液剂、混悬剂、颗粒剂）的水杨酰胺后，测定尿中硫酸结合物排泄量，发现服用颗粒剂后结合物排泄量最多，混悬剂次之，溶液剂最少。主要原因是服用溶液剂和混悬剂药物吸收快，胃肠道及肝脏硫酸化酶易被饱和。药物制成脂质体经胃肠道给药后，脂质体通过胃肠道毛细淋巴管吸收，吸收途径发生改变，避免了首过效应，生物利用度得到提高。

4. 药物的光学异构特性对药物代谢的影响 许多药物存在光学异构现象，不同的异构体具有不同的药理活性和副作用，主要原因是体内的酶及药物受体具有立体选择性，因此不同的异构体具有明显的代谢差异。例如，S-华法林的主要代谢途径是香豆素环的 7-羟基化，主要由 CYP2C9 催化。相反，R-华法林主要由 CYP1A2 代谢为 6-羟基华法林和 8-羟基华法林，由 CYP3A4 代谢为 10-羟基华法林。此外，CYP2C19 只催化 S-美芬妥英的 α 羟基化代谢，对 R-美芬妥英没有催化作用。普萘洛尔作为外消旋体用于治疗高血压时，S-普萘洛尔经 UGT1A9 葡萄糖醛酸化代谢的速率比其对映体快得多。所以，在新药研发中，对于消旋体候选药物不仅要研究各对映体药理活性，还要研究各对映体的代谢特征。

5. 合并用药对药物代谢的影响 某些药物对药物代谢酶具有抑制或者诱导作用，这些药物与被抑制或者被诱导的酶的底物（药物）合用时，可以导致合用药物代谢减慢或者加快。由同一种酶催化代谢的药物合并使用时，如果药物的浓度足够高，可能会发生竞争性抑制，导致二者的代谢减慢。通常药物代谢被减慢的现象，称为酶抑制作用，能使代谢减慢的物质称为酶抑制剂；药物代谢被促进（也可称为诱导）的现象，称为酶诱导作用，能使代谢加快的物质称为酶诱导剂（图 5-30）。有的药物是自身的酶诱导剂。有的药物对某一药物来说是诱导剂，对另一药物却可能是抑制剂。如保泰松对洋地黄毒苷等药物的代谢起诱导作用，而对甲苯磺丁脲、苯妥英钠起抑制作用。

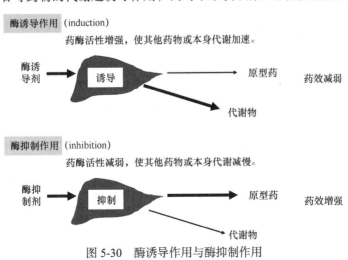

图 5-30 酶诱导作用与酶抑制作用

案例 5-3

患者，女，27 岁，服用甲基强的松龙 24 mg·d^{-1} 治疗激素依赖型哮喘，症状稳定；试图减少激素的用量，但效果并不好。后因治疗鼻窦炎，服用克拉霉素；合并用药时，激素用量减到 4 mg·d^{-1}，哮喘的治疗效果得到明显改善。但是随着中止服用克拉霉素，哮喘的症状加重。

问题： 停用克拉霉素后，哮喘恶化的原因是什么？

案例 5-3 分析

糖皮质激素甲基强的松龙主要经 CYP3A4 代谢。克拉霉素的体内代谢产物与 CYP3A4 可形成难以解离的复合物，抑制 CYP3A4 的活性。因此，甲基强的松龙与克拉霉素合并使用时，甲基强的松龙的代谢受到抑制，血药浓度上升，药理作用增强。而中止服用克拉霉素后，CYP3A4 代谢酶的活性不再受抑制，甲基强的松龙的代谢增强，药效减弱，哮喘症状发生恶化。

（1）酶抑制作用：许多药物能对药物代谢酶产生抑制作用，从而使其他药物或自身代谢减慢，导致药理活性及不良反应的增加。例如，抗糖尿病药甲苯磺丁脲和磺胺合用时，磺胺抑制甲苯磺丁脲的代谢（主要经 CYP2C9），导致甲苯磺丁脲的血浆药物浓度升高，降血糖作用增强而引起低血糖。临床常见的代谢抑制剂有氯霉素、双香豆素、异烟肼、对氨基水杨酸、西咪替丁、保泰松及乙酰苯胺等。例如，氯霉素通过抑制肝微粒体酶的作用，能抑制甲磺丁脲的代谢，引起低血糖昏迷；也能抑制苯妥英钠的代谢，可能产生眼球震颤及精神错乱等苯妥英钠的中毒症状。西咪替丁抑制普萘洛尔代谢，可致明显的心动过缓。

代谢抑制剂可分为不可逆性抑制剂和可逆性抑制剂。不可逆性抑制剂与 CYP 形成共价键结合，不可逆地抑制了 CYP 的活性。酶的不可逆性抑制剂有炔雌醇、炔诺酮、螺内酯、三氟乙烯醚、司可巴比妥、二烯丙巴比妥、烯丙己丙乙烯脲、乙氯戊烯炔醇、二硫化碳和丙基硫脲嘧啶等。

药物对代谢酶的可逆性抑制作用分为竞争性抑制和非竞争性抑制。非竞争性抑制剂发挥作用时并非与酶的底物结合位点结合，而是与酶上的其他位点结合。当非竞争性抑制剂与酶结合以后，酶活性中心的构象发生改变，使酶结合底物之后不能转化为产物，于是酶的活性被抑制。竞争性抑制剂主要与底物竞争结合部位而影响底物与酶的结合，从而发挥抑制作用。竞争性抑制剂较多，凡是由同一种酶催化的底物，浓度足够高时，都可能发生互相抑制作用。

药物对 CYP 酶的抑制作用可以通过考察药物对探针底物代谢的影响进行评价。试验模型与酶催化机制类似，抑制试验应该在酶动力学线性范围进行，即探针底物药物的浓度应 ≤K_m（米氏常数），抑制作用的强弱通过 IC$_{50}$ 或 K_i 进行判断。

（2）酶诱导作用：某些药物使用一段时间后，可以诱导药物代谢酶的合成，使酶的催化作用增强，从而加快了自身或其他药物的代谢，如左旋多巴与维生素 B$_6$ 合用，疗效下降（图 5-31）。在人体内酶诱导作用通常发生在使用诱导剂 3 天后，在 7～10 天达到最大诱导效果。苯妥英钠能促进甾体类抗炎药地塞米松的代谢，使其 $t_{1/2}$ 缩短约 50%。保泰松可促进氨基比林的代谢，连续口服保泰松 1～2 周后，再给予氨基比林，氨基比林的血药浓度显著小于正常值。常见的酶诱导剂主要见表 5-2。

表 5-2　常见的药物代谢酶诱导剂

诱导剂	受影响的酶
苯巴比妥	CYP2A、CYP2B、CYP2C、CYP3A 及 UGT
苯妥英	CYP3A4
卡马西平	CYP3A4

续表

诱导剂	受影响的酶
利福平	CYP2A、CYP2B、CYP2C 及 CYP3A
地塞米松	CYP2B6、CYP2C9、CYP2C19、CYP3A 及 UGT
奥美拉唑	CYP1A1、CYP1A2、CYP3A4

需要指出的是酶诱导剂不仅可促进其他药物的代谢，同时也可加速药物本身的代谢，因此连续应用这类酶诱导剂药物时，其临床疗效逐渐减弱，这也是药物产生耐受性的原因之一。例如，苯巴比妥是自身酶诱导剂，作为安眠药使用时，刚开始具有良好的疗效，但连续使用后，由于苯巴比妥诱导了体内代谢酶的活性，以至于后续服用的药物代谢速率明显加快，最终导致疗效的下降甚至无效。保泰松也是自身酶诱导剂，给犬每

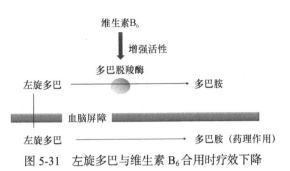

图 5-31 左旋多巴与维生素 B$_6$ 合用时疗效下降

天服用后，刚开始血药浓度高，副作用明显，经连续服用药后，其副作用会消失；若再增加剂量，副作用会重新出现。在大鼠中表现出同样的结果，大鼠灌胃 150 mg·kg^{-1} 保泰松后，次日的血浓度为 57 μg·ml^{-1}，有 66% 的大鼠出现胃溃疡；若连续给药两周，血药浓度降至 15 μg·ml^{-1}，而且未发现有副作用。这是保泰松促进自身代谢的结果。

药物对 CYP 的诱导作用通常聚焦于对人 CYP1A2、CYP2B6 及 CYP3A4 酶的影响。体外诱导试验可运用原代人肝细胞模型，通过多次给药后相关酶的 mRNA 表达及酶活性的变化进行评价。体内诱导试验可以在人体内进行，通过观察多次给药后人体催化代谢探针药物的变化进行评价。

二、影响药物代谢的生理因素

影响药物代谢的生理性因素主要包括年龄、性别、种族、疾病等。了解这些因素对药物代谢影响的规律，对临床药物治疗时提高药物的有效性，降低或抑制药物的副作用具有一定意义。

1. 年龄 儿童和老年人对药物的代谢能力常低于成年人，特别是胎儿及新生儿的药物代谢酶活性低甚至缺乏活性，所以胎儿、新生儿用药时，多数情况下不仅药效强，而且容易产生毒性。例如，新生儿黄疸是由于胆红素和葡萄糖醛酸结合不充分引起的疾病，因为在新生儿体内高度缺乏葡萄糖醛酸结合反应所必需的葡萄糖醛酸转移酶。

又如，由于胎儿和新生儿的肝内质网的形成还不完全，CYP 含量低，微粒体中的 NADP-细胞色素 c 还原酶和 NADPH 的氧化酶等的电子传递系统的活性和 CYP 含量很低，使药物的氧化代谢速率较慢。而且不同年龄对氯霉素的代谢差异较大，4～5 岁幼儿的生物 $t_{1/2}$ 约为 4 h，而 10～15 天和 1～2 天的新生儿的生物 $t_{1/2}$ 则明显延长至 10 h 和 27 h，可见新生儿氯霉素代谢比 4～5 岁幼儿慢得多。如表 5-3 所示，儿童对于青霉素 G 等药物代谢的 $t_{1/2}$ 与成年人相比也有较大的差别。

表 5-3 儿童及成年人青霉素 G 等药物清除 $t_{1/2}$ 的比较

药物	儿童（0～7 岁）$t_{1/2}$（h）	成年人 $t_{1/2}$（h）
青霉素 G	3.20	0.50
氨苄西林	4.00	1.00～1.50
甲氧苄青霉素钠	3.30	0.50
羧苄西林	5.00～6.00	1.00～1.50
卡那霉素	5.00～5.70	3.00～5.00
庆大霉素	5.00	2.00～3.00

　　此外，新生儿肝脏中与羟基化反应、*N*-脱甲基反应、*O*-脱烷基反应及硝基还原反应等反应相关的酶也不充分。新生儿和成年人对同一药物的代谢途径也有所不同。例如，在新生儿中，茶碱通过甲基化反应代谢为咖啡因，而在成年人中，茶碱的主要代谢途径涉及氧化反应，即去甲基化和氧化。

　　药物在老年人体内的代谢表现为速率减慢，耐受性减弱。这种现象被认为是由于代谢酶活性降低，或者是内源性辅助因子的减少所致。老年人的肝血流量仅为青年人的40%～50%，这也是造成药物代谢减慢的原因之一。此外，老年人功能性肝细胞减少也会影响药物的代谢。由于药物在老年人体内代谢比青年人慢，$t_{1/2}$延长，因此相同剂量的药物，老年人中血药浓度相对偏高，容易引起不良反应。

　　2. 性别　　性别对药物代谢的影响已得到证实。有学者研究了一系列雌雄大鼠的肝微粒体中的药物代谢酶活性，发现雄性大鼠对药物代谢酶的代谢活性要更高。在少数临床研究中也发现了人类有类似的与性别有关的代谢差异，但是，目前用药物代谢酶活性来说明代谢的差异性的例子还很少。人体内有些药物代谢酶也存在性别差异，结果如表5-4所示。药物代谢酶的性别差异也导致药物代谢的性别差异。此外，雌激素水平可以影响药物代谢酶的活性，因此在女性群体中生理周期也会影响药物代谢。基于以上情况，在药物动力学的研究时通常要求受试对象要具有性别代表性。

表 5-4　人体内药物代谢酶活性的性别差异

代谢酶	主要由该酶代谢的药物	性别差异
Ⅰ相代谢酶		
CYP1A	氯米帕明、氯氮平、奥氮平、对乙酰氨基酚、他克林、茶碱	男性>女性
CYP2C9	布洛芬、*S*-华法林、甲苯磺丁脲、氟伐他汀、格列吡嗪、氯沙坦、厄贝沙坦、吡罗昔康、苯妥英、奈非那韦	男性=女性
CYP2C19	兰索拉唑、奥美拉唑、六巴比妥、甲氧巴比妥、西酞普兰、塞来昔布、厄贝沙坦、丙咪嗪、吡罗昔康、普萘洛尔（部分）	男性=女性
CYP2D6	可待因、恩卡尼、氟卡尼、氟西汀、氢可酮、美托洛尔、帕罗西汀、美西利汀、苯乙双胍、普萘洛尔、舍曲林、噻吗洛尔、氟哌啶醇、氯米帕明、地昔帕明、丙咪嗪、普罗帕酮、睾酮	男性<女性
CYP2E1	—	男性>女性
CYP3A	阿普唑仑、阿芬太尼、阿司咪唑、阿托伐他汀、卡马西平、西沙必利、克拉霉素、环孢素、环磷酰胺、地西泮、地尔硫䓬、红霉素、雌二醇、芬太尼、茚地那韦、伊曲康唑、酮康唑、洛伐他汀、奎尼丁、尼莫地平、尼索地平、奎尼丁、利托那韦、维拉帕米、辛伐他汀、长春新碱、长春碱、他莫昔芬、替拉扎德、曲格列酮	男性=女性 男性<女性
Ⅱ相代谢酶		
UDP-葡萄糖醛酸转移酶	氯贝酸、二氟西林、布洛芬、吗替麦考酚酯、对乙酰氨基酚、齐多夫定	男性>女性
磺基转移酶	—	男性>女性
N-乙酰转移酶	儿茶酚胺衍生物、硫嘌呤、异烟肼、肼屈嗪	男性=女性
甲基转移酶	厄卡托嘌呤、硫唑嘌呤、多巴胺、左旋多巴、6-巯基嘌呤、6-硫鸟嘌呤、他唑硫嘌呤	男性>女性

　　3. 种族和个体差异　　药物代谢的个体差异主要由药物代谢酶的个体差异引起，而造成药物代谢酶的个体差异的因素包括遗传学因素和非遗传学因素。

　　遗传学因素主要是由种族或家族遗传特性所引起的，主要表现在药物代谢酶的遗传特性差异。不同种族间由于药物代谢酶的遗传特性差异可以导致药物代谢酶活性的差异，同一种族不同个体间由于药物代谢酶遗传基因的突变也可以导致药物代谢酶活性差异，从而致使药物代谢差异。遗传因素是药物代谢差异的决定因素。例如，琥珀酰胆碱在先天性假性胆碱酯缺陷的患者中，其代谢速率仅为正常人的一半。乙酰化代谢存在遗传多态性，一部分个体代谢较快称为快代谢型，另一部分代谢较慢称为慢代谢型。一项大规模人群研究发现，52%的高加索人为快乙酰化代谢型，而其他民族中慢乙酰化的比例各不相同。CYP2C19 酶也因为遗传基因的多态性导致了酶活性的多态性，部分个体表现为快代谢型，部分表现为慢代谢型。

非遗传学因素如年龄、性别、肝功能、药物代谢的时间周期节律、体温、营养状态及环境因素等也可以引起药物代谢差异。非遗传学因素有时会导致很大的代谢差异，甚至可超过遗传因素导致的差异。例如，将地昔帕明用于同一人群时，不同个体的稳态血药浓度可相差 30 倍以上。吸烟被认为是非遗传学因素的另一经典案例。吸烟会诱导肺和肝脏中药物代谢酶（包括 CYP1A1、CYP1A2、CYP2E1 和葡萄糖醛酸化酶）的代谢，这一诱导机制解释了吸烟者对多种药物的清除受损，如茶碱、咖啡因、他克林等。

4. 饮食　饮食对药物代谢的影响主要取决于饮食中的糖、蛋白质、脂肪、微量元素、维生素及食物中的一些特殊成分。

糖、蛋白质和脂肪对药物代谢酶的活性均有一定程度的影响，其中蛋白质对药物代谢酶的影响较为重要，但是这种影响只有在这些营养物质极度缺乏时才表现出来。蛋白质缺乏时，可使肝细胞分化减慢，CYP 合成减少，影响各种药物的代谢，如缺少蛋白质时，苯巴比妥、士的宁、氨基比林、3，4-苯骈吡咯、苯胺等在肝微粒体中的氧化反应都下降。

除硒之外，食物中钙、磷、锌等长期缺乏时，可使 CYP 合成减少而影响药物的代谢。缺铁时，CYP 等含量无明显变化，但可增加环己巴比妥或氨基比林的代谢。一般认为铁过多会破坏内质网上脂质而使混合功能氧化酶作用受影响，缺铁反而可使内质网膜较为稳定，从而增加一些药物的代谢。

许多维生素能影响药物代谢，但不像蛋白质那样明显。维生素 B_2 是各种黄素酶辅基的重要组成成分，在药物代谢中许多还原酶都属于黄素酶。已经发现，缺乏维生素 B_2 时，肝脏及肠道细菌中偶氮还原酶活性下降，口服维生素 B_2 即可恢复。维生素 C 缺乏时，可使苯胺、香豆素等的羟化作用下降。此外，维生素 A 与 CYP 活性的变化有关。缺乏维生素 A 主要抑制各种 CYP 酶的活性，而补充维生素 A 可增强其活性。

某些食物中含有的特殊成分可以对 CYP 产生抑制或者诱导作用，从而影响药物的代谢。例如，葡萄柚汁中含有抑制 CYP3A4 活性的成分，可以抑制多种药物代谢；蔬菜芥蓝中含有诱导 CYP1A2 的成分，可以加快多种药物的代谢。

5. 运动　运动过程中肝血流量的变化可能会影响肝脏代谢和药物清除。特定类型的慢性运动导致的药物清除率增加，可能与肝脏内的 CYP 酶的表达与活性增加有关。此外，运动会影响乳酸的积累，从而降低血液的 pH，这也可能会影响碱性药物的代谢，碱性药物在酸性环境中未结合部分增加，而酸性药物显示出更高的蛋白质结合能力。

第六节　药物代谢与制剂设计

案例 5-4

　　雌二醇主要用于治疗雌激素缺乏的各种症状，由于首过效应较强，口服给药生物利用度低，长期大剂量给药会增加肝脏负担，容易引起肝损害。临床采用其他给药途径，降低了首过效应，剂量可降低百分几十，并且仍然可以达到理想的血药浓度水平。

问题：

　　1. 目前雌二醇的制剂有哪些？与口服制剂相比有什么特点？

　　2. 采取什么措施可以制备雌二醇口服高生物利用度制剂？

案例 5-4 分析

1. 雌二醇口服给药生物利用度低是因为它在肠道和肝脏中会被代谢为活性相对较低的雌酮与雌三醇，并与硫酸和葡萄糖醛酸形成结合物，加速排泄。为提高雌二醇的生物利用度，避免肝肠的首过效应，现已开发雌二醇的非口服制剂，包括贴片、乳剂、软膏、霜剂、胶剂、阴道环、阴道霜、阴道栓、阴道药片等。

2. 可以通过制成前体药物、制成可饱和代谢的雌二醇泡腾片或与具有抑制雌二醇相应代谢酶作用的药物合用等方式制备口服高生物利用度制剂。

药物的代谢特征与其药理作用密切相关，掌握药物的代谢特征对临床合理用药具有重要意义。由于药物代谢特征对药物的吸收、分布和排泄等生物药剂学特征均有不同程度的影响，因此药物代谢研究对候选药物的设计、候选药物的筛选、药物制剂的设计及制剂工艺改革等也具有重要指导意义。在药剂学中，可以利用酶的饱和现象、药物代谢酶抑制剂、药物代谢特征等设计药物制剂。

一、前体药物的制剂设计

有些药物具有较好的药理活性和安全性，但是吸收、分布及排泄等生物药剂学特征和（或）药物动力学参数等不适合临床治疗的目的。药物研发时，把这些药物进行修饰以改善其生物药剂学特征和药物动力学参数，药物进入体内后被催化代谢为原药，从而发挥药理作用。这些经修饰后在体外无活性或活性较小的药物称为前体药物或前药（prodrug）。多巴胺不能透过血脑屏障进入中枢治疗震颤麻痹，但是制成前药左旋多巴后可以透过血脑屏障进入中枢，之后在脑内多巴脱羧酶的作用下生成多巴胺而发挥治疗作用。贝那普利拉和依那普利拉等血管紧张素转化酶抑制剂具有较高的活性，但是生物利用度低，制成前体药物贝那普利和依那普利后吸收良好，进入体内被水解为活性成分。替加氟是 5-氟尿嘧啶（5-FU）的前体药物，是在 5-FU 的 N_1 位上连接一个四氢呋喃而得到的，替加氟的体外抗菌和抗癌活性都较弱，但在体内能缓缓释放出 5-FU 而发挥作用。氨苄西林为半合成的广谱青霉素，通过抑制细菌的细胞壁合成达到灭菌作用，然而该药物极性大、口服吸收较差（约为 40%），若将其羧基酯化形成双酯前药匹氨西林，口服吸收可以达到 98%～99%，且较相同剂量的氨苄西林血药浓度更高，抗菌作用也更强。地塞米松作为甾体类抗炎药大部分在小肠部位被吸收，只有不到 1%到达盲肠，制成前体药物地塞米松 21-β-D-葡萄糖苷可以把地塞米松选择性转运到盲肠。

甲基睾丸素首过效应大，口服效果差，在 17-羟基与十一烷酸成酯后，脂溶性和分子量变大，口服后可以通过淋巴吸收，降低首过效应，进入体内水解为甲基睾丸素发挥作用（图 5-32）。

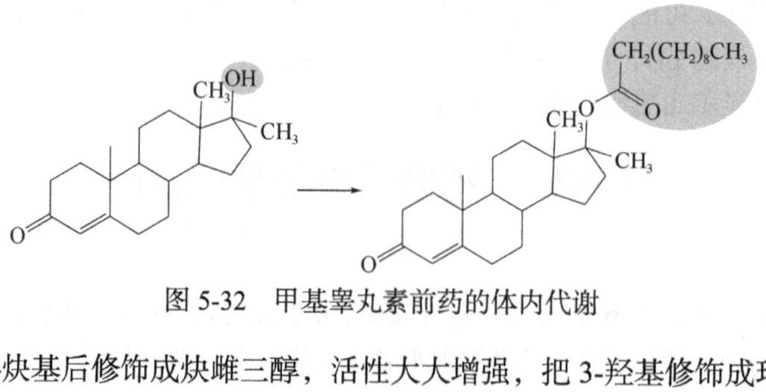

图 5-32　甲基睾丸素前药的体内代谢

雌三醇引入 17-炔基后修饰成炔雌三醇，活性大大增强，把 3-羟基修饰成环戊醚后失去活性，由于增大了脂溶性使药物在脂肪组织内蓄积，慢慢释放，释放后被代谢为炔雌三醇发挥作用，这样药物 $t_{1/2}$ 大大延长，达到长效的治疗目的（图 5-33）。

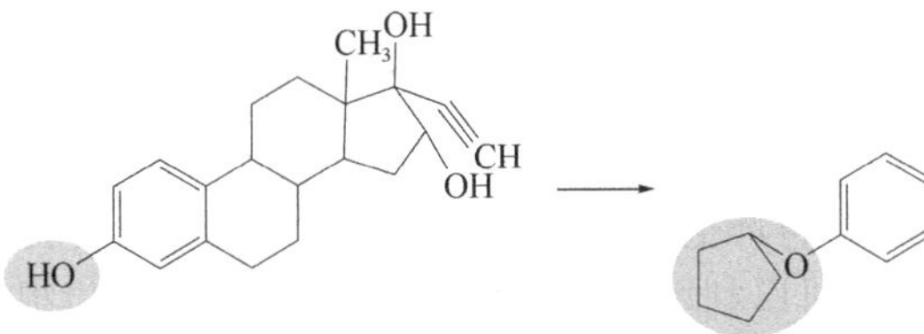

图 5-33 雌三醇前药的体内代谢

二、药物代谢的饱和现象和制剂设计

案例 5-5

多巴胺是治疗帕金森病的首选药物,很难通过血脑屏障,临床应用其前体药物左旋多巴,转运到脑内后被脑内脱羧酶脱去羧基转变成多巴胺而发挥作用。但左旋多巴不仅可以被脑内脱羧酶脱羧,也能被消化道和肝脏存在的脱羧酶脱羧,故口服生物利用度低,只约为30%。临床常常通过加大剂量来维持有效血药浓度,但同时不良反应也明显增多。进一步研究表明,肠壁内脱羧酶的活性在小肠回肠末端最高,而左旋多巴的主要吸收部位在十二指肠,该部位脱羧酶的活性较低,并有饱和现象。

问题:

1. 临床研究发现左旋多巴肠溶性泡腾片可以增加左旋多巴的吸收,试分析原因。
2. 除了改变左旋多巴的制剂类型,还可以通过什么方式提高左旋多巴的生物利用度?

案例 5-5 分析

1. 基于左旋多巴的代谢特点,可以设计十二指肠定向、快速释放制剂。临床研究发现左旋多巴的肠溶性泡腾片能迅速崩解并释放药物,在十二指肠部位造成高的药物浓度,饱和该处的脱酸酶,减少脱羧作用,增加左旋多巴的吸收。

2. 左旋多巴可以通过与苄丝肼合用来改善在人体内的吸收。苄丝肼是外周多巴脱羧酶抑制剂,不能透过血脑屏障,仅抑制外周左旋多巴转化为多巴胺,使循环中左旋多巴含量增加5~10倍,因而进入中枢的左旋多巴的量也大大增加。既可降低左旋多巴的外周性心血管系统的不良反应,又可减少左旋多巴的用量。

胃肠道给药时,有些药物在胃肠道、小肠上皮细胞及肝脏内被代谢,存在着首过效应。首过效应是导致药物的生物利用度低的重要原因。由于胃肠道、小肠上皮细胞及肝脏内药物代谢酶的活力和数量有一定的限度,如果药物吸收速率足够快,吸收入血的药物浓度足以饱和药物代谢酶,那么此时药物代谢达到最大速率,大量药物不经代谢直接进入体循环,首过效应降低,生物利用度得到提高。利用这一特点,许多药物可以通过制成速释制剂来改善生物利用度。

通过药物代谢酶的饱和现象提高生物利用度必须满足一定的条件。首先,通过剂型改造必须能够提高药物的吸收速率。生物药剂学分类的Ⅰ类药物,药物具有高渗透性和高溶解度,吸收速率本来就很快,制成速释制剂并不一定能有效地加快药物的吸收速率。而Ⅱ类药物具有高渗透性和低溶解度,制备速释制剂可以提高药物的吸收速率。Ⅲ类药物制备速释制剂不能提高吸收度。Ⅳ类药物制备速释制剂可以一定程度地提高吸收速率。其次,药物代谢酶必须易于被饱和。某些药物代谢酶在胃肠道和肝脏中均具有较高的含量,催化活性高,则催化代谢的药物往往具有较高的内在清除率,药物的首过清除率随血流量增加而增加,一般情况下很难饱和,这类药物即使提高吸收速率也达不到饱和浓度。在胃肠道和肝脏中含量较低的药物代谢酶,催化活力低,则催化代谢的药物往往具有较低的内在清除率。药物的首过清除率只与内在清除率和游离率有关,与血流量无关,此类药物提高吸收速率容易达到饱和浓度。同时满足以上条件的药物可以通过速释制剂提高生物利用度。

三、酶抑制剂与制剂设计

酶抑制剂可以抑制药物的代谢而导致药物代谢特征的改变。临床上利用这一特性,采用合并用药使药物代谢减慢,疗效增加。例如,将环孢素 A 的代谢酶抑制剂与环孢素 A 合并使用,可以减少环孢素 A 的用量。在新药研发中,可以利用这一特点开发一些复方制剂以提高疗效。如左旋多巴,尽管制成速释制剂可以提高生物利用度,增加脑内浓度,但是这并不能从根本上解决问题。与外周多巴脱羧酶抑制剂卡比多巴或者盐酸苄丝肼制成复方制剂后,由于抑制了左旋多巴在外周的代谢,可以有效地增加中枢药物浓度,从而增强中枢治疗作用,同时也降低外周的不良反应(图 5-34)。

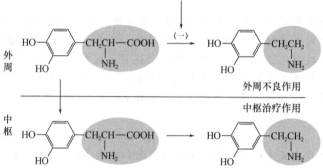

图 5-34　多巴脱羧酶抑制剂增加左旋多巴中枢治疗作用机制

青霉素类和头孢类抗生素容易被 β-内酰胺酶水解失活。耐药菌株可以产生 β-内酰胺酶代谢这些抗生素,这是细菌耐药的主要原因。克拉维酸钾和舒巴坦等 β-内酰胺酶抑制剂可以有效抑制耐药菌株产生的 β-内酰胺酶对抗生素的水解作用,对抗耐药菌株对抗生素的耐药性。根据这一特性,已经开发了多种复方抗生素,如阿莫西林+克拉维酸、头孢哌酮+舒巴坦等复方制剂。

四、药物代谢与制剂设计

除了根据药物代谢特征采取以上措施设计制剂以外,更重要的是根据药物的代谢特征选择合适的制剂。例如,睾酮和孕酮由于首过效应导致口服时几乎无效,只能制成注射剂应用;若将它们制成舌下片,其效果可比口服片高出 20～30 倍。雌二醇用于雌激素替代疗法时,给药剂量为每次 2 mg;采用经皮给药系统给药时,每日给药剂量 50 μg 即可达到同样的效果。

又如口服硝酸甘油片无效而采用舌下片这一制剂形式,虽然可在 1～2 min 内发挥作用,但药效的维持时间较短。近年来研制成功了各种硝酸甘油的经皮给药制剂,如软膏剂、贴片等,将药物贴敷于患者胸部,使硝酸甘油逐渐透过皮肤吸收,直接进入体循环。这样不仅能避免硝酸甘油在消化道中的大量代谢,而且由于其经皮缓慢吸收作用,不断补充血液循环中代谢消除的硝酸甘油而产生长效的药理作用。

(叶　玲)

第六章 药物排泄

学习目标

1. 掌握药物肾排泄的机制、过程和影响肾排泄的主要因素。
2. 掌握药物胆汁排泄的过程和药物经胆汁排泄的影响因素。
3. 熟悉药物排泄的主要途径。
4. 熟悉肝肠循环概念及对药物作用的影响。
5. 了解药物其他途径的排泄过程。

案例 6-1

患者，女，77 岁。外院诊断心功能不全 2 月，口服地高辛片 0.25 mg·d^{-1}、呋塞米片 20 mg·2d^{-1}、螺内酯片 20 mg·d^{-1}，美托洛尔片 25 mg·2 d^{-1}。因"乏力、纳差 20 天，加重伴头晕 1 天"入院。查体：脑钠肽（brain natriuretic peptide，BNP）408.9 pg·ml^{-1}，肌酐 123 μmol·L^{-1}（参考值：80～120 μmol·L^{-1}），心房颤动伴缓慢心室率，心率为 47 次·分$^{-1}$。

入院诊断：①永久性心房颤动伴缓慢心室率；②冠状动脉粥样硬化性心脏病；③心力衰竭；④慢性肾功能不全；⑤慢性胃炎。入院当天医师考虑患者乏力是由患者心力衰竭疾病因素导致，而临床药师通过分析患者的目前用药情况，结合患者肾功能不全（肌酐清除率 37.7 ml·min^{-1}）及心电图（心房颤动伴缓慢心率），怀疑患者症状为地高辛中毒所致，建议医师立即停用院外口服"美托洛尔缓释片、地高辛片"，并检测地高辛浓度，医师采纳。次日早晨检验科汇报地高辛浓度为 3.46 μg·L^{-1}（有效治疗浓度：0.8～2.0 μg·L^{-1}），提示地高辛中毒。停用地高辛 4 天后，复查地高辛浓度 1.20 μg·L^{-1}，乏力症状好转。经对症治疗，患者入院后第 19 天病情好转，无纳差、乏力、头晕、视物昏花、恶心、反酸等症状，饮食、睡眠可，复查肌酐 115 μmol·L^{-1}，BNP 141.4 pg·ml^{-1}，当日出院。

问题：

1. 患者治疗过程中出现地高辛中毒的主要原因是什么？
2. 肾功能不全患者在应用主要经肾脏排泄的药物时应如何制订给药方案？

药物经机体吸收、分布及代谢等一系列过程，最终排出体外。药物的排泄（excretion）是指吸收进入体内的药物，其原型及代谢产物通过排泄器官排出体外的过程，它与生物转化统称药物消除（elimination）。肾排泄（renal excretion）与胆汁排泄（biliary excretion）是最重要的排泄途径。大多数药物经肾脏随尿液排泄，如头孢菌素类抗生素、氨基糖苷类抗生素等药物主要通过肾脏排泄，β-胆甾醇类药物、水飞蓟宾、吲哚美辛等药物主要通过胆汁排泄。某些药物也可从肠、肺、乳腺、唾液腺或汗腺排出。气体性和挥发性药物如吸入麻醉剂、乙醇可以随肺呼气排出体外。地西泮、茶碱从乳汁中的排泄量较大。盐类（主要是氯化物）、水杨酸、尿素可以通过汗液分泌而排出体外。

药物的排泄与药物的效应、药效维持时间及药物不良反应等密切相关。一方面，当药物的排泄速率增大时，血液或组织中的药物浓度减少，药效会降低甚至消失；另一方面，当连续用药时，由于药物相互作用或主要排泄器官功能障碍等因素的影响，会因排泄速率下降而导致血液或组织中蓄积的药物浓度增大，往往会产生副作用，甚至出现中毒现象，此时应根据排泄速率变化及时调整药物剂量。大多数药物经肾脏排泄，而肾功能衰退导致药物及其代谢产物在体内的蓄积是引起药物相关不良反应的重要原因之一。例如，肾功能不足时，哌替啶的代谢产物去甲哌替啶 $t_{1/2}$ 显著延长，其镇痛效果弱于母体药物，但是本身却有致惊厥活性，易出现激动、震颤、抽搐、惊厥等不良反应。特殊人群，如老年患者由于肾功能减退，服用对乙酰氨基酚时，要注意由于药物 $t_{1/2}$ 延长而导致的肾毒性，如慢性肾炎、肾乳头坏死等。氨基糖苷类抗生素，如卡那霉素（kanamycin）、链霉素（streptomycin）、庆大霉素（gentamicin）等，以原型药物经肾脏排泄，可运用其这一特点治疗泌尿系统感染，但是当药物浓度积聚到一定程度时，也会给肾脏带来不同程度的毒性。

第一节　药物的肾排泄

案例 6-2

　　患者，女，51 岁，既往患"风湿性关节炎"，服用吲哚美辛 25 mg，每日 3 次。近 1 周关节疼痛加剧，于当地医院检查，血尿酸增高，诊断为"痛风"。在原吲哚美辛用药基础上，加服丙磺舒 0.5 g，每日 2 次。用药 5 天后，逐渐出现前额紧张性头痛、频繁恶心与呕吐、精神行为异常，近 3 日加重。查体：痛苦面容，精神行为异常（躁动、言语紊乱）；双侧足弓、踝关节、膝关节肿胀，触痛明显。实验室检查：血清尿酸含量 668 μmol·L^{-1}。临床诊断：吲哚美辛过量中毒，痛风。停用吲哚美辛和丙磺舒，给予口服秋水仙碱 1 mg，每 2 h 一次，每天 6 次。2 天后，前额部头痛和精神症状缓解，3 天后关节疼痛缓解，1 周后出院。

问题：
　　1. 患者近 3 天来紧张性头痛、频繁恶心、呕吐伴精神行为异常等症状的原因是什么？
　　2. 为什么在服用丙磺舒之后逐渐产生这些症状？产生的机制是什么？

案例 6-3

　　患者，男，56 岁，既往患风湿性关节炎，常服复方乙酰水杨酸片。近 1 月来，服药量渐增，于发病前日用量在 20 片左右（约 5 g）。3 天前眩晕加重，不能站立行走，直立时则晕倒在地，呼吸感急促，平卧休息时眩晕减轻，视物模糊。入院时，心率 78 次·分$^{-1}$，呼吸 22 次·分$^{-1}$，血压 115/70 mmHg。心电图示肺型 P 波。诊断为水杨酸中毒，风湿性关节炎。停用复方乙酰水杨酸片，静脉滴注碳酸氢钠（12.5 g·d^{-1}），并口服布洛芬及吲哚美辛，治疗 3 天后患者头晕减轻、耳鸣消失、视物清。7 天后治愈出院。

问题：
　　1. 患者出现眩晕加重、不能站立行走，呼吸感急促，视物模糊的原因是什么？
　　2. 停用复方乙酰水杨酸片，静脉滴注碳酸氢钠的意义是什么？产生救治作用的机制是什么？

一、药物经肾排泄及其主要影响因素

　　肾是机体排泄药物及其代谢产物最重要的器官，肾排泄是许多药物的主要排泄途径。水溶性药物、分子量小的药物（<300）及肝生物转化慢的药物均由肾排泄消除。

　　肾的血液供应很丰富。肾动脉直接起于腹主动脉，血流量大，每 4～5 min 流经两肾的血量等于人体的全部血量；来自肾动脉的血液，由入球微动脉进入肾小球，肾小球毛细血管汇合于出球微动脉离开肾小体。此后，出球微动脉又再次分成毛细血管网，缠绕于肾小管和集合管的周围。由此可见，进入肾脏的血液要两次经过毛细血管网后才进入静脉，离开肾脏。肾小球毛细血管内血压较高，有利于肾小球的滤过作用；肾小管周围的毛细血管网的血压较低，可促进肾小管的重吸收。

知识拓展 **肾单位**

　　每个肾有150万个以上的肾单位（nephron），肾单位由肾小体和肾小管组成，其中肾小体包括血管球和肾小囊两部分。肾小体又称为肾小球，圆球形，是肾小囊内一团盘曲的毛细血管，其一端为入球微动脉，另一端为出球微动脉。入球微动脉管径较出球微动脉大，故血管球内的血压较一般的毛细血管高。肾小囊包绕血管球，有两层上皮细胞，内层（脏层）紧贴在毛细血管壁上，外层（壁层）与肾小管壁相连；两层上皮之间的腔隙称为囊腔，与近端小管腔相通。肾小管是单层上皮性小管，有重吸收、分泌和排泄功能，包括近端小管、细段和远端小管。近端小管与肾小囊相连，远端小管连接集合管。髓袢由近端小管直部、细段和远端小管直部共同形成的 U 形袢状结构。髓袢吸收水分和离子，在泌尿过程中起重要作用。集合管在功能上和远曲小管密切相关，它在尿生成过程中，特别是在尿液浓缩过程中起着重要作用。由肾小体形成的原尿，当流经肾小管各段和集合管时，其中葡萄糖等许多有用成分和 99%的水均被重吸收，同时进行离子交换和分泌部分物质，形成终尿（每天1～2 L）排出体外。

　　药物的肾排泄模式如图 6-1 所示。肾脏对药物的排泄经历肾小球滤过、肾小管分泌与肾小管重吸收三个过程。通过肾小球滤过、肾小管分泌，药物被排入肾小管腔中，通过肾小管重吸收是将肾小管内的药物重新返回至血液中。所以总的排泄量可表示为药物肾排泄=药物滤过+药物分泌–药物重吸收。

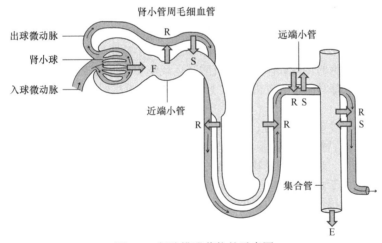

图 6-1　肾脏排泄药物的示意图

F. 肾小球滤过，血液流向管腔；R. 药物重吸收，管腔流向血液；S. 药物的分泌，血液流向管腔；E. 药物尿排泄，管腔流向体外

（一）药物经肾排出的方式

　　1. 肾小球滤过　肾小球滤过指血液流经肾小球毛细血管时，血浆中的水和小分子溶质，包括少量分子量较小的血浆蛋白，可以被滤过进入肾小囊腔形成滤过液的过程。

　　当血液流经肾小球毛细血管时，管内压力较高，血浆内的某些小分子物质经有孔内皮、基膜和足细胞裂孔膜滤入肾小囊腔，这三层结构，称为滤过屏障，又称滤过膜。肾小球滤过膜小孔的大小是决定其渗透性的关键因素，正常情况下，分子量小于 5500 的物质可自由地或不受限制地滤过。滤过入肾小囊腔的液体称为原尿，原尿中除不含大分子的蛋白质外，其余成分与血浆基本相似。成人一昼夜两肾可形成原尿约 180 L。随着物质的分子量变大，通过孔眼的难度越来越大，绝大多数游离型药物都可以随血液流经肾小球，经过基膜而被滤过到达肾小囊腔之中。而血红蛋白分子（分子量 64 500）仅 3%能滤过，血浆白蛋白（分子量 69 000）则远低于 1%。一般来讲当分子量接近甚至超过 80 000 时，就很难通过滤过孔眼，包括较大的蛋白质（血浆球蛋白）不能从肾小球滤出。

肾小球滤过膜的渗透性增高是引起蛋白尿的重要原因。例如，肾炎时产生的抗原-抗体复合物沉积于基膜，引起基膜中分子聚合物结构的改变，从而使其渗透性增高，可出现蛋白尿。肾小球滤过囊上皮细胞的间隙变宽时，也会增加肾小球滤过膜的渗透性。此外肾小球的滤过功能降低或药物与血浆蛋白结合增多均会使药物滤过量减少。当人体处于某些疾病状态时，如肾小球肾炎患者由于肾小球基膜出现炎症，肾小球滤过率降低，造成药物肾排泄量大大减少；而有些肾病患者由于血浆蛋白大量丢失，导致药物与血浆蛋白的结合减少，游离型药物增多，肾排泄量增加。

近年发现，某一物质能否经肾小球滤过，不仅取决于该物质分子量的大小，还与物质所带的电荷有关。因为肾小球滤过膜表面覆盖一层带负电荷的黏多糖，所以带负电荷的分子如白蛋白因受静电排斥作用，正常生理条件下滤过极少。只有在病理情况下，滤过膜表面黏多糖减少或消失时，才会出现蛋白尿。

肾小球滤过率（glomerular filtration rate，GFR）是指单位时间内（每分钟）两肾生成的超滤液量。肾小球滤过率受肾血流量、肾小球有效滤过压及肾小球滤过膜的面积和渗透性等因素的影响。如果药物只经肾小球滤过，并全部从尿中排出，则药物排泄率与滤过率相等。外源性物质菊粉（inulin）仅由肾小球滤过而被完全清除，既不存在肾小管重吸收也不存在肾小管主动分泌，所以常用菊粉的清除率来表示肾小球滤过率。内生肌酐在血浆中的浓度相当低（仅 $0.1\ mg\cdot100\ ml^{-1}$），近曲小管分泌的肌酐量可忽略不计，因此内生肌酐清除率与菊粉清除率相近，可以代表肾小球滤过率。正常成年男子肾小球滤过率约为 $125\ ml\cdot min^{-1}$，某些疾病状态造成肾功能不全时，肾小球滤过率常常降低。

2. 肾小管主动分泌 肾小管分泌是将药物转运至尿中排泄，该过程是主动转运过程。肾小管分泌主要在近端小管，近端小管有较强的分泌功能，分泌 H^+、NH_3、肌酐和马尿酸等代谢产物，能排泄血液中的酚红和青霉素，临床上利用马尿酸或酚红排泄试验来检测近端小管的功能。分泌时物质转运的方向与重吸收相反，如果药物的清除率超过肾小球滤过率，则提示该药有肾小管分泌现象存在。肾小管上皮细胞的转运载体包括有机酸转运载体和有机碱转运载体，分别转运弱酸性药物和弱碱性药物，如对氨基马尿酸等有机弱酸，胍和胆碱类等有机弱碱都在近曲小管处通过主动分泌排泄到尿中。

肾小管分泌是一种主动转运过程，需要有载体的参与，有饱和现象，一般不受蛋白质结合影响。如血药浓度逐渐升高时，肾小管分泌量将达到特定值。血浆蛋白结合率一般不影响肾小管分泌速率，是由于在主动分泌部位，未结合型药物转运后，结合型药物能很快解离之故。例如，青霉素、呋塞米和依他尼酸等药物由于血浆蛋白结合率高，极少被肾小球滤过，主要由近曲小管排入肾小管液，因而不经过肝代谢也能很快被消除。如果使用的药物经同一载体转运，分泌机制相同，则可能发生竞争性抑制，但如果两种分泌机制之间互不干扰，则互不影响。

（1）阴离子分泌机制。有机酸的分泌主要是通过阴离子分泌机制进行，故阴离子的分泌机制亦称为有机酸分泌机制。有机阴离子转运蛋白（OAT）是分布在肾小管上皮细胞基膜的摄取型转运蛋白，小分子的有机阴离子如对氨基马尿酸、甲氨蝶呤、非甾体抗炎药及抗病毒核苷类似物等均为OAT 的底物。通过此类分泌机制转运的物质还有磺胺类、马尿酸、酰胺类、噻嗪类、杂环羧酸类、烯醇类等。尿酸盐转运蛋白1（urate anion transporter 1，URAT1）是一个重要的肾脏尿酸盐转运蛋白，主要分布在肾脏近曲小管上皮细胞的刷状缘侧，98%～100%滤过的尿酸在此处通过小管上皮细胞刷状缘膜上的 URAT1 进入上皮细胞。URAT1 是一种尿酸-阴离子交换体，重吸收尿酸的同时可将上皮细胞内的有机阴离子排入近曲小管腔内。URAT1 只能结合尿酸，以及与尿酸结构相类似的、具有芳香族碳链同时包含嘧啶环和咪唑基团的阴离子，如吡嗪酰胺、烟酸等。

由于许多阴离子药物都可以与阴离子转运蛋白结合而转运，同时根据二者的亲和力大小会出现竞争抑制作用。例如，丙磺舒与青霉素的分泌机制相同，当患者使用青霉素时合用丙磺舒，就会因竞争性抑制而减少青霉素经有机酸分泌系统的主动分泌，从而提高其血药浓度，使得其药效增强并延长。又如，西咪替丁经有机碱分泌系统分泌，它可以抑制相同分泌机制的普鲁卡因胺、阿米洛利、二甲双胍等其他有机碱的分泌，因此当西咪替丁与这些药物联合使用时，会导致它们的血药浓度增加，药物作用进一步增强，并有可能产生毒性反应。依他尼酸可抑制尿酸的主动分泌，使尿酸排泄减少，血尿酸升高，故与治疗痛风的药物合用时，后者的剂量应作适当调整。

（2）阳离子分泌机制：有机碱的分泌通过阳离子分泌机制进行，故阳离子的分泌机制亦称为有机碱分泌机制。许多有机胺类化合物，在生理条件下呈阳离子状态，可通过近曲小管主动分泌，使其在尿液中的排泄速率增加，如烟酰胺的代谢产物 N-甲基烟酰胺、吗啡的代谢产物二羟基吗啡，排泄量都大于肾小球滤过量。肾脏有机阳离子转运蛋白家族主要包括有机阳离子转运蛋白（OCT）、有机阳离子/肉毒碱转运蛋白（organic cation /carnitine transporter，OCTN）、多药及毒性化合物外排转运蛋白（MATE）和多药耐药蛋白 1（multidrug resistance protein 1，MDR1）等。OCT 很大程度上介导了许多内源性有机阳离子、阳离子药物及毒物的肾脏排泄，因此阳离子药物的药物动力学过程及肾毒性往往与肾脏 OCT 的功能相关。OCT2 在肾脏表达最高，是肾脏排泄阳离子药物过程中重要的摄取转运蛋白。OCT2 的底物包括二甲双胍、苯乙双胍、金刚烷胺、美金刚、西咪替丁、胆素、奎宁等。OCT2 的抑制剂包括可卡因、地昔帕明、丙米嗪、格帕沙星、甲哌苯庚醇、N-1-甲基烟酰胺、萘莫司他、尼古丁、酚苄明、普鲁卡因酰胺、奎尼丁、甲氧苄氨嘧啶、维拉帕米等。临床有 120 种以上药物与 OCT 有关。

3. 肾小管被动重吸收 肾小管被动重吸收是指肾小管将肾小球滤过进入小管液中的水分和某些溶质，部分地或全部地转运到血液的过程。如果药物的肾清除率小于预期滤过清除率，则提示有重吸收过程的存在。正常人每天流过肾的血液为 1700～1800 L，其中由肾小球滤过的血液为 170～180 L（120～130 ml·min⁻¹）。但正常人的每日排尿量只有 1.5 L（1 ml·min⁻¹）左右，可见滤过的绝大部分液体（约 99%）被重吸收。被动重吸收无须消耗能量，一般说来，水、大部分 Cl^- 和尿素等都属于被动重吸收。被动重吸收主要在远曲小管进行。通过肾小球滤过的水分 80%～90% 在近曲小管被重吸收，其余水分可在远曲小管和集合管重吸收。当滤液（原尿）流经肾小管时，大部分的水分被重吸收，因此造成滤液被高度浓缩，此时肾小管管腔内的药物便可通过简单扩散的方式被肾小管重吸收。

药物的重吸收是被动过程，其重吸收程度取决于药物的脂溶性、pK_a、尿液 pH 及尿量的多少。肾小管的毛细血管具有类脂膜的特性，脂溶性高、非解离型的药物重吸收程度大。如脂溶性大的硫喷妥，经肾小球滤过后，几乎全部通过肾小管的重吸收返回血液循环，自尿中排泄量很小。相反，一些季铵盐类药物脂溶性小，几乎不被重吸收，能迅速自尿中排泄。

尿液 pH 影响弱酸和弱碱在尿液的解离度，因此是影响药物重吸收的另一因素。pK_a 介于 3 和 7.5 的非极性酸，pK_a 介于 6 和 12 的非极性碱，其肾清除率与尿 pH 的变化密切相关。碱化尿液使弱酸性药物在尿中的离子化程度增加，酸化尿液使弱碱性药物在尿中的离子化程度增加，离子化药物容易滞留在尿液中，重吸收减少，从而加速药物排泄。临床上运用此原理可以调节尿液 pH 作为解救药物中毒的措施之一。例如，苯巴比妥、水杨酸等弱酸性药物中毒时，可服用碳酸氢钠碱化尿液使药物的重吸收减少，以增加排泄而解毒；相反，氨茶碱、哌替啶及阿托品等弱碱性药物中毒，则可以酸化尿液以加速药物的排泄。

尿量的变化对药物的重吸收也有影响。尿量增加时，药物在尿液中的浓度下降，重吸收减少；尿量减少时，药物浓度增大，重吸收也增多。因此，临床上可以通过增加液体摄入或输入甘露醇等利尿剂，增加尿量，进而促进药物的排泄。如果药物的重吸收对 pH 变化很敏感，那么在利尿的同时要调节尿液的 pH 会使药物的排出速率进一步加快。

案例 6-1 分析

从本案例可以看出，肾功能不全是影响地高辛中毒的重要因素之一。由于高达 76% 的地高辛以其原型经肾排泄，肾功能不全致使地高辛排泄速率下降，进而导致地高辛蓄积并产生毒性反应，引起心律失常，导致心力衰竭加重；心脏功能的减弱，使得肾血流量进一步减少，地高辛排泄量愈加减少，中毒情况加重。在联合用药方面，螺内酯能抑制肾小管对地高辛的分泌，减少地高辛的清除，延长其 $t_{1/2}$，导致地高辛中毒。

案例 6-2 分析

从本案例可以看出，药物的相互作用对药物的肾排泄有很大影响，如丙磺舒能抑制吲哚美辛经肾小管主动分泌，导致吲哚美辛过量中毒。

案例 6-3 分析

在本案例中，患者服用较小剂量阿司匹林时，药物大部分以结合物形式经尿中排泄，也有小部分以原型排出，但当服用大剂量复方乙酰水杨酸片时，阿司匹林结合物达到饱和，大量药物以原型排出，尿液 pH 降低，导致阿司匹林排泄率大大降低，引起蓄积中毒。静脉滴注碳酸氢钠则可以碱化尿液促进阿司匹林解离，从而减少阿司匹林经肾小管的重吸收，加速排泄，缓解病情。

（二）药物经肾排泄的主要影响因素

影响药物经肾排泄的因素主要有两个方面：一是药物方面的因素，包括药物及其代谢产物的理化性质、药物的解离程度等；二是人体肾脏的生理功能状况、尿量、尿液 pH 及尿液成分的变化等方面的因素。

1. 药物的血浆蛋白结合率　药物血浆蛋白结合率高，则肾小球滤过率降低，肾排泄速率下降，如合并应用两种以上血浆蛋白结合率高的药物，就会因为药物之间竞争性结合血浆蛋白位点，而导致某些游离型药物的浓度升高，从而增加肾排泄速率。

2. 药物或其代谢产物的脂溶性　脂溶性程度越大，重吸收的比例越高，在体内存在的时间越长。

3. 合并用药　当同时使用的药物具有同一主动分泌机制时，可因竞争性抑制使肾小管对某种药物的分泌减少，而导致体内药物浓度增大，引起中毒反应，如丙磺舒对有机酸类药物的分泌抑制作用。

4. 药物代谢　大多数药物代谢后水溶性增加，肾小管重吸收下降，有利于从肾脏排出。但甲基化反应可使代谢物极性下降，不利于药物排泄。

5. 疾病因素　心力衰竭、休克等使肾血流量减少，肾小球滤过率下降；由于某些肾脏疾病导致肾单位减少，也会使肾小球滤过率下降。

6. 尿液 pH　弱酸和弱碱性药物的解离度随尿液的 pH 而变化，从而影响药物在肾小管的重吸收。

7. 尿量　尿量影响到药物在尿液中的浓度高低，也会影响药物的重吸收率，进而影响排泄速率。

二、肾清除率

肾清除率（renal clearance rate，CLR）是指肾脏在单位时间内能将多少体积血浆中的药物清除出去，即单位时间内由肾能够将多少毫升（ml）血浆中所含的某种药物完全清除排出，就称为该物质的肾清除率（通常以 $ml\cdot min^{-1}$ 表示）。严格地说，肾清除率应称为"肾脏排泄血浆清除率"，是用来表示肾脏对药物的清除能力的指标。肾清除率能够反映肾脏对不同物质的清除能力，当肾脏对某药物的清除能力强时，就有较多的血浆中的药物被清除掉。

符合线性药物动力学的药物的清除率具有加和性，即药物的清除率等于药物的肾清除率与非肾清除率的总和，可以用公式表示：

$$CL = CL_R + CL_{NR}$$

（6-1）

CL_R 为肾清除率，CL_{NR} 为药物经非肾途径的清除率。

肾清除率是一个抽象的概念，仅是一个推算的数值。实际上，肾并不一定把 1 ml 血浆中的某药物完全清除掉，可能仅仅清除其中的一部分。但是，肾清除该药物的量可用相当于多少体积血浆中所含的该物质的量表示，可见肾清除率所表示的血浆体积数是一个相当量。

假定 U 为尿中某药物的浓度（mg·ml^{-1}），V 为每分钟的尿量（ml·min^{-1}），则药物的排泄速率，即每分钟从尿中排出该药物的量为 $U·V$，由于尿中物质均来自于血浆，因此，药物的排泄速率（$U·V$）=血药浓度（C）×肾清除率（CL_R）。将药物的排泄速率（$U·V$）除以该药物在每毫升血浆中的浓度 C（mg·ml^{-1}），就可以得到肾每分钟清除了 CL_R 毫升的药物，故肾清除率应为

$$CL_R = \frac{排泄速率}{血药浓度} = \frac{U·V}{C} \qquad (6-2)$$

以血浆中的 Na^+ 为例：测得尿量（V）为 1 ml·min^{-1}，尿中 Na^+ 浓度（U）为 280 mmol·L^{-1}，血浆 Na^+ 浓度（C）为 140 mmol·L^{-1}，那么 Na^+ 清除率（CL）=280×1/140=2（ml·min^{-1}），表示肾每分钟清除了 2 ml 血浆中所含的所有 Na^+。

从生理机制来看，肾清除率可以看作：

$$CL_R = \frac{滤过速率+分泌速率-重吸收速率}{血浆药物浓度}$$

通过肾清除率能够推测药物排泄的机制。当某药物的肾清除率=肾小球滤过率（GFR，125 ml·min^{-1}）时，提示某药物只有肾小球滤过，没有分泌和重吸收。实际工作中可以采用肾小球滤过率（GFR）为指标，来推测其他各种物质通过肾的变化。若某一物质在血浆中未结合药物的比例分数为 f_u，且只有肾小球滤过，所有滤过的药物均随尿液排泄，则肾清除率=$f_u·GFR$。若某一物质的肾清除率低于 $f_u·GFR$，则提示该药物除肾小球过滤外，存在着肾小管重吸收，如同时伴有分泌，肯定小于重吸收；若某一物质的肾清除率高于 $f_u·GFR$，则提示该药物除肾小球过滤外，存在着肾小管分泌，如同时伴有重吸收，肯定小于肾小管分泌。

凡是影响肾排泄的因素，都会影响药物的肾清除率，包括肾小球滤过率、血浆中的药物浓度、药物-血浆蛋白结合率、药物的分子量、尿液的酸碱度、尿量和肾脏疾病状态等。一般来讲，肾小球的滤过率越高、血浆中游离型药物浓度越高、药物的脂溶性越高、药物的分子量越小，药物的肾脏清除率就越高；弱酸和弱碱性药物及其代谢产物的肾清除率则随尿液的 pH 变化而发生相应变化。

第二节　药物的胆汁排泄

案例 6-4

患者，女，48 岁，因尿毒症引起左心衰竭，服用洋地黄毒苷 0.1 mg·d^{-1}，1 周后患者出现恶心、呕吐、头痛、眩晕、全身乏力、失眠。入院诊断为洋地黄中毒。立即停药，进行血液透析，于第二天测得洋地黄毒苷血清浓度为 3.3 ng·ml^{-1}，第三天为 3.2 ng·ml^{-1}。给予考来烯胺每日 3 次，每次 5 g。3 天后，测得洋地黄毒苷血清浓度为 1.8 ng·ml^{-1}，患者中毒症状明显减轻。

问题：

1. 该患者洋地黄毒苷中毒原因是什么？为何经透析治疗后，血清洋地黄毒苷浓度仍保持较高水平？

2. 应用考来烯胺后，血清洋地黄毒苷浓度迅速降低的原因是什么？

胆汁由肝细胞分泌产生，经毛细胆管、小叶间胆管、左右胆管汇总入肝总管，再经胆囊管流入胆囊中储存和浓缩。当消化活动开始时，胆汁从胆囊排出至十二指肠上部。成年人一昼夜分泌胆汁 800～1000 ml。胆汁排泄是肾外排泄中最主要的途径。对于某些极性太强而不能在肠内重吸收的有机阴离子和阳离子来说，胆汁排泄是其重要的消除机制。

一、药物胆汁排泄的过程与特征

（一）药物胆汁排泄的过程

一般来说，药物通过门静脉或肝动脉进入肝脏血液循环，经肝细胞的基底侧膜摄取进入肝细胞内，在肝细胞内药物经过氧化、还原、水解和结合等代谢反应后其最终产物经肝细胞的胆管侧膜排泄入胆汁，最后经胆汁排入肠道。药物排向胆汁的过程是一种跨膜转运过程，从转运机制上可分为主动转运和被动转运两种，其中以主动转运为主。

知识拓展　　　　　　　　　　**药物胆汁排泄机制**

（1）主动转运。许多药物或其代谢物在胆汁中的浓度显著高于血液浓度，它们从胆汁中的排泄属于主动转运过程。在肝细胞的血窦侧的摄取转运蛋白协助底物运输至肝细胞内；而胆小管侧和血窦侧的外排转运蛋白则负责将药物或代谢物排至胆汁或重新转运回血液。目前已知肝细胞至少存在 5 个转运系统，分别转运有机酸（如对氨基马尿酸、磺溴酞、青霉素、丙磺舒、酚红、噻嗪类药物等）、有机碱（如普鲁卡因胺、红霉素等）、中性化合物（如强心苷、甾体激素等）、胆酸及胆汁酸盐和重金属（如铅、镁、汞、铜、锌等）。肝脏中外排转运蛋白包括表达于血窦侧的 MRP3、MRP4、MRP6 和有机溶质转运蛋白（organic solute transporter, OST, OSTα-OSTβ），以及表达于胆小管侧的 P-gp、MRP2、乳腺癌耐药蛋白（BCRP）、胆酸盐外排泵（bile salt export pump, BSEP）及多药及毒性化合物外排转运蛋白（MATE）。

外排转运蛋白中的 P-gp 位于肝脏肝细胞的胆小管侧膜，对于胆汁外排起到重要作用，是两亲性阳离子药物（如地高辛、多柔比星和维拉帕米）向胆小管排泄的主要载体。肝脏中的 BCRP 最初是在长期暴露于多柔比星和维拉帕米的肿瘤细胞中发现的，表达在人肝脏肝细胞的胆小管侧膜，主要介导某些抗肿瘤药物和内源性结合物的胆汁排泄，如米托蒽醌、甲氨蝶呤及多种喜树碱衍生物等。除此之外，BCRP 的底物还包括抗病毒药物，如阿昔洛韦、拉米夫定等；他汀类药物，如阿托伐他汀、西立伐他汀等；抗生素类药物如环丙沙星等，以及某些钙通道阻滞剂。

（2）被动转运。被动转运在药物胆汁排泄中所占比重很小。部分小分子药物可通过细胞膜上的小孔扩散，即膜孔滤过；部分油水分配系数大、脂溶性高的药物可通过细胞膜的类脂质扩散。甘露醇、蔗糖、菊粉等的胆汁排泄均属于被动转运过程。

通常情况下，药物经血液进入肝脏，在肝细胞内通过 I 相或 II 相酶介导的代谢反应转化为极性大、水溶性高的代谢产物，或以原型从胆道随胆汁排至十二指肠，最后随粪便排出体外。机体中重要的物质，如维生素 A、维生素 D、维生素 E、维生素 B_{12} 和性激素、甲状腺素及这些物质的代谢产物从胆汁中排泄非常显著。多数药物的胆汁清除率很低，但有一些药物胆汁清除率较高。利用药物经胆汁排泄这一途径，可以用于胆道系统、肠道系统的疾病的治疗。例如，利用利福平、青霉素、阿莫西林、头孢曲松、头孢哌酮、红霉素、林可霉素、克林霉素等能够在胆汁中积聚较高浓度来治疗敏感细菌引起的胆道系统感染；口服柳氮磺胺吡啶给药后，1/4～1/3 药物被吸收，除少部分以原型由尿排泄，绝大多数以原型经胆汁排入肠腔，在肠道内不易被吸收而维持较高的药物浓度来治疗溃疡性结肠炎，能够取得较好的疗效。

（二）影响药物胆汁排泄的因素

药物经胆汁排泄的速率和程度，受多种因素的影响，包括来自药物的理化性质（如化学结构、极性基团、分子量等）和生物体自身因素（性别、年龄、肝脏功能等）的影响。药物的胆汁排泄绝大多数情况下是主动转运机制，因此影响到主动转运过程的因素都会影响到药物的胆汁排泄。例如，在药物胆汁排泄过程中涉及的转运蛋白活性高低，会极大影响相关药物的胆汁排泄。一般极性大的药物易于从胆汁排泄。含离子的化合物较易从胆汁排泄，如有机阴离子药物氨苄西林，有机阳离子季铵化合物己芴溴铵；具有极性基团的药物或代谢产物如强心苷易于从胆汁排泄。药物及其代谢物的胆汁排泄对分子量要求非常严格，一般分子量大于 300，小于 5000 的药物可经胆汁排泄，其中分子量在 500 左右的药物胆汁排泄率较大。肝脏功能越强，经胆汁排泄速率越快、排泄量也越多。

二、肝 肠 循 环

1. 肝肠循环的概念 肝肠循环（hepato-enteral circulation）是指某些药物经肝脏转化为极性较大的代谢产物，经胆汁排入十二指肠后，又在小肠中被相应的水解酶转化成原型药物而被小肠上皮细胞吸收，经门静脉返回到肝，重新进入体循环的过程，其示意图如图 6-2 所示。例如，吲哚美辛是一种人工合成的非甾体类解热镇痛抗炎药，以葡萄糖醛酸苷形式从胆汁排泄，在消化道中受消化酶、肠壁酶或肠内菌群分解转变为原来的化合物，脂溶性增大，被肠道重吸收入肝静脉。此外，己烯雌酚、洋地黄毒苷、氨苄西林、卡马西平、螺内酯、胺碘酮、雌二醇、多柔比星、氯丙嗪等药物都存在肝肠循环。

肝肠循环的影响因素包括药物的性质（化学性质、极性及分子大小）、肝内生物转化作用、在胆小管内的重吸收、肠道内吸收的程度、肠壁上 P-gp 的数量及肠壁的代谢作用

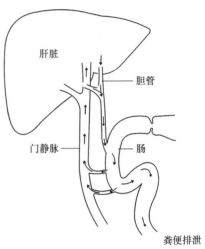

图 6-2　肝肠循环的示意图

等。例如，葡萄糖醛酸化是对乙酰氨基酚在肝内所进行的主要代谢反应，对乙酰氨基酚-葡萄糖醛酸由胆汁排泄，到达小肠后受肠道菌群作用随即进行水解，释放出游离的对乙酰氨基酚被大量重吸收，从而形成肝肠循环。对乙酰氨基酚-葡萄糖醛酸的胆汁排泄受 MRP3 的调节，上调 MRP3 的表达可在一定程度上降低该药的肝肠循环作用。另外，他汀类药物如普伐他汀的胆汁排泄受肝细胞摄取转运蛋白和外排转运蛋白产生的协同作用的影响。因而，上述转运蛋白的活性就会影响普伐他汀的胆汁排泄，进而影响到药物的肝肠循环。

2. 肝肠循环的意义 药物的肝肠循环是药物排泄和重吸收的一种形式，能增加药物在体内的存留时间，保证药物在作用部位（或靶器官）有较高的浓度，它对维持有效血药浓度，提高疗效有一定临床意义。肝肠循环在药物动力学上表现为药-时曲线出现双峰现象，肝肠循环可使药物反复循环于肝、胆汁、肠道之间，延缓排泄而使血药浓度维持时间延长，可以提高药物的利用效率，但也可能会造成药物在体内的蓄积，引起药物中毒反应。当药物经胆汁排出较多时，一些肝肠循环明显的药物（强心苷类如地高辛和洋地黄毒苷、地西泮、氯霉素、苯妥英、卡马西平、己烯雌酚、安体舒通、美沙酮和吲哚美辛等），它们多数以葡萄糖醛酸结合物的形式从胆汁中排泄，在肠道中被细菌的 β-葡萄糖醛酸水解酶水解，变为原型药物，脂溶性增加，被小肠重吸收进入肝门静脉。当人为阻断肝肠循环，则可加速药物的排泄过程。治疗风湿性关节炎的来氟米特，活性代谢物在血浆中消除缓慢。考来烯胺（消胆胺）或活性炭可与肠道内来氟米特的活性代谢物结合，阻断肝肠循环，阻止其重吸收并促进消除，避免产生严重的不良反应。

案例 6-4 分析

当肾功能低下时，洋地黄毒苷从尿中的排出量会进一步下降，加之明显的肝肠循环作用，导致药物排出缓慢，而在体内不断蓄积产生洋地黄中毒。考来烯胺作为一种树脂，在肠道中不易吸收，与洋地黄毒苷形成较为牢固的络合物，迅速、大量减少洋地黄毒苷的肝肠循环，进而降低其血浆浓度，减少不良反应，因此也成为当肾功能低下时及时排出体内洋地黄毒苷的重要方法。

由于具有肝肠循环的药物体内作用时间延长,因此在药物的给药剂量和给药时间间隔上均与无肝肠循环的药物不同,特别是具备多次肝肠循环的药物,应适当延长给药间隔,防止药物过量服用。另外,合并用药时也应考虑肝肠循环因素。例如,利福平可促进雌激素的代谢或减少其肝肠循环,降低口服避孕药的作用,导致月经不规则,月经间期出血和计划外妊娠。所以,患者服用利福平时,应改用其他避孕方法。

在前药设计中,制备葡萄糖醛酸苷化的药物是非常重要的一类前药设计原则,如抗肿瘤药物发生苷化反应制备的 β-葡萄糖醛酸-药物结合物。将环杷明用葡萄糖醛酸苷化制备环杷明前药,该药能选择性地在肿瘤细胞中被细胞外的 β-葡萄糖醛酸糖苷酶激活,其治疗作用也相应地提高。

第三节　药物的其他排泄途径

一、药物从乳汁排泄

■（一）乳汁排泄

药物通过乳汁排泄可能会对接受母乳喂养的婴儿的安全产生不同程度的影响。绝大多数药物排泄量较低,一般不会带来危害,但由于婴儿的肝、肾功能未发育完全,对药物的代谢和排泄能力较低,很可能造成药物在婴儿体内的蓄积,引起不良反应甚至毒性作用。例如,磺胺可引起新生儿黄疸,抗生素可引起婴儿重复感染,四环素可引起婴儿牙斑,尼古丁可引起婴儿惊厥,呕吐等。这些药物应禁用或慎用于哺乳期妇女。某些药物在乳汁中排泄较多,易通过乳汁进入婴儿体内带来不良的影响,如激素类、避孕药、抗代谢药、甲状腺功能抑制剂、溴化物、氯霉素、麦角碱类、异烟肼、锂制剂、单胺氧化酶抑制剂、甲硝唑、苯茚二酮和有放射性的同位素制剂等药物。有的药物虽然通过乳汁排泄量很低,但仍有可能对婴儿造成伤害,因此哺乳期妇女应避免或谨慎使用,如镇静剂、抗精神失常药、抗惊厥药物、阿司匹林、磺胺类、青霉素等药物。

■（二）药物经乳汁排泄的影响因素

药物从母血通过乳腺转运,血浆和乳汁被乳腺的上皮细胞膜分隔开,药物的转运主要受下列因素影响。

1. 药物与母体血浆蛋白的结合能力　乳汁中药物的浓度与母体的血药浓度有关,药物与母体血浆蛋白的结合力越强,游离型药物浓度越低,药物自血浆转运到乳汁的速率越慢、数量越少;相反,如果药物与母体血浆蛋白的结合力越低,从乳汁排泄的药物浓度越高、数量也越多。例如,抗血凝的苄丙酮香豆素由于与母体血浆蛋白结合比较牢固,不易从乳汁中排泄出来。

2. 药物的脂溶性　乳汁中脂肪含量比血浆高,脂溶性大的药物容易穿过生物膜进入乳汁中。

3. 血浆与乳汁的 pH　药物在乳腺组织中主要以扩散形式转运,即非离子型药物容易通过乳腺的细胞膜进入乳汁中,因此,生物膜两侧的血浆和乳汁的 pH 对乳汁排泄有较大影响,同时与药物的解离常数也有关。血浆 pH 约为 7.4,乳汁 pH 为 6.8～7.3,提示弱碱性药物容易从血浆转运至母乳中。事实证明,碱性药物如红霉素易在乳汁中排泄,而酸性药物如青霉素 G、磺胺噻唑较难在乳汁中排泄。

4. 药物的分子量　一般来讲,药物的分子量越小,越容易通过乳腺上皮细胞膜转运,乳汁排泄量相对越高。

二、药物从唾液排泄

药物一般通过被动扩散的方式由血浆运至唾液腺中暂时储存,并伴随唾液腺分泌的唾液通过导管流入口腔之中。药物的转运速率与药物的脂溶性、pK_a 和蛋白结合率等因素有关。游离的脂溶性药物以原型在唾液与血浆之间形成扩散平衡,因此药物在唾液中的浓度近似于血浆中游离型药物的浓度。而蛋白结合率高的药物,唾液浓度则较血浆低得多。对于解离型的弱酸性和弱碱性药物,其唾液排出量还受到药物在唾液和血浆中解离的影响。唾液的 pH 为 6.6～7.1，是影响解离型药物唾液浓度的主要因素。

虽然唾液排泄对于药物的消除没有临床意义，但由于唾液易于收集，可以利用唾液中药物浓度与血浆药物浓度比值相对稳定的规律，以唾液代替血浆样品，用于药物动力学研究。也有一些药物是以主动转运方式，由血浆向唾液转运，锂就是一个例子。患者服用碳酸锂后，唾液中锂离子的浓度是血浆中浓度的 2～3 倍，即使唾液量增加 10 倍，此比值也不会变化。

三、药物从肺排泄

某些分子量较小、沸点较低或者挥发性药物可以随着肺部呼气时排出，如吸入麻醉药、二甲基亚砜、乙醇及某些代谢废气均可通过肺排泄。影响药物肺排泄量的因素有肺部的血流量、呼吸的频率、挥发性药物的溶解性等。其中药物在血液中的溶解度是决定药物经呼吸系统排泄速率的判断指标。例如，水溶性较差的气体 NO 由肺排泄较快。相反，在血液和组织中溶解性较好的药物排泄速率较慢。经肺途径排泄的药物大多数为完整的药物，而非代谢物。日常生活中，通过气体乙醇含量探测器检测驾驶司机呼出气体中的乙醇含量，可以对是否酒后驾车作出快速简便的检测。

四、药物从汗腺排泄

汗腺是哺乳动物的一种皮肤腺，腺体存在于真皮或皮下组织中，通过导管经真皮向表皮蜿蜒穿行并开口于表皮的表面。汗腺遍布全身皮肤，而以手掌，足底部最多。汗腺的分泌与温度有关，当皮肤温度上升时，参与分泌的小汗腺数目也增多，分泌随之增加。人体通过汗腺排汗能够发挥重要的功能，某些药物如磺胺类、氨基比林、巴比妥类、灰黄霉素、奎宁、乙醇、苯甲酸、水杨酸、乳酸及氮的代谢物、尿素等细胞膜渗透性高的药物和机体正常代谢产物可以随汗液排泄。另外，一些食物如大蒜、大葱、洋葱、韭菜等蔬菜中的挥发性物质也都可以通过汗液排泄。

（李 磊）

第七章 药物动力学概述

第一节 药物动力学及其发展史

一、药物动力学的概念

药物进入机体后，药物和机体会产生相互的作用：一是药物对机体的生物效应，包括治疗作用和不良反应，即药效学（pharmacodynamics，PD）和毒理学（toxicology）；另一个则是机体对药物的作用，包括药物的吸收、分布、代谢和排泄，即 ADME 过程。药物的代谢和排泄过程称为消除（elimination），而分布和消除称为处置（disposition）。药物动力学（pharmacokinetics，PK），又称药物代谢动力学，简称药动学，是定量研究药物在机体内处置和消除（简称体内过程）规律的一门学科。

药物进入体内后 ADME 过程存在"药物浓度经时"变化，定量描述这一动态变化过程规律即为药物动力学研究的基本任务。药物动力学研究涉及实验和理论两个方面，实验方面包括生物取样技术、药物及代谢物测定的分析方法、体外代谢实验、数据收集处理等。理论方面主要是建立药物动力学模型，包括群体药物动力学（PPK）模型、生理药物动力学（physiologically based pharmacokinetics，PBPK）模型、药动学-药效学（PK/PD）模型等，用于预测给药后机体对药物的处置过程。统计学是药物动力学研究的重要组成部分，可用于评价和解释药物动力学参数，其目的是评价和设计新药及新型药物传输系统，为患者设计和预测最佳给药方案及药物动力学模型的评价与优化。

二、药物动力学发展史

1913 年，米凯利斯（Michaelis）和门腾（Menten）提出了动力学方程；1924 年，维德马克（Widmark）和坦德贝里（Tandbery）提出了开放式一室动力学模型；1937 年，特奥雷尔（Teorell）提出了二室模型假设，并用数学公式详细描述了二室模型动力学规律，发表了题为《物质在体内的分布动力学》的文章。由于数学公式繁杂及当时科学发展所限，这些开创性的工作在当时未引起足够重视。到了 20 世纪 60 年代，随着药理学、临床药物治疗学和生物科学的发展，研究者对药物动力学愈发关注。1953 年，由多斯特（Dost）主编的第一本药物动力学教科书出版面世。1972 年，在药理学与药物动力学国际会议上药物动力学被确立为独立学科。此后，几乎所有的临床药物都进行了药物动力学研究。

近年来，药物分析检测技术的广泛应用和计算机技术的迅速发展又进一步推动了药物动力学的发展。高灵敏度的药物检测分析仪器及方法的应用也为药物动力学研究提供了精确可靠的数据信息。另外，计算机在药物动力学中的应用也显著提高了该学科的数据处理能力。气相色谱-质谱联用技术（GC-MS）、高效液相色谱-质谱联用技术（HPLC-MS）、高效液相色谱-磁共振联用技术（HPLC-NMR）、固相微萃取技术（SPME）、微透析技术（MD）等药物分析检测新技术、新方法均在药物动力学领域得到广泛应用。此外，针对手性药物体内过程的立体选择性进行的手性药物药物动力学（chiral pharmacokinetics）研究，以及针对生物技术药物如多肽、蛋白质进行的生物大分子药物动力学研究等，都丰富了药物动力学的研究内容，促进了药物动力学的进一步发展。

20世纪60年代中后期，比肖夫（Bischoff）、戴德里克（Dedrick）等开始了生理药物动力学模型的研究工作。生理药物动力学模型以"生理学房室"代替了经典模型中的房室，这些"生理学房室"代表与药物体内分布有主要关系的单个或群体脏器、组织或体液。药物以血液循环为驱动力，透过各种生物膜被送入某室。而药物离开该室时可能发生的消除，则应以该室的各种清除率（如代谢清除率、排泄清除率等）为指标。采用这种方法能阐明药物在生物体内动态变化的具体情况。

20世纪70年代，非房室模型被提出用于处理药物动力学数据。非房室模型的统计矩方法是以概率论和数理统计学中的统计矩为理论基础，将药-时曲线视为概率统计曲线，对数据进行解析。只要药物在体内的过程符合线性动力学，就可以采用统计矩方法对其进行数据分析。

20世纪80年代后，临床药物动力学领域的专著相继问世，分别从概念和应用两方面阐明了这一学科的内涵。临床药物动力学通过对人体内药物动力学、药物暴露量与药效关系研究、病理生理状态及合并用药对药物动力学过程的影响规律研究等，为新药的临床评价与应用，以及临床个体化给药方案的制订均提供了理论依据。而合理的临床给药方案对提高治愈率、缩短疗程、降低或消除不良反应发生率等发挥积极的作用，最终提高临床药物治疗水平。

传统药物动力学是以个体为研究单位，再将个体数据进行汇总统计，所得到的结果不能反映个体内及个体间的差异，且个体的数据偏差可能对群体结果产生很大的影响。因此，谢纳（Sheiner）等在1977年首次提出PPK的概念。PPK将经典药物动力学基本原理和统计学方法相结合，研究药物体内过程的群体规律，以及药物动力学参数的统计分布和影响因素，是一种利用稀疏数据（sparse data）研究群体的特征、变异和各种因素对药物动力学影响的药物动力学方法。目前，PPK已成为新药评价的重要方法之一，并成功应用于临床个体化给药方案的设计。

在传统药物动力学研究中，药物在体内某一特定组织局部的药物动力学通常被忽略，而局部药物动力学（topical pharmacokinetics）就是研究相关内容的一门药物动力学的新分支学科。组织局部是指位于特定的传入及传出血管间的解剖区域，局部药物动力学可作为传统药物动力学的补充，提供组织局部的药物动力学信息。

与小分子药物相比，大分子具有一些特殊的药物动力学特征。靶点介导的药物处置（target-mediated drug disposition，TMDD）是指药物与药理学靶点高亲和度结合，从而影响其体内药物动力学及药效学过程的现象。TMDD模型常用于描述蛋白质、肽类和单克隆抗体等大分子药物的药物动力学行为，如其饱和清除机制。

药物动力学研究在我国的起步可以追溯到20世纪50年代，但将数学模型及参数引入药物动力学研究来描述药物体内过程则是近40年才逐步发展起来的。1980年，国内第一本介绍药物动力学的著作《药物代谢动力学》首次使用了"pharmacokinetics"这一专业术语。"十一五"期间，我国启动了国家临床前药物动力学技术平台建设项目。2020年，国家药品监督管理局药品审评中心发布了首个模型引导的药物研发（model-informed drug development，MIDD）的指导原则。

随着国内外药物动力学著作的发行和应用，以及面对不断创新的药物和药物开发、评价及应用中的众多问题，药物动力学概念、原理、方法和应用都将得到迅速发展，在新药研发创制的全过程中，药物动力学研究与药效学研究、毒理学研究处于同样重要的地位。

第二节 药物动力学研究内容及其与相关学科的关系

一、药物动力学的任务与研究内容

药物动力学研究的基本任务包括理论和实验两方面。理论方面包括建立各种不悖于实验药物动力学与临床药物动力学测定数据的模型，并用于描述及预测药物在体内的药物动力学及药效学过程。输入函数与配置函数法、拉普拉斯变换（Laplace transform，也称拉氏变换）法、贝叶斯定理、流线图法、残数法等数据处理方法都广泛地用于药物动力学模型求解。实验方面涉及合理的实验设计、科学的实验方法及精确的分析方法准确地测定体内药物或代谢物等。

药物动力学研究的主要任务是指导新药的定向合成或结构改造，新型药物传输系统的设计，药物制剂生物利用度及生物等效性评价、临床药物治疗方案设计、优化及个体化等。在新药的研究过程中，因为吸收差、生物利用度低、$t_{1/2}$ 短及产生毒性代谢物等不适宜的药物动力学特性遭淘汰的先导化合物约占 40%。新药定向合成或结构改造的目的是通过对药物体内代谢产物和代谢机制研究，对先导化合物进行结构改造，设计或发现体内药物动力学特征符合临床需要的高效低毒药物，以满足临床药物治疗的要求。在控释、缓释、靶向、速释、择时给药系统等新型药物传输系统的设计中，均需参考药物体内动态规律和临床用药要求，而药物制剂进入机体后是否具有控释、缓释、速释或择时释放特征，分布是否具有靶向特征等，已成为这些新剂型研发成功与否的重要评价指标。对新制剂进行生物利用度及生物等效性研究，目的是通过了解其吸收规律，验证通过制剂手段达到提高生物利用度或特定吸收速率的效果，并可应用这些研究结果来指导新制剂的设计或改造。药物动力学的另一个主要任务是指导临床合理用药。在临床上运用药物动力学理论，预估给药后体内药物浓度的变化过程，通过设计合理的给药方案不仅可以提高临床用药的安全性，还可以使药物发挥更好的临床治疗效果。

药物动力学的研究内容主要涵盖了以下内容：①建立药物动力学相关模型，用于拟合预测不同组织、体液和排泄物中的药物和（或）代谢物浓度，以及进行种属外推；②探讨药物暴露量与疗效或毒性之间的关系；③在新药研发与评价中，探讨药物结构与药物动力学及药效学之间的关系；④生物利用度和生物等效性研究；⑤探讨剂型与药物动力学之间的关系，开发新型给药系统；⑥临床药物治疗方案的制订与优化；⑦探讨生理或疾病的变化，以及联合用药与药物体内过程的关系。

二、与其他相关学科的关系

药物动力学作为一门多学科交叉而形成的边缘学科，从研究对象、研究方法、研究目的等方面都与药学领域中诸如生物药剂学、药剂学、药物化学、药理学、毒理学、分子生物学、临床药物治疗学、分析化学、数学及计算机科学等学科具有密切的相关关系。药物动力学研究成果在相关学科中得到了广泛的应用，其他各相关学科的进步又极大地促进了药物动力学的发展。

1. 与生物药剂学和药剂学的关系　药物剂型对药物的疗效与安全性具有重要影响，即使是成分、含量及给药途径都相同的同类药品，其生物利用度的差异也会导致疗效不同，因此对制剂的研究应与所载药物的药物动力学特征同步。药物动力学与药剂学的结合，产生和发展了生物药剂学（biopharmaceutics），该学科为认识药物理化性质、剂型因素、生物因素与药物效应四者间的关系提供了可能。通过体外和体内的研究，分析药物剂型因素对药物体内过程的影响，以指导新化合物或新剂型设计，已经成为新药开发研究的最常用方式之一。

2. 与药物化学的关系　药物化学的研究成果为药物动力学研究提供了对象，而药物动力学研究结果又为药物的设计、筛选和评价提供了科学依据。药物的体内过程很大程度上取决于其化学结构，通过对二者关系的研究，建立药物动力学、药效学与药物化学结构的关联，有助于设计体内过程合适且疗效更佳的新药，也可以尽早淘汰药物动力学特性不理想的候选化合物，或对该类候选化合物进行结构修饰、剂型辅助以改善其药物动力学性质。例如，氨苄西林在胃酸 pH 条件下稳定但吸收不佳，生物利用度只有 30%～50%，而在苯环上引入羟基形成阿莫西林后生物利用度可达到 90%。此外，对药物代谢过程及其代谢产物的研究也有助于新药研发。例如，抗组胺药特非那定（terfenadine）在体内由 CYP3A4 介导代谢，当其与 CYP3A4 抑制剂联用或给药剂量过高时容易导致心脏毒性，而其活性代谢产物非索那定（fexofenadine）在体内不经 CYP3A4 代谢，心脏毒性显著降低。由于非索那定具有良好的抗组胺作用和较低的心脏毒性，目前已被临床广泛用于缓解成人和 12 岁及 12 岁以上的儿童的季节过敏性鼻炎相关的症状。

3. 与药理学及毒理学的关系　药物动力学是基础药理学的重要组成部分,其研究成果充实了基础药理学的内容,深化对药物作用的认识,促进药理学新理论与新概念的发展。药物效应(包括副作用或毒性)的产生,依赖于作用部位的药量,而作用部位的药量大都与血药浓度相关。多数药物的血药浓度与药理效应之间呈平行关系,所以研究血药浓度的变化规律具有重要的意义。将药物动力学与毒理学相结合,就形成了交叉研究领域——毒代药物动力学(toxicokinetics,TK)。

4. 与临床药理学及临床药物治疗学的关系　作为药物动力学的重要分支,临床药物动力学被广泛应用于临床药物治疗方案设计与优化、药物相互作用研究及治疗药物监测。治疗药物监测是指在药物治疗过程中监测体内药物浓度,以药物浓度为信息,利用药物动力学原理和计算机技术判断药物应用合理性并制订安全有效的给药方案的临床药学实践。在临床药学实践中,临床个体化给药方案的制订从理论到实验技术都需要药物动力学的支撑。而临床药物动力学与治疗药物监测等临床药学实践,对于提高临床药物治疗水平发挥着积极作用。

药物进入人体后,在发挥药效和产生不良反应的同时,也会受到机体的代谢。随着时辰生物学(chronobiology)的研究进展,并根据生物节律普遍性的原理,即机体中许多功能,如心排血量、各种体液分泌量、胃肠运动、肝肾血流量、酶含量和活性,血流灌注速率、肾小球滤过率、膜渗透性、pH 等都存在节律性变化,从而引起某些药物动力学参数发生变化,于是出现了药物动力学的新分支——时辰药物动力学(chronopharmacokinetics)。与普通药物动力学不同,时辰药物动力学重点研究不同给药时间下,药物在体内节律性变化的规律和机制。机体生理与病理节律可引起体内药物浓度发生节律性变化,从而影响药物的治疗效果。时辰药物动力学研究为合理设计给药方案,设计和评价具有节律性释药特点的新剂型提供了依据。

人类遗传基因变异可能影响人体对药物的反应,进而出现了遗传药理学这一新的研究领域。遗传药理学包括药物动力学和药效学两方面,药物动力学的遗传变异表现在药物代谢方面,如一些与药物代谢相关的代谢酶存在基因多态性现象,包括催化药物羟化代谢,乙酰化代谢、O-脱甲基化及 S-甲基化代谢的代谢酶。在药物转运中,涉及药物吸收的膜转运蛋白,以及涉及药物流出的 P-gp 或 MDR 等也存在基因多态性现象。遗传药理学通过研究药物治疗中个体间差异的遗传学基础,预测个体对于药物治疗的反应,从而实现个体化药物治疗。

5. 与分析化学及计算机科学的关系　在药物动力学的产生和发展过程中,分析化学与数学的贡献是不可忽视的。药物动力学研究要求在复杂样品介质中进行微量药物分析,生物样品中药物及其代谢物的浓度一般都很低($\mu g \cdot ml^{-1}$ 或 $ng \cdot ml^{-1}$ 甚至 $pg \cdot ml^{-1}$ 水平),峰浓度及低浓度之间往往相差几个数量级,因此线性范围很大。再加上样品量少、干扰多且不明确等特点,发展高选择性与高灵敏度的分析测定方法非常重要。液相色谱-质谱联用技术(LC-MS)、气相色谱-质谱联用技术(GC-MS)、超滤质谱(UF-MS)、毛细管电泳-质谱联用技术(CE-MS)成为近年来药物动力学研究中的常用体内药物检测方法,色谱-磁共振联用技术在鉴定药物及代谢产物结构方面的应用也逐渐增多。同时,药物动力学的发展也促进了分析化学的发展,生物药物分析的产生和发展在很大程度上都与药物动力学的产生及发展密切相关。

药物动力学的主要研究成就之一就是根据数学模型预测体内药物浓度的变化规律,进而指导临床给药方案的制订或对某些药理现象作出准确的解析及预测。由先进的体内药物检测分析手段得到的复杂的实验数据,也需要快速可靠的数据处理方法。计算机技术的飞速发展极大地推动了药物动力学的进步。计算机强大的运算功能简化了复杂的药物动力学数据分析处理,而计算机语言所建立的药物动力学模型则用于模拟及预测药物在体内的过程。

人工智能(artificial intelligence,AI)被广泛应用于药学的各个领域,如药物筛选、发掘及药物动力学研究等。目前 AI 技术主要分为两大类:机器学习(machine learning,ML)和神经网络技术(artificial neural network,ANN),二者因在药物动力学方面应用潜力较大而备受关注。利用 ML

方法基于大数据建立的药物动力学模型，可用于个体化治疗以及新药设计的辅助预测。相较于传统的基于模型的 PPK 分析，ANN 方法则通过直接预测体内药物浓度计算个体药物动力学参数，进而用于给药方案设计及临床合理用药指导，极大地简化了数据分析过程。

药物动力学的基本理论和方法已经渗透到许多临床药物治疗的领域，同时也渗透到药物设计、制剂、质量控制、临床治疗等药物研究开发及应用的各个环节中。它的发展与上述多学科的相互渗透，有着密切的关系，对药物评价、创新药物研究和已上市药物的临床合理应用有重要的支撑作用。

第三节　药物动力学模型

一、房室模型的基本概念

药物在体内的处置过程一般包括吸收、分布、代谢和排泄，始终处于动态变化之中，且受到体内外诸多因素的影响。为了定量地描述药物体内过程的动态变化规律性，常常要借助数学的原理和方法来系统地阐明体内药量随时间变化的规律性，即通过建立数学模型求得药物动力学参数以描述药物的体内动态过程。

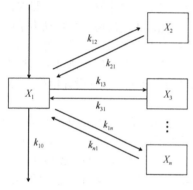

图 7-1　房室模型示意图

房室模型（compartment model）理论，又称隔室模型理论，是从速率论的角度出发，建立一个数学模型来模拟机体。它将整个机体假设为按照动力学特性划分的若干个房室（compartment）组成的一个完整的系统，而且这些房室的划分与其解剖位置与生理功能无关，如图 7-1 所示。

根据药物在体内的动力学特性，房室模型可分为一室模型、二室模型和多室模型。一室模型和二室模型在数学处理上较为简单，应用最广泛，多室模型的数学处理相当烦琐，因而应用受到限制。

1. 一室模型（one-compartment model）　又称单室模型（single compartment model），在药物进入体内以后，能迅速在血液与各组织脏器之间达到动态平衡，即药物在全身各组织部位的转运速率是相同或相似的，在这种情况下，将整个机体视为一个房室，即一室模型或单室模型。

2. 二室模型（two-compartment model）　又称双室模型，是将机体分为两个房室，即中央室（central compartment）和周边室（peripheral compartment）。中央室由一些血流比较丰富、膜渗透性较好、药物易于灌注的组织（如心、肝、肾、肺等）组成，药物往往先进入此类组织，血液中的药物可迅速与这些组织中的药物达到动态平衡；血流不太丰富、药物转运速率较慢且难于灌注的组织（如脂肪、骨骼、静止状态的肌肉等）可以合并成另一个房室，称为周边室，这些组织中的药物与血液中的药物需经一段时间才能达到动态平衡。

3. 多室模型（multi-compartment model）　是将机体分为两个以上房室，如将周边室分为浅外室和深外室，由此形成三室模型。药物在浅外室的分布稍快，分布最慢的称为深外室。按此方法，可以将在体内分布速率有多种水平的药物按多室模型进行处理。

由上可知，同一房室可由不同的器官、组织组成，而同一器官的不同结构或组织，可能分属不同的房室。但这里所指的房室是一个抽象概念，并不代表解剖学上的任何一个组织或器官，房室的划分依据是药物在体内转运的速率，具有抽象性和相对性。尽管"房室"是抽象概念，但仍然具有客观的物质基础，而不是根据主观意愿随意划分的，房室的概念是与体内各组织器官的生理解剖学特性（如血流量、膜渗透性等）有一定的联系。药物在体内的动态过程必须以实验数据为依据，科学地反映和阐明究竟划分为几个房室最为恰当，用最佳的房室模型和参数反映其体内过程，此即客观性。由于实验条件、操作技能及数据处理能力等的不同，同一药物文献报道可能出现不同的房室模型。

尽管在理论上药物动力学可以处理任何多室系统，但是从实用角度看，在没有充足数据支持的情况下房室模型中的房室数一般不宜多于三个。

房室模型的相关概念如下。

（1）开放式和封闭式房室模型：既有药物"来"（从体外或体内其他房室）又有药物"去"（从本房室消除，或转运到其他房室）的房室称为开放室，对应的模型称为开放式房室模型。只有药物"来"，没有药物"去"的房室，称为封闭室或收集室，对应的模型称为封闭式房室模型。在药物动力学研究中，认为封闭式房室模型是一种特殊情况，不像开放房室模型那么常用。一般讨论的房室模型多为开放式房室模型，如一室模型、二室模型、多室模型或乳突模型等。

（2）N 室线性乳突模型（N-compartment linear mastoid model）：其特征如下。①模型中包括 N 个体内开放房室；②药物在体内的处置过程都是线性的；③模型中仅有一个房室处于特殊地位，它与其他房室有药物转运关系，进行药物的交换联系，而其他房室则无此作用，这个特殊的房室称为中央室，其他各室均称为外周室；④药物仅从中央室消除。凡符合①～④条件者，称为 N 室线性乳突模型；仅符合①～③条件者，称为广义 N 室线性乳突模型。

（3）链式模型：不同于由围绕中央隔室的数个隔室组成的乳突模型，链式模型由多个房室首尾相接如链条般组成。链式模型常用于将药物动力学模型与药效学模型连接起来，可分为直接链式模型与间接链式模型。

二、生理药物动力学模型

经典的房室模型具有局限性，它缺少生理的相关性。当药物在体内分布到具有高亲和力的组织器官、效应靶器官或特殊的毒性靶器官时，经典的房室模型无法客观表征作用部位的药物浓度，致使药物动力学与药效学之间难以进行关联分析。生理药物动力学模型也称为血流或灌注模型，是建立在生理、生化、解剖学和药物动力学性质基础上的一种整体模型。如图 7-2 所示，该模型是将每个相应的组织器官单独作为一个房室看待，房室间借助于血液循环连接，每一组织器官中药物按血流速率、组织/血液分配系数并遵循物质平衡原理进行转运，以此基础处理药物动力学实验数据。理论上，用生理药物动力学模型可以：①预测任何组织器官中药物浓度及代谢产物的经时过程；②定量地描述病理、生理参数变化对药物处置的影响；③将动物实验获得的结果外推至其他种属，如人类，从而预测药物在人体中的浓度。生理药物动力学模型的特点之一是根据动物数据外推人体药物动力学行为。体内各器官或组织的质量、蛋白质结合程度、药物的代谢能力、人体和其他物种的血流等生理参数通常是已知或可知的，因此，当人体实验难以进行或被限制的时候，参照动物实验的结果，可用生理或解剖参数推测药物对人体的作用。但是生理药物动力学模型也存在不少缺点：①该模型无法完全模拟人体生理条件，且模型结构复杂；②建立模型时需要大量的动物生理参数及大量组织样本数据，而有些数据难以获得；③建立的数学方程求解困难等。

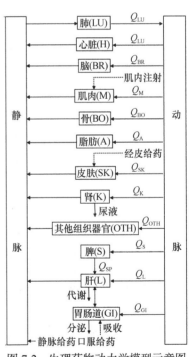

图 7-2　生理药物动力学模型示意图

三、药物动力学-药效学结合模型

PK/PD 模型是综合研究体内药物的动力学过程（药物动力学过程）与药效量化指标的动力学

过程（药效学过程）及其相互间定量转换关系的重要药物动力学模型。换句话说，PK/PD 模型是在药物动力学房室模型中引入效应房室发展而来，通过不同时间测定血药浓度和药物效应，将时间、浓度、效应三者进行模型拟合，定量分析三者的关系。由此可见，PK/PD 模型是将两种不同形式过程复合为统一体，其本质是一种药量与效应之间的转换过程，或视为物质与能量之间的定量转移过程。PK/PD 模型的研究在新药开发中阐明药物作用的机制，并为设计药物剂型及临床合理用药提供重要的研究方法和理论依据。

四、统计矩原理

统计矩原理（statistical moment theory）又称矩量分析或矩量法，是研究随机现象的一种数学方法，包括零阶矩（AUC，与剂量成正比，是反映量的参数）、一阶矩（平均驻留时间 MRT，即药物在体内的平均停留时间，是反映速率的参数）和二阶矩（平均驻留时间方差 VRT，反映 MRT 的差异大小）。当给予机体适量药物时，在给药部位或在整个机体内药物分子的滞留时间属随机变量，药物在生物体内的吸收、分布、代谢和排泄，可视为随机变量相应的总体效应。因而，药-时曲线可看作某种概率统计曲线。将统计矩原理用于药物动力学和药物剂型研究，主要的计算依据为药-时曲线下面积（AUC）。这种方法不受数学模型的限制，适用于线性动力学的房室模型。目前新药研发的体内数据解析领域中，矩量法已经成为主流的处理方法，各国药品审评当局均推荐采用。需要指明的是，统计矩方法和房室模型各有优缺点，并不互相排斥。

五、国内外常用的药物动力学模型软件

随着药物动力学模型的不断发展，相关应用软件的开发也随之加快。目前，常用的国外药物动力学模型软件包括 WinNonlin、NONMEM、PCNonlin、PKAnalyst、S-Plus 及专门用于生理药物动力学研究的 GastroPLUS、Simcyp 和 PPK 分析的 Popkinetics 等；国内研究者开发的软件主要包括DAS、BAPP、PKBP-N1、NDST21 等。

第四节　药物在体内运动的速率论

动力学即速率论，药物动力学就是药物体内过程的速率论。因此，要研究药物动力学，就必须了解药物的体内运动具有什么样的速率论特征。在药物动力学研究中，通常将药物体内转运的速率过程分为一级、零级和非线性速率过程三种类型。

一、一级速率过程

药物在体内某部位的转运速率与该部位的药量或药物浓度的一次方成正比，即单位时间内转运某恒定比例的药物，这种药物在体内的速率过程称为一级速率过程（first order process），又称一级动力学过程或线性速率过程。

一级消除速率过程具有以下特点：①生物半衰期（$t_{1/2}$）与剂量无关；②药-时曲线 AUC 与所给予的单个剂量成正比；③一次给药情况下，尿排泄量与剂量成正比；④排泄的药物代谢物的成分与剂量无关；⑤按相同剂量、相同间隔时间给药，约经 5 个半衰期达到稳态血药浓度（C_{ss}），停药后约经 5 个半衰期药物基本上从体内全部消除。

药物的被动转运，其转运速率与膜两侧的浓度差成正比，亦属一级动力学过程。多数药物在常用剂量时，其体内的吸收、分布、代谢、排泄等过程都表现一级速率过程的特点。经典的药物动力学主要依据线性速率的原理，用线性微积分方程来描述药物的体内过程，故经典的药物动力学也称为线性药物动力学（linear pharmacokinetics）。

二、零级速率过程

药物的转运速率在任何时间都是恒定的，与药物量或浓度无关，这种药物的体内速率过程称为

零级速率过程（zero order process）或称零级动力学过程。临床上恒速静脉滴注及控释制剂中药物的释放均为零级药物吸收过程。

零级消除速率过程的特点：①转运速率与剂量或浓度无关，按恒量转运，但单位时间内转运的百分比是可变的；②半衰期不恒定，它与初始药物浓度（给药量）有关，剂量越大，半衰期越长；③AUC 与给药剂量不成正比，剂量增加，其 AUC 可以超比例地增加。

消除具零级速率过程的药物，由于生物 $t_{1/2}$ 随剂量的增加而增加，在此情况下，体内清除率及消除时间也取决于剂量。

三、非线性速率过程

当药物在体内的吸收、分布和消除不遵循线性过程，由于浓度较高而出现饱和现象时，其半衰期与剂量有关，AUC、C_{max} 与剂量不成正比关系，此时的速率过程被称为非线性速率过程（nonlinear rate process），或称米氏（Michaelis-Menten）动力学过程。

非线性消除速率过程的特点：①高浓度时为零级速率过程；②低浓度时为一级速率过程；③消除速率和半衰期不恒定，它与初始药物浓度（给药量）有关；④AUC 与给药剂量不成比例。不同速率过程的药-时曲线如图 7-3 所示。

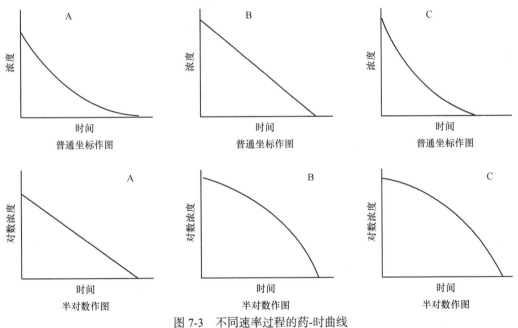

图 7-3　不同速率过程的药-时曲线

A. 一级动力学过程；B. 零级动力学过程；C. 米氏动力学过程

非线性速率过程的产生，通常是由于药物的体内过程有酶或载体的参与。当药物在高浓度时，药物的代谢酶被饱和或参与药物透膜过程的载体被饱和，因此，非线性速率过程的产生大都与给药剂量有关，也被称为剂量依从药物动力学（dose-dependent pharmacokinetics）。当药物浓度较高而出现酶被饱和时的速率过程称之为饱和或容量限制过程（saturation or capacity limited rate process），可以用米氏方程来表示

$$-\frac{dC}{dt} = \frac{V_m C}{K_m + C} \tag{7-1}$$

式中，C 表示血药浓度；V_m 代表酶促反应的最大速率；K_m 为米氏常数。

第五节　药物动力学参数

一、速率常数

速率常数（rate constant）是描述速率过程的重要的动力学参数。速率常数的大小可以定量地比较药物转运速率的快慢，速率常数越大，该过程进行也越快。速率常数用"时间"的倒数为单位，如 min^{-1} 或 h^{-1}。一定量的药物，从一个部位转运到另一部位，转运速率与转运药物量的关系用数学公式表示

$$\frac{dX}{dt} = -kX^n \qquad (7\text{-}2)$$

式中，dX/dt 表示药物转运的速率；负号是表示朝该部位药量减少的方向进行；X 表示药物量；k 表示转运速率常数，它表示单位时间内药物的转运量与药物现存量的 n 次方之间的比值。例如，当 $n=1$ 时，$k=0.15\ h^{-1}$，表示剩余药量中每小时有 15% 药物被转运。n 为级数。当 $n=1$ 时，则 k 为一级转运速率常数；当 $n=0$ 时，则 k 为零级转运速率常数。在描述不同的药物体内过程时，k 则表示该过程的不同速率常数。

常见的速率常数如下。k_a：吸收速率常数。k_b：生物转化速率常数。K_a/K_d：结合/解离速率常数。k：总消除速率常数。k_e：肾排泄速率常数。K_M：米氏速率常数。k_m：代谢速率常数。k_{12}：二室模型中，药物从中央室向周边室转运的一级转运速率常数。k_{21}：二室模型中，药物从周边室向中央室转运的一级转运速率常数。k_{10}：二室模型中，药物从中央室消除的一级消除速率常数。k_{1n}：药物从第一室（中央室）向第 n 室转运的一级转运速率常数（$n=2，3，4\cdots$）。k_{n1}：药物从第 n 室向第一室（中央室）转运的一级转运速率常数（$n=2，3，4\cdots$）。

总消除速率常数反映体内的总消除情况，包括经肾排泄、胆汁排泄、生物转化及从体内消除的其他可能的途径。因此，k 为各个过程的消除速率常数之和：

$$k = k_e + k_b + k_{bi} + k_{lu} + \cdots \qquad (7\text{-}3)$$

式中，k_{bi} 为胆汁排泄速率常数，k_{lu} 为肺消除速率常数。速率常数的加和性是一个很重要的特性。

二、生物半衰期

生物半衰期（biological half-life time），又称消除半衰期，是指药物在体内的量或血药浓度消除一半所需要的时间，常以 $t_{1/2}$ 表示，单位取"时间"单位。因这一过程发生在生物体内，且为了与放射性同位素的 $t_{1/2}$ 相区别，故称之为生物半衰期。$t_{1/2}$ 是衡量某种药物从体内消除快慢的指标。通常代谢快、排泄快的药物，其 $t_{1/2}$ 短；代谢慢、排泄慢的药物，其 $t_{1/2}$ 长。严格来说，由于 $t_{1/2}$ 只是由测定血浆或血清浓度的衰变来求出，更确切地应称为表观血浆（或血清）$t_{1/2}$。

一级消除动力学的药物的消除 $t_{1/2}$ 和消除速率常数之间的关系可用下式表示

$$t_{1/2} = \frac{0.693}{k} \qquad (7\text{-}4)$$

显然，一级消除的药物的 $t_{1/2}$ 是一个常数。无论药物的初始量或浓度是多少，药量或浓度减少一半所需的时间是一个常数。

许多药物在静脉注射后，其血药浓度的经时过程（指随时间而变化的过程）是一条如图 7-4 形状的负指数型曲线。血药浓度一开始最高，接着较快跌落，以后下降的速率逐渐变慢。从该图中还可以看出，该药的血药浓度从开始数值 $8.2\ \mu g \cdot ml^{-1}$ 下降到 $4.1\ \mu g \cdot ml^{-1}$ 需要 4 h，此后再经过 4 h，又从当时的浓度（$4.1\ \mu g \cdot ml^{-1}$）下降为一半（$2.05\ \mu g \cdot ml^{-1}$），然后从 $2.05\ \mu g \cdot ml^{-1}$ 下降到 $1.03\ \mu g \cdot ml^{-1}$ 同样需要经过 4 h 的时间。可见，不管从用药的任何时间算起，在原有浓度的基础上下降一半所需的时间，对许多药物来说，都是固定的常数，即生物半衰期。

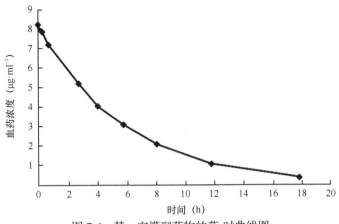

图 7-4　某一室模型药物的药-时曲线图

案例 7-1

口服给予阿替洛尔 50 mg 和 100 mg 之后，测得 2 h 和 8 h 的血药浓度结果见表 7-1。

表 7-1　血药浓度结果

剂量（mg）	时间（h）	血药浓度（μg/ml）
50	2	1.0
	8	0.56
100	2	2.1
	8	1.1

问题：

1. 阿替洛尔的消除过程符合几级消除特征？
2. 阿替洛尔的消除速率常数为 0.1 h^{-1}，计算其 $t_{1/2}$。

案例 7-1 分析

一级消除过程的特点是药物 $t_{1/2}$ 为常数，即药量或浓度减少一半所需的时间与其初始量或浓度无关。因此，阿替洛尔的消除过程符合一级消除特征。

阿替洛尔的 $t_{1/2}$：$t_{1/2}=0.693/k=0.693/0.1=6.9$(h)

案例 7-2

头孢唑啉和头孢曲松均为头孢类抗菌药物。研究发现，头孢唑啉的血药浓度下降 50% 的时间仅有 1.5～2 h，10～14 h 后完全消除，而头孢曲松血药浓度下降 50% 的时间长达 7 h，45 h 后才能完全消除。

问题：根据上述研究结果，临床上使用此两种抗菌药物时，每日的给药次数和间隔应有何区别？

案例 7-2 分析

由 $t_{1/2}$ 的概念可知，头孢唑啉的 $t_{1/2}$ 仅为 1.5～2 h，而头孢曲松则长达 7 h。$t_{1/2}$ 是制订临床给药方案的重要依据，$t_{1/2}$ 越长，药物在体内消除越慢，每日给药的次数越少。因此，头孢曲松给药时间间隔较长，仅需每日单次给药，而头孢唑啉则需每日给药 3～4 次。

药物的 $t_{1/2}$，可用来衡量药物消除过程的特征。药物作用期的长短，在很大程度上取决于给药

剂量和药物的 $t_{1/2}$。对于一室模型药物，经 3.3 个 $t_{1/2}$ 后，体内药物已消除掉 90%，经 6.7 个 $t_{1/2}$ 后，体内药物仅留存 1%。

与一级消除的药物 $t_{1/2}$ 不同，零级过程的药物 $t_{1/2}$ 不是一个常数。零级过程的 $t_{1/2}$ 与药物的初始量或浓度成正比，而与零级速率常数成反比，药物 $t_{1/2}$ 和消除速率常数之间的关系可用下式表示

$$t_{1/2} = \frac{0.5X_0}{k} \tag{7-5}$$

X_0 表示药物的初始剂量；k 表示零级速率常数。

对线性动力学特征的药物而言，$t_{1/2}$ 不因药物剂型或给药方法（剂量、途径）而改变。在药物剂型选择与设计，临床用药方案确定等过程中，$t_{1/2}$ 具有非常重要的意义。同一药物用于不同个体时，由于生理与病理情况的不同，$t_{1/2}$ 可能不尽相同。为此，根据患者生理与病理情况下不同的 $t_{1/2}$ 制订个体化给药方案，对治疗浓度范围小的药物是非常必要的。联合用药情况下产生酶促或酶抑作用，会使药物 $t_{1/2}$ 改变，为保证临床用药的安全与有效，此时也要求调整给药方案。

三、表观分布容积

表观分布容积（apparent volume of distribution，V）是体内药量与血药浓度相互关系的一个比例常数，即体内药物按血药浓度分布的情况下所需体液的总体积。其本身不代表真实的容积，主要反映药物在体内分布广窄的程度，其单位为 L 或 L·kg^{-1}。由于分布容积值在解剖学上没有确切的生理意义，即不涉及真正的容积，故用"表观"二字。表观分布容积与体内药量（X）和血药浓度（C）之间存在下列关系

$$V = \frac{X}{C} \tag{7-6}$$

药物的分布容积的大小取决于药物脂溶性、膜渗透性、组织分配系数及药物与血浆蛋白等生物物质的结合率等因素。如果药物的血浆蛋白结合率高，则其组织分布较少，血药浓度高。如果一个药物的表观分布容积为 3~5 L，那么这个药物可能主要分布于血液或与血浆蛋白大量结合，如双香豆素、苯妥英钠和保泰松等；如果一个药物的表观分布容积为 10~20 L，则说明这个药物主要分布于血浆和细胞外液，这类药物往往不易通过细胞膜，因此无法进入细胞内液，如溴化物和碘化物等；如果一个药物的表观分布容积为 40 L，则这个药物可以分布于血浆和细胞内液、细胞外液，表明其在体内的分布较广，如安替比林；有些药物的表观分布容积非常大，可以达到 100 L 以上，这一体积已远远地超过了体液的总容积，这类药物在体内往往有特异性的组织分布，如硫喷妥钠具有较高的脂溶性，可以大量地分布于脂肪组织，而 ^{131}I 可以大量地浓集于甲状腺，因而其分布容积也很大。

一般情况下，可将机体看作一个恒定的体系或房室，所以每种药物的表观分布容积都是常数。如果已知血药浓度和体内药物总量，即可算出该药的表观分布容积。在某些病理情况下，如果药物的分布发生了变化，则表观分布容积也会随之发生变化。例如，水肿情况下，总体液和总细胞外液增加，这使高水溶性药物的表观分布容积变大。同样，总体重和肌肉质量的变化（随年龄变化）也会影响表观分布容积。临床上对于某些特殊人群用药时，也要考虑到表观分布容积的因素。例如，妊娠期妇女体重平均增加 10~20 kg，血浆容量增加约 50%，体液总量平均增加 8 L，细胞外液约增加 1.5 L。在妊娠状态下，血浆容量、体液总量和细胞外液增加，血药浓度下降，表观分布容积增加；对于那些水溶性高，蛋白结合率低的药物，药物在血浆中的分布更高，因此妊娠对药物表观分布容积的影响将更加明显。

四、清 除 率

清除率（clearance rate，CL）是反映体内药物消除的一个指标。整个机体，或机体内某些消除器官、组织中药物的清除率是指机体或机体的上述部位在单位时间内能清除掉相当于多少体积的流

经血液中的药物，其单位为 $L \cdot h^{-1}$ 或 $L \cdot h^{-1} \cdot kg^{-1}$。清除率也可认为是由单位时间被移除的药物百分数。它是反映药物从体内消除的另一个重要的参数，清除率（CL）与消除速率常数（k）和表观分布容积之间的关系可表示为

$$CL=kV \tag{7-7}$$

从上式可知，机体或机体某消除器官中药物的清除率是消除速率常数与表观分布容积的乘积，所以清除率参数包括了速率与容积两种要素，同时它又具有明确的生理学意义。整个机体的清除率又称为药物清除率（drug clearance rate），或全身清除率（systemic clearance rate），或体内总清除率（total body clearance rate，TBCL）。整个机体是一个可发生很多种消除过程的药物消除系统，清除率可用于与药物消除有关的任何组织器官。只要是一级消除过程，药物清除率就等于各消除器官清除率之和，用下式表示：

$$CL=CL_R+CL_{NR} \tag{7-8}$$

式中，CL_R 为肾清除率，CL_{NR} 为非肾清除率，当没有其他明显的药物清除时（如肺或胆消除），药物清除率就等于肾清除率加肝清除率（CL_H），可用下式表示：

$$CL=CL_R+CL_H \tag{7-9}$$

清除率是 k 与表观分布容积的乘积，而后两者均为常数，因此 CL 也是一个常数。实际上，只要药物消除速率是一级过程，CL 就是常数。

也有某些药物的消除速率过程比较复杂，在这种情况下，清除率可用下式计算：

$$CL = \frac{X_0}{AUC_{0-\infty}} \tag{7-10}$$

式中，X_0 为给药剂量，$AUC_{0-\infty}$ 为药-时曲线下的总面积，可用梯形法求得。

五、药-时曲线下面积

AUC 是指给药后以血药浓度为纵坐标、时间为横坐标作图，坐标轴和药-时曲线之间所围成的面积。AUC 是评价药物吸收程度的一个重要指标，常被用于评价药物的吸收程度，可用梯形面积法计算。

梯形面积法将药-时曲线图划分为若干个梯形，计算和相加每个梯形的面积，如图 7-5 所示。

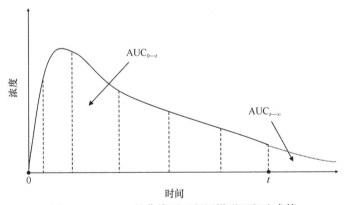

图 7-5　$AUC_{0-\infty}$ 的曲线下面积用梯形面积法求算

在药物动力学研究中，通常血药浓度只观察到某一时间点 t_n，C_n 是 t_n 时的血药浓度。因此，从零到无穷大近似计算 AUC 必须分两个步骤：①用梯形面积法算出时间从零到 t_n 的曲线下面积；②应用外延方程 C_n/k 计算时间由 t_n 至无穷大的曲线下面积，k 为药-时曲线末端直线求得的速率常数，其公式为

$$AUC_{0-\infty} = \sum_{i=1}^{n}(c_i + c_{i-1})(t_i + t_{i-1})/2 + \frac{c_n}{k} \qquad (7\text{-}11)$$

式中，c_n 为最后一次时间 t_n 测定的血药浓度，k 为曲线末端部分的斜率。

许多药物的 AUC 值和剂量成正比，但是某些药物在某种场合下，AUC 并不与给药剂量成正比，因为随着药物剂量的增加，药物消除的某种途径可能饱和。药物消除包括代谢和排泄过程。药物代谢是一个与酶有关的过程，对于某些药物如水杨酸和苯妥英，剂量的持续增加会引起药物代谢酶的饱和，药物的 $t_{1/2}$ 随之延长。此时由于只有少量的药物处于消除状态，而更多的药物被保留，随着剂量增加，AUC 超比例增加。这类药物在临床上用量过大时很容易引起蓄积中毒。当 AUC 和剂量不成比例时，药物的生物利用度很难评价。

六、达峰时间和峰浓度

药物经血管外给药吸收后出现的血药浓度最大值称为峰浓度（peak concentration，$C_{\max}$），达到 $C_{\max}$ 所需的时间为达峰时间（peak time，$T_{\max}$），如图 7-6 所示。两者是反映药物在体内吸收速率的两个重要指标，常被用于制剂吸收速率的质量评价。与吸收速率常数相比，它们更能直观和准确地反映出药物的吸收速率，因此更具有实际意义。药物的吸收速率快，则其 $C_{\max}$ 高，$T_{\max}$ 短，反之亦然。如图 7-7 所示，A、B、C 三个制剂的吸收程度相似，但吸收速率不同，其吸收速率 A＞B＞C。制剂 A 的血药浓度超过了最低中毒浓度，可引起毒性反应；制剂 B 的血药浓度则在安全有效的浓度范围内；而制剂 C 的血药浓度没有达到最低有效浓度，因而无效。由此可见吸收速率是影响药物疗效或毒性的一个重要因素。

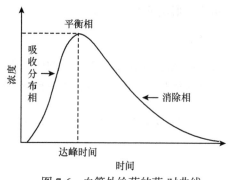

图 7-6　血管外给药的药-时曲线

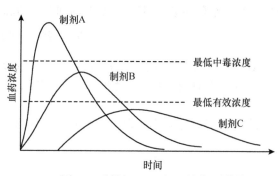

图 7-7　制剂 A、B 和 C 的药-时曲线

七、生物利用度与生物等效性

生物利用度（bioavailability，BA，也称 F）是指药物经血管外给药后，被吸收进入人体循环的速率（rate of bioavailability，RBA）和程度（extent of bioavailability，EBA），它是评价药物吸收程度的重要指标。生物利用度可以分为绝对生物利用度（absolute bioavailability，F_{abs}）和相对生物利用度（relative bioavailability，F_{rel}），又称比较生物利用度（comparative bioavailability）。前者主要用于比较血管外与静脉注射两种给药途径的吸收差异，而后者主要用于比较两种制剂的吸收差异，计算方法如下：

绝对生物利用度　　$F_{abs} = \dfrac{AUC_{ext}}{AUC_{iv}} \times \dfrac{X_{iv}}{X_{ext}} \times 100\%$ 　　　　（7-12）

式中，AUC_{iv} 和 AUC_{ext} 分别为静脉注射给药和血管外给药后的药-时曲线下面积；X_{iv} 和 X_{ext} 分别为静脉注射和血管外给药剂量。

相对生物利用度　　$F_{rel} = \dfrac{AUC_T}{AUC_R} \times \dfrac{X_R}{X_T} \times 100\%$ 　　　　（7-13）

式中，AUC_T 和 AUC_R 分别为服用受试制剂和参比制剂的药-时曲线下面积；X_T 和 X_R 分别为受试制剂和参比制剂的剂量。

案例 7-3

某制药公司欲开发一种新型口服镇痛药，现开始进行临床前研究。给予比格犬静脉注射 100 mg 该化合物，测得其 AUC 为 77.6 μg·h·ml⁻¹；而口服等剂量该化合物的片剂后，AUC 仅为 5.2 μg·h·ml⁻¹。获得此数据后，该厂家对原片剂进行了改造，新片剂的 AUC 为 44.6 μg·h·ml⁻¹。最终，该厂家决定采用新片剂用于Ⅰ期临床研究。

问题： 该厂家为什么要开发新片剂?原片剂有什么缺点?

案例 7-3 分析

药物的吸收程度采用生物利用度表示，如何提高生物利用度是口服药物开发过程中必须要考虑的关键问题。原剂型的绝对生物利用度仅有 6.7%（5.2/77.6），而新剂型的绝对生物利用度为 57%（44.6/77.6），即原剂型中仅有 6.7% 的药物被机体吸收，而在新剂型中 57% 的药物被机体吸收。相对于原剂型，新剂型的吸收程度是原剂型的 8.6 倍（相对生物利用度=44.6/5.2）。

从上面的分析可以看出，原剂型的吸收程度太低，不适合临床应用。因此，该厂家开发了新的剂型，用于进一步的临床试验。

生物等效性（bioequivalence，BE）试验是指用生物利用度研究的方法，以药物动力学参数为指标，比较同一种药物的相同或者不同剂型的制剂，在相同的试验条件下，其活性成分吸收程度和速率差异有无统计学意义的人体试验。生物等效性试验的目的是比较受试制剂与参比制剂在吸收方面的异同，以此来推测受试制剂的临床治疗效果差异的可接受性，即不同制剂之间的可替换性。

（冀希炜）

第八章　单室模型

学习目标

1. 掌握单室模型静脉注射、静脉滴注、血管外给药药物动力学参数的含义及利用血药浓度数据计算参数的方法。

2. 熟悉静脉注射及血管外给药后，利用尿药数据计算药物动力学参数的方法。

3. 了解血药浓度与尿药浓度的相互关系。

4. 了解瓦格纳（Wagner）-纳尔逊（Nelson）法计算吸收速率常数 k_a 的方法。

5. 初步具备根据药物动力学原理和临床治疗要求进行给药方案设计的能力。

房室模型是最经典的药物动力学模型，其中单室模型（single compartment model）是房室模型中最基本、最简单的一种，运用十分广泛。单室模型假设药物在全身各组织部位的转运速率是相同或相似的，药物进入体内后可迅速向全身各部位分布，并在血液、其他体液和各组织器官之间达到动态平衡，即所谓整个机体在动力学上是"均一单位"。这种将整个机体视为一个隔室而建立的药物动力学模型称为单室模型，相应的药物称为单室模型药物。

药物的体内过程呈现单室模型特征时并不意味着机体内各部位的药物浓度完全相等，而是机体各组织的药物浓度变化与血药浓度的定量变化相同或者相近。可以理解为，假若经过一定时间后血药浓度下降了一定的比例，则在相同时间内肾、肝、脑脊液及其他体液和组织液中的药物浓度也下降了同样的比例。

本章分别讨论静脉注射、静脉滴注和血管外给药三种不同给药途径用药后，具有单室模型特征的药物在体内的动态量变规律，以及相关药物动力学参数的求算方法。

第一节　静脉注射给药

一、血药浓度

（一）模型的建立

单室模型药物静脉注射给药后呈现如下特征：①药物在体内没有吸收过程，能迅速分布到机体的各组织和器官；②药物的体内过程只有消除过程；③药物在体内的消除为一级速率过程，即静脉注射初始剂量（X_0）后，某一时间点的消除速率与即时体内药量（X_t）成正比。其体内过程的动力学模型如图 8-1 所示。

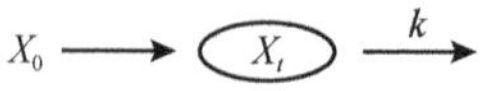

$$X_0 \longrightarrow \boxed{X_t} \xrightarrow{\ k\ }$$

图 8-1　单室模型静脉注射给药动力学模型图

单室模型药物静脉注射后按一级动力学过程消除，药物从机体消除的速率微分方程为

$$\frac{\mathrm{d}X}{\mathrm{d}t} = -kX \tag{8-1}$$

式中，$\dfrac{\mathrm{d}X}{\mathrm{d}t}$ 表示体内药物的消除速率，k 为药物的一级消除速率常数，负号表示体内药量 X 随时间 t 的推移不断减少。

（二）血药浓度与时间的关系

为了描述静脉注射后体内药量随时间的变化，需解出微分方程（8-1）的原函数，即血药浓度与时间的函数关系。原函数的求解可通过微积分导数求解，亦可利用拉氏变换。将微分方程（8-1）两边取拉氏变换，得

$$S\overline{X} - X_0 = -k\overline{X} \tag{8-2}$$

式中，X_0 是静脉注射的药量，S 是拉氏运算子，$\overline{X}$ 为原函数 X 的拉氏变换，即 X 的像函数，整理得

$$\overline{X} = \frac{X_0}{S+k} \tag{8-3}$$

应用拉氏变换表，得到下列函数关系式：

$$X = X_0 \cdot e^{-kt} \tag{8-4}$$

实际工作中体内药量无法测得，而血药浓度可以测定，因此可将体内药量随时间变化的函数关系转化为血药浓度随时间变化的函数关系，即将式（8-4）两端同时除以表观分布容积，得

$$C = C_0 \cdot e^{-kt} \tag{8-5}$$

其中

$$C = \frac{X}{V} \tag{8-6}$$

$$C_0 = \frac{X_0}{V} \tag{8-7}$$

式（8-5）为血药浓度随时间变化的指数函数表达式，其药-时曲线为一单指数曲线，如图 8-2 所示。

将式（8-5）两边取自然对数，使之变为

$$\ln C = -kt + \ln C_0 \tag{8-8}$$

或将式（8-5）两边取常用对数，得

$$\lg C = -\frac{k}{2.303}t + \lg C_0 \tag{8-9}$$

式（8-8）和式（8-9）表明血药浓度的对数值与时间呈线性关系，如图 8-3 所示。式（8-5）、式（8-9）为单室模型药物静脉注射给药后，血药浓度经时过程的两个基本公式。

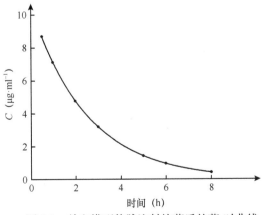

图 8-2 单室模型静脉注射给药后的药-时曲线

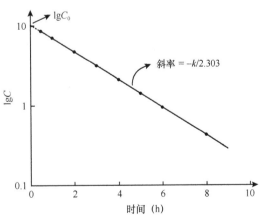

图 8-3 单室模型静脉注射给药后的血药浓度对时间的半对数图

（三）药物动力学参数的求算

根据式（8-9），血药浓度随时间变化的规律取决于一级消除速率常数 k 与初始血药浓度 C_0。根据血药浓度-时间数据，应用作图法或线性回归法可求出 k 和 C_0，进而可以求得表观分布容积、消除半衰期（$t_{1/2}$）、总清除率（CL）和 AUC 等其他药物动力学参数。

1. 作图法　静脉注射给药后，测定不同时间 t_i 的血药浓度 C_i（$i=1$，2，3，4，5，…，n），根据式（8-9），以 $\lg C$ 对 t 作图，可得一条直线，如图 8-3 所示。从直线斜率（$-k/2.303$）和截距（$\lg C_0$），求出 k 和 C_0。作图法为初步估算法，影响因素比较多，误差比较大，现多采用最小二乘法进行线性回归。

2. 线性回归法　即用最小二乘法对血药浓度对数值-时间数据进行线性回归。将式（8-9）血药浓度与时间的关系转化为一般线性方程（$y=a+bx$），即设 $y=\lg C$，$a=\lg C_0$，$b=-k/2.303$，$x=t$；用线性回归法求得斜率 b 和截距 a，进而求得 k 和 C_0。线性回归法广泛应用于药物动力学参数的计算和处理，计算简便；但本法仅可以用于单一线性过程，多个线性过程重叠时，计算误差较大。现在普遍采用非线性回归法，运用牛顿-高斯迭代原理，借助计算机进行求算。

根据上述方法首先求得 k 和 C_0，进一步求算其他药物动力学参数。

（1）表观分布容积：表观分布容积是体内药量与血药浓度间相互关系的一个比例常数。已知静脉注射的剂量为 X_0，初始血药浓度为 C_0，因此由式（8-7）得

$$V = \frac{X_0}{C_0} \qquad (8\text{-}10)$$

> **知识拓展**
>
> 　表观分布容积是反映体内药物分布广度的药物动力学参数，为体内药量与血药浓度的比值，表观分布容积值越大表示药物在血液循环系统以外的组织分布越广。表观分布容积的计算方法主要有两种：
>
> 　（1）模型依赖法：即以静脉注射的药物，用图解法或线性回归法求出初始浓度 C_0，然后根据公式（8-10）求出表观分布容积。
>
> 　（2）非模型依赖法：即根据 $V = \dfrac{X_0}{k \cdot \text{AUC}}$ 求算，而其中的 AUC 采用梯形面积法计算时，与模型无关。

（2）生物半衰期（$t_{1/2}$）：生物半衰期（$t_{1/2}$），又称消除半衰期，通常简称为半衰期，表示体内药量或者药物浓度消除一半所需要的时间。将 $t=t_{1/2}$，$C=C_0/2$ 代入（8-9）式，得

$$\lg \frac{C_0}{2} = -\frac{k}{2.303}t + \lg C_0 \qquad (8\text{-}11)$$

整理得

$$t_{1/2} = \frac{0.693}{k} \qquad (8\text{-}12)$$

> **知识拓展**
>
> 　药物的生物 $t_{1/2}$ 的长短反映药物通过生物转化或以原型排泄从体内消除的快慢，即体现药物体内消除过程的效率。通常情况下，药物的 $t_{1/2}$ 除了与药物自身的性质有关外，还与用药者的生理因素（性别、年龄、种属及个体差异、营养状况等）和病理状况有关，如肝肾功能不全的患者，药物消除速率变慢，$t_{1/2}$ 便会相对延长。在临床药物动力学研究中，需特别测定药物在这类患者的 $t_{1/2}$，然后制订合理的给药方案。

体内药物消除到某一百分数的时间可用 $t_{1/2}$ 的个数进行描述。单次给药时，经 5 个 $t_{1/2}$ 体内药量基本消除（>96%）。表 8-1 列出药物体内消除量与 $t_{1/2}$ 个数的关系。

表 8-1 药物体内消除量与 $t_{1/2}$ 个数的关系

$t_{1/2}$ 的个数	体内残留的药量（%）	被消除的药量（%）
0	100	0
1	50	50
2	25	75
3	12.50	87.50
4	6.25	93.75
5	3.12	96.88
6	1.56	98.44
7	0.78	99.22

（3）AUC：根据 AUC 的定义： $\qquad$ $\mathrm{AUC} = \int_0^\infty C \mathrm{d}t$ $\qquad$ （8-13）

由于 $\qquad$ $C = C_0 \cdot \mathrm{e}^{-kt}$

则 $\qquad$ $\mathrm{AUC} = \int_0^\infty C_0 \cdot \mathrm{e}^{-kt} \mathrm{d}t = C_0 \int_0^\infty \mathrm{e}^{-kt} \mathrm{d}t$ $\qquad$ （8-14）

积分，得 $\qquad$ $\mathrm{AUC} = \dfrac{C_0}{k}$ $\qquad$ （8-15）

将式（8-10）代入上式，得 $\qquad$ $\mathrm{AUC} = \dfrac{X_0}{kV}$ $\qquad$ （8-16）

知识拓展

AUC 表明药物进入体内药量的多少，是反映药物生物利用度的主要药物动力学参数。计算 AUC 的方法很多，最常用的有梯形面积法和积分法。

梯形面积法：即将药-时曲线下区域分成若干个梯形，分别计算各个梯形的面积并累加。所分梯形越多，即取样间隔越短，利用该法计算的结果就越接近真实数值。

在药物动力学计算中，常需要计算从零到无穷大时的 AUC，其计算分为两步，计算公式为

$$\mathrm{AUC} = \mathrm{AUC}_{0-t} + \mathrm{AUC}_{t-\infty}$$

其中，AUC_{0-t} 用梯形法求算，$\mathrm{AUC}_{t-\infty}$ 用外延方程（$\mathrm{AUC}_{t-\infty} = \dfrac{C_t}{k}$）计算，则

$$\mathrm{AUC} = \sum_{i=1}^{n} \left[\frac{C_{i-1} + C_i}{2} \times (t_i - t_{i-1}) \right] + \frac{C_t}{k}$$

式中，n 为实验中采样次数，C_{i-1} 及 C_i 为相应两次相邻血药浓度，t_{i-1} 及 t_i 为相应的两次取血时间，C_t 为最后一次时间点血样的血药浓度，k 为药-时曲线末端直线求得的速率常数。此方法不受房室模型和给药途径的限制。

积分法：当药-时曲线按足够小的时间间隔 $\mathrm{d}t$ 划分时，可视作若干个矩形，每个矩形的面积分别为 $C \cdot \mathrm{d}t$，将其积分求得。

药物动力学中积分法求算的 AUC，均表示曲线随时间无限延长，直至体内药量完全消除时的面积。其计算公式随房室模型和给药途径的不同而不同。

式（8-15）及式（8-16）仅适用于单室模型、一级消除动力学单次静脉注射给药的情况。

（4）体内总清除率（CL）：体内总清除率是指在单位时间内机体能将相当于多少体积血液中的药物完全清除，其单位为 $L \cdot h^{-1}$ 或 $ml \cdot min^{-1}$。体内总清除率是描述机体消除药物速率的另一种表示方法，仅表示药物清除的速率，并不是被清除药物的具体量。

根据清除率的定义：$CL = -\dfrac{dX/dt}{C}$ （8-17）

将式（8-1）代入该式，得 $CL = \dfrac{kX}{C}$ （8-18）

将式（8-6）代入上式，得 $CL = kV$ （8-19）

式（8-19）是计算清除率的重要公式，清除率与消除速率常数 k 和表观分布容积相关，是两者的乘积。

由式（8-16）可得 $kV = \dfrac{X_0}{AUC}$ （8-20）

将上式代入式（8-19），得

$$CL = \dfrac{X_0}{AUC}$$ （8-21）

利用式（8-19）或式（8-21），均可求出药物体内总清除率。

案例 8-1

某制药公司研发一种新型抗精神分裂症药物，现已进入临床研究阶段。首先进行 I 期临床试验，探求该药物在健康人的药物动力学参数。现招募若干名健康志愿者进行试验，其中某受试者（男，22 岁，体重 75 kg）单次静脉注射该药物 1050 mg，不同时间点收集血液，测得血药浓度数据见表 8-2。

表 8-2 新型抗精神分裂症药物在健康人的血药浓度数据

	t（h）						
	1	2	3	4	6	8	10
C（$\mu g \cdot ml^{-1}$）	104.29	76.33	55.87	40.89	21.90	11.73	6.28

问题：试求该药物在该受试者的 k，$t_{1/2}$，表观分布容积，清除率，AUC 及 15 h 的血药浓度。

案例 8-1 分析

（1）根据式（8-9），$\lg C = -\dfrac{k}{2.303}t + \lg C_0$

将血药浓度数据取对数得表 8-3。

表 8-3 血药浓度数据对数值

	t（h）						
	1	2	3	4	6	8	10
C（$\mu g \cdot ml^{-1}$）	104.29	76.33	55.87	40.89	21.90	11.73	6.28
$\lg C$	2.018	1.883	1.747	1.612	1.340	1.069	0.798

绘制血药浓度与时间关系的半对数图（图 8-4），对 $\lg C$-t 数据进行线性回归，可以直接得

到截距 $\lg C_0=2.154$，斜率 $-\dfrac{k}{2.303}=-0.1356$

$k=2.303\times0.1356=0.312\ (h^{-1})$

$C_0=143\ g\cdot ml^{-1}$

（2）$t_{1/2}=\dfrac{0.693}{k}=\dfrac{0.693}{0.312}=2.22\ (h)$

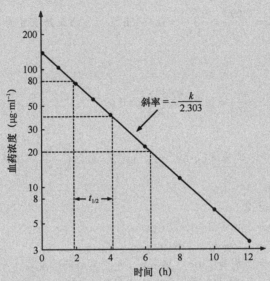

图 8-4 某药血药浓度与时间关系的半对数图

（3）$V=\dfrac{X_0}{C_0}=\dfrac{1050\times1000}{143}=7343\ (ml)=7.3\ (L)$

（4）$CL=kV=0.312\times7.3=2.278\ (L\cdot h^{-1})$

$k=0.312\ h^{-1}$，意味着每小时机体可消除当时药量的31.2%。$t_{1/2}=2.22\ h$，表示机体2.22 h能清除体内药物量的一半。$CL=2.278\ L\cdot h^{-1}$，表明机体每小时可将表观分布容积7.3 L中的2.278 L内的药物清除出体外（但并不意味着机体在3 h左右能把药物全部清除）。这三个参数均可表示药物在机体的消除特性，实际上前两者表示的药物消除动力学是以速率概念为基础的，k 代表的是微分意义的消除速率，而 $t_{1/2}$ 代表的是实际的结果；清除率是由参数 k 和 V 派生而来的，同时具有两者的性质，用其在解剖学和生理学范围内表征药物的消除特性，比前两者更方便和易理解。

（5）$AUC=\dfrac{C_0}{k}=\dfrac{143}{0.312}=458.3\ (\mu g\cdot h\cdot ml^{-1})$

（6）求15 h的血药浓度，可将 $t=15\ h$ 代入式（8-9），即：

$$\lg C=-0.1355t+2.154=-0.1355\times15+2.154=0.122$$

$C=1.324\ (\mu g\cdot ml^{-1})$，即为15 h的血药浓度。

案例 8-2

患者，男，58 岁，体重为 60 kg，因心律失常接受利多卡因注射液治疗。治疗团队希望其血药浓度在 1 h 内维持在 2～5 $\mu g\cdot ml^{-1}$ 内。

问题： 需注射多少药量才能使血药浓度水平在 1 h 内保持在 2～5 $\mu g\cdot ml^{-1}$ 内？

案例 8-2 分析

临床上在救治心律失常患者时，一般需要使抗心律失常药物的血药浓度迅速达标，尽快控制患者症状。因此，根据利多卡因的治疗药物浓度范围计算注射剂量具有重要临床意义，这也是临床药师经常遇到的剂量设计问题。

已知利多卡因的体内消除过程符合单室模型，$t_{1/2}$ 为 1.6 h，表观分布容积为 0.7 L·kg^{-1}，据此可得

$V = 0.7 \times 60 = 42$ L，$k = \dfrac{0.693}{t_{1/2}} = \dfrac{0.693}{1.6} = 0.433$ h^{-1}，1 h 的血药浓度为 2 μg·ml^{-1}，由

$$\lg C = -\frac{kt}{2.303} + \lg C_0$$

可得　$\lg C_0 = \lg C + \dfrac{kt}{2.303} = \lg 2 + \dfrac{0.433 \times 1}{2.303} = 0.49$

$$C_0 = 3.09 \ (\mu g \cdot ml^{-1})$$

另外，当 1 h 的血药浓度为 5 μg·ml^{-1} 时，$\lg C_0' = \lg C + \dfrac{kt}{2.303} = \lg 5 + \dfrac{0.433 \times 1}{2.303} = 0.89$

$$C_0' = 7.76 \ (\mu g \cdot ml^{-1})$$

需注射的药物剂量范围：

最低剂量 $X_0' = C_0'V = 3.09 \times 42 = 130$ (mg)

最高剂量 $X_0' = C_0'V = 7.76 \times 42 = 326$ (mg)

即该患者注射利多卡因剂量 130～326 mg，可使其血药浓度在 1 h 内保持在 2～5 μg·ml^{-1}内，一般在实际操作中，取其中间值，建议给药剂量为 228 mg。

二、尿药排泄数据

一般情况下，血药浓度法是求算药物动力学参数的首选方法。但当多次采血困难，或者测定血药浓度困难时，可以考虑采用尿药排泄数据计算动力学参数。尿样的采集对机体没有损伤，比较方便，可在一定程度上弥补血药浓度法的不足。

1. 模型的建立　药物从体内排泄的途径，一部分经肾脏排泄，另一部分由非肾途径排泄，如有些药物可以通过胆汁、呼吸道、唾液、乳汁、汗液等排泄，如图 8-5 所示。消除速率常数 k 应是 k_e 与 k_{nr} 之和，即 $k = k_e + k_{nr}$。

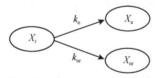

图 8-5　单室模型药物静脉注射尿药排泄动力学模型图

k_e 为肾排泄速率常数，k_{nr} 为非肾途径消除速率常数，X_u 为经肾脏排泄尿中原型药物量，X_{nr} 为经非肾途径排泄的原型药物量

尿药排泄数据求算动力学参数需符合下列条件：①药物主要以原型从尿中排泄；②尿中原型药物产生的速率与体内当时的药量成正比，即药物的肾排泄过程符合一级速率过程。尿药排泄数据处理方法有速率法和亏量法。

2. 速率法　速率法描述的是尿排泄速率与时间的关系。根据图 8-5 尿药排泄动力学模型，静脉注射某单室模型药物，由于其肾排泄过程满足上述条件，故其原型药物经肾排泄的动力学过程可用微分方程表示为

$$\frac{\mathrm{d}X_u}{\mathrm{d}t} = k_e X \qquad (8\text{-}22)$$

式中，$\dfrac{\mathrm{d}X_u}{\mathrm{d}t}$ 为尿药排泄速率，X_u 为 t 时间排泄于尿中原型药物累积量，X 为 t 时间体内药量，k_e 为肾排泄速率常数。

根据式（8-4）$X = X_0 \cdot \mathrm{e}^{-kt}$，则

$$\frac{\mathrm{d}X_u}{\mathrm{d}t} = k_e X_0 \cdot \mathrm{e}^{-kt} \qquad (8\text{-}23)$$

将上式等式两边取常用对数，得

$$\lg \frac{\mathrm{d}X_u}{\mathrm{d}t} = -\frac{k}{2.303}t + \lg(k_e X_0) \qquad (8\text{-}24)$$

以 $\lg \dfrac{\mathrm{d}X_u}{\mathrm{d}t}$ 对 t 作图进行线性回归，可以得到一条直线方程，该直线的斜率与血药浓度法 $\lg C$ 对 t 作图所得直线的斜率相同，故药物的消除速率常数 k 既可从血药浓度数据中求出也可从尿排泄数据中求出（图 8-6）。

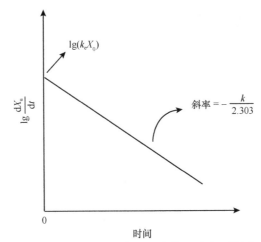

图 8-6 单室模型药物静脉注射的尿药排泄速率-时间半对数图

如图 8-6 所示，将直线外推与纵坐标相交得该直线截距 $\lg(k_e X_0)$，截距取反对数的值假设为 I_0，即 $I_0 = k_e X_0$，由此可以求出 k_e。

$$k_e = \frac{I_0}{X_0} \qquad (8\text{-}25)$$

因此，根据速率法所作直线的斜率和截距，可以求得药物的消除速率常数 k 和肾排泄速率常数 k_e。

式（8-24）中 $\dfrac{\mathrm{d}X_u}{\mathrm{d}t}$ 理论上应为 t 时间的瞬时尿药排泄速率。在实际情况下尿药浓度并不能反映集尿瞬间的尿药排泄量，而只能反映两次集尿期间的累积排泄药量。通常收集在某段时间间隔（记作 $t_i - t_{i-1}$，即 Δt）内的尿液，以该段时间内排泄的原型药物量[记作 $(X_u)_i - (X_u)_{i-1}$，即 ΔX_u]，除以 Δt，得到平均尿药排泄速率，即 $\dfrac{\Delta X_u}{\Delta t}$。

若以平均速率 $\dfrac{\Delta X_u}{\Delta t}$ 代替瞬间速率 $\dfrac{\mathrm{d}X_u}{\mathrm{d}t}$，以中置时间 t_c（即 $\dfrac{t_i + t_{i-1}}{2}$）代替瞬间时间 t，亦即将

集尿时间段内的平均尿药排泄速率近似地看作该段集尿时间内中点时间的瞬时尿药排泄速率，式（8-24）可以改写为

$$\lg \frac{\Delta X_u}{\Delta t} = -\frac{k}{2.303}t_c + \lg(k_e X_0) \qquad (8\text{-}26)$$

以 $\lg \dfrac{\Delta X_u}{\Delta t}$ 对 t_c 作图，可以求算上述参数。

以上求算方法对测定误差很敏感。各收集尿液时间间隔的差异及药物 $t_{1/2}$ 的长短是其误差的重要来源。当收集尿液的时间间隔短、药物 $t_{1/2}$ 较长时，误差较小，收集尿液的时间间隔超过 1 个 $t_{1/2}$ 时将有 2% 的误差产生，超过 2 个 $t_{1/2}$ 时误差为 8%，超过 3 个 $t_{1/2}$ 时误差为 19%，因此集尿时间间隔应尽可能控制在 2 个 $t_{1/2}$ 内。若药物的 $t_{1/2}$ 很短，无法将收集尿液的时间间隔控制在 2 个 $t_{1/2}$ 内时，将会产生较大的误差，这种情况常采用相等的集尿时间间隔进行采样。

速率法作图确定一个点只需连续收集两次尿样，全程只需采集 3～4 个 $t_{1/2}$ 的尿样，更适用于 $t_{1/2}$ 较长的药物。

3. 亏量法 亏量法又称总和减量法，描述的是尿药排泄总量与 t 时间尿药排泄累积量的差值（待排泄量，亏量）的经时变化。

对式（8-22）$\dfrac{dX_u}{dt} = k_e X$ 作拉氏变换，得

$$S\overline{X}_u = k_e \overline{X} \qquad (8\text{-}27)$$

将式（8-3）$\overline{X} = \dfrac{X_0}{S+k}$ 代入式（8-27），整理得

$$\overline{X}_u = \frac{k_e X_0}{S(S+k)} \qquad (8\text{-}28)$$

查拉氏变换表，可得
$$X_u = \frac{k_e X_0}{k}(1 - e^{-kt}) \qquad (8\text{-}29)$$

式（8-29）描述了累积尿排泄药量与时间的直接关系，即单室模型静脉注射给药，经肾排泄的原型药物量 X_u 与时间 t 的函数关系式。这种关系可用图 8-7 表示。

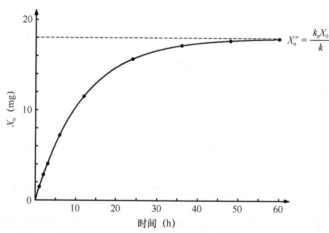

图 8-7 单室模型静脉注射给药的累积尿药排泄量-时间曲线

式（8-29）中，当 $t \to \infty$ 时，$e^{-kt} \to 0$，$(1 - e^{-kt}) \to 1$，则最终经肾（或尿）排泄的原型药物总量 X_u^∞ 为

$$X_u^\infty = \frac{k_e X_0}{k} \qquad (8\text{-}30)$$

将式（8-30）整理，得

$$\frac{X_u^\infty}{X_0} = \frac{k_e}{k} \qquad (8\text{-}31)$$

式中，$\frac{k_e}{k}$ 为肾排泄率，用 f_r 来表示，其反映了肾排泄途径在药物总消除中所占的比率。此外，式（8-31）还可以写为

$$f_r = \frac{k_e}{k} = \frac{X_u^\infty}{X_0} \qquad (8\text{-}32)$$

式（8-32）说明尿中原型药物的回收率等于药物的肾排泄率。

并且，当药物完全以原型从肾脏排泄时，$k = k_e$，则式（8-31）变为

$$X_u^\infty = X_0 \qquad (8\text{-}33)$$

此时，经肾（或尿）排泄的原型药物总量等于静脉注射给药剂量。

用式（8-30）减去式（8-29），得

$$X_u^\infty - X_u = \frac{k_e X_0}{k} - \frac{k_e X_0}{k}(1 - e^{-kt})$$

$$= \frac{k_e X_0}{k} e^{-kt} \qquad (8\text{-}34)$$

将上式等式两边取对数，得

$$\lg(X_u^\infty - X_u) = -\frac{k}{2.303}t + \lg\frac{k_e X_0}{k} \qquad (8\text{-}35)$$

将式（8-30）代入，最终得

$$\lg(X_u^\infty - X_u) = -\frac{k}{2.303}t + \lg X_u^\infty \qquad (8\text{-}36)$$

式（8-35）和式（8-36）中，（$X_u^\infty - X_u$）称为待排泄原型药物量，或称亏量。

式（8-36）描述出待排泄原型药量（$X_u^\infty - X_u$）与时间的函数关系。将待排泄原型药量的对数对时间作图，可得一直线，该直线的斜率亦是 $-\frac{k}{2.303}$，截距为 $\lg X_u^\infty$，见图 8-8。通过斜率可求出药物的消除速率常数 k，由截距可先求出 X_u^∞，再根据式（8-30）和其他已知条件（静脉注射剂量 X_0 和 k）进一步求得肾排泄速率常数 k_e。

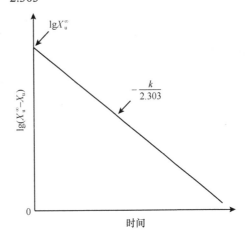

图 8-8　单室模型静脉注射给药的尿药亏量-时间关系曲线

亏量法的优点为该方法对误差因素不太敏感，实验数据比较规则，所估算的药物动力学参数较尿排泄速率法准确。其缺点是为了能准确估算 X_u^∞，要求收集总尿药量，因此实验时间长，约为药物的 7 个 $t_{1/2}$，且整个集尿期间不得丢失一份尿样，不适用于 $t_{1/2}$ 较长的药物。速率法的优点是集尿时间不必像亏量法那样长，并且丢失 1～2 份尿样也不影响整个尿药排泄研究，缺点是对误差因素比较敏感，实验数据波动大，有时难以估算参数。

知识拓展

采用尿药数据亏量法计算药物动力学参数应注意如下几点问题：①大多数药物以原型从尿中排泄；②足够的采样次数保证获得良好的尿药-时间曲线；③采样时间应足够长，保证几乎所有的药物被排出（消除99%的药物约需要7个$t_{1/2}$）；④原型药物分析技术的专属性要强，灵敏度要高，且不能受相似化学结构代谢产物的干扰；⑤尿的pH和尿量的变化可能造成尿药排泄速率的显著改变。

案例 8-3

某制药公司正在开发一种新型抗菌药物，现需要进行临床前药物动力学研究。研究人员经尾静脉给一组 SD 大鼠注射该抗菌药物，剂量为 500 mg·kg^{-1}，采用代谢笼在不同时间收集尿液，以 HPLC 检测尿药浓度，根据尿量计算得到尿药排泄累积量 X_u。其中一只大鼠体重 200 g，给药量为 100 mg，结果如表 8-4 所示。

表8-4 案例8-3大鼠尿药数据

					t（h）					
	0	1	2	3	6	12	24	36	48	60	72
X_u(mg)	0	3.82	7.38	10.70	19.39	32.19	46.20	52.30	54.95	56.11	56.60

问题： 试求该药物在 SD 大鼠体内的 k、k_e 和 $t_{1/2}$ 值。

案例 8-3 分析

1. 速率法 根据不同时间间隔的尿药量计算出平均尿药排泄速率 $\Delta X_u/\Delta t$ 和中点时间 t_c 的数据列表见表8-5。

表8-5 案例8-3大鼠速率法数据

t（h）	X_u（mg）	Δt（h）	ΔX_u（mg）	$\dfrac{\Delta X_u}{\Delta t}$(mg·h^{-1})	lg$\dfrac{\Delta X_u}{\Delta t}$	t_c（h）
0	0.00					
1	3.82	1	3.82	3.82	0.582	0.5
2	7.38	1	3.56	3.56	0.551	1.5
3	10.70	1	3.32	3.32	0.521	2.5
6	19.39	3	8.69	2.90	0.462	4.5
12	32.19	6	12.80	2.13	0.328	9.0
24	46.20	12	14.01	1.17	0.067	18.0
36	52.30	12	6.10	0.51	-0.294	30.0
48	54.95	12	2.65	0.22	-0.656	42.0
60	56.11	12	1.16	0.10	-1.015	54.0
72	56.60	12	0.49	0.041	-1.389	66.0

$$斜率 = -\frac{k}{2.303} = -0.03$$

$$k = -2.303 \times (-0.03) = 0.069\,(h^{-1})$$

$$t_{1/2} = \frac{0.693}{k} = \frac{0.693}{0.069} = 10\,(h)$$

又从直线的截距得到：$I_0 = 3.971$　　$k_e = \dfrac{I_0}{X_0} = \dfrac{3.971}{100} = 0.0397\,(h^{-1}) = 0.04\,(h^{-1})$

2. 亏量法 由不同时间间隔的尿药量，计算待排泄药量（$X_u^\infty - X_u$），如表8-6所示。

表8-6　案例8-3大鼠亏量法数据

t（h）	X_u（mg）	$X_u^\infty - X_u$（mg）	$\lg(X_u^\infty - X_u)$
0			
1	3.82	52.78	1.722
2	7.38	49.22	1.692
3	10.70	45.90	1.662
6	19.39	37.21	1.571
12	32.19	24.41	1.388
24	46.20	10.40	1.017
36	52.30	4.30	0.633
48	54.95	1.65	0.217
60	56.11	0.49	−0.310
72	56.60	0.00	

以 $\lg(X_u^\infty - X_u) \to t$ 作图，或用线性回归法计算回归方程，得直线斜率为−0.03，即斜率

$$= -\frac{k}{2.303} = -0.03 , \quad k = -2.303 \times (-0.03) = 0.0691\,(h^{-1}) , \quad t_{1/2} = \frac{0.693}{k} = \frac{0.693}{0.069} = 10\,(h)$$

又直线截距为1.778，即 $\lg\dfrac{k_e X_0}{k} = 1.778$，$\dfrac{k_e X_0}{k} = 59.98$，则

$$k_e = \frac{59.98k}{X_0} = \frac{59.98 \times 0.069}{100} = 0.04\,(h^{-1})$$

由此可见，用尿药速率法和亏量法求出的结果基本相同。

4. 肾清除率 药物从肾消除的快慢除了用肾（或尿）排泄速率常数 k_e 描述外，还可以用肾清除率（renal clearance rate，CL_R）表示。CL_R 是指单位时间由肾清除的含有药物血浆的体积，即单位时间内肾能将多少毫升血浆中某药物完全清除。根据数学和药物动力学定义，CL_R 可以简单地等于尿排泄速率与血药浓度的比值，即：

$$CL_R = \frac{dX_u / dt}{C} \tag{8-37}$$

由式（8-22）可知 $\dfrac{dX_u}{dt} = k_e X$，将其代入上式，得

$$CL_R = \frac{k_e X}{C} \tag{8-38}$$

由式（8-6）$V = \dfrac{X}{C}$，代入式（8-38），得

$$CL_R = k_e V \qquad (8\text{-}39)$$

从上式可看出，CL_R 等于肾排泄速率常数与表观分布容积的乘积。

从式（8-37）可知，在实际测定时，CL_R 用实验测得的平均尿药排泄速率 $\dfrac{\Delta X_u}{\Delta t}$ 代替 $\dfrac{dX_u}{dt}$，除以该集尿间隔内的中点时间 t_c 的血药浓度 C 求得。

根据式（8-21），CL_R 的另一种求法是测定集尿期内尿中累积排出的原型药物的总量 X_u^∞ 及集尿期间 AUC，再根据式（8-40）计算 CL_R。

$$CL_R = \dfrac{X_u^\infty}{AUC} \qquad (8\text{-}40)$$

知识拓展 　　　　总清除率、肾清除率与肝清除率的关系

总清除率是药物在体内各个消除过程清除率的总和。药物进入机体后可通过肝脏代谢（肝的生物转化）和肾排泄被清除。总清除率可以通过下列公式计算：

$$CL = kV$$

$$或 \quad CL = \dfrac{X_0}{AUC}$$

肾清除率是单位时间由肾清除的含有药物血浆的体积。它把肾脏在一定时间内排泄的药物的量，与当时该药物在血浆中浓度联系起来，系指单位时间内从肾脏排出的某一药物的总量与当时血药浓度的比值。

其求算的公式：

$$CL_R = k_e V$$

$$或 \quad CL_R = \dfrac{X_u^\infty}{AUC}$$

f_r 为肾排泄率，即尿中排出的原型药物量占给药总量的分数，则

$$CL_R = f_r \cdot CL$$

非肾清除率一般指肝清除率，是指在单位时间内肝脏清除药物的总量与当时血浆药物浓度的比值。该值实验不易测定，常根据下列公式求得

$$CL_H = CL - CL_R$$

$$或 \quad CL_H = (1 - f_r)CL$$

案例 8-4

某制药公司开发一种新的抗溃疡药物，已完成了临床前的实验研究，进入临床试验阶段。现招募健康志愿者进行Ⅰ期临床试验。某一受试者服用该药物后，测得其 $t_{1/2}$ 为 16 h，表观分布容积为 20 L，且有 60% 的原型药物可从尿中回收。

问题：该志愿者的总清除率、肾清除率及肝清除率为多少？

案例 8-4 分析

已知 $t_{1/2} = 16$ h，$V = 20$ L，$f_r = 0.60$，则

$$k = \frac{0.693}{t_{1/2}} = 0.693/16 = 0.0433 \ (\text{h}^{-1})$$

$$\text{CL} = kV = 0.0433 \times 20 = 0.866 \ (\text{L} \cdot \text{h}^{-1}) = 14.4 \ (\text{ml} \cdot \text{min}^{-1})$$

$$\text{CL}_R = f_r \cdot \text{CL} = 0.60 \times 14.4 = 8.64 \ (\text{ml} \cdot \text{min}^{-1})$$

$$\text{CL}_H = \text{CL} - \text{CL}_R = 14.4 - 8.64 = 5.76 \ (\text{ml} \cdot \text{min}^{-1})$$

第二节 静脉滴注

一、血药浓度

■（一）模型的建立

静脉滴注亦称静脉输注，是经静脉以恒速方式向血管内持续给药的一种方式。在滴脉注射期间内，体内药量不断增加，同时伴有药物的消除；当药物输注停止后，体内仅存在药物的消除过程。因此，单室模型药物静脉滴注时，药物在体内包括两方面：一是药物以恒定速率 k_0 进入体内；二是体内药物以一级速率常数 k 从体内消除。其药物动力学模型如图 8-9 所示。

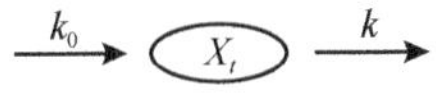

$$\xrightarrow{\ k_0\ } \boxed{X_t} \xrightarrow{\ k\ }$$

图 8-9 单室模型药物静脉滴注的药物动力学模型图

k_0 为静脉滴注速率，以单位时间内滴注的药量来表示；k 为一级消除速率常数

因此，在药物滴注期间（$0 \leqslant t \leqslant T$），药物以恒速（零级输入）进入体内，同时药物从体内的消除速率与当时体内药物量成正比。体内药量 X 的变化速率受恒定滴速 k_0 和一级速率常数 k 的双重影响，是这两部分变化的代数和，用微分方程表示为

$$\frac{\mathrm{d}X}{\mathrm{d}t} = k_0 - kX \qquad (8\text{-}41)$$

上式中，$\dfrac{\mathrm{d}X}{\mathrm{d}t}$ 表示体内药量瞬间变化率。

■（二）血药浓度与时间的关系

将式（8-41）进行拉氏变换，得

$$S\overline{X} = \frac{k_0}{S} - k\overline{X} \qquad (8\text{-}42)$$

整理式（8-42），得

$$\overline{X} = \frac{k_0}{S(S+k)} \qquad (8\text{-}43)$$

查拉氏变换表求原函数，得

$$X = \frac{k_0}{k}(1 - \mathrm{e}^{-kt}) \qquad (8\text{-}44)$$

上式为单室模型药物静脉滴注给药后，体内药量 X 与时间 t 的函数关系式。将 $X = C \cdot V$，代入式（8-44）得

$$C = \frac{k_0}{kV}(1 - \mathrm{e}^{-kt}) \qquad (8\text{-}45)$$

式（8-45）为单室模型药物静脉滴注给药后，体内血药浓度 C 与时间 t 的函数关系式。

（三）稳态血药浓度

单室模型药物静脉滴注时，随着药物不断滴入体内，血药浓度在给药初期逐渐上升，然后趋于一个恒定水平，此时的血药浓度值称为稳态血药浓度（steady state concentration）或坪浓度、坪值，用 C_{ss} 表示。

由式（8-45），当 $t \to \infty$ 时，$e^{-kt} \to 0$，（$1-e^{-kt}$）$\to 1$，此时的血药浓度用 C_{ss} 来表示，则

$$C_{ss} = \frac{k_0}{kV} \tag{8-46}$$

该公式为单室模型药物静脉注射给药后稳态血药浓度的求算公式，从公式可看出，稳态血药浓度与静脉滴注速率 k_0 成正比，如图 8-10 所示。

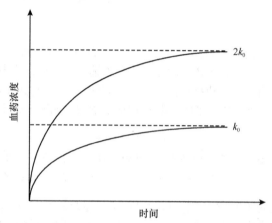

图 8-10　同一单室模型药物静脉滴注的稳态血药浓度与滴注速率的关系

（四）达稳态所需时间

静脉滴注给药时，达到稳态血药浓度所需要的时间称为达坪时间。在达坪时间以前的血药浓度 C 一直小于 C_{ss}，其间任何时间的 C 值可用 C_{ss} 的某一分数来表示，即达坪分数，以 f_{ss} 表示，即

$$f_{ss} = \frac{C}{C_{ss}} = \frac{\dfrac{k_0}{kV}(1-e^{-kt})}{\dfrac{k_0}{kV}} = 1-e^{-kt} \tag{8-47}$$

从上式可见，在滴注时间相同时，k 越大，f_{ss} 越快趋近于 1，即达到坪浓度越快。又由于 $t_{1/2} = 0.639/k$，k 越大，$t_{1/2}$ 越小。换言之，药物的 $t_{1/2}$ 越短，达到坪浓度越快。即从静脉滴注开始至达稳态血药浓度所需的时间长短取决于药物一级消除速率常数 k 值的大小或药物 $t_{1/2}$ 的长短。

若将达到坪浓度某一分数所需要的时间 t 以 n 个 $t_{1/2}$（n 为 $t_{1/2}$ 的个数）来表示，即 $t=n \cdot t_{1/2}$，代入式（8-47），又因为 $k = \dfrac{0.693}{t_{1/2}}$，则

$$kt = \frac{0.693}{t_{1/2}} nt_{1/2} = 0.693n \tag{8-48}$$

将上式代入式（8-47），则

$$f_{ss} = 1-e^{-0.693n} \tag{8-49}$$

将式（8-49）整理，得

$$n = -3.32\lg(1-f_{ss}) \tag{8-50}$$

由式（8-50）可求出任何药物达稳态某一分数 f_{ss} 所需要的时间（即 $t_{1/2}$ 的个数）。

此外，由式（8-50）可以推断出，任何药物达到坪值某一分数所需的时间只与 $t_{1/2}$ 的个数有关。

例如，任何药物达到 C_{ss} 的 75% 需要 2 个 $t_{1/2}$；达到 C_{ss} 的 99%，需要 6.64 个 $t_{1/2}$ 等，具体见表 8-7。

表 8-7 静脉滴注 $t_{1/2}$ 的个数与达坪分数的关系

	$t_{1/2}$ 个数（n）							
	0	1	2	3	4	5	6	7
达坪分数（f_{ss},%）	0.00	50.00	75.00	87.50	93.75	96.88	98.44	99.22

案例 8-5

氨茶碱常用于儿童急性哮喘发作时的抢救，故用药时通常需要患儿体内的氨茶碱浓度能迅速达到最低有效浓度，快速控制哮喘症状。体重为 50 kg 的患儿静脉滴注氨茶碱，若以 10 mg·min^{-1} 的速率滴注，何时达到最低有效血药浓度？

案例 8-5 分析

在儿童哮喘治疗过程中，氨茶碱的有效血药浓度范围为 10~20 μg·ml^{-1}，即目标浓度为 10 μg·ml^{-1}。已知该药的 V=0.5 L·kg^{-1}，$t_{1/2}$=3.5 h。

方法一：

根据静脉滴注的药-时曲线公式 $C = \dfrac{k_0}{kV}(1-e^{-kt})$ 及题意，已知

C=10 μg·ml^{-1}，k_0=10 mg·min^{-1}，V=0.5×50=25 L，$k = \dfrac{0.693}{t_{1/2}} = \dfrac{0.693}{3.5} = 0.198$ (h^{-1})，则

$$10 = \frac{10 \times 60}{0.198 \times 25}(1-e^{-0.198t})$$

求得 t=0.438 h，即达到最低有效血药浓度时间为 0.438 h。

方法二：

根据 $C_{ss} = \dfrac{k_0}{kV}$，则 $C_{ss} = \dfrac{10 \times 60}{0.198 \times 25}$=121.2 (μg·ml^{-1})

因为 $f_{ss} = \dfrac{C}{C_{ss}}$，所以 $f_{ss} = \dfrac{10}{121.2} = 0.0825$

由 $n = -3.32\lg(1-f_{ss}) = -3.32\lg(1-0.0825) = 0.125$

达到最低有效血药浓度时间为

$t = n \cdot t_{1/2} = 0.125 \times 3.5 = 0.438$ (h)

该患儿以 10 mg·min^{-1} 的速率给予氨茶碱静脉滴注，可在 0.438 h 内达到最低有效血药浓度，可迅速控制患儿哮喘症状。

需要特别注意的是，因儿童排泄功能尚不完善，其清除率较低，在使用氨茶碱时需要注意给药速率。静脉给药速率太快，易导致氨茶碱血药浓度过高，这是引起氨茶碱中毒的最常见原因。因此，应控制氨茶碱滴注速率，同时密切监测血药浓度。

二、药物动力学参数的计算

（一）稳态后停止滴注

单室模型药物在达稳态水平后停止静脉滴注，血药浓度变化情况与静脉注射后血药浓度的变化相类似，可以参考静脉注射给药的有关公式进行计算。

根据静脉注射时的血药浓度与时间的关系式 $C = C_0 \cdot e^{-kt}$，当稳态后停止滴注时，式中的 C_0 应为停止滴注时的血药浓度，即稳态血药浓度 C_{ss}，公式中的时间 t 应以停止滴注后（图 8-11）的某一时间 t' 代入，则该式变为

$$C = C_{ss} \cdot e^{-kt'} \tag{8-51}$$

将上式变为对数形式：

$$\lg C = -\frac{k}{2.303}t' + \lg\frac{k_0}{kV} \tag{8-52}$$

实际情况是在停止滴注后的不同时间点取血，测定血药浓度，以 $\lg C$ 对 t' 作图，得到一条直线，该直线的斜率仍为 $-\frac{k}{2.303}$，由此可求出药物的消除速率常数 k；根据该直线的截距 $\lg\frac{k_0}{kV}$，可求出表观分布容积。

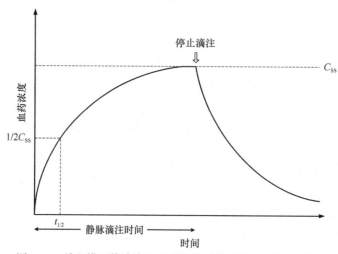

图 8-11　单室模型静脉滴注达到稳态后停止滴注的药-时曲线

案例 8-6

患者，男，体重 50 kg，肝脏移植后接受他克莫司等免疫抑制剂治疗，术后因肺部感染给予万古霉素静滴，给药速率为 0.1 g·h⁻¹。已知该药的 $t_{1/2} = 8$ h，$V = 0.85$ L·kg⁻¹。

问题：试求滴注 5 h 后，万古霉素的血药浓度及稳态血药浓度。

案例 8-6 分析

临床上万古霉素常用于严重革兰氏阳性菌感染，给药后需迅速达到稳态血药浓度，常采用负荷剂量的给药方案。但万古霉素易出现肝肾功能损害等不良反应，因此，监测万古霉素血浆药物浓度对指导临床合理用药具有重要意义。本案例中由于患者是肝移植患者，在使用万古霉素时尤其需要注意。

对于该患者，$k_0 = 0.1$ g·h⁻¹，$t_{1/2} = 8$ h，$V = 0.85 \times 50 = 42.5$ L，$t = 5$ h；

将以上数据代入静脉滴注的药-时曲线公式　$C = \frac{k_0}{kV}(1 - e^{-kt})$，

滴注 5 h 后的血药浓度

$$C = \frac{k_0}{kV}(1 - e^{-kt}) = \frac{0.1}{\dfrac{0.693}{8} \times 42.5}\left(1 - e^{-\frac{0.693}{8} \times 5}\right) = 9.5(\mu g \cdot ml^{-1})$$

稳态血药浓度 $C_{ss} = \dfrac{k_0}{kV} = \dfrac{0.1}{\dfrac{0.693}{8} \times 42.5} = 27.2(\mu g \cdot ml^{-1})$

成人推荐万古霉素目标谷浓度维持在 10～15 mg·L^{-1}，该患者以 0.1 g·h^{-1} 的给药速率给予万古霉素静脉滴注，需要 5 h 才接近有效血药浓度范围，为使万古霉素血药浓度迅速达标，该患者应采用负荷剂量（见静脉滴注的负荷剂量部分）。

（二）稳态前停止滴注

假设药物停止滴注时的时间为 T，根据式（8-45），停止滴注时血药浓度与时间的关系式应为

$$C_T = \frac{k_0}{kV}(1 - e^{-kT})$$

而停止滴注后的血药浓度与时间的变化情况仍遵循公式 $C = C_0 \cdot e^{-kt}$，此时式中的 C_0 应为滴注时间为 T 时的血药浓度 C_T，即用 $\dfrac{k_0}{kV}(1 - e^{-kT})$ 代入，公式中的时间 t 仍为 t'，即停止滴注后的某一时间（图 8-12），则该式为

$$C = \frac{k_0}{kV}(1 - e^{-kT})e^{-kt'} \tag{8-53}$$

上式的对数形式为

$$\lg C = -\frac{k}{2.303}t' + \lg\frac{k_0}{kV}(1 - e^{-kT}) \tag{8-54}$$

同样，依据上述方程，以 $\lg C$ 对 t' 作图，得到一条直线，通过该直线的斜率和截距，可以分别求算出 k 及表观分布容积。

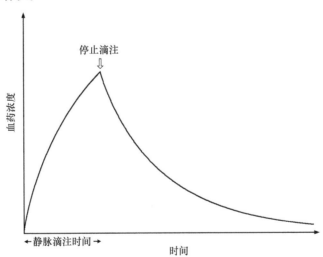

图 8-12　单室模型静脉滴注达到稳态前停止滴注的药-时曲线

案例 8-7

某患者因支气管哮喘急性发作入院治疗，体重为 50 kg。以 20 mg·h^{-1} 的速率缓慢滴注茶碱注射液 8 h。已知茶碱符合单室模型，表观分布容积为 0.5 L·kg^{-1}，$t_{1/2}$ 为 7 h。

问题： 停药后 2 h 体内血药浓度是多少？

案例 8-7 分析

在急性哮喘发作时，多以茶碱静脉注射给药，可迅速控制症状，由于茶碱的有效血药浓度和中毒血药浓度接近，易出现毒性反应，严重者可致呼吸与心搏停止至死亡，故需密切监测茶碱血药浓度。

已知 $V = 0.5 \times 50 = 25$ L，$t_{1/2} = 7$ h，$k_0 = 20$ mg·h^{-1}，$T = 8$ h，$t' = 2$ h

$$t_{1/2} = \frac{0.693}{k}, \quad k = \frac{0.693}{7} = 0.1(\text{h}^{-1})$$

停药 2 h 后的血药浓度为

$$C = \frac{k_0}{kV}(1 - e^{-kT})e^{-kt'} = \frac{20}{0.1 \times 25}(1 - e^{-0.1 \times 8})\ e^{-0.1 \times 2} = 3.6(\mu g \cdot ml^{-1})。$$

茶碱的有效血药浓度为 5～20 μg·ml^{-1}，故停药 2 h 后已低于最低有效浓度。

三、静脉滴注的负荷剂量

静脉滴注开始时，血药浓度与稳态血药浓度的差距甚大。临床上为了尽快达到治疗目的，通常在静脉滴注之前静脉注射一个负荷剂量（loading dose），以使血药浓度迅速达到或接近稳态血药浓度，并随之再通过静脉滴注来维持该浓度，通常用 X_0^* 表示。

若静脉注射某负荷剂量 X_0^*，同时以某恒速 k_0 静脉滴注继续给药，则此时体内药量的经时变化过程为两种给药途径药物经时变化之和，即

$$X = X_{静注} + X_{静滴}$$

将式（8-4）与式（8-44）代入，得

$$X = X_0^* e^{-kt} + \frac{k_0}{k}(1 - e^{-kt}) \tag{8-55}$$

若期望体内血药浓度在静脉滴注期间始终恒定在某稳态血药浓度 C_{ss}，负荷剂量可按下式计算

$$X_0^* = C_{ss}V \tag{8-56}$$

若控制负荷剂量 $X_0^* = C_{ss}V$，同时控制静脉滴注速率 $k_0 = C_{ss}kV$，代入式（8-55），整理得

$$X = C_{ss}V = X_0^* \tag{8-57}$$

由此可见，在满足上述控制条件下，从 0 时间直至停止滴注这段时间内，体内药量恒定不变，血药浓度可维持在期望的稳态血药浓度 C_{ss}。

案例 8-8

患者，男，50 岁，体重 70 kg，诊断为心律失常，静脉输注利多卡因治疗。已知利多卡因的有效治疗浓度为 2.0 μg·ml^{-1}，表观分布容积为 0.70 L·kg^{-1}，$t_{1/2}$ 为 80 min。

问题：请针对该患者设计利多卡因的给药方案，使其迅速达到并维持有效治疗浓度。

案例 8-8 分析

该患者的利多卡因给药方案主要需考虑利多卡因的负荷剂量和理想的静脉滴注速率。

根据题意：$C_{ss} = 2.0$ μg·ml^{-1}；$V = 0.70 \times 70 = 49$ L；$t_{1/2} = 80$ min = 1.33 h。则负荷剂量 $X_0^* = C_{ss}V = 2.0 \times 49 = 98(\text{mg}) \approx 100(\text{mg})$

由于 $C_{ss} = \frac{k_0}{kV}$，则理想的静滴滴注速率：

$k_0 = C_{ss} \cdot kV = C_{ss} \cdot (0.693 / t_{1/2})V = 2.0 \times (0.693/1.33) \times 49 = 51 (mg \cdot h^{-1})$

即首先静脉注射利多卡因 100 mg，并同时按 51 mg·h^{-1} 的速率恒速静脉滴注，可使患者的血药浓度立刻达到理想的治疗浓度 2.0 μg·ml^{-1}，并持续维持在有效治疗浓度。

案例 8-9

患者，女，35 岁，体重 65 kg，因淋雨后咳嗽、咳痰、发热就诊，诊断为社区获得性肺炎，静脉滴注头孢曲松治疗。患者肾功能正常，期望的稳态血药浓度为 100 μg·ml^{-1}。根据文献，该药物的药物动力学为一级过程，$t_{1/2}$ 为 10 h，表观分布容积为体重的 23.1%。

问题：

1. 假定没有负荷剂量，静脉滴注头孢曲松之后，血药浓度达到 C_{ss} 的 90% 需多长时间？

2. 该药的负荷剂量、合适的输注速率及总清除率各为多少？

3. 如果患者出现部分肾衰竭，总清除率下降 50%，为保持期望的稳态血浆水平 100 μg·ml^{-1}，输液速率应调整为多少？

案例 8-9 分析

头孢菌素类为时间依赖性抗菌药物，当浓度达到最低抑菌浓度时可有效杀灭细菌。为使头孢曲松的稳态血药浓度迅速达到最低抑菌浓度，可以给予负荷剂量；若患者肾功能出现明显下降，则需调整输液速率，以维持期望的稳态血药浓度。

已知：$t_{1/2}$=10 h，V=65×23.1%=15 L，C_{ss}=100 μg·ml^{-1}，

$$k = \frac{0.693}{t_{1/2}} = \frac{0.693}{10} = 0.0693 (h^{-1})$$

1. 根据：$f_{ss} = 1 - e^{-kt}$，其中 f_{ss} = 0.90，则 $0.90 = 1 - e^{-0.0693t}$，t=33.2(h)。

因此，在没有负荷剂量情况下，静脉输液开始后，血药浓度达到 C_{ss} 的 90% 所需时间为 33.2 h。如此长的时间不能满足迅速控制感染的临床需要，所以采用负荷剂量的给药方案十分必要。

2. 根据公式：$X_0^* = C_{ss}V$，则负荷剂量

$X_0^* = C_{ss}V$ =100×15=1500(mg)

由于 $C_{ss} = \dfrac{k_0}{kV}$，则输注速率

$X_0^* = C_{ss}V$ =100×15=1500(mg)

由于 $C_{ss} = \dfrac{k_0}{kV}$，则输注速率

$k_0 = C_{ss} \cdot kV$ =100×0.0693×15 =103.95(mg·h^{-1})

总清除率 CL=kV，所以

CL=kV=0.0693×15=1.039(L·h^{-1})=17.32(ml·min^{-1})

综上，首先给予患者静脉注射头孢曲松 1500 mg（负荷剂量），然后再以 103.95 mg·h^{-1} 给药速率进行静脉滴注（维持剂量），可以使患者的血药浓度迅速达到目标浓度，实现快速抗感染的临床需求。

3. 根据公式：$C_{ss} = \dfrac{k_0}{kV}$ 和 CL=kV，则 $C_{ss} = \dfrac{k_0}{CL}$

因此，根据题意：$k_0 = C_{ss} \cdot CL$ =100×50%×1.0395=51.98(mg·h^{-1})。

也就是当患者出现肝肾功能不全，机体总清除率下降时，给药剂量也需要相应的减少。

第三节 血管外给药

一、血药浓度的经时变化

（一）模型的建立

临床药物治疗中，除急救等特殊用途，或药物本身没有非静脉给药制剂的情况下不得不采用静脉给药外，临床上多数药物采用血管外给药。血管外给药途径包括口服、肌内注射、皮下注射、透皮给药、黏膜给药等。与前述静脉注射与静脉滴注给药相比，血管外给药后药物存在一个吸收过程，即药物逐渐进入血液循环的过程。

知识拓展   **吸收速率常数（absorption rate constant）**

血管外给药时，药物从用药部位进入体循环需要通过吸收过程。例如，胶囊剂、片剂口服给药后，药物在胃肠道中崩解、溶出后通过胃肠道上皮细胞生物膜吸收后进入体循环；其他如肌内注射、皮肤给药及黏膜给药，它们也都需要通过一个吸收过程。这种吸收过程在本质上就是药物的跨膜转运。

衡量药物一级吸收快慢的药物动力学模型参数为吸收速率常数 k_a，单位为时间的倒数，如 h^{-1} 或 min^{-1} 等。

大多数药物血管外给药后其体内过程符合一级速率过程，即药物以一级动力学过程吸收进入体内，同时以一级动力学过程从体内消除。这种模型称为单室模型药物一级吸收一级消除动力学模型，如图 8-13 所示。

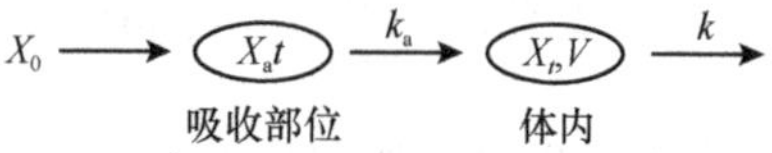

$$X_0 \longrightarrow \boxed{X_a t} \xrightarrow{k_a} \boxed{X_t, V} \xrightarrow{k}$$
$$\text{吸收部位} \qquad\qquad \text{体内}$$

图 8-13 单室模型药物血管外给药动力学模型图

X_0 为给药剂量，$X_a t$ 为 t 时间吸收部位的药量，k_a 为一级吸收速率常数，X_t 为 t 时间体内药量，k 为一级消除速率常数

（二）血药浓度与时间的关系

在血管外给药的一级吸收模型中，吸收部位药量的变化速率与吸收部位的药量成正比，且吸收部位的药量越来越少，直至药物吸收结束；体内药量变化的总速率等于药物吸收的速率减去消除的速率，因而可建立如下微分方程组：

$$\frac{dX_a}{dt} = -k_a X_a \tag{8-58}$$

$$\frac{dX}{dt} = k_a X_a - kX \tag{8-59}$$

用拉氏变换求解，将式（8-58）两边取拉氏变换，且 $t=0$ 时，$X_a = X_0$，得

$$S\bar{X}_a - X_0 = -k_a \bar{X}_a \tag{8-60}$$

$$\bar{X}_a = \frac{X_0}{S + k_a} \tag{8-61}$$

将式（8-59）进行拉氏变换，且 $t=0$ 时，$X=0$，得

$$\bar{X} = \frac{k_a \bar{X}_a}{S + k} \tag{8-62}$$

将 $\bar{X}_a = \dfrac{X_0}{S + k_a}$ 代入式（8-62），得

$$\overline{X} = \frac{k_a X_0}{(S+k)(S+k_a)} \tag{8-63}$$

查拉氏变换表，可得

$$X = \frac{k_a X_0}{k_a - k}(e^{-kt} - e^{-k_a t}) \tag{8-64}$$

考虑到血管外给药，药物吸收不一定很充分，故在上式中给药剂量 X_0 前加一个系数 F（$0 \le F \le 1$），F 为血管外给药 X_0 剂量后的吸收分数，在数值上等于吸收进入体内的药物总量与给药剂量的比值，也称为生物利用度。则式（8-64）可写成

$$X = \frac{k_a F X_0}{k_a - k}(e^{-kt} - e^{-k_a t}) \tag{8-65}$$

上式为单室模型血管外给药体内药量 X 与时间 t 的函数关系式，即体内药量与时间的双指数函数方程。

利用 $X = CV$，式（8-65）两边同时除以表观分布容积 V，则得单室模型药物血管外途径给药后，体内药物浓度 C 与时间 t 的函数关系式：

$$C = \frac{k_a F X_0}{V(k_a - k)}(e^{-kt} - e^{-k_a t}) \tag{8-66}$$

由式（8-65）、式（8-66），若已知某血管外给药制剂的药物动力学参数 k_a，k，F，表观分布容积，则可计算给予一定剂量 X_0 后任何时间点的体内药量或血药浓度；反之则可计算达到某一血药浓度所需要的时间，从而可进行给药方案的制订及调整。

案例 8-10

某肿瘤患者，女，65 岁，体重 50 kg，各项指标均正常且无过敏史，口服抗肿瘤药物 250 mg。已知该药物的生物利用度 F 为 80%，$k_a = 0.8\ h^{-1}$，$k = 0.12\ h^{-1}$，$V = 0.2\ L \cdot kg^{-1}$。

问题：

1. 请预测服药后 3 h 的血药浓度。
2. 如该药在体内的最低有效浓度为 10 μg·ml^{-1}，问第二次服药在什么时间比较合适？

案例 8-10 分析

1. 将已知的各动力学参数 k_a，k，F，表观分布容积及 $t=3$ h 代入式（8-63），

$$C = \frac{k_a F X_0}{(k_a - k)V}(e^{-kt} - e^{-k_a t})$$

$$= \frac{0.8 \times 0.8 \times 250}{0.2 \times 50 \times (0.8 - 0.12)} \times (e^{-0.12 \times 3} - e^{-0.8 \times 3})$$

$$= 14.28 (\mu g \cdot ml^{-1})$$

即服药 3 h 后，患者的血药浓度为 14.28 μg·ml^{-1}，处于治疗窗中。

2. 单剂量血管外给药后体内血药浓度随时间不断变化，一般临床上为达到治疗目的，需维持体内血药浓度始终高于最低有效血药浓度，亦即求出第一次服用药物后血药浓度下降至 10 μg·ml^{-1} 时所经历的时间。这是一个已知 C 反过来求 t 的问题，即解如下方程

$$10 = \frac{0.8 \times 0.8 \times 250}{(0.8 - 0.12) \times 0.2 \times 50}(e^{-0.12 \times t} - e^{-0.8 \times t})$$

上式是一个超越方程，只能寻求近似解。由于 $k_a > k$，当 t 取适当大的值时，$e^{-kt} \gg e^{-k_a t}$（如第一问中 $t=3$ 时，$e^{-0.12t} = 0.6976$，而 $e^{-0.8t} = 0.0907$，所以 $e^{-0.1t} \gg e^{-0.8t}$，显然第二问中 $t > 3h$，故 $e^{-0.12t} \gg e^{-0.8t}$），因而上式中 $e^{-0.8t}$ 项可以忽略不计，从而上式可简化为

$$10 = \frac{0.8 \times 0.8 \times 250}{10(0.8-0.12)} \times e^{-0.12 \times t}$$

$$10 = \frac{160}{6.8} \times e^{-0.12 \times t}$$

两边取对数得

$$-0.12t = \ln 0.425$$

$$t = \frac{\ln 0.425}{-0.12} = 7.13 \,(h)$$

因此第二次剂量应于第一次服药后约 8 h 服用。

（三）血管外给药达峰时间、峰浓度与曲线下面积

单室模型血管外给药药-时曲线的形状随 k 及 k_a 大小不同而不同。如果一种药物在体内吸收很快，而在体内消除较慢时，则出现给药后血药浓度迅速上升，很快达到一个最大值，随后血药浓度逐渐下降。应用微积分学求极值的原理，可证明血管外给药的药-时曲线为单峰曲线（即只有一个血药浓度峰）。在该曲线中，一般将峰左边称为吸收相，此时段曲线呈上升状态，主要体现药物的吸收情况；峰的右边称为吸收后相，此期间药物吸收的量小于消除的量，血药浓度呈下降趋势；曲线末端称为消除相，此时吸收基本结束，体内药物基本上仅进行消除过程，因此主要反映药物的消除情况（图 8-14）。

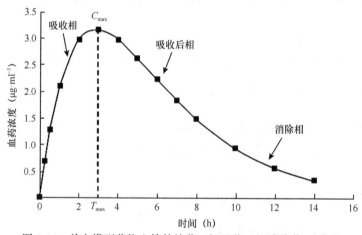

图 8-14 单室模型药物血管外给药一级吸收一级消除药-时曲线

案例 8-11

1967 年，Wagner 教授组织了一个药物动力学研究。8 名受试者单剂口服四环素 250 mg，在给药后 1 h、2 h、3 h、4 h、6 h、8 h、10 h、12 h、16 h、20 h 定期采集血样，并用微生物法分析每个样品的血清药物浓度。实验数据显示：受试者服药后 5 min 血清样本中已出现四环素，但浓度较低；服药后 1 h 的血清药物浓度为 0.7 $\mu g \cdot ml^{-1}$，此后血药浓度逐渐增大，至服药后 4 h

达最大值 $1.4\ \mu g\cdot ml^{-1}$。之后血药浓度开始下降，服药后 8 h 下降为 $0.8\ \mu g\cdot ml^{-1}$，服药后 20 h 血清中四环素浓度为 $0.10\ \mu g\cdot ml^{-1}$。

问题： 受试者服用四环素后血药浓度为何会产生上述"先增大后减小"的变化趋势？

案例 8-11 分析

受试者口服四环素后，药物在体内呈现一级吸收一级消除的单室开放模型，其吸收速率与吸收部位药量成正比，消除速率与体内药量成正比。服药早期，由于吸收部位药量较高而体内药量较低，此时吸收进入体内的药量多于消除的药量，药物在体内表现为进大于出，因而血药浓度会不断上升。随着血药浓度的不断增加，消除速率也不断增大，在服药后 4 h 左右消除速率与吸收速率相等时，药物在体内进出达到平衡，血药浓度达到最大值即 C_{max}；而后由于吸收部位药量越来越少，其吸收量逐渐减少，而消除药量则随体内药量增加而逐渐增大，即吸收药量小于消除药量，此时血药浓度呈下降趋势直至药物基本消除，服药后 20 h 血清中四环素浓度仅为 $0.10\ g\cdot ml^{-1}$。

案例 8-11 中，药物动力学试验共设计了 10 个取样点，其中在达峰前即吸收相有 3 个采样点，在 C_{max} 附近有 3 个取样点，在消除相有 4 个采样点。取样点的设计兼顾了吸收相、吸收后相和消除相。整个试验的采样时间持续到服药后 20 h，此时血清中四环素浓度（$0.10\ g\cdot ml^{-1}$）已低于最大值（$1.4\ g\cdot ml^{-1}$）的 1/10，即可停止采样。

单室模型血管外给药血药浓度在达峰的一瞬间，吸收药量恰好等于消除药量，该峰值就是 C_{max}，达到 C_{max} 的时间为 T_{max}，见图 8-14。药物制剂的 T_{max} 和 C_{max} 能够反映该制剂药物吸收的速率和程度。T_{max} 与 C_{max} 是血管外给药药-时曲线的两个重要参数，这两个参数可通过高等数学求极值的方法进行求算。

1. T_{max} 的求算 对式（8-66）血管外给药血药浓度时间函数方程求导，因为 e^{-kt} 的导数为 $-ke^{-kt}$，$e^{-k_a t}$ 的导数为 $-k_a e^{-k_a t}$，所以得

$$\frac{dC}{dt} = \frac{k_a F X_0}{(k_a - k)V}(k_a e^{-k_a t} - k e^{-kt}) \tag{8-67}$$

根据 $t = T_{max}$ 时，血药浓度达到峰值，此时药物的吸收量等于消除量，血药浓度变化速率为零，即 $\dfrac{dC}{dt} = 0$。将 T_{max} 代入上式，得

$$\frac{dC}{dt} = \frac{k_a F X_0}{(k_a - k)V}(k_a e^{-k_a T_{max}} - k e^{-k T_{max}}) = 0 \tag{8-68}$$

$$k_a e^{-k_a T_{max}} - k e^{-k T_{max}} = 0 \tag{8-69}$$

$$k_a e^{-k_a T_{max}} = k e^{-k T_{max}} \tag{8-70}$$

$$\frac{k_a}{k} = \frac{e^{-k T_{max}}}{e^{-k_a T_{max}}} \tag{8-71}$$

取自然对数得

$$\ln \frac{k_a}{k} = \ln e^{-k T_{max}} - \ln e^{-k_a T_{max}} \tag{8-72}$$

$$\ln \frac{k_a}{k} = (k_a - k)T_{max} \tag{8-73}$$

整理得

$$T_{max} = \frac{1}{k_a - k} \ln \frac{k_a}{k} \tag{8-74}$$

或写为

$$T_{max} = \frac{2.303}{k_a - k} \lg \frac{k_a}{k} \tag{8-75}$$

上式为单室模型单剂量血管外给药 T_{max} 的计算公式。可看出 T_{max} 与吸收速率常数 k_a 和 k 有关，与给药剂量 X_0 无关。对于任一给定的单室模型药物，若 $k_a > k$，随着吸收速率常数 k_a 增大，到达最大血药浓度的时间将会缩短。

2. C_{max} 的求算 将 T_{max} 代入血药浓度与时间的关系式（8-66），得

$$C_{max} = \frac{k_a F X_0}{(k_a - k)V}(e^{-kT_{max}} - e^{-k_a T_{max}}) \tag{8-76}$$

但利用此式计算 C_{max} 较为烦琐。可将上式进一步简化，将式（8-71）变为

$$e^{-k_a T_{max}} = \frac{k}{k_a} e^{-kT_{max}} \tag{8-77}$$

将上式代入式（8-76）得

$$C_{max} = \frac{k_a F X_0}{(k_a - k)V}(e^{-kT_{max}} - \frac{k}{k_a} e^{-kT_{max}}) \tag{8-78}$$

当 k_a 远大于 k 时，式（8-78）可简化为式（8-79）

$$C_{max} = \frac{F X_0}{V} e^{-kT_{max}} \tag{8-79}$$

上式为单室模型药物血管外给药 C_{max} 的计算式。可知 C_{max} 与给药剂量 X_0 成正比。

案例 8-12

患者，女，45 岁，体重 50 kg，因呼吸困难口服止咳平喘药物 500 mg。已知该药的生物利用度为 80%，$k_a = 1\ h^{-1}$，$k = 0.1\ h^{-1}$，$V = 0.2\ L \cdot kg^{-1}$。该药在体内的最低有效浓度为 15.5 $\mu g \cdot ml^{-1}$。

问题：

1. 何时体内血药浓度最高？
2. 最高血药浓度为最低治疗浓度的几倍？

案例 8-12 分析

（1）将已知条件代入 T_{max} 的计算式，得

$$T_{max} = \frac{2.303}{k_a - k} \lg \frac{k_a}{k}$$

$$T_{max} = \frac{2.303}{1 - 0.1} \times \lg \frac{1}{0.1} = 2.56\,(h)$$

（2）$C_{max} = \frac{F X_0}{V} e^{-kT_{max}} = \frac{0.8 \times 500}{0.2 \times 50} \times e^{-0.1 \times 2.56} = 31\,(\mu g \cdot ml^{-1})$

已知最低治疗浓度为 15.5 $\mu g \cdot ml^{-1}$，即 C_{max} 为最低有效浓度的 2 倍。

若再以 T_{max} 的计算式式（8-75）代入 C_{max} 计算式式（8-79）右边，得

$$C_{max} = \frac{F X_0}{V} e^{-k\left(\ln \frac{k_a}{k}\right)/(k_a - k)} = \frac{F X_0}{V}\left(\frac{k_a}{k}\right) e^{-k/(k_a - k)} \tag{8-80}$$

式中，$\dfrac{k_a}{k}$ 称为单剂量血管外给药的累积因子，用 R 表示，以 $R = \dfrac{k_a}{k}$ 代入上式可得

$$C_{max} = \frac{FX_0}{V} R e^{-\frac{1}{R-1}} \tag{8-81}$$

从上式看出，给药剂量相同时，随着 $\dfrac{k_a}{k}$ 值增大，C_{max} 越高，即吸收快，消除慢的药物，C_{max} 较高，T_{max} 较短，即 T_{max} 与 R 值有关。在制备长效制剂时，常常控制药物的释放速率常数 k_r，使其成为药物吸收的限速步骤，调节 R 值可控制 T_{max}。

用公式计算 T_{max} 时，必须已知 k 和 k_a 值。如 k 和 k_a 均不知或只知其中一个速率常数时，则不能用式（8-75）求 T_{max} 值。在实验室中，也可以根据实测的血药浓度值直接估算，这就是抛物线法（parabola method），其方法如下。

血管外途径给药的药物浓度-时间函数是一个单峰函数，抛物线亦是一个单峰函数。因此，可以将药-时曲线的峰段用抛物线的峰段来近似代替。由解析几何知抛物线可以由三个点的坐标唯一确定，因而能找到峰点的坐标。如图 8-15 所示。

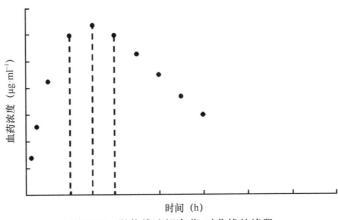

图 8-15 抛物线法拟合药-时曲线的峰段

因此，由血管外给药药-时曲线在峰值附近几个点，可列出以下抛物线方程

$$C = A_0 + A_1 t + A_2 t^2 \tag{8-82}$$

式中，A_0，A_1，A_2 为三个系数。

上式对 t 求导，得

$$\frac{dC}{dt} = A_1 + 2A_2 t \tag{8-83}$$

根据极值处函数的变化率为零，即 $t = T_{max}$ 时，$\dfrac{dC}{dt} = 0$，将 T_{max} 代入上式，

得

$$A_1 + 2A_2 T_{max} = 0 \tag{8-84}$$

$$T_{max} = -\frac{A_1}{2A_2} \tag{8-85}$$

因此，只要求出 A_1、A_2，代入上式，即可求出 T_{max}。A_1、A_2 可用三个联立抛物线方程求得，取血药浓度最大值及其前后各一个次大值，分别列出三个抛物线方程，解这些方程，即可求出 A_1，A_2 值。

案例 8-13

　　某癫痫患者口服新型抗癫痫药物后测得一系列血药浓度值,其中最大值及前后各一个次大值见表 8-8,求 T_{max}。

表 8-8　案例 8-13 血药浓度数据

	t（h）		
	0.4	0.6	0.8
C（ng·ml^{-1}）	2.33	2.55	2.51

案例 8-13 分析

　　将血药浓度数据与时间列出三个抛物线方程,得

$$2.33 = A_0 + 0.4A_1 + 0.16A_2$$
$$2.51 = A_0 + 0.8A_1 + 0.64A_2$$
$$2.55 = A_0 + 0.6A_1 + 0.36A_2$$

　　解联立方程组,得 $A_2 = -3.25$,$A_1 = 4.35$

$$T_{max} = -\frac{A_1}{2A_2} = -\frac{4.35}{2 \times (-3.25)} = 0.67 \text{ (h)}$$

　　用抛物线法计算 T_{max},所得结果一般比较符合实际。此外,T_{max} 和 C_{max} 还可从曲线上的数据直接求出,在生物利用度的计算中常用。

　　3. AUC 的求算　与 T_{max}、C_{max} 一样,AUC 是药-时曲线的又一个重要参数。

　　对单室模型药物血管外给药的血药浓度-时间关系式（8-66）作零到无穷大时间的定积分,得

$$AUC = \int_0^\infty C dt \tag{8-86}$$

$$AUC = \int_0^\infty \frac{k_a F X_0}{(k_a - k)V}(e^{-kt} - e^{-k_a t})dt \tag{8-87}$$

$$AUC = \frac{k_a F X_0}{(k_a - k)V}(\int_0^\infty e^{-kt}dt - \int_0^\infty e^{-k_a t}dt) \tag{8-88}$$

$$AUC = \frac{k_a F X_0}{(k_a - k)V}(\frac{1}{k} - \frac{1}{k_a}) \tag{8-89}$$

$$AUC = \frac{F X_0}{kV} \tag{8-90}$$

　　上式为单室模型单剂量血管外给药的药-时曲线的 AUC 的计算公式。由该式可知,单室模型血管外给药 AUC 与给药剂量成正比。如果药物在体内转运为一级速率过程,其 AUC 均应具有该特征。如果药物吸收完全,$F=1$ 时,则 AUC 会与静脉注射给药后 AUC 相等。表 8-9 为苯妥英钠的三种国产片剂的 T_{max}、C_{max}、AUC 等数据。

表 8-9　三种国产苯妥英钠片的 T_{max}、C_{max} 与 AUC 值

制剂	T_{max}（h）	C_{max}（ng·ml^{-1}）	AUC（ng·h·ml^{-1}）
A	3.95	2.16	42.79
B	3.96	1.99	36.40
C	4.06	2.12	36.74

在药物动力学参数已知的情况下，可以利用积分法得到的式（8-90）直接计算出 AUC。在参数未知时，则需要采用梯形法，如图 8-16 所示。

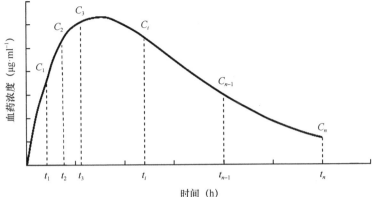

图 8-16 梯形法求 AUC

$$\text{AUC}_{0-\infty} = \text{AUC}_{0-t_n} + \text{AUC}_{t_n-\infty} \tag{8-91}$$

$\text{AUC}_{0-\infty}$ 表示从 $t=0$ 到 $t=\infty$ 整个过程曲线下的面积；AUC_{0-t_n} 表示从 $t=0$ 到 $t=t_n$ 这一段过程曲线下的面积；$\text{AUC}_{t_n-\infty}$ 表示从 $t=t_n$ 到 $t=\infty$ 这一段过程曲线下的面积。

实验数据只能求出 AUC_{0-t_n}

$$\text{AUC}_{0-t_n} = \frac{C_0+C_1}{2}(t_1-t_0) + \frac{C_1+C_2}{2}(t_2-t_1) + \frac{C_2+C_3}{2}(t_3-t_2)$$
$$+ \cdots + \frac{C_{n-1}+C_n}{2}(t_n-t_{n-1}) \tag{8-92}$$

其一般通式可写成

$$\text{AUC}_{0-t_n} = \sum_{i=1}^{n} \frac{C_{i-1}+C_i}{2}(t_i-t_{i-1}) \tag{8-93}$$

$\text{AUC}_{t_n-\infty}$ 可用积分法推导出来

$$\text{AUC}_{t_n-\infty} = \frac{C_n}{k} \tag{8-94}$$

$$\text{AUC}_{0-\infty} = \sum_{i=1}^{n} \frac{C_{i-1}+C_i}{2}(t_i-t_{i-1}) + \text{AUC}_{t_n-\infty} \tag{8-95}$$

将式（8-94）代入式（8-95），得

$$\text{AUC}_{0-\infty} = \sum_{i=1}^{n} \frac{C_{i-1}+C_i}{2}(t_i-t_{i-1}) + \frac{C_n}{k} \tag{8-96}$$

（四）药物动力学参数的求算

1. 残数法

单室模型血管外给药的药-时曲线是由两项指数部分组成的，不能直接取对数对时间作图得到直线方程，因而不易于求算动力学参数。由血管外给药的药-时曲线来求算 k_a 和 k 常采用残数法。该法实际上是通过对吸收相曲线的研究，来求算吸收速率常数。消除速率常数的求算与静脉注射相似，只要把消除相曲线直线化，从直线的斜率就可求出 k。

对于大多数药物来说，常用剂量（有效治疗剂量）给药情况下，k_a 常常大于 k。根据式（8-66）血药浓度与时间的关系式：

$$C = \frac{k_a F X_0}{(k_a-k)V}(e^{-kt} - e^{-k_a t})$$

知识拓展 　　　　　　　　　　　残数法（residual method）

　　残数法是药物动力学研究的内容之一，根据不同时间点的血药浓度，并用适宜的数据处理方法求算药物动力学参数的一种方法。残数法是药物动力学中把一条曲线分解成若干指数成分的一种常用方法，又称剥羽法。这种方法不仅在单室模型血管外给药时可用，在其他许多情况下，如多室模型药物给药（包括静脉注射）时亦可用。概言之，凡药-时曲线，需用如下一项以上的指数和的形式（称为多项指数式）来表示时，

$$C = A_1 e^{-k_1 t} + A_2 e^{-k_2 t} + A_3 e^{-k_3 t} + \cdots$$

均可应用残数法来逐个求出各指数项参数 k_1，k_2，k_3。

　　假设 $k_a > k$，给药后经一段时间，吸收过程基本结束，即当 t 充分大时，e^{-kt} 远大于 $e^{-k_a t}$，即 $e^{-k_a t}$ 项首先趋近于零，则上式简化为

$$C = \frac{k_a F X_0}{(k_a - k)V} \cdot e^{-kt} \qquad (8\text{-}97)$$

此式描述药-时曲线的消除相（此时吸收药量已经极少，可以忽略不计）。两边取对数，得

$$\lg C = -\frac{k}{2.303} t + \lg \frac{F k_a X_0}{V(k_a - k)} \qquad (8\text{-}98)$$

　　以血药浓度的对数对时间作图可得二项指数曲线，其尾段为一条直线，式（8-98）即为单室模型血管外给药消除相直线方程。该直线斜率为 $-\dfrac{k}{2.303}$，尾段直线外推至时间为零时的截距为 $\lg \dfrac{F k_a X_0}{V(k_a - k)}$，见图 8-17。其中 k 等于尾段直线斜率乘以-2.303；若 F 和表观分布容积值已知，则可以从截距中求出 k_a 值。如果 F 和表观分布容积值均未知，则必须使用残数法求 k_a 值。

　　将式 $C = \dfrac{k_a F X_0}{(k_a - k)V}(e^{-kt} - e^{-k_a t})$ 展开，移项，整理得

$$\frac{k_a F X_0}{(k_a - k)V} e^{-kt} - C = \frac{k_a F X_0}{(k_a - k)V} e^{-k_a t} \qquad (8\text{-}99)$$

　　分析上式中 $\dfrac{k_a F X_0}{(k_a - k)V} e^{-kt}$ 为尾段直线上的外推浓度值，而 C 为 t 时间实测的血药浓度值。二者的差值称为残数浓度值，用 C_r 表示，即：

$$C_r = \frac{k_a F X_0}{(k_a - k)V} e^{-k_a t} \qquad (8\text{-}100)$$

两边取对数，可得一条直线方程：

$$\lg C_r = -\frac{k_a}{2.303} t + \lg \frac{F k_a X_0}{V(k_a - k)} \qquad (8\text{-}101)$$

此方程为单室模型血管外给药的残数线方程。以残数浓度的对数对时间作图，可得到另一条直线（图 8-17），即残数线，该直线的斜率为 $-\dfrac{k_a}{2.303}$，即可求出 k_a 值。

　　残数法中 C_r 的计算最为关键，可以采用在"血药浓度-时间"半对数图上，将尾段直线外推至与纵轴相交，用外推线上血药浓度值减去吸收相中同一时间点的实测浓度，可得到一系列残数浓度值，即 C_r 值。也可以采用线性回归的方法，将吸收相各时间点代入尾段直线的回归方程，求出相应的外推浓度，各时间点的外推浓度减去实测浓度即可得残数浓度 C_r 值。在实际工作中，由于作

图法误差大，常采用线性回归法。

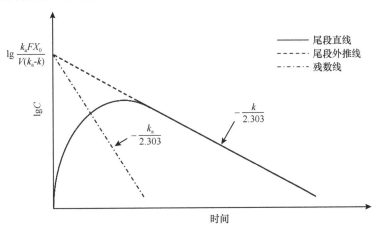

图 8-17 单室模型血管外给药的血药浓度、残数浓度曲线图

案例 8-14

某公司开发了一类新型的抗精神分裂症药物，现进行临床前药物动力学和毒代动力学研究。已知在禁食条件下，SD 大鼠能够完全吸收该化合物（F 约等于 1），并且该药在大鼠体内的过程符合单室模型。现研究人员通过灌胃给予大鼠该药 200 mg，并测得不同时间的血药浓度如表 8-10 所示。

表 8-10 案例 8-14 血药浓度数据

	t（h）								
	0.2	0.4	0.6	0.8	1.0	1.5	2.5	4.0	5.0
C（$\mu g \cdot ml^{-1}$）	1.65	2.33	2.55	2.51	2.40	2.00	1.27	0.66	0.39

问题：求算该药在该药的药物动力学参数 k，k_a，$t_{1/2}$，$t_{1/2(\alpha)}$，表观分布容积，AUC 及服药后 2 h 的血药浓度。

案例 8-14 分析

作药-时曲线图可见末端 1.5 h、2.5 h、4.0 h、5.0 h 各点为末端直线部分，以该 4 个血药浓度值的对数对时间作线性回归，得一条斜率为 -0.2008，截距为 0.6064 的直线，即为消除相直线方程：

$$\lg C = -0.2008t + 0.6064$$

所以
$$k = -2.303 \times (-0.2008) = 0.462 \ (h^{-1})$$

$$t_{1/2} = \frac{0.693}{k} = \frac{0.693}{0.462} = 1.5 \ (h)$$

将吸收相的时间点 t=0.2 h、0.4 h、0.6 h、0.8 h、1.0 h 分别代入尾段直线的回归方程便能求各时间点的外推浓度，结果如表 8-11 所示。

表 8-11　案例 8-14 外推浓度

时间（h）	血药浓度（μg·ml^{-1}）	外推浓度（μg·ml^{-1}）	残数浓度（μg·ml^{-1}）
0.2	1.65	3.68	2.03
0.4	2.33	3.36	1.03
0.6	2.55	3.06	0.51
0.8	2.51	2.79	0.28
1.0	2.40	2.54	0.14

以残数浓度的对数对相应的时间作回归，得到斜率为-1.4441，截距为 0.5907 的残数线方程：$\lg C_r = -1.4441t + 0.5907$

所以 $k_a = -2.303 \times (-1.4441) = 3.325\ (\text{h}^{-1})$，$t_{1/2(\alpha)} = \dfrac{0.693}{k_a} = \dfrac{0.693}{3.325} = 0.2\ (\text{h})$

因残数线截距为 0.5907，则 $\dfrac{Fk_a X_0}{V(k_a - k)} = \lg^{-1} 0.5907 = 3.897$

将已知的 F 值及 k、k_a 值代入，得 $V = \dfrac{1 \times 3.325 \times 200 \times 1000}{(3.325 - 0.462) \times 3.897} = 60\ (\text{L})$

$$\text{AUC} = \frac{FX_0}{kV} = \frac{1 \times 200}{0.462 \times 60} = 7.215\ (\text{mg·h·L}^{-1})$$

根据所求出的药物动力学参数，该药的血药浓度与时间的关系为

$$C = 3.897(e^{-0.462t} - e^{-3.325t})$$

将 $t = 2$ h 代入以上方程得服药 2 h 后的血药浓度为

$$C = 3.897(e^{-0.462 \times 2} - e^{-3.325 \times 2}) = 1.54\ (\text{μg·ml}^{-1})$$

残数法是药物动力学中求算吸收速率常数 k_a 的基本方法之一，事实上，残数法不仅适用于单室模型药物，而且也适用于多室模型药物。为便于掌握，现将残数法的操作步骤总结如下。

（1）对消除相的 $\lg C$ 与时间点 t 进行回归处理，得出尾段直线的回归方程，根据斜率求出 k 与 $t_{1/2}$。

（2）将吸收相各时间 t_1，t_2，t_3，…代入尾段直线的回归方程便能求出外推浓度 $C_{1外}$，$C_{2外}$，$C_{3外}$，…；如采用作图法则是将直线外推至纵轴得外推线，在外推线上读出吸收相各时间 t_1，t_2，t_3，…相应的外推浓度 $C_{1外}$，$C_{2外}$，$C_{3外}$，…。

（3）外推浓度-实测浓度=残数浓度 C_r。

（4）以残数浓度对数对时间作线性回归得残数线，从残数线的斜率求出 k_a。

在应用残数法求算 k_a 和 k 时，应注意以下两方面问题。

（1）一般用 k 表示口服吸收曲线的末端，用较陡的斜率表示 k_a，其应用前提必须是在 $k_a \geq k$ 的情况下，这也符合大多数药物的实际情况，因为一般药物及其制剂的 k 总是小于 k_a（但缓控释制剂会有不同）。

（2）在 $k_a \geq k$ 的情况下，取样时间 t 还必须充分大，否则将会产生较大的误差；并且为了保证能精确地作出残数线，从理论上讲，在吸收相内取样点必须不少 3 点，因此在实验中必须保证在吸收相内多次测定血药浓度。

2. Wagner-Nelson 法求吸收速率常数 k_a　Wagner-Nelson 法（简称 W-N 法）也称为单室模型法或待吸收分数法，是求算吸收速率常数的一个著名的经典方法。其原理是吸收进入全身循环的药量 X_A 等于给药后任意时间的体内药量 X 与在该时间消除累积量 X_E 之和。

$$X_A = X + X_E \tag{8-102}$$

上式对时间 t 微分，得

$$\frac{\mathrm{d}X_A}{\mathrm{d}t} = \frac{\mathrm{d}X}{\mathrm{d}t} + \frac{\mathrm{d}X_E}{\mathrm{d}t} \tag{8-103}$$

由于药物在体内的消除符合一级速率过程，即

$$\frac{\mathrm{d}X_E}{\mathrm{d}t} = kX \tag{8-104}$$

则有

$$\frac{\mathrm{d}X_A}{\mathrm{d}t} = \frac{\mathrm{d}X}{\mathrm{d}t} + kX \tag{8-105}$$

将 $X = VC$，$\mathrm{d}X = V\mathrm{d}C$ 代入，得

$$\frac{\mathrm{d}X_A}{\mathrm{d}t} = V\frac{\mathrm{d}C}{\mathrm{d}t} + kVC \tag{8-106}$$

$$\mathrm{d}X_A = V\mathrm{d}C + kVC\mathrm{d}t \tag{8-107}$$

对上式从 0 到 t 时间积分得

$$\int_0^t \mathrm{d}X_A = \int_0^t V\mathrm{d}C + \int_0^t kVC\mathrm{d}t \tag{8-108}$$

$$(X_A)_t = VC_t + kV\int_0^t C\mathrm{d}t \tag{8-109}$$

$$\frac{(X_A)_t}{V} = C_t + k\int_0^t C\mathrm{d}t \tag{8-110}$$

式中，$(X_A)_t$ 为 t 时间内体内已吸收的药量；C_t 为 t 时间的血药浓度；$\int_0^t C\mathrm{d}t$ 为 0 到 t 时间的 AUC（即 AUC_{0-t}）。

如将 $\mathrm{d}X_A = V\mathrm{d}C + kVC\mathrm{d}t$ 从 0 到 ∞ 时间积分得

$$(X_A)_\infty = VC_\infty + kV\int_0^\infty C\mathrm{d}t \tag{8-111}$$

因 C_∞ 接近于 0，所以 $\qquad (X_A)_\infty = kV\int_0^\infty C\mathrm{d}t \tag{8-112}$

$(X_A)_\infty$ 为体内完全被吸收的药量；$\int_0^\infty C\mathrm{d}t$ 为 0 到 ∞ 时间的 AUC（即 $\mathrm{AUC}_{0-\infty}$）。

将 $(X_A)_t$ 除以 $(X_A)_\infty$，得

$$\frac{(X_A)_t}{(X_A)_\infty} = \frac{VC_t + kV\int_0^t C\mathrm{d}t}{kV\int_0^\infty C\mathrm{d}t} = \frac{C_t + k\int_0^t C\mathrm{d}t}{k\int_0^\infty C\mathrm{d}t} = \frac{C_t + k\mathrm{AUC}_{0-t}}{k\mathrm{AUC}_{0-\infty}} \tag{8-113}$$

分析上式分子中 $k\int_0^t C\mathrm{d}t$，将血药浓度时间关系式代入积分得

$$k\int_0^t C\mathrm{d}t = k\int_0^t \frac{Fk_a X_0}{V(k_a - k)}(e^{-kt} - e^{-k_a t})\mathrm{d}t$$

$$= \frac{kFk_a X_0}{V(k_a - k)}\int_0^t (e^{-kt} - e^{-k_a t})\mathrm{d}t$$

$$= \frac{kFk_a X_0}{V(k_a - k)}\left[-\frac{1}{k}(e^{-kt} - 1) + \frac{1}{k_a}(e^{-k_a t} - 1)\right]$$

$$= \frac{Fk_a X_0}{V(k_a - k)}\left[-e^{-kt} + \frac{k}{k_a}e^{-k_a t} + 1 - \frac{k}{k_a}\right] \tag{8-114}$$

将式（8-114）代入式（8-110）

$$\frac{(X_A)_t}{V} = C_t + k\int_0^t Cdt = \frac{Fk_aX_0}{V(k_a-k)}\left[\left(e^{-kt}-e^{-k_at}\right)+\left(-e^{-kt}+\frac{k}{k_a}e^{-k_at}+1-\frac{k}{k_a}\right)\right]$$

$$= \frac{Fk_aX_0}{V(k_a-k)}\left[\frac{k-k_a}{k_a}e^{-k_at}+\frac{k_a-k}{k_a}\right]$$

$$= \frac{FX_0}{V}\left(1-e^{-k_at}\right) \tag{8-115}$$

所以 $(X_A)_t = FX_0(1-e^{-k_at})$

$$\frac{(X_A)_t}{(X_A)_\infty} = \frac{FX_0(1-e^{-k_at})}{FX_0} = 1-e^{-k_at} \tag{8-116}$$

式中，$\dfrac{(X_A)_t}{(X_A)_\infty}$ 称为吸收分数。

$$1-\frac{(X_A)_t}{(X_A)_\infty} = e^{-k_at} \tag{8-117}$$

式中，$1-\dfrac{(X_A)_t}{(X_A)_\infty}$ 称为待吸收分数。式（8-117）描述了单室模型血管外给药待吸收分数与时间的关系，为单指数项方程。将方程两边同时乘以 100 得

$$100\times\left[1-\frac{(X_A)_t}{(X_A)_\infty}\right] = 100\times e^{-k_at} \tag{8-118}$$

式（8-118）两边取对数，得

$$\lg100\times[1-\frac{(X_A)_t}{(X_A)_\infty}] = -\frac{k_a}{2.303}t+\lg100 \tag{8-119}$$

上式为单室单剂量血管外给药 W-N 法求算 k_a 的工作方程。在实际工作中从实验数据可求得零到 t 时间及零到无穷大时间的 AUC，代入式（8-119），可求出各时间点的吸收分数和待吸收分数。

案例 8-15

某制药公司欲开发一种口服抗肿瘤药物，现通过临床前药物动力学研究考察该化合物的在体吸收行为。研究人员通过灌胃给予比格犬 0.2 g 该化合物，并测得不同时间的血药浓度数据如表 8-12 所示。通过前期研究已知表观分布容积为 20 L，试用 W-N 法求出该化合物的 k_a、k、F 及 AUC。

表 8-12　案例 8-15 血药浓度数据

t (h)	C_t (μg·ml^{-1})	$\int_0^t Cdt$	$k\int_0^t Cdt$	$C_t+k\int_0^t Cdt$	$\dfrac{(X_A)_t}{(X_A)_\infty}$	$100\times\left[1-\dfrac{(X_A)_t}{(X_A)_\infty}\right]$
0	0	0	0	0	—	100
1	1.88	0.94	0.08	1.96	0.297	70.3
2	3.05	3.41	0.29	3.34	0.507	49.3
3	3.74	6.80	0.57	4.31	0.654	34.6
5	4.21	14.75	1.24	5.45	0.827	17.3
7	4.08	23.04	1.94	6.02		
9	3.70	30.82	2.59	6.29		
12	3.02	40.90	3.44	6.46		
18	1.86	55.54	4.67	6.53		

续表

t（h）	C_t（μg·ml⁻¹）	$\int_0^t Cdt$	$k\int_0^t Cdt$	$C_t + k\int_0^t Cdt$	$\dfrac{(X_A)_t}{(X_A)_\infty}$	$100 \times \left[1 - \dfrac{(X_A)_t}{(X_A)_\infty}\right]$
24	1.12	64.48	5.42	6.54		
36	0.40	73.60	6.18	6.58		
48	0.14	76.84	6.45	6.59		
60	0.05	77.98	6.55	6.60		
72	0.02	78.40	6.59	6.61		

案例 8-15 分析

由血药浓度-时间数据可见 24 h，36 h，48 h，60 h，72 h 各点为末端直线部分，将该 5 点数据用线性回归法求得其回归线斜率为 −0.0366，截距为 0.9193。

$$k = -2.303 \times (-0.0366) = 0.084(h^{-1})$$

用梯形法求出 $\int_0^t Cdt$，$k\int_0^t Cdt$，$C_t + k\int_0^t Cdt$ 及 $\dfrac{(X_A)_t}{(X_A)_\infty}$ 等有关数值列于上表中。因 72 h 的血药浓度已降至很低，仅为 0.02 μg·ml⁻¹，所以该点的取样时间已足够长，可作为无穷大时间，故 $\int_0^\infty Cdt = 78.40$ 可以作为 AUC（即 AUC$_{0-\infty}$）。进而可由式（8-113）计算得到的具体数据。

根据

$$\lg 100 \times [1 - \frac{(X_A)_t}{(X_A)_\infty}] = -\frac{k_a}{2.303}t + \lg 100$$

以 $\lg 100 \times \left[1 - \dfrac{(X_A)_t}{(X_A)_\infty}\right]$ 对 t 作图，对吸收相前面 5 h 间点进行回归，得回归方程

$$\lg 100 \times [1 - \frac{(X_A)_t}{(X_A)_\infty}] = -0.1522t + 1.9978$$

$$k_a = -2.303 \times (-0.1522) = 0.35(h^{-1})$$

因尾段直线截距为 0.9193，则

$$\frac{Fk_a X_0}{V(k_a - k)} = \lg^{-1} 0.9193 = 8.304$$

$$F = \frac{8.304 \times 20 \times 1000 \times (0.35 - 0.084)}{0.35 \times 0.2 \times 1\,000\,000} = 0.631$$

W-N 法的操作步骤可总结如下。

（1）以 $\lg C$ 对 t 作图或作一元线性回归，从尾段直线的斜率求出 k。

（2）作 C-t 图，用梯形法计算每一个时间点的 AUC$_{0-t}$（即 $\int_0^t Cdt$）。

（3）若最后一个采血点足够长，血药浓度足够低，则该点可作为无穷大时间，以此得到零到无穷大时间的 AUC$_{0-\infty}$；也可根据 AUC$_{0-\infty} =$ AUC$_{0-t_n} + \dfrac{C_{t_n}}{k}$ 计算出 AUC$_{0-\infty}$。

（4）根据公式 $\dfrac{(X_A)_t}{(X_A)_\infty} = \dfrac{C_t + k\text{AUC}_{0-t}}{k\text{AUC}_{0-\infty}}$ 计算出每一个时间点的吸收分数。

（5）以 $\lg 100 \times \left[1 - \dfrac{(X_{\mathrm{A}})_t}{(X_{\mathrm{A}})_\infty} \right]$ 对时间作回归，可得直线方程，从直线斜率可求出 k_{a}。

残数法求吸收速率常数 k_{a} 必须在药物的吸收符合一级速率过程时才可采用，如药物的吸收不能以适当的模型拟合，则用 W-N 法较为有利，因为此法与吸收速率过程无关，无论是一级速率过程还是零级速率过程均适用。但 W-N 法只适用于单室模型药物，对于双室模型药物要采用 Loo-Riegelman（L-R）法；W-N 法计算结果还有助于进行药物体内外相关性研究，若以 $\dfrac{(X_{\mathrm{A}})_t}{(X_{\mathrm{A}})_\infty}$ 与释放百分数作图，就能求出体内吸收分数与释放百分数之间的关系。

3. 滞后时间（lag time）的求算　有些片剂服用后，往往要经过一段时间才能吸收。滞后时间指从给药开始到血液中开始出现药物的那一段时间，以 t_0 或 t_{lag} 表示。如图 8-18 所示，吸收时间=取样时间−滞后时间（t_0）。考虑到滞后时间，血管外给药的药-时公式应写为

$$C = \frac{k_{\mathrm{a}} F X_0}{(k_{\mathrm{a}} - k)V} \cdot \left[\mathrm{e}^{-k(t - t_0)} - \mathrm{e}^{-k_{\mathrm{a}}(t - t_0)} \right] \tag{8-120}$$

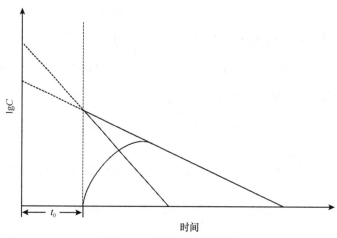

图 8-18　滞后时间的求算

滞后时间的求算方法有图解法、参数计算法及抛物线等方法。

（1）图解法：在药-时曲线尾段直线的外推线与残数线的交点引垂直于横坐标的直线，则与横坐标的交点即为 t_0，如图 8-18 所示。

（2）参数计算法：此法的原理与图解法是相同的。因为曲线消除相的直线方程为

$$\lg C = -\frac{k}{2.303} t + \lg \frac{F k_{\mathrm{a}} X_0}{V(k_{\mathrm{a}} - k)}$$

当 $t = t_0$ 时，$C = 0$，$C_{\text{外}} = C_{\mathrm{r}}$，即此时 $\lg C_{\mathrm{r}} = \lg C$，将 $t = t_0$ 代入，得

$$-\frac{k}{2.303} t_0 + \lg A = -\frac{k_{\mathrm{a}}}{2.303} t_0 + \lg B \tag{8-121}$$

整理后化简得

$$t_0 = \frac{2.303(\lg B - \lg A)}{k_{\mathrm{a}} - k} \tag{8-122}$$

式中，A 为尾段直线在纵轴上的截距；B 为残数线在纵轴上的截距；若能求出 k_{a}、k、A、B；则可求出 t_0。

（3）抛物线法：根据抛物线方程

$$C = A_0 + A_1 t + A_2 t^2$$

当 $t = t_0$ 时，$C = 0$，上式可写成：

$$A_0 + A_1 t + A_2 t^2 = 0$$

系数 A_0，A_1，A_2 可根据药-时曲线吸收相的前三点建立一组联立方程求出。

$$t_0 = \frac{-A_1 \pm \sqrt{A_1^2 - 4A_0A_2}}{2A_2} \tag{8-123}$$

案例 8-16

　　片剂、胶囊剂等剂型口服进入体内后，都需要经历崩解、溶出后才能被吸收；某些药物甚至被转运至结肠以后才能被吸收。因此，了解药物滞后时间对于药物开发十分重要。现制药公司开发了一类新的解热镇痛药物的胶囊剂。研究人员给健康志愿者口服该胶囊剂 250 mg 后，然后不同时间取血，检测其血药浓度。实验数据见表 8-13，请计算滞后时间。

表 8-13　案例 8-16 实验数据

			t（h）			
	0.25	0.5	1.0	2.0	3.0	6.0
C（mg·ml^{-1}）	15.38	30.75	36.38	49.13	58.63	54.75

案例 8-16 分析

　　取最前面的三对吸收相数据点列成三元一次方程组

$$15.38 = A_0 + 0.25A_1 + (0.25)^2 A_2$$

$$30.75 = A_0 + 0.5A_1 + (0.5)^2 A_2$$

$$36.38 = A_0 + 1.0A_1 + 1.0^2 A_2 = A_0 + A_1 + A_2$$

解得，$A_0 = -8.36$，$A_1 = 111.7$，$A_2 = -66.96$，

$$t_0 = \frac{-A_1 \pm \sqrt{A_1^2 - 4A_0A_2}}{2A_2} = \frac{-111.71 \pm \sqrt{111.7^2 - 4 \times (-8.36) \times (-66.96)}}{2 \times (-66.96)}$$

$$t_0 = 0.078 \text{ (h)} \text{ 或 } t_0 = 1.590 \text{ (h)} \text{（此根舍去）}$$

即该药的滞后时间为 0.078 h。

二、尿药排泄数据

　　血管外给药的药物动力学数据同样可用尿药法处理，其处理方法也有速率法与亏量法。

　　如前所述，假定药物有相当多的部分以原型从尿中排出，并假定药物的肾排泄过程亦符合一级速率过程，尿药排泄速率与体内药量成正比，则尿中药物排泄的速率方程为

$$\frac{\mathrm{d}X_\mathrm{u}}{\mathrm{d}t} = k_\mathrm{e} X \tag{8-124}$$

$\dfrac{\mathrm{d}X_\mathrm{u}}{\mathrm{d}t}$ 为尿药排泄速率；X_u 为 t 时间尿中原型药物的累积排泄量；X 为 t 时间体内药量；k_e 为肾排泄速率常数。将口服后体内药量-时间的关系式（8-65）代入上式，得

$$\frac{\mathrm{d}X_\mathrm{u}}{\mathrm{d}t} = \frac{k_\mathrm{e} k_\mathrm{a} F X_0}{k_\mathrm{a} - k} (\mathrm{e}^{-kt} - \mathrm{e}^{-k_\mathrm{a} t}) \tag{8-125}$$

　　利用上式可进行药物动力学参数的求算。

（一）速率法

大多数药物 $k_a > k$，当 t 适当大时，$e^{-k_a t}$ 先趋近于零，式（8-124）可写为

$$\frac{dX_u}{dt} = \frac{k_e k_a F X_0}{k_a - k} e^{-kt} \qquad (8\text{-}126)$$

上式两边取对数，得

$$\lg \frac{dX_u}{dt} = -\frac{k}{2.303} t + \lg \frac{k_e k_a F X_0}{k_a - k} \qquad (8\text{-}127)$$

若以平均速率 $\frac{\Delta X_u}{\Delta t}$ 代替瞬时速率 $\frac{dX_u}{dt}$，以中点时间 t_c 代替 t，则可得

$$\lg \frac{\Delta X_u}{\Delta t} = -\frac{k}{2.303} t_c + \lg \frac{k_e k_a F X_0}{k_a - k} \qquad (8\text{-}128)$$

此方程为单室模型血管外给药后尿药速率法求算 k 的直线方程，以尿药排泄速率的对数（$\lg \frac{\Delta X_u}{\Delta t}$）对中点时间 t_c 作图可得一条直线，从直线的斜率可求出 k。

另外尿药总排出量 X_u^∞ 可根据如下方法计算出：

$$X_u^\infty = (X_u)_0^t + (X_u)_t^\infty \qquad (8\text{-}129)$$

$(X_u)_0^t$ 为 t 时间累积尿药排泄量，可由每一集尿间隔时间内尿药排泄量（即 ΔX_u）的实验数据相加而得；$(X_u)_t^\infty$ 为最后一个取样时间到无穷大时间的尿药排泄量。

$(X_u)_t^\infty$ 的计算过程如下：

由式（8-123）

$$\frac{dX_u}{dt} = \frac{k_e k_a F X_0}{k_a - k} e^{-kt}$$

可得

$$dX_u = \frac{k_e k_a F X_0}{k_a - k} e^{-kt} dt \qquad (8\text{-}130)$$

将该微分方程从 t 时间到无穷大时间进行积分即可得到：$(X_u)_t^\infty = \frac{(\Delta X_u / \Delta t)_t}{k}$

所以

$$X_u^\infty = (X_u)_0^t + \frac{(\Delta X_u / \Delta t)_t}{k} \qquad (8\text{-}131)$$

$$\text{肾排泄药量\%} = \frac{X_u^\infty}{X_0} \qquad (8\text{-}132)$$

利用上式可计算出肾脏排泄药物的分数。

案例 8-17

某制药公司新研发了一类抗菌药物的胶囊剂，主要用于泌尿系统的感染，现在进行 I 期临床研究。某健康志愿者单剂量口服 0.5 g 的胶囊剂后，在各个不同的时间收集尿液，并测出各份尿液中的药物量，结果如表 8-14 所示。

表 8-14　案例 8-17 尿中药物量

	t（h）						
	1	3	5	7	10	24	36
尿中药物量（mg）	25.22	66.09	49.39	32.06	36.80	36.43	5.6

请根据以上数据，求出该药的消除速率常数（k），半衰期（$t_{1/2}$）及肾排泄药量百分数。

案例 8-17 分析

采用尿药速率法列表见表 8-15。

表 8-15 案例 8-17 尿药速率法数据

t（h）	Δt（h）	ΔX_u（mg）	t_c（h）	$\Delta X_u/\Delta t$
1	1	25.22	0.5	25.22
3	2	66.09	2.0	33.05
5	2	49.39	4.0	24.70
7	2	32.06	6.0	16.03
10	3	36.80	8.5	12.27
24	14	36.43	17.0	2.60
36	12	5.60	30.0	0.47

以 $\lg \dfrac{\Delta X_u}{\Delta t}$ 对中点时间 t_c 作图，对后 3 点进行一元线性回归得方程：

$$\lg \frac{\Delta X_u}{\Delta t} = -0.064 t_c + 1.578$$

$$k = -2.303 \times (-0.064) = 0.147\ (\text{h}^{-1})$$

$$t_{1/2} = \frac{0.693}{k} = \frac{0.693}{0.147} = 4.7\ (\text{h})$$

$$X_u^\infty = (X_u)_0^t + \frac{(\Delta X_u/\Delta t)_t}{k} = (X_u)_{0-36} + \frac{(\Delta X_u/\Delta t)_{36}}{k}$$

$$= 25.22 + 66.09 + 49.39 + \cdots + 5.6 + \frac{0.47}{0.161} = 254.79\ (\text{mg})$$

$$肾排泄药量(\%) = \frac{X_u^\infty}{X_0} = \frac{254.79}{500} = 50.96\%$$

由结果可知该药有一半的原型药物经过肾排泄而消除。根据此结果可将肾排泄速率常数求出：$k_e = f_e \times k = 0.5096 \times 0.147 = 0.075\ (\text{h}^{-1})$

（二）亏量法

将式（8-125）

$$\frac{dX_u}{dt} = \frac{k_e F k_a X_0}{k_a - k}(e^{-kt} - e^{-k_a t})$$

进行拉氏变换，解出

$$\overline{X}_u = \frac{k_e F k_a X_0}{k_a - k}\left[\frac{k_a - k}{S(S+k)(S+k_a)}\right]$$

查表得

$$X_{u} = \frac{k_{e}k_{a}FX_{0}}{k}\left[\frac{1}{k_{a}} + \frac{e^{-kt}}{k-k_{a}} - \frac{ke^{-k_{a}t}}{k_{a}(k-k_{a})}\right] \qquad (8\text{-}133)$$

X_{u} 为 t 时间的累积药量，当 t 增加则 X_{u} 不断增加，直到 X_{u}^{∞}（即尿药总量）。可以看出，当 $t \to \infty$ 时，$e^{-k_{a}t} \to 0$，$e^{-kt} \to 0$，则

$$X_{u}^{\infty} = \frac{Fk_{e}X_{0}}{k} \qquad (8\text{-}134)$$

以尿药排泄总量（X_{u}^{∞}）减去 t 时间已经排泄的尿药量（X_{u}），可得待排泄原型药量即尿药亏量。即以式（8-134）减式（8-133），得

$$X_{u}^{\infty} - X_{u} = \frac{X_{u}^{\infty}}{k_{a}-k}(k_{a}e^{-kt} - ke^{-k_{a}t}) \qquad (8\text{-}135)$$

当 t 适当大时，有

$$X_{u}^{\infty} - X_{u} = \frac{X_{u}^{\infty}}{k_{a}-k}k_{a}e^{-kt} \qquad (8\text{-}136)$$

两边取对数得

$$\lg(X_{u}^{\infty} - X_{u}) = -\frac{k}{2.303}t + \lg\frac{X_{u}^{\infty}k_{a}}{k_{a}-k} \qquad (8\text{-}137)$$

此方程为单室模型血管外给药亏量法求算消除速率常数的直线方程。以 $\lg(X_{u}^{\infty} - X_{u})$ 对时间作图可得一条直线，从斜率可求出 k。

从 $X_{u}^{\infty} - X_{u} = \frac{X_{u}^{\infty}}{k_{a}-k}(k_{a}e^{-kt} - ke^{-k_{a}t})$ 可知：以 $\lg(X_{u}^{\infty} - X_{u})$ 对时间作图，应得到一条二项指数型曲线。在 $k_{a} > k$ 的情况下，可以利用残数法作出残数线，进一步求出 k_{a} 值。

$$(X_{u}^{\infty} - X_{u})_{r} = \frac{X_{u}^{\infty}}{k_{a}-k}ke^{-k_{a}t} \qquad (8\text{-}138)$$

$(X_{u}^{\infty} - X_{u})_{r}$ 为尿药亏量的残数值，上式两边同时取对数，得

$$\lg(X_{u}^{\infty} - X_{u})_{r} = -\frac{k_{a}}{2.303}t + \lg\frac{X_{u}^{\infty}k}{k_{a}-k} \qquad (8\text{-}139)$$

以 $\lg(X_{u}^{\infty} - X_{u})_{r}$ 对时间作图，由直线斜率可求出 k_{a} 值。

应该指出，口服给药利用尿药数据以残数法求 k_{a} 时，首先必须了解 k_{a} 及 k 的大小顺序，另外在确定收集尿药数据的点时，也必须与使用血药浓度时间数据那样，既需反映末端直线段的点数，又需反映吸收过程（即残数线点）的点数，即必须在吸收相内收集足够的尿样，这只有在药物吸收较慢时才有可能。除非药物的吸收非常慢，否则由于尿样收集不可能像取血那样可以任意频繁，对于一些吸收快的药物，在吸收相内只能获得很少的尿药数据，因此就难以精确求出 k_{a}。可见尿药数据法的实验有其局限性，只能了解药物的消除情况（求出 k 值），而甚难精确了解药物的吸收情况，只能提供初步的资料。

另外，通过尿药排泄数据的方法，也很难了解药物在体内的分布特征。对于本来在体内分布方面属于多室模型的药物，很可能由于尿药数据的不足（因为不能频繁集尿），而误认为属于单室模型，对该药在体内的药物动力学模型特征可能作出粗糙或错误的估计。总之，我们应该树立一个概念，即尿药数据的方法，在药物动力学中只能提供初步的、较粗糙的资料。欲作较精密的分析，还须进一步测定用药后的血药浓度。由于尿药数据测定的实验对人较易进行，不像抽血那样要严密的医护措施，也不像血药浓度分析需要高精度的测定方法，而且测定尿药数据对于求药物的 k 值和 $t_{1/2}$ 值等仍然是足以胜任的，所以在科研中仍为人们所采用。但应注意到它的局限性，不应当夸大其结果的可靠性与适用范围。有条件时，可以将血药浓度的测定与尿药数据测定同时进行，将这两

方面测出的数据核对与比较，综合评价实验结果的可靠性。

（三）W-N 法

运用该法可根据尿药排泄量测定吸收速率。

由清除率定义

$$CL = \frac{dX/C}{dt} = \frac{dX/dt}{C}$$

故肾清除率

$$CL_R = \frac{dX_u/C}{dt} = \frac{dX_u/dt}{C} \tag{8-140}$$

又因为 $CL_R = k_e V$ ，可得

$$k_e V = \frac{dX_u/dt}{C}$$

$$C = \frac{dX_u/dt}{k_e V} \tag{8-141}$$

将上式代入式（8-105）$\dfrac{dX_A}{dt} = V\dfrac{dC}{dt} + kVC$ ，得

$$\frac{dX_A}{dt} = \frac{1}{k_e} \cdot \frac{d(dX_u/dt)}{dt} + \frac{k}{k_e} \cdot \frac{dX_u}{dt}$$

将上式从零时间到 t 时间积分得

$$(X_A)_t = \frac{1}{k_e} \cdot \left(\frac{dX_u}{dt}\right)_t + \frac{k}{k_e} \cdot (X_u)_t \tag{8-142}$$

当 $t \to \infty$ 时，上式可写成

$$(X_A)_\infty = \frac{k}{k_e} X_u^\infty \tag{8-143}$$

式（8-142）和式（8-143）相除，得

$$\frac{(X_A)_t}{(X_A)_\infty} = \frac{\left(\dfrac{dX_u}{dt}\right)_t + k(X_u)_t}{k X_u^\infty} \tag{8-144}$$

整理，得

$$\frac{X_u^\infty}{(X_A)_\infty} \cdot (X_A)_t = \frac{1}{k} \cdot \left(\frac{dX_u}{dt}\right)_t + (X_u)_t \tag{8-145}$$

$\dfrac{X_u^\infty}{(X_A)_\infty}$ 为原型药物排泄总量与吸收总量之比，可用 f 表示，因此上式可写成：

$$f \cdot (X_A)_t = \frac{1}{k} \cdot \left(\frac{dX_u}{dt}\right)_t + (X_u)_t \tag{8-146}$$

因此，利用实验数据可计算出 $f \cdot (X_A)_t$ 及 $f \cdot (X_A)_\infty$ ，然后求得每一个时间点的吸收分数 $\dfrac{(X_A)_t}{(X_A)_\infty}$ ，根据 W-N 法工作方程，以 $\lg 100 \times \left[1 - \dfrac{(X_A)_t}{(X_A)_\infty}\right]$ 对时间作回归，可得直线方程，从直线斜率可求出 k_a 。

某制药公司开发了一种镇痛药的口服新剂型，现进行临床前药物动力学研究。研究人员给比格犬口服该片剂后，分段收集动物尿液。其尿液中药量测定结果如表 8-16 所示，试计算该药的吸收速率常数 k_a。

表 8-16　案例 8-18 尿药原始数据

	集尿时间 t（h）										
	1	2	3	4	6	8	10	12	16	20	24
分段尿药量 ΔX_u（mg）	10	13	23	24	49	47	40	36	51	32	27

整理原始数据，计算相关数据见表 8-17。

表 8-17　案例 8-18 整理数据

t_c (h)	ΔX_u	$(X_u)_t$	Δt	$\dfrac{\Delta X_u}{\Delta t}$	$\dfrac{1}{k}\cdot\dfrac{\Delta X_u}{\Delta t}$	$f\cdot(X_A)_t$	$\dfrac{f\cdot(X_A)_t}{f\cdot(X_A)_\infty}$	100×待吸收分数
0.5	10	10	1	10	109.41	119.41	0.279	72.1
1.5	13	23	1	13	142.23	165.23	0.387	61.3
2.5	23	46	1	23	251.64	297.64	0.696	30.4
3.5	24	70	1	24	262.58	332.58	0.778	22.2
5	49	119	2	24.5	268.05	387.05	0.905	9.5
7	47	166	2	23.5	257.11	423.11	0.990	1.0
9	40	206	2	20	218.82	424.82	0.994	0.6
11	36	242	2	18	196.94	438.94		
14	51	293	4	12.75	139.50	432.50	$f\cdot(X_A)_\infty = (438.94 + 432.50 +$	
18	32	325	4	8	87.53	412.53	$412.53 + 425.85)/4 = 427.46$	
22	27	352	4	6.75	73.85	425.85		

（1）k 的求算：用末四点的 $\lg\dfrac{\Delta X_u}{\Delta t}$ 对中点时间 t_c 进行线性回归，得直线方程：

$$\lg\frac{\Delta X_u}{\Delta t} = -0.0397 t_c + 1.6686$$

$$k = -2.303 \times (-0.0397) = 0.0914\ (\text{h}^{-1})$$

故 $\int_0^\infty C\mathrm{d}t = 78.40$ 可以作为 AUC_∞，即 $\int_0^\infty C\mathrm{d}t$

据此，$\dfrac{(X_A)_t}{(X_A)_\infty} = \dfrac{C_t + k\int_0^t C\mathrm{d}t}{C_\infty + k\int_0^\infty C\mathrm{d}t}$

因 $C_\infty \to \infty$，故 $\dfrac{(X_A)_t}{(X_A)_\infty} = \dfrac{C_t + k\int_0^t C\mathrm{d}t}{k\int_0^\infty C\mathrm{d}t}$

（2）k_a 的求算：以 $\lg 100 \times \left[1 - \dfrac{(X_A)_t}{(X_A)_\infty}\right]$ 对时间作回归，得斜率为 -0.250 的直线，

$$k_a = -2.303 \times (-0.250) = 0.5758\,(\text{h}^{-1})$$

作 $C\text{-}t$ 图，用梯形法计算每一个时间点的 AUC_{0-t}（即 $\int_0^t C \mathrm{d}t$）

三、血管外给药后血药浓度和尿药浓度的相互关系

在实际工作中，通过测定血药浓度和尿药浓度均可进行药物动力学参数的求算。血药浓度法比较直观准确，计算过程也相对简便。但在多数情况下，延长取样时间，增加取血样次数会给受试者带来许多不便，此时可以采用尿药排泄数据进行药物动力学参数的求算。下面以单室模型药物氯霉素肌内注射给药后所测得的血药浓度与尿药浓度数据为例，介绍不同方法测求动力学参数的具体步骤，并由此了解血药浓度与尿药浓度之间的相互关系。

肌内注射 1 g 氯霉素后，按照表 8-18 所列时间取血样，同时收集尿样，测定血药浓度和尿药浓度，并计算有关数据如下。求 k、$t_{1/2}$ 和 AUC。$\hat{X}_u^t$ 是中点时间 t_c 时的尿药排泄量。

表 8-18　单室模型肌内注射 1 g 氯霉素后的血药浓度与尿药浓度的关系

t（h）	t_c（h）	$C_{\text{中}}$（mg%）	X_u（mg）	$\hat{X}_u^t$（mg）	$\dfrac{\Delta X_u}{\Delta t}$	$\int_0^t C\mathrm{d}t$	$\dfrac{\Delta X_u}{\Delta t}/C$	$\dfrac{\hat{X}_u^t}{\int_0^t C\mathrm{d}t}$	$X_u^\infty - X_u$
0～3	1.5	0.593	19.08	10.6	6.36	0.4448	10.72	23.80*	57.06
3～6	4.5	0.790	35.93	28.0	5.616*	2.5192	7.11*	11.10	40.21
6～9	7.5	0.484	50.98	42.8	5.016	4.4300	10.36	9.66	25.16
9～12	10.5	0.328	59.83	55.0	2.950	5.6482	9.00	9.74	16.30
12～15	13.5	0.156	67.00	64.3	2.390	6.3742	15.30	10.10	9.14
15～18	16.5	0.098	70.24	69.6	1.080	6.7550	11.02	10.30	5.90

注：带"*"数据计算时不计入

（一）消除速率常数 k 的求算

1. 血药浓度法　将第 3 列最后四点血药浓度的对数与时间作线性回归，得

$$\lg C = -0.08012t + 0.3706$$

$$k = -2.303 \times (-0.08012) = 0.185\,(\text{h}^{-1})$$

$$t_{1/2} = \frac{0.693}{k} = \frac{0.693}{0.185} = 3.75\,(\text{h})$$

将 $t_c = 16.5$ 代入 $\lg C - t$ 的直线方程，得 $C_{16.5} = 0.0967\,(\text{mg})$

$$\int_{16.5}^\infty C\mathrm{d}t = \frac{C_{16.5}}{k} = \frac{0.0967}{0.185} = 0.523$$

$$\text{AUC}_{0-\infty} = \int_0^{16.5} C\mathrm{d}t + \int_{16.5}^\infty C\mathrm{d}t = 6.76 + 0.523 = 7.283\,(\text{mg}\cdot\text{h}\cdot\text{ml}^{-1})$$

2. 尿药排泄速率法（速率法）　将表中第 6 列末四点的 $\dfrac{\Delta X_u}{\Delta t}$ 取对数后对中点时间 t_c 作线性回归，得方程：

$$\lg \frac{\Delta X_u}{\Delta t} = -0.0698t_c + 1.2327$$

$$k = -2.303 \times (-0.0698) = 0.161\,(\text{h}^{-1})$$

$$t_{1/2} = \frac{0.693}{k} = \frac{0.693}{0.161} = 4.30 \, (\text{h})$$

将 $t = 18$ 代入 $\lg \dfrac{\Delta X_u}{\Delta t} - t_c$ 的直线方程，得

$$\left(\frac{\Delta X_u}{\Delta t}\right)_{18} = 0.948 \, (\text{mg} \cdot \text{h}^{-1})$$

$$(X_u)_{18-\infty} = \frac{(\Delta X_u / \Delta t)_{18}}{k} = \frac{0.948}{0.161} = 5.90 \, (\text{mg})$$

$$X_u^{\infty} = (X_u)_0^{18} + \frac{(\Delta X_u / \Delta t)_{18}}{k} = 70.24 + 5.90 = 76.14 \, (\text{mg})$$

3. 亏量法 以表中最后一列末四点尿药亏量 $(X_u^{\infty} - X_u)$ 的对数与第 1 列末端时间 t 作线性回归，得

$$\lg(X_u^{\infty} - X_u) = -0.07136t + 2.0495$$

$$k = -2.303 \times (-0.07136) = 0.164 \, (\text{h}^{-1})$$

$$t_{1/2} = \frac{0.693}{k} = \frac{0.693}{0.161} = 4.23 \, (\text{h})$$

（二）肾清除率的求算

根据清除率定义

$$CL_R = \frac{dX_u / C}{dt} = \frac{dX_u / dt}{C}$$

以 $\dfrac{\Delta X_u}{\Delta t}$ 代替 $\dfrac{dX_u}{dt}$，C 应为中点时间 t_c 时的血药浓度，可得

$$CL_R = \frac{\Delta X_u / \Delta t}{C_{\text{中}}} \tag{8-147}$$

1. 实测值法 因药物的肾清除率在正常情况下应为一常数值，故可以将第 8 列各时间点（第 2 点舍弃）的 $\dfrac{\Delta X_u}{\Delta t} / C$ 取平均值而得的肾清除率

$$CL_R = 11.3 \times 100 = 18.8 \, (\text{ml} \cdot \text{min}^{-1})$$

2. 以尿药排泄速率计算肾清除率

由

$$CL_R = \frac{\Delta X_u / \Delta t}{C_{\text{中}}}$$

可得

$$\frac{\Delta X_u}{\Delta t} = CL_R \times C_{\text{中}}$$

可知尿药排泄速率与中点时间的血药浓度成正比，其比例系数应为肾清除率，因此以尿药排泄速率 $\dfrac{\Delta X_u}{\Delta t}$ 对中点时间的血药浓度（$C_{\text{中}}$）作图可得到一条直线，直线的斜率即为肾清除率。肾排泄迅速的药物，$\dfrac{\Delta X_u}{\Delta t}$ 大，斜率也较大（图 8-19 直线 A）；肾排泄缓慢的药物，其斜率较小（图 8-19 直线 B）。

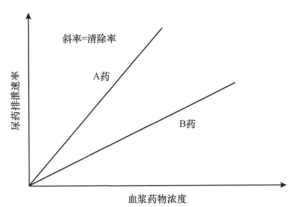

图 8-19 药物排泄速率与血药浓度的关系

本例中将数据表第 6 列 $\dfrac{\Delta X_u}{\Delta t}$ 与第 3 列 $C_中$ 作线性回归，得直线方程：

$$\frac{\Delta X_u}{\Delta t} = 9.839 C_中 + 0.294$$

$$\frac{\Delta X_u}{\Delta t} = 10.5 C_中$$

$$\mathrm{CL_R} = 10.5 \times 100\ (\mathrm{ml \cdot h^{-1}}) = 17.5\ (\mathrm{ml \cdot min^{-1}})$$

3. 以累积尿药排泄量计算肾清除率

将式

$$\frac{\mathrm{d}X_u}{\mathrm{d}t} = \mathrm{CL_R} \times C$$

移项得

$$\mathrm{d}X_u = \mathrm{CL_R} C \mathrm{d}t$$

上式从零到 t 时间进行积分，得

$$\int_0^t \mathrm{d}X_u = \mathrm{CL_R} \int_0^t C \mathrm{d}t$$

$$(X_u)_t = \mathrm{CL_R} \times \mathrm{AUC}_{0-t}$$

由上式可知：以累积尿药排泄量对药-时曲线下面积作图可得一条直线，直线的斜率即为肾清除率，曲线下面积可用梯形法估算。这个方法的缺点是，如果丢失一个数据点，就难以得到累计尿药排泄量。但如果数据完整，那么用此法得到的清除率比较精确。

因 AUC 是用中点时间血药浓度计算得到，上式中的 $(X_u)_t$ 也应为中点时间的尿药排泄量才能减小误差。而实际收集尿样的时间并非中点时间，故本例中应先估算中点时间 t_c 时的尿药排泄量 $\hat{X}_u^t$。将表第 4 列 t 时间（集尿时间）的累积尿药排泄量 X_u 对第 2 列中点时间 t_c 作曲线图，即可估算 $\hat{X}_u^t$ 值（第 5 列）。

以各中点时间的 $\hat{X}_u^t$ 值对 $\int_0^t C \mathrm{d}t$（第 7 列）作线性回归（第 1 点除去），得过原点的直线方程：

$$\hat{X}_u^t = 10.05 \mathrm{AUC}_{0-t}$$

$$\mathrm{CL_R} = 10.05 \times 100\ (\mathrm{ml \cdot h^{-1}}) = 16.75\ (\mathrm{mL \cdot min^{-1}})$$

4. 非图像法估算肾清除率 肾清除率也可从 $\mathrm{AUC}_{0-\infty}$ 吸收药物的总量 FX_0 和尿排泄药物总量 X_u^∞ 来估算。

由

$$(X_u)_t = \mathrm{CL_R} \times \mathrm{AUC}_{0-t}$$

可得

$$CL_R = \frac{X_u^t}{AUC_{0-t}}$$

$$CL_R = \frac{X_u^\infty}{AUC_{0-\infty}}$$

如已知尿药排泄总量，肾清除率可由上式计算出。本例中将第 9 列（第 1 点舍弃）$\frac{\hat{X}_u^t}{\int_0^t C dt}$ 各数值取平均值，得均值为 10.2。

$$CL_R = 10.2 \times 100 \, (\text{ml·h}^{-1}) = 17.00 \, (\text{ml·min}^{-1})$$

或 $CL_R = \dfrac{X_u^\infty}{AUC_{0-\infty}} = \dfrac{76.14}{7.278} = 10.46 \, (\text{ml·h}^{-1}) = 17.43 \, (\text{ml·min}^{-1})$

利用非图像法可以迅速、方便地估算药物清除率。但应注意，该法只能得到单剂量估算值，不能反映清除率的非线性变化。

（三）血药浓度与尿药浓度的相互关系

1. 由尿药排泄数据估算血药浓度 由 $\frac{\Delta X_u}{\Delta t} = CL_R \times C_{中}$，可知尿药排泄平均速率（$\frac{\Delta X_u}{\Delta t}$）与中点时间的血药浓度 $C_{中}$ 呈良好的线性关系，其斜率即为肾清除率。因此，本例中得到的血药浓度与尿药排泄速率的关系式如下（第二点数据弃去）：

$$C_{中} = 0.098 \frac{\Delta X_u}{\Delta t} - 0.015$$

利用上式，可从尿药排泄数据求出给药后任一时间的血药浓度。

2. 由尿药排泄数据估算峰浓度 由于药物的排泄速率与血药浓度成正比，出现最大排泄速率的时间也即是出现血药浓度峰值的时间（即 T_{max}）。

$$\left(\frac{\Delta X_u}{\Delta t}\right)_{max} = CL_R \times C_{max}$$

所以可由最大尿药排泄速率与肾清除率的比值求出 C_{max}，再根据血药浓度-时间关系求出 T_{max}。

3. 由尿药排泄数据估算曲线下面积 由上表可知：中点时间 t_c 时的尿药排泄量 $\hat{X}_u^t$ 与 AUC 亦呈良好的线性关系，其关系式为

$$AUC = 0.1082 \hat{X}_u^t - 0.5136$$

故可以由尿药排泄总量推算出 AUC。

综上所述，由尿药浓度可以推算出血药浓度的 C_{max}、T_{max}、AUC 等药物动力学参数，而这些参数是目前评价生物利用度的主要指标。因此通过血药浓度与尿药浓度的关系式，可以用尿药数据作为评价生物利用度的指标。需要注意的是，由尿药浓度估算 C_{max}，虽然不必先求出 k_a（因其计算过程较为烦琐），但采用该法估算药物动力学参数，在实验设计中需在收集尿样的同时采集中点时间的血样，样本量较大，操作上带来一定的不便。在实际工作中，应根据每一个试验药物的具体情况和需要选择合适的方法。

（钟志容　程泽能）

第九章 多室模型

学习目标

1. 掌握二室模型静脉注射给药血药浓度经时变化公式、药物动力学参数的含义及计算方法。

2. 熟悉二室模型血管外给药血药浓度经时变化公式、药物动力学参数的含义及计算方法；二室模型静脉滴注给药血药浓度经时变化公式、药物动力学参数的含义及计算方法；房室模型的判断方法。

3. 了解三室模型静脉注射给药血药浓度与时间关系及药物动力学参数的计算。

单室模型把整个机体看作一个房室，药物进入体循环后，能够迅速在体内各组织、器官与体液间达到动态平衡分布。这样在处理方法上虽然简单，但在应用上有其局限性。实际上由于机体各组织、器官血流量和血液灌注速率的差异，药物理化性质不同造成的膜渗透性的差别和对各种组织器官的亲和力不同等各种原因，使得药物在机体各组织、器官及体液中分布达到平衡所需要的时间也必然不同。因此，对于体内各部位分布速率差异较大的药物，则需要用多室模型描述其体内过程。

体内各组织、器官的血流速率是不同的，如肾组织血流速率可达 450 ml·min^{-1}·100 g^{-1} 组织，心、脑、肝组织血流速率比之降低，分别为 70 ml·min^{-1}·100 g^{-1} 组织、55 ml·min^{-1}·100 g^{-1} 组织、20 ml·min^{-1}·100 g^{-1} 组织，而肌肉、脂肪组织血流速率很小，仅为 3 ml·min^{-1}·100 g^{-1} 组织和 1 ml·min^{-1}·100 g^{-1} 组织。药物随血流进入到各组织、器官与体液需要一定时间。因此，绝对符合单室模型的药物不存在，但是为了简化数学处理，把机体中药物分布速率相差不大的组织或体液合并成一个房室，使机体内的房室数减少到最低限度。大多数药物进入体内后，在血流丰富、物质交换方便的组织、器官和体液的分布较快，能够迅速达到分布平衡，可近似地把这些组织、器官和体液，连同血液一起构成"中央室"，如心、肝、脾、肺、肾和血浆等；而药物在另一些血流贫乏、不易进行物质交换的组织、器官或体液分布较慢，需要较长的时间才能达到分布平衡，这些组织、器官或体液构成"周边室"，如肌肉、骨骼、皮下脂肪等，从而构成"二室模型"。这种在体内形成"中央室"与"周边室"的药物，称为"二室模型药物"。其他一些组织或器官的划分，要视药物的特性而定。例如，脑组织血流丰富，但它具有亲脂性的屏障，对于脂溶性药物，脑组织属于"中央室"，对于极性药物，它属于"周边室"。多数情况下，"中央室"和"周边室"都是既有药物进入房室，又有药物从房室出去，即药物可进、出房室，故称开放性房室系统。

根据药物的主要消除部位不同，理论上又可将二室模型分为三种类型，如图 9-1 所示。多数药物以肝为药物的主要代谢器官，肾为药物的主要排泄器官，故以中央室为主要消除部位的二室模型类型最为常见；只通过周边室进行消除的二室模型药物尚未见报道；而既通过中央室又通过周边室消除的模型由于参数较多，通常难以求出参数值，故在本章节主要讨论经中央室消除的二室模型。

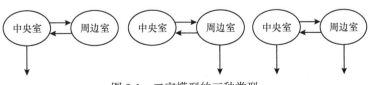

图 9-1　二室模型的三种类型

有些药物需要用三室模型来表征,即由所谓的中央室与两个周边室(即浅外室和深外室)组成。药物进入体内后以很快的速率分布到中央室(第一室),以较慢的速率进入浅外室(第二室),以更慢的速率进入深外室(第三室),此处中央室模型与二室模型相同;浅外室为血流灌注较差的组织,深外室为血流灌注更差的深组织,如骨髓、脂肪等,也包括那些与药物结合牢固的组织。与二室模型相同,药物消除主要发生在中央室。

药物归属的房室数并不是凭主观意愿任意划分,而是以该药物在体内的全部动态,包括分布特征,依据实验数据来确定。同一药物由于实验条件及数据处理方法的不同,可以定为不同的房室模型。房室数是否分得合理,既要看它是否与实际情况相符(如药-时曲线拟合程度),又要考虑数据处理是否简单易行。从理论上讲,药物动力学可建立任何多室模型,但从实用角度看,三室以上的模型很少采用。本章主要介绍各给药途径的二室模型和静脉注射给药的三室模型。

案例 9-1

蝙蝠葛苏林碱是从防己科植物蝙蝠葛根茎中提取的类生物碱,实验室研究证实具有抗心律失常、抗血小板聚集、抗缺血性脑损伤等药理作用,且其抗心律失常作用具有延长心肌动作电位时程的特征,可开发为新型抗心律失常药物。在临床前研究中为明确蝙蝠葛苏林碱在家兔体内的药物动力学和组织分布特征,进行了如下试验:兔耳缘静脉注射蝙蝠葛苏林碱 10.0 mg·kg^{-1},分别于给药 0、0.033 h、0.083 h、0.167 h、0.333 h、0.5 h、0.75 h、1.0 h、1.5 h、2.0 h、4.0 h、6.0 h、8.0 h、12.0 h 时在对侧耳缘静脉采血,经 HPLC 法测定血药浓度,并以血药浓度的对数值对时间作图,如图 9-2 所示。

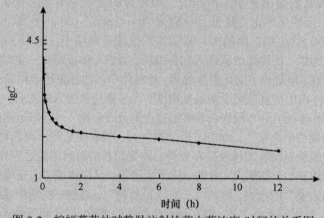

图 9-2 蝙蝠葛苏林碱静脉注射给药血药浓度-时间的关系图

同时,静脉注射蝙蝠葛苏林碱后,分别于给药结束 0.5 h、2 h、6 h 处死动物,立即取出心、肝、脾、肺、肾、脑、胃、肠、肌肉、睾丸等组织器官,并测定不同时间各组织器官中药物的含量。结果如图 9-3 所示。

问题:

1. 蝙蝠葛苏林碱在各脏器分布速率是否一致?
2. 蝙蝠葛苏林碱在各脏器分布量是否均一?
3. 药物在体内分布具有什么特征?

案例 9-1 分析

从蝙蝠葛苏林碱在家兔体内的药-时曲线(图 9-2)上看,以 $\lg C$ 对 t 作图得到的不是直线,不符合单室模型特征,因此可以推断蝙蝠葛苏林碱在体内各部位分布速率是存在差异的。从图 9-3 可以看出,蝙蝠葛苏林碱在各脏器分布的量是不均一的,肺、肾、脾、肝等血流速率较快的组织，药物分布的量也相应较多。这些部位连同血浆一起可以被看作"中央室"，而其他药物分布较慢的组织看作"周边室"。

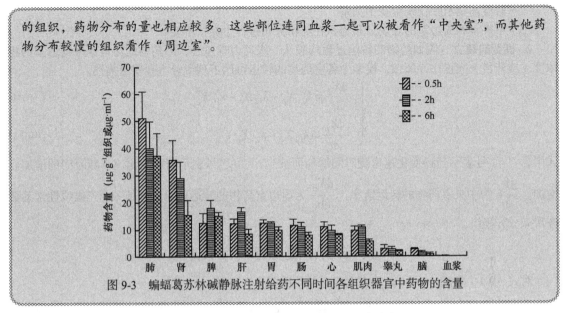

图 9-3　蝙蝠葛苏林碱静脉注射给药不同时间各组织器官中药物的含量

第一节　二室模型静脉注射

一、模型的建立

二室模型药物静脉注射给药后，首先进入中央室，然后再逐渐向周边室转运；同时周边室的部分药物从周边室向中央室转运，药物在中央室与周边室之间进行着可逆性的转运。药物在中央室同时按一级速率过程消除。其体内过程如图 9-4 所示。

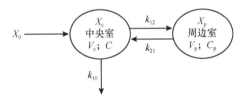

图 9-4　二室模型静脉注射给药示意图

X_0 为静脉注射给药剂量；X_c 为中央室的药量；X_p 为周边室的药量；C 为中央室的血药浓度；C_p 为周边室的血药浓度；V_c 为中央室的分布容积；V_p 为周边室的分布容积；k_{12} 为药物从中央室向周边室转运的一级速率常数；k_{21} 为药物从周边室向中央室转运的一级速率常数；k_{10} 为药物从中央室消除的一级速率常数

任一时刻中央室和周边室中药物的动态变化见表 9-1。

表 9-1　二室模型静脉注射给药中央室和周边室药物的动态变化

房室	房室中药物动态变化
中央室	（1）药物从中央室向周边室转运
	（2）药物从中央室消除
	（3）药物从周边室向中央室转运
周边室	（1）药物从中央室向周边室转运
	（2）药物从周边室向中央室转运

1. 模型的假设
（1）假设体内各房室间的药物转运及药物消除符合一级速率过程。

（2）假设药物消除仅发生在中央室。

（3）中央室和周边室的表观分布容积在药物分布过程中保持不变。

2. 模型的建立　假如药物的转运过程均服从一级动力学过程，即药物的转运速率与该室药物浓度（或药量）成正比，那么，模型中各室药物的转运可用下列微分方程定量描述。

$$\frac{\mathrm{d}X_\mathrm{c}}{\mathrm{d}t} = k_{21}X_\mathrm{p} - k_{12}X_\mathrm{c} - k_{10}X_\mathrm{c} \tag{9-1}$$

$$\frac{\mathrm{d}X_\mathrm{p}}{\mathrm{d}t} = k_{12}X_\mathrm{c} - k_{21}X_\mathrm{p} \tag{9-2}$$

式中，"–"号表示药物变化速率随时间增加而减少；"+"号表示药物变化速率随时间的增加而增加。$\dfrac{\mathrm{d}X_\mathrm{c}}{\mathrm{d}t}$ 为中央室药物的转运速率；$\dfrac{\mathrm{d}X_\mathrm{p}}{\mathrm{d}t}$ 为周边室药物的转运速率。这是一个三维线性常系数齐次微分方程组。

二、血药浓度与时间的关系

对式（9-1）和式（9-2）微分方程组进行拉氏变换，可得

$$X_\mathrm{c} = \frac{X_0(\alpha - k_{21})}{\alpha - \beta}\mathrm{e}^{-\alpha t} + \frac{X_0(k_{21} - \beta)}{\alpha - \beta}\mathrm{e}^{-\beta t} \tag{9-3}$$

$$X_\mathrm{p} = \frac{k_{21}X_0}{\alpha - \beta}(\mathrm{e}^{-\beta t} - \mathrm{e}^{-\alpha t}) \tag{9-4}$$

以上公式中，α 称为分布速率常数或快配置速率常数；β 称为消除速率常数或称为慢配置速率常数。α 和 β 分别代表着两个指数项即分布相和消除相的特征，由模型参数（k_{12}、k_{21}、k_{10}）构成，可分别由下式表示

$$\alpha = \frac{(k_{12} + k_{21} + k_{10}) + \sqrt{(k_{12} + k_{21} + k_{10})^2 - 4k_{21} \cdot k_{10}}}{2} \tag{9-5}$$

$$\beta = \frac{(k_{12} + k_{21} + k_{10}) - \sqrt{(k_{12} + k_{21} + k_{10})^2 - 4k_{21} \cdot k_{10}}}{2} \tag{9-6}$$

α 和 β 与模型参数之间的关系如下

$$\alpha + \beta = k_{12} + k_{21} + k_{10} \tag{9-7}$$

$$\alpha \cdot \beta = k_{21} \cdot k_{10} \tag{9-8}$$

由于中央室内的药量与血药浓度之间存在如下关系

$$X_\mathrm{c} = V_\mathrm{c} \cdot C \tag{9-9}$$

式中，V_c 为中央室的表观分布容积，将上式代入式（9-3），得到中央室血药浓度与时间的函数表达式如下：

$$C = \frac{X_0(\alpha - k_{21})}{V_\mathrm{c}(\alpha - \beta)} \cdot \mathrm{e}^{-\alpha t} + \frac{X_0(k_{21} - \beta)}{V_\mathrm{c}(\alpha - \beta)} \cdot \mathrm{e}^{-\beta t} \tag{9-10}$$

上式中，设

$$A = \frac{X_0(\alpha - k_{21})}{V_\mathrm{c}(\alpha - \beta)} \tag{9-11}$$

$$B = \frac{X_0(k_{21} - \beta)}{V_\mathrm{c}(\alpha - \beta)} \tag{9-12}$$

则

$$C = A \cdot \mathrm{e}^{-\alpha t} + B \cdot \mathrm{e}^{-\beta t} \tag{9-13}$$

A、B、α 和 β 称为混杂参数（hybrid parameter），其中 A、B 为经验常数（experiential constant），k_{12}、k_{21}、k_{10} 决定模型的性质，称为模型参数（model parameter）。

如图 9-5 所示，符合二室模型的药物以静脉注射方式给药后，其药-时曲线可分为两个部分：分布相和消除相。给药后，药物在中央室迅速分布达到平衡，药物从中央室向周边室转运的速率大于周边室向中央室转运的速率，同时存在中央室的消除，故中央室血药浓度曲线的分布相表现为血药浓度下降较快，而周边室药物浓度逐渐增大；随着分布的进行，中央室与周边室的分布达到动态平衡，周边室药物浓度达到最大，此时的浓度可以大于或小于血药浓度，之后药物主要从中央室进行消除，中央室与周边室药物浓度平行下降，这一过程为消除相。

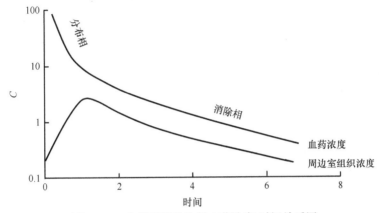

图 9-5 二室模型静脉注射血药浓度-时间关系图

三、基本参数的估算

欲掌握药物在体内的变化规律，首先应了解中央室内药物的量变关系，由式（9-13）可知，只要确定 A、B、α 和 β 这四个基本参数值，就可以确定药物在中央室内的转运规律。若以血药浓度的对数值对时间作图，即以 $\lg C$-t 作图，将得到一条二项指数曲线，如图 9-6 所示。

对于式（9-13），应用残数法进行分析，即可求出相关参数。

因为多数情况下 $\alpha \gg \beta$，当 t 充分大时，$e^{-\alpha t} \ll e^{-\beta t}$，$A \cdot e^{-\alpha t}$ 趋向于零。如果取样是在注射后很长一段时间进行的，则该样品的药物浓度满足

$$C = B \cdot e^{-\beta t} \qquad (9\text{-}14)$$

这个关系式代表了药-时曲线的尾段（即取实验值中最后几点）的数值关系，应满足关系式（9-14）。

两边取对数，得

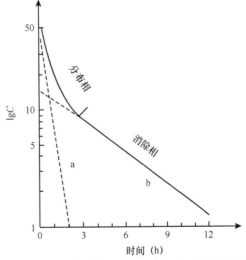

图 9-6 二室模型静脉注射血药浓度-时间关系图

$$\lg C = -\frac{\beta}{2.303}t + \lg B \qquad (9\text{-}15)$$

以 $\lg C$-t 作图为一条直线，即图 9-6 中的尾段直线，直线的斜率为 $-\dfrac{\beta}{2.303}$，则

$$\beta = -2.303 \times 斜率$$

将此直线外推至时间 t 等于零时，与纵轴相交，得截距为 $\lg B$，由其反对数值即可求出 B。并

且根据 β 值可求出消除相的生物半衰期 $t_{1/2(\beta)}$ 为

$$t_{1/2(\beta)} = \frac{0.693}{\beta} \qquad (9\text{-}16)$$

将式（9-13）进行整理，得

$$\left(C - B \cdot e^{-\beta t}\right) = A \cdot e^{-\alpha t} \qquad (9\text{-}17)$$

两边取对数，得

$$\lg\left(C - B \cdot e^{-\beta t}\right) = -\frac{\alpha}{2.303}t + \lg A \qquad (9\text{-}18)$$

式中，C 为实测浓度，$B \cdot e^{-\beta t}$ 为外推浓度，$C - B \cdot e^{-\beta t}$ 为残数浓度（C_r），在分布相求出各个时间的外推浓度，即可算出 C_r。以 $\lg C_r$ 对 t 作图，得到残数直线。根据残数线的斜率 $-\dfrac{\alpha}{2.303}$ 和截距 $\lg A$ 即可求出 α 和 A。

其分布相的半衰期 $t_{1/2(\alpha)}$ 可按下式求出

$$t_{1/2(\alpha)} = \frac{0.693}{\alpha} \qquad (9\text{-}19)$$

因此，根据实验数值，采用残数法可求出混杂参数 α，β，A 和 B。

应该注意，在分布相时间内，若取样太迟太少，可能看不到分布相而将二室模型当成单室模型处理，这一点在实验设计时必须考虑。

四、模型参数的计算

根据式（9-13），当时间 $t = 0$ 时，则 $e^{-\alpha t} = 1$，$e^{-\beta t} = 1$，$C = C_0$。所以

$$C_0 = A + B \qquad (9\text{-}20)$$

又因为在零时间体内所有药物都在中央室，则零时间的血药浓度 C_0 为

$$C_0 = \frac{X_0}{V_c} \qquad (9\text{-}21)$$

故

$$V_c = \frac{X_0}{A + B} \qquad (9\text{-}22)$$

式中，X_0 为静脉注射剂量，V_c 为中央室的分布容积。

式（9-22）也可写成 $A + B = \dfrac{X_0}{V_c}$，代入式（9-12）$B = \dfrac{X_0(k_{21} - \beta)}{V_c(\alpha - \beta)}$ 中，得

$$B = \frac{(A + B)(k_{21} - \beta)}{\alpha - \beta} \qquad (9\text{-}23)$$

由式（9-23）可得出

$$k_{21} = \frac{A\beta + B\alpha}{A + B} \qquad (9\text{-}24)$$

又因 $\alpha\beta = k_{21}k_{10}$

所以

$$k_{10} = \frac{\alpha\beta}{k_{21}} = \frac{\alpha\beta(A + B)}{A\beta + B\alpha} \qquad (9\text{-}25)$$

又因 $\alpha + \beta = k_{12} + k_{21} + k_{10}$

所以

$$k_{12} = \alpha + \beta - k_{21} - k_{10} \qquad (9\text{-}26)$$

当 V_c，k_{12}，k_{10}，k_{21} 这些药物动力学模型参数均求出后，我们基本上就掌握了该药物在体内的药物动力学特征，利用式（9-13）可以求出单剂量静脉注射给药后任何时间的血药浓度。

五、其他药物动力学参数的计算

1. AUC

$$\text{AUC} = \int_0^\infty C \mathrm{d}t = \int_0^\infty \left(A \cdot \mathrm{e}^{-\alpha t} + B \cdot \mathrm{e}^{-\beta t} \right) \mathrm{d}t = \int_0^\infty A \cdot \mathrm{e}^{-\alpha t} \mathrm{d}t + \int_0^\infty B \cdot \mathrm{e}^{-\beta t} \mathrm{d}t$$

所以

$$\text{AUC} = \frac{A}{\alpha} + \frac{B}{\beta} \tag{9-27}$$

2. 总清除率（CL）　总清除率等于单位时间内整个机体消除相当于多少毫升血中所含的药物，即单位时间消除的药物表观分布容积。当 t 充分大时，体内过程主要是消除，分布吸收均可忽略不计。β 是整个模型的总消除速率常数，所以单位时间内从体内清除的表观分布容积数即 CL，可以用公式表示为

$$\text{CL} = \beta \cdot V_\beta \tag{9-28}$$

式中，V_β 为机体总表观分布容积，用以表征药物在体内分布平衡后所占据的体液容积；β 为总消除速率常数。

又因为我们讨论的模型只从中央室消除，所以：

$$\text{CL} = \beta \cdot V_\beta = k_{10} \cdot V_c \tag{9-29}$$

因为

$$k_{10} = \frac{A + B}{\dfrac{A}{\alpha} + \dfrac{B}{\beta}}$$

所以

$$\text{CL} = V_c \cdot \frac{A + B}{\dfrac{A}{\alpha} + \dfrac{B}{\beta}} = \frac{X_0}{\dfrac{A}{\alpha} + \dfrac{B}{\beta}} \tag{9-30}$$

又因

$$\text{AUC} = \frac{A}{\alpha} + \frac{B}{\beta}$$

所以

$$\text{CL} = \frac{X_0}{\text{AUC}} \tag{9-31}$$

由式（9-31）可以看出，二室模型药物总清除率的定义与单室模型相似，清除率的计算不必考虑隔室模型，可用非隔室模型法计算。

3. 总表观分布容积（V_β）

因为
$$\beta \cdot V_\beta = k_{10} \cdot V_c$$

所以

$$V_\beta = V_c \cdot \frac{k_{10}}{\beta} = \frac{\text{CL}}{\beta} = \frac{X_0}{\beta \cdot \text{AUC}} \tag{9-32}$$

4. 周边室表观分布容积（V_p）

因为
$$V_\beta = \frac{k_{10} \cdot V_c}{\beta} = \frac{\alpha\beta \cdot V_c}{k_{21} \cdot \beta} = \frac{\alpha \cdot V_c}{k_{21}}$$

且
$$V_c + V_p = V_\beta$$

所以
$$V_p = V_\beta - V_c = \frac{\alpha \cdot V_c}{k_{21}} - V_c = V_c \cdot \frac{\alpha - k_{21}}{k_{21}}$$
（9-33）

案例 9-2

阿糖胞苷（Ara-C）是抗代谢类抗肿瘤药物，体内易被胞嘧啶脱氨酶迅速脱氨而生成无活性的阿糖尿苷。为了减少阿糖胞苷的体内代谢，延长血药浓度维持时间，某实验室制备了阿糖胞苷聚氰基丙烯酸正丁酯纳米粒冻干针剂，并在家兔上进行了临床前药物动力学研究。给家兔耳缘静脉单次注射阿糖胞苷纳米粒冻干针剂 2.5 mg·kg^{-1}，分别于 0.05 h、0.08 h、0.17 h、0.5 h、1.0 h、3.0 h、6.0 h、12.0 h、24.0 h 从对侧耳缘静脉采集静脉血，用 HPLC 法测定血药浓度。其中一只动物在不同时间点的血药浓度测定数据如表 9-2 所示。

表 9-2　案例 9-2 血药浓度数据

	t(h)								
	0.05	0.08	0.17	0.5	1.0	3.0	6.0	12.0	24.0
C(ng·ml^{-1})	2053.8	1712.2	1064.7	200.9	49.9	34.5	27.1	16.7	6.4

问题：

1. 该药物的体内过程可用哪些药物动力学参数表征？
2. 如何计算该药物的药物动力学参数？

案例 9-2 分析

已知阿糖胞苷聚氰基丙烯酸正丁酯纳米粒的体内过程符合二室模型，可用 α、β、A、B、$t_{1/2(\alpha)}$、$t_{1/2(\beta)}$、V_c、k_{21}、k_{10}、k_{12}、AUC、CL、V_β、V_p 等药物动力学参数表述。

以血药浓度的对数（lg$C$）对时间（t）作图 9-7：

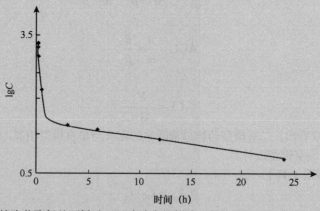

图 9-7　阿糖胞苷聚氰基丙烯酸正丁酯纳米粒静脉注射给药后的血药浓度-时间关系图

以实验数据后 4 点的 lg$C$ 对时间 t 作图，得直线，其直线方程为
$$\lg C = -0.035t + 1.642$$

直线斜率为 -0.035，即 $-\dfrac{\beta}{2.303} = -0.035$，则 $\beta = 0.08$（h^{-1}）。

直线截距为 1.642，即 lg$B = 1.642$，则 $B = 43.85$（ng·ml^{-1}）。

将该直线外推，得各时间点对应的外推浓度 $C_外$，根据实测血药浓度减去外推浓度得剩余浓度 C_r（表 9-3）。

表 9-3　案例 9-2 外推浓度数据

t (h)	C (ng·ml^{-1})	$C_{外}$ (ng·ml^{-1})	C_r (ng·ml^{-1})
0.05	2053.8	43.7	2010.1
0.08	1712.2	43.6	1668.6
0.17	1064.7	43.3	1021.4
0.5	200.9	42.1	158.8
1.0	49.9	40.5	9.4
3.0	34.5		
6.0	27.1		
12.0	16.7		
24.0	6.4		

以 $\lg C_r$ 对 t 作图得残数线，其直线方程为 $\lg C_r = -2.449t + 3.423$

直线斜率为-2.449，即 $-\dfrac{\alpha}{2.303} = -2.449$，则 $\alpha = 5.64$ (h^{-1})。

直线截距为3.4230，即 $\lg A = 3.423$，则 $A = 2648.5$ (ng·ml^{-1})。

计算各参数如下：

$$t_{1/2(\alpha)} = \frac{0.693}{\alpha} = \frac{0.693}{5.64} = 0.123 \,(\text{h})$$

$$t_{1/2(\beta)} = \frac{0.693}{\beta} = \frac{0.693}{0.08} = 8.663 \,(\text{h})$$

$$V_c = \frac{X_0}{A+B} = \frac{40 \times 1000 \times 1000}{2648.5 + 43.85} = 14856.9 (\text{ml}) = 14.9 (\text{L})$$

$$k_{21} = \frac{A\beta + B\alpha}{A+B} = \frac{2648.5 \times 0.08 + 43.85 \times 5.64}{2648.5 + 43.85} = 0.171 (\text{h}^{-1})$$

$$k_{10} = \frac{\alpha\beta}{k_{21}} = \frac{5.64 \times 0.08}{0.171} = 2.64 (\text{h}^{-1})$$

$$k_{12} = \alpha + \beta - k_{21} - k_{10} = 5.64 + 0.08 - 0.171 - 2.64 = 2.91 (\text{h}^{-1})$$

$$\text{AUC} = \frac{A}{\alpha} + \frac{B}{\beta} = \frac{2648.5}{5.64} + \frac{43.85}{0.08} = 1017.72 (\text{ng·ml}^{-1}\cdot\text{h})$$

$$\text{CL} = \frac{X_0}{\text{AUC}} = \frac{40 \times 1000 \times 1000}{1017.72} = 39\,303.54 (\text{ml·h}^{-1}) = 39.30 (\text{L·h}^{-1})$$

$$V_\beta = \frac{X_0}{\beta \cdot \text{AUC}} = \frac{40 \times 1000 \times 1000}{0.08 \times 1017.2} = 491\,294.3 (\text{ml}) = 491.3 (\text{L})$$

$$V_p = V_c \cdot \frac{\alpha - k_{21}}{k_{21}} = 14.9 \times \frac{5.64 - 0.171}{0.171} = 476.5 (\text{L})$$

$$或\ V_p = V_\beta - V_c = 491.3 - 14.9 = 476.4 (\text{L})$$

第二节 二室模型静脉滴注

一、模型的建立

对消除 $t_{1/2}$ 比较短的二室模型药物，不适合快速静脉注射时，可改为静脉滴注给药，相应的二室模型稍有改变。静脉滴注时，一方面药物以恒速 k_0 逐渐进入中央室，不断补充中央室的药物量；另一方面，药物同时也在中央室与周边室之间转运。因此，只要把快速静脉注射模型的给药部分改作恒速给药，即得静脉滴注给药的二室模型。

如图 9-8 所示，剂量为 X_0 的药物，在滴注时间 T 这段时间内，以恒速 $k_0 = \dfrac{X_0}{T}$ 进入中央室。中央室内药物量（X_c）和周边室内药物量（X_p）的变化如表 9-4 所示。

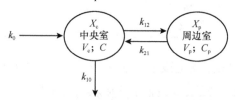

图 9-8　二室模型静脉滴注给药的示意图

表 9-4　二室模型静脉滴注给药中央室和周边室药物的动态变化

房室	房室中药物动态变化
中央室	（1）药物从体外以恒速 k_0 输入，以补充中央室内的药物量 （2）药物不断从中央室以 k_{12} 的速率向周边室转运 （3）药物不断从周边室以 k_{21} 的速率向中央室转运 （4）药物以 k_{10} 的速率从中央室消除
周边室	（1）药物以 k_{12} 的速率从中央室进入周边室 （2）药物以 k_{21} 的速率从周边室返回到中央室

设滴注时间 t（$0 \leqslant t \leqslant T$）时，中央室与周边室的药物量分别为 X_c 与 X_p，药物浓度分别为 C 和 C_p，表观分布容积分别为 V_c 和 V_p，除滴注速率 k_0 为零级速率外，其余各转运过程均符合一级动力学过程，则二室模型静脉滴注给药，各空间药物的转运方程为

$$\begin{cases} \dfrac{\mathrm{d}X_c}{\mathrm{d}t} = k_0 + k_{21}X_p - (k_{12} + k_{10})X_c & (9\text{-}34) \\[3mm] \dfrac{\mathrm{d}X_p}{\mathrm{d}t} = k_{12}X_c - k_{21}X_p & (9\text{-}35) \end{cases}$$

二、药物浓度与时间的关系

对式（9-34）和式（9-35）微分方程组应用拉氏变换等方法，可求得中央室药量 X_c 的经时变化公式

$$X_c = \frac{k_0(\alpha - k_{21})}{\alpha(\alpha - \beta)} \cdot (1 - \mathrm{e}^{-\alpha t}) + \frac{k_0(k_{21} - \beta)}{\beta(\alpha - \beta)} \cdot (1 - \mathrm{e}^{-\beta t}) \tag{9-36}$$

血药浓度与时间的关系式

$$C = \frac{k_0(\alpha - k_{21})}{V_c \cdot \alpha(\alpha - \beta)} \cdot (1 - \mathrm{e}^{-\alpha t}) + \frac{k_0(k_{21} - \beta)}{V_c \cdot \beta(\alpha - \beta)} \cdot (1 - \mathrm{e}^{-\beta t}) \tag{9-37}$$

将上式展开并整理得

$$C = \frac{k_0}{V_c k_{10}} \left(1 - \frac{k_{10} - \beta}{\alpha - \beta} \cdot e^{-\alpha t} - \frac{\alpha - k_{10}}{\alpha - \beta} \cdot e^{-\beta t} \right) \tag{9-38}$$

式（9-38）反映了滴注开始后血药浓度随时间而增加的情况。与单室模型药物静脉滴注时一样，当滴注时间 4 倍或 7 倍于药物的 $t_{1/2}$ 时，血药浓度分别可达稳态水平的 90% 及 99% 以上。

滴注开始后血药浓度随时间而增加，当滴注时间趋向于无穷大时，血药浓度接近一个恒定水平，即稳态血药浓度 C_{ss}，此时消除速率等于输入速率。稳态血药浓度 C_{ss} 的求算可令式（9-38）中 $t \to \infty$，则 $e^{-\alpha t}$ 及 $e^{-\beta t}$ 趋于零，得

$$C_{ss} = \frac{k_0}{V_c k_{10}} \tag{9-39}$$

上式即为二室模型药物静脉滴注给药的稳态血药浓度计算公式。

设机体总表观分布容积为 V_β，则它与中央室表观分布容积 V_c 之间存在如下关系式

$$V_\beta \cdot \beta = V_c \cdot k_{10} \tag{9-40}$$

将式（9-40）代入式（9-39），则得到

$$C_{ss} = \frac{k_0}{V_\beta \cdot \beta} \tag{9-41}$$

将上式重排，得

$$k_0 = C_{ss} \cdot V_\beta \cdot \beta \tag{9-42}$$

由静脉注射所得的血药浓度-时间数据算出药物的总表观分布容积（V_β）和总消除速率常数（β）后，可按临床所要的理想血药浓度（C_{ss}），根据式（9-39）来设计该药的静脉滴注速率（k_0）。

式（9-42）重排后，得

$$V_\beta = \frac{k_0}{C_{ss} \cdot \beta} \tag{9-43}$$

因此，若已知静滴速率 k_0，稳态血药浓度 C_{ss}，并且从停止滴注后的药-时曲线上求出 β，则可由上式求出药物的总表观分布容积 V_β。

三、静脉滴注停止后的药物浓度与时间的关系

设静脉滴注停止后所经历的时间为 t'，当静脉滴注停止后，药物的体内过程与静脉注射相同，即停止滴注时（$t = T$，$t' = 0$）静脉注射一定剂量的药物，此时的药物浓度相当于静脉注射给药后的初浓度，则静脉滴注结束后的血药浓度与时间的关系式

$$C = \frac{k_0(\alpha - k_{21})(1 - e^{-\alpha T})}{V_c \alpha(\alpha - \beta)} \cdot e^{-\alpha t'} + \frac{k_0(k_{21} - \beta)(1 - e^{-\beta T})}{V_c \beta(\alpha - \beta)} \cdot e^{-\beta t'} \tag{9-44}$$

设

$$R = \frac{k_0(\alpha - k_{21})(1 - e^{-\alpha T})}{V_c \alpha(\alpha - \beta)} \tag{9-45}$$

$$S = \frac{k_0(k_{21} - \beta)(1 - e^{-\beta T})}{V_c \beta(\alpha - \beta)} \tag{9-46}$$

则

$$C = R \cdot e^{-\alpha t'} + S \cdot e^{-\beta t'} \tag{9-47}$$

二室模型静脉注射时的 A、B 与 R、S 的值有一定关系。可将式（9-11）和式（9-12）重排，分别得

$$\frac{\alpha - k_{21}}{V_c(\alpha - \beta)} = \frac{A}{X_0} \qquad \frac{k_{21} - \beta}{V_c(\alpha - \beta)} = \frac{B}{X_0}$$

将上式分别代入式（9-45）和式（9-46），解得

$$A = \frac{X_0 \cdot \alpha}{k_0(1 - e^{-\alpha T})} \cdot R \qquad B = \frac{X_0 \cdot \beta}{k_0(1 - e^{-\beta T})} \cdot S$$

由于在恒速静脉滴注时，给药量 $X_0 = k_0 T$，因此

$$A = \frac{\alpha T}{1 - e^{-\alpha T}} \cdot R \tag{9-48}$$

$$B = \frac{\beta T}{1 - e^{-\beta T}} \cdot S \tag{9-49}$$

第三节　二室模型血管外给药

一、模型的建立

以血管外途径给药时，药物首先要通过胃肠道或肌肉等吸收部位之后，才能进入中央室，然后进行分布和消除，即进入中央室以后的转运情况与二室模型静脉注射给药一样，不同点在于给药后有一个吸收过程，即药物从吸收部位逐渐进入中央室的过程。而静脉注射，药物几乎同时进入中央室。根据这一特点，需要在静脉注射给药二室模型前增加一个吸收室（过程），就构成了血管外途径给药的二室模型，见图9-9。

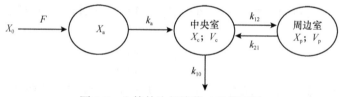

图9-9　血管外途径给药二室模型图

X_0为给药剂量；F为吸收率；X_a为吸收部位的药量；X_c为中央室内药物量；X_p为周边室内药物量；k_a为一级吸收速率常数；k_{12}为药物从中央室向周边室转运的一级速率常数；k_{21}为药物从周边室向中央室转运的一级速率常数；k_{10}为药物从中央室消除的一级速率常数。

中央室内药物量（X_c）和周边室内药物量（X_p）的变化如表9-5所示。

表9-5　二室模型口服给药药物的动态变化

房室	房室中药物动态变化
吸收室	药物以 k_a 的速率从吸收部位向中央室转运
中央室	（1）药物以 k_a 的速率进入中央室
	（2）药物不断从中央室以 k_{12} 的速率向周边室转运
	（3）药物不断从周边室以 k_{21} 的速率向中央室转运
	（4）药物以 k_{10} 的速率从中央室消除
周边室	（1）药物以 k_{12} 的速率从中央室进入周边室
	（2）药物以 k_{21} 的速率从周边室返回到中央室

二室模型血管外途径给药后，药物吸收、分布、消除均为一级动力学过程，则各房室间药物的转运符合下列方程：

$$\begin{cases} \dfrac{dX_a}{dt} = -k_a X_a & (9\text{-}50) \\[2ex] \dfrac{dX_c}{dt} = k_a X_a - (k_{12} + k_{10})X_c + k_{21}X_p & (9\text{-}51) \\[2ex] \dfrac{dX_p}{dt} = k_{12}X_c - k_{21}X_p & (9\text{-}52) \end{cases}$$

式中，$\dfrac{dX_a}{dt}$ 为吸收部位药物的变化速率；$\dfrac{dX_c}{dt}$ 为中央室药物的转运速率。

二、血药浓度与时间的关系

上述方程组利用拉氏变换或解齐次线性代数方程组方法可得

$$X_a = X_0 e^{-k_a t}$$

$$X_c = \frac{k_a X_0 (k_{21} - k_a)}{(\alpha - k_a)(\beta - k_a)} \cdot e^{-k_a t} + \frac{k_a X_0 (k_{21} - \alpha)}{(k_a - \alpha)(\beta - \alpha)} \cdot e^{-\alpha t} + \frac{k_a X_0 (k_{21} - \beta)}{(k_a - \beta)(\alpha - \beta)} \cdot e^{-\beta t} \qquad (9\text{-}53)$$

考虑到血管外给药，药物吸收不一定很完全，故在上式中给药剂量 X_0 前加一个系数 F，即生物利用度，在数值上等于吸收进入体内的药物总量与给药剂量的比值。

以 $X_c = V_c \cdot C$ 代入式（9-53），得到中央室药物浓度与时间 t 的函数关系式如下

$$C = \frac{k_a F X_0 (k_{21} - k_a)}{V_c (\alpha - k_a)(\beta - k_a)} \cdot e^{-k_a t} + \frac{k_a F X_0 (k_{21} - \alpha)}{V_c (k_a - \alpha)(\beta - \alpha)} \cdot e^{-\alpha t} + \frac{k_a F X_0 (k_{21} - \beta)}{V_c (k_a - \beta)(\alpha - \beta)} \cdot e^{-\beta t} \qquad (9\text{-}54)$$

上式反映了二室模型血管外途径给药后，中央室内药物浓度与时间的变化规律，其血药浓度曲线如图 9-10 所示。

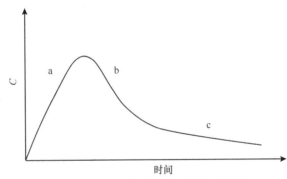

图 9-10　血管外给药中央室药-时曲线
a. 吸收相；b. 分布相；c. 消除相

从药-时曲线中可以看出，药物浓度先上升（a 段），后下降（b 段），最后平衡地减少（c 段），可将曲线分作三个部分：

a：吸收相。药物浓度持续上升，因为在这一阶段，药物吸收为主要过程。

b：分布相。药物浓度下降，说明吸收到一定程度后，药物从中央室转运到周边室起主要作用，此时，药物分布是主要过程。

c：消除相。药物浓度逐渐衰减，药-时曲线出现平稳衰减，因为分布均衡后，体内过程主要是消除。

三、基本参数的估算

可以根据式（9-54）通过中央室药物浓度与时间的函数关系求算基本参数。为此，可以将式（9-54）简写成如下形式

$$C = N \cdot e^{-k_a t} + L \cdot e^{-\alpha t} + M \cdot e^{-\beta t} \qquad (9\text{-}55)$$

式中

$$N=\frac{k_a F X_0(k_{21}-k_a)}{V_c(\alpha-k_a)(\beta-k_a)} \qquad (9-56)$$

$$L=\frac{k_a F X_0(k_{21}-\alpha)}{V_c(k_a-\alpha)(\beta-\alpha)} \qquad (9-57)$$

$$M=\frac{k_a F X_0(k_{21}-\beta)}{V_c(k_a-\beta)(\alpha-\beta)} \qquad (9-58)$$

众所周知,式(9-55)是一个三项指数函数的曲线,因此可以采用残数法求出参数。

对于血管外途径给药剂型来说,通常吸收速率远大于消除速率和分布速率,即 $k_a \gg \beta$,又因为 $\alpha \gg \beta$,因此当 t 充分大时,$e^{-k_a t}$ 和 $e^{-\alpha t}$ 均趋于零,式(9-55)可简化为

$$C'=M \cdot e^{-\beta t} \qquad (9-59)$$

上式代表了药-时曲线的尾端,因此,可以通过尾端直线求出参数 M 和 β。

将式(9-59)取对数,得

$$\lg C'=-\frac{\beta}{2.303}t+\lg M \qquad (9-60)$$

以 $\lg C'$-t 作图,则曲线末端呈直线,该直线的斜率为 $-\dfrac{\beta}{2.303}$,外推至与纵轴相交,得截距为 $\lg M$(图 9-11),由斜率和截距即可求出 β 和 M。

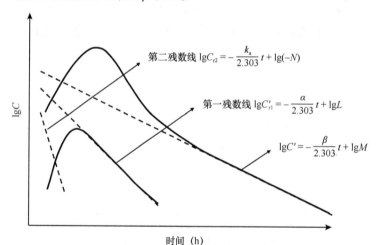

第二残数线 $\lg C_{r2}=-\dfrac{k_a}{2.303}t+\lg(-N)$

第一残数线 $\lg C'_{r1}=-\dfrac{\alpha}{2.303}t+\lg L$

$\lg C'=-\dfrac{\beta}{2.303}t+\lg M$

图 9-11 二室模型血管外给药血药浓度与时间的半对数图

将式(9-55)整理,得

$$C-M \cdot e^{-\beta t}=N \cdot e^{-k_a t}+L \cdot e^{-\alpha t}$$

将实测的"血药浓度-时间"值减去尾端直线的外推线上相应的"浓度-时间"值后,得到第一条残数线,残数线的方程如下

$$C_{r1}=N \cdot e^{-k_a t}+L \cdot e^{-\alpha t} \qquad (9-61)$$

C 为实测浓度,$M \cdot e^{-\beta t}$ 为外推浓度,($C-M \cdot e^{-\beta t}$)为第一残数浓度 C_{r1}。

通常,$k_a \gg \alpha$,当 t 充分大时,$e^{-k_a t}$ 趋于零,则上式简化为

$$C_{r1}'=L \cdot e^{-\alpha t} \qquad (9-62)$$

两边取对数,得

$$\lg C_{r1}'=-\frac{\alpha}{2.303}t+\lg L \qquad (9-63)$$

以 $\lg C'_{r1} - t$ 作图，得残数曲线，该残数曲线尾端为直线，斜率为 $-\dfrac{\alpha}{2.303}$，外推至纵轴相交的截距为 $\lg L$，通过斜率和截距，可求出 α 和 L。

该残数线可进一步分解，以残数线上残数浓度值减去尾端直线外推线上相应的浓度值，得到第二残数线，该残数方程即将式（9-62）减去式（9-61）得

$$C_{r2} = -N \cdot e^{-k_a t} \tag{9-64}$$

式中，C_{r2} 代表第二残数浓度值。同样两边取对数，以 $\lg C_{r2} - t$ 作图，得到一直线，从其直线的斜率和截距即可求 k_a 和 N。

案例 9-3

某公司研发了一类抗高血压药物的口服制剂，其代号为 SFY-0634。临床前试验显示，该制剂吸收完全，降压效果较好。现获得临床批件后进行了 I 期临床试验。受试者首先口服 SFY-0634 片剂 400 mg，然后在服药后不同时间静脉采血，测得不同时间的血药浓度见表 9-6。

表 9-6　案例 9-3 血药浓度数据

					t（h）						
	0.5	1.0	1.5	2.0	2.5	3.0	4.0	5.0	7.0	9.0	11.0	13.0
$C(\mu g \cdot ml^{-1})$	3.71	4.93	5.50	5.70	5.60	5.33	4.80	4.10	3.10	2.20	1.80	1.40

问题： 求算表征药物体内过程的有关动力学参数。

案例 9-3 分析（1）

已知该药的体内过程符合二室模型，以 $\lg C' - t$ 作图，则曲线末端呈直线，直线的斜率为 −0.049，截距为 0.787。

$$B = -斜率 \times 2.303 = 0.113(h^{-1})$$

$$t_{1/2(\beta)} = \frac{0.693}{\beta} = 6.13(h)$$

由直线的截距可以得 $M = 6.1(\mu g \cdot ml^{-1})$

进一步求出的外推浓度与残数浓度列入表 9-7。

表 9-7　案例 9-3 外推浓度数据

t(h)	$C(\mu g \cdot ml^{-1})$	$M e^{-\beta t}$ $(\mu g \cdot ml^{-1})$	$C_{r1}(\mu g \cdot ml^{-1})$	$L e^{-\alpha t}$ $(\mu g \cdot ml^{-1})$	$C_{r2}(\mu g \cdot ml^{-1})$
0.5	3.71	5.80	−2.09	2.92	5.01
1.0	4.93	5.48	−0.55	2.46	3.01
1.5	5.50	5.18	0.32	2.07	1.75
2.0	5.70	4.89	0.81	1.75	0.94
2.5	5.60	4.62	0.98	1.47	0.49
3.0	5.33	4.37	0.96	1.24	0.28
4.0	4.80	3.90	0.90		
5.0	4.10	3.49	0.61		
7.0	3.10	2.78	0.32		
9.0	2.20				
11.0	1.80				
13.0	1.40				

以 $\lg C_{r1}$-t 作图（图 9-11），得第一残数线，此线尾端呈直线，其斜率为–0.148，截距为 0.539。

$$\alpha = -0.148 \times (-2.303) = 0.34(\text{h}^{-1})$$
$$L = 3.4(\mu\text{g}\cdot\text{ml}^{-1})$$

将式（9-55）调整为

$$C - Me^{-\beta t} - Le^{-\alpha t} = Ne^{-k_a t}$$

因 $C - M\cdot e^{-\beta t} = C_{r1}$，因此

$$Le^{-\alpha t} - C_{r1} = -Ne^{-k_a t}$$

令 $Le^{-\alpha t} - C_{r1} = C_{r2}$，即残数浓度 2，$L\cdot e^{-\alpha t}$ 为第一残数线上的外推浓度（将 $Le^{-\alpha t}$ 及 C_{r2} 列于上表），则

$$C_{r2} = -Ne^{-k_a t}$$

取对数，得

$$\lg C_{r2} = -\frac{k_a}{2.303}t + \lg(-N)$$

以 $\lg C_{r2}$-t 作图（图 9-11），得直线，直线斜率为–0.508，截距为 0.979，因此

$$k_a = -0.509 \times (-2.303) = 1.17(\text{h}^{-1})$$
$$N = -9.5(\mu\text{g}\cdot\text{ml}^{-1})$$

此药物的药-时曲线方程为

$$C = 3.4e^{-0.34t} + 6.1e^{-0.113t} - 9.5e^{-1.17t}$$

通常 M 为正值，N 和 L 为负值或其中之一为负值，并且 $N+L+M$ 趋近 0。

如上所述，应用残数线可将式（9-61）代表的三项指数型曲线分解出它的指数成分，从而求出参数 k_a，α，β，N，L，M。同样对任何指数型曲线都可分解为各自的指数成分。

四、模型参数的求算

1. 转运速率常数 k_{12}，k_{21}，k_{10}　将式（9-57）除以式（9-58），得

$$\frac{L}{M} = \frac{(\alpha - k_{21})(k_a - \beta)}{(k_a - \alpha)(k_{21} - \beta)} \tag{9-65}$$

整理上式，得

$$\frac{L}{M}(k_{21} - \beta) = \frac{(k_a - \beta)}{(k_a - \alpha)}(\alpha - k_{21}) \tag{9-66}$$

由上式可解出 k_{21} 如下

$$k_{21} = \frac{\dfrac{L}{M}\beta + \dfrac{k_a - \beta}{k_a - \alpha}\alpha}{\dfrac{L}{M} + \dfrac{k_a - \beta}{k_a - \alpha}} = \frac{L\beta(k_a - \alpha) + M\alpha(k_a - \beta)}{L(k_a - \alpha) + M(k_a - \beta)} \tag{9-67}$$

从而可继续求出 k_{10} 和 k_{12}，即

$$k_{10} = \frac{\alpha\beta}{k_{21}} \tag{9-68}$$

$$k_{12} = \alpha + \beta - k_{21} - k_{10} \tag{9-69}$$

2. 中央室表观分布容积（V_c）　根据式（9-57），得

$$V_c = \frac{k_a FX_0(k_{21} - \alpha)}{(k_a - \alpha)(\beta - \alpha)\cdot L} \tag{9-70}$$

3. $t_{1/2}$　根据血管外途径给药的二室模型的三个时相，相应有三个 $t_{1/2}$，即：

（1）吸收相 $t_{1/2（a）}$

$$t_{1/2（a）} = \frac{0.693}{k_a} \tag{9-71}$$

（2）分布相 $t_{1/2（\alpha）}$

$$t_{1/2（\alpha）} = \frac{0.693}{\alpha} \tag{9-72}$$

（3）消除相 $t_{1/2（\beta）}$

$$t_{1/2（\beta）} = \frac{0.693}{\beta} \tag{9-73}$$

4. AUC

$$\text{AUC} = \int_0^\infty C\mathrm{d}t = \int_0^\infty (N \cdot e^{-k_a t} + L \cdot e^{-\alpha t} + M \cdot e^{-\beta t})\mathrm{d}t$$

所以

$$\text{AUC} = \frac{L}{\alpha} + \frac{M}{\beta} + \frac{N}{k_a} \tag{9-74}$$

由于 $N = -（L+M）$
则

$$\text{AUC} = \frac{L}{\alpha} + \frac{M}{\beta} - \frac{L+M}{k_a} \tag{9-75}$$

5. 总表观分布容积（V_β）

$$V_\beta = \frac{FX_0}{\beta \cdot \text{AUC}} \tag{9-76}$$

式中，V_β 为 V_c 与 V_p 之和。

6. 总清除率（CL）

$$\text{CL} = \beta \cdot V_\beta = \frac{FX_0}{\text{AUC}} \tag{9-77}$$

案例 9-3 分析（2）

将已知条件代入式（9-67），得转运速率常数

$$k_{21} = \frac{L\beta(k_a - \alpha) + M\alpha(k_a - \beta)}{L(k_a - \alpha) + M(k_a - \beta)}$$

$$= \frac{3.4 \times 0.114 \times (1.17 - 0.34) + 6.23 \times 0.34(1.17 - 0.114)}{3.4 \times (1.17 - 0.34) + 6.23(1.17 - 0.114)} = 0.27(\mathrm{h}^{-1})$$

$$k_{10} = \frac{\alpha\beta}{k_{21}} = \frac{0.34 \times 0.114}{0.27} = 0.144(\mathrm{h}^{-1})$$

$$k_{12} = \alpha + \beta - k_{21} - k_{10} = 0.34 + 0.114 - 0.27 - 0.144 = 0.040(\mathrm{h}^{-1})$$

根据已知的 k_a，α，β 值，求出三个时相的 $t_{1/2}$

$$t_{1/2(a)} = \frac{0.693}{k_a} = \frac{0.693}{1.17} = 0.59(\mathrm{h}^{-1})$$

$$t_{1/2(\alpha)} = \frac{0.693}{\alpha} = \frac{0.693}{0.34} = 2.04(\mathrm{h}^{-1})$$

$$t_{1/2(\beta)} = \frac{0.693}{\beta} = \frac{0.693}{0.114} = 6.08(\mathrm{h}^{-1})$$

将已知条件代入式（9-75），求得 AUC

$$AUC = \frac{L}{\alpha} + \frac{M}{\beta} - \frac{L+M}{k_a} = \frac{3.4}{0.34} + \frac{6.23}{0.114} - \frac{3.4+6.23}{1.17} = 56.42(\mu g \cdot ml^{-1} \cdot h^{-1})$$

由式（9-70）和式（9-76）求表观分布容积

$$V_c = \frac{k_a F X_0 (k_{21} - \alpha)}{(k_a - \alpha)(\beta - \alpha) \cdot L} = \frac{1.17 \times 1 \times 400 \times 1000 \times (0.27 - 0.34)}{(1.17 - 0.34) \times (0.114 - 0.34) \times 3.4} = 51\,366.32(ml) = 51.37(L)$$

$$V_\beta = \frac{F X_0}{\beta \cdot AUC} = \frac{1 \times 400 \times 1000}{0.114 \times 56.42} = 62\,190.2(ml) = 62.19(L)$$

由式（9-77）求得总清除率

$$CL = \frac{F X_0}{AUC} = \frac{1 \times 400 \times 1000}{56.42} = 7089.68(ml \cdot h^{-1}) = 7.09(L \cdot h^{-1})$$

五、L-R 法测定吸收百分数

L-R 法是用来求二室模型的吸收速率常数的经典方法，类似于 W-N 法。

口服吸收进入体循环的量为

$$X_a = X_c + X_e + X_p \tag{9-78}$$

式中，X_a 为进入体循环的药物量，X_c 为中央室药物量，X_e 为已消除的药物量，X_p 为周边室药物量。

将式（9-78）对时间微分后得

$$\frac{dX_a}{dt} = \frac{dX_c}{dt} + \frac{dX_e}{dt} + \frac{dX_p}{dt} \tag{9-79}$$

根据 $\dfrac{dX_c}{dt} = V_c \dfrac{dC}{dt}$ ， $\dfrac{dX_e}{dt} = k_{10} V_c C$

因此

$$\frac{dX_a}{dt} = V_c \frac{dC}{dt} + k_{10} V_c C + \frac{dX_p}{dt} \tag{9-80}$$

将式（9-80）积分，求得 0→t 和 0→∞ 时间内吸收进入体循环的药物量

$$(X_a)_t = V_c C_t + V_c k_{10} \int_0^t C dt + (X_p)_t \tag{9-81}$$

$$(X_a)_\infty = V_c k_{10} \int_0^\infty C dt \tag{9-82}$$

吸收百分数 F_a 的计算公式如下

$$F_a = \frac{(X_a)_t}{(X_a)_\infty} = \frac{C_t + k_{10} \int_0^t C dt + \dfrac{(X_p)_t}{V_c}}{k_{10} \int_0^\infty C dt} \tag{9-83}$$

式中，k_{10}，V_c 需从静脉注射数据中求出，$\int_0^t C dt$ 与 $\dfrac{(X_p)_t}{V_c}$ 由口服给药后的血药浓度时间数据求得，

按式（9-83）计算吸收分数 F_a 或待吸收分数 $[1 - \dfrac{(X_a)_t}{(X_a)_\infty}]$。

第四节 三室模型静脉注射

一、血药浓度与时间的关系

将机体划分为中央室和周边室，只有一个周边室的模型称二室模型，有些药物在外周室的组织器官中转运速率有较大差异，因而分为两个周边室，称为三室模型。三个房室包括一个相当于血液的中央室和两个具有不同摄入和释放速率的周边室。与中央室交换药物速率较快的周边室称为浅外室，与中央室交换药物速率较慢的周边室称为深外室。中央室的药物浓度的时间过程反映三个同时存在的过程的速率，即药物从中央室的消除及中央室向周边室之间的分布。

三室模型静脉注射，可用下述模式图表示（图9-12）。

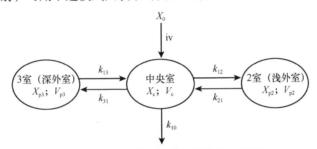

图9-12 三室模型静脉注射给药示意图

中央室和周边室药物的转运可用下列微分方程组描述：

$$\frac{\mathrm{d}X_c}{\mathrm{d}t} = k_{21}X_{p2} + k_{31}X_{p3} - k_{12}X_c - k_{13}X_c - k_{10}X_c \tag{9-84}$$

$$\frac{\mathrm{d}X_{p2}}{\mathrm{d}t} = k_{12}X_c - k_{21}X_{p2} \tag{9-85}$$

$$\frac{\mathrm{d}X_{p3}}{\mathrm{d}t} = k_{13}X_c - k_{31}X_{p3} \tag{9-86}$$

k_{13}，k_{31} 为中央室和深外室之间的转运速率常数，其他符号与以前相同。

对式（9-84）、式（9-85）、式（9-86）微分方程组进行拉氏变换和解线性方程组，得

$$C = \frac{X_0(k_{21}-\pi)(k_{31}-\pi)}{V_c(\pi-\alpha)(\pi-\beta)}\mathrm{e}^{-\pi t} + \frac{X_0(k_{21}-\pi)(\alpha-k_{31})}{V_c(\pi-\alpha)(\pi-\beta)}\mathrm{e}^{-\alpha t} + \frac{X_0(k_{21}-\beta)(k_{31}-\beta)}{V_c(\pi-\alpha)(\pi-\beta)}\mathrm{e}^{-\beta t} \tag{9-87}$$

令

$$P = \frac{X_0(k_{21}-\pi)(k_{31}-\pi)}{V_c(\pi-\alpha)(\pi-\beta)}$$

$$A = \frac{X_0(k_{21}-\pi)(\alpha-k_{31})}{V_c(\pi-\alpha)(\pi-\beta)}$$

$$B = \frac{X_0(k_{21}-\beta)(k_{31}-\beta)}{V_c(\pi-\alpha)(\pi-\beta)}$$

故式（9-87）简化为

$$C = P \cdot \mathrm{e}^{-\pi t} + A \cdot \mathrm{e}^{-\alpha t} + B \cdot \mathrm{e}^{-\beta t} \tag{9-88}$$

某些药物如地高辛、双香豆素的动力学特征可用三室模型推导出的三指数项函数来描述。

二、药物动力学参数的计算

用残数法可将混杂参数 P，π，A，α，β 求出，处理步骤与二室模型中指数方程类似。

当 $t=0$ 时，式（9-88）为

$$C_0 = P + A + B \tag{9-89}$$

因为

$$C_0 = \frac{X_0}{V_c}$$

则

$$V_c = \frac{X_0}{P + A + B}$$

其他参数的求算可用下述公式

$$\text{AUC} = \frac{A}{\alpha} + \frac{B}{\beta} + \frac{P}{\pi} \tag{9-90}$$

$$k_{21} = \alpha + \frac{A(\pi - \alpha)(\alpha - \beta)}{(P + A + B)(\alpha - k_{31})} \tag{9-91}$$

$$k_{31} = \beta + \frac{B(\pi - \beta)(\alpha - \beta)}{(P + A + B)(k_{21} - \beta)} \tag{9-92}$$

$$k_{10} = \frac{\alpha\beta\pi}{k_{21}k_{31}} \tag{9-93}$$

$$k_{12} = \frac{(\alpha\beta + \alpha\pi + \beta\pi) - k_{21}(\alpha + \beta + \pi) - k_{10}k_{31} + k_{21}^2}{k_{31} - k_{21}} \tag{9-94}$$

$$k_{13} = \alpha + \beta + \pi - (k_{10} + k_{12} + k_{31} + k_{21}) \tag{9-95}$$

第五节　房室模型的判别

案例 9-4

　　加替沙星为第三代喹诺酮类药物，通过对健康家兔按每 40 mg·kg^{-1} 体重耳缘静脉注射加替沙星后，分别在不同时间进行血液采集，用高效液相色谱法进行定量分析，其血药浓度与时间的数据如表 9-8 所示。

表 9-8　案例 9-4 血药浓度数据

	t (h)									
	0.017	0.05	0.083	0.125	0.25	0.5	1.0	2.0	3.0	4.0
$C(\mu g \cdot ml^{-1})$	33.60	10.78	9.76	6.31	4.82	3.94	3.32	3.28	2.94	2.68

问题：加替沙星静脉注射其家兔体内过程属何种房室模型？

　　在药物动力学研究中，实验测得了不同时间的血药浓度或尿药浓度，需要进行数据处理，求算各种动力学参数，此时首先遇到的问题是：该药属于几室模型？准确地判别房室数，是正确拟合房室模型的前提。只有确定模型以后，才能对该药的动力学特征做出正确评价。

　　房室数的确定主要取决于：①给药途径；②药物的吸收速率；③采样点及采样周期的时间安排；④血药浓度分析方法的灵敏度等因素。例如，某些静脉注射为二室模型的药物，口服给药表现为单室模型，这可能是由于口服给药的吸收过程掩盖了分布相；如果采样时间的安排不适当，可能因为错过分布期而误认为是单室模型；分析方法的灵敏度不够或是采样周期过短，无法准确测定消除相末端的血药浓度，也会影响房室数的判断。

　　由于实验数值有一定误差，因此有时难以用一般方法推断隔室模型的种类。因此需对这些数据进行解析，确定一个更为接近药物体内过程的房室模型类别，以进一步估算药物动力学参数。目前确定房室模型可采用如下方法。

一、作 图 判 断

对血药浓度数据，用半对数纸作图作初步判断，如图形为一直线，则可能是单室模型；如不呈直线，则可能属于多室模型。

案例 9-4 分析（1）

用半对数坐标纸作图，见图 9-13。

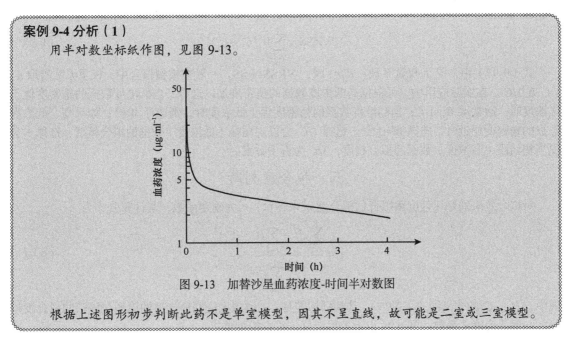

图 9-13　加替沙星血药浓度-时间半对数图

根据上述图形初步判断此药不是单室模型，因其不呈直线，故可能是二室或三室模型。

如果不是单室模型，究竟是二室还是三室，可采用以下方法作进一步判断。

二、残 差 平 方 和 判 断

残差平方和一般记为 RSS（residual sum of squares），其计算公式为

$$RSS = \sum_{i=1}^{n}(C_i - \hat{C}_i)^2 \tag{9-96}$$

式中，C_i 是实测血药浓度；$\hat{C}_i$ 是按某一模型计算出来的理论血药浓度值，RSS 值越小，说明理论值与实测值的差别越小，如果按一、二、三室分别计算得到 3 个 RSS，则应选择其中 RSS 最小的那个模型。

案例 9-4 分析（2）

将上述数据按二室静脉注射模型处理，得到血药浓度时间关系式为

$$C = 54.823e^{-40.467t} + 5.321e^{0.210t}$$

残差平方和为　　　　　　$$RSS = \sum_{i=1}^{n}(C_i - \hat{C}_i)^2 = 12.296$$

按三室模型处理，得到血药浓度时间关系式为

$$C = 12.511e^{-10.808t} + 3.774e^{-0.084t} + 1205.590e^{242.850t}$$

残差平方和为　　　　　　$$RSS = \sum_{i=1}^{n}(C_i - \hat{C}_i)^2 = 1.458$$

由于 1.458 < 12.296，故初步判断为三室模型。

在实际情况中，只有当模型对于高浓度估算的精密度高于对低浓度估算的精密度时，上述 RSS 判据可以较好地判断模型的拟合程度。但是多数情况下，模型对于高浓度估算的相对误差相近，则模型对高浓度数据的估算的偏差较大，而对低浓度数据估算的偏差较小，此时采用 RSS 作为判据，高浓度数据对于 RSS 的贡献大于低浓度数据，因此模型拟合的结果会更接近高浓度数据点而偏离低浓度数据点。为消除或减少高低浓度数据所引起的偏离，应对残差平方以浓度权重系数加以校正，即权重残差平方和（weighted residual sum of squares，WRSS）。WRSS 越小，模型拟合越好。

$$WRSS = \sum_{i=1}^{n} W_i (C_i - \hat{C}_i)^2 \tag{9-97}$$

式（9-97）中，W_i 为权重系数，$W_i=1$ 时，WRSS=RSS。一般在模型拟合中，权重系数可取 1，$1/C$ 或 $1/C^2$。在实际应用中，可根据高低浓度数据的精密度加以选择，当低浓度数据的精密度优于高浓度时，通常取 $W_i=1/C$；当高浓度数据的精密度优于低浓度时，则选择 $W_i=1$；如果高、低浓度数据的精密度相近时，选择 $W_i=1/C^2$。选择 $1/C^2$ 会提高尾端（低浓度）数据的拟合精度，选择 1 会提高初始段（高浓度）数据的拟合精度，$1/C$ 为折中方案。

三、拟合度判断

对拟合效果的好坏程度用拟合的拟合度 r^2 来评价，r^2 为确定系数，其计算公式为

$$r^2 = \frac{\sum_{i=1}^{n} C_i^2 - \sum_{i=1}^{n} (C_i - \hat{C}_i)^2}{\sum_{i=1}^{n} C_i^2} \tag{9-98}$$

式中，C_i，$\hat{C}_i$ 的含义同式（9-96），其判别标准是：r^2 值越大说明所选择的模型与该药的拟合度越好。一般认为确定系数达到 0.99 以上效果较好，符合模型要求。

案例 9-4 分析（3）

按二室模型处理得 $r^2=0.9844$

而按三室模型处理得 $r^2=0.9981$

由于 0.9981＞0.9844，故属三室模型。其结果与用残差平方和判断一致。

四、AIC 法

当采用残差平方和及拟合度法不能很好地判断药物动力学模型时，可采用 AIC（Akaike information criterion）法。AIC 法是由日本统计学家赤池弘次在 1974 年创立和发展的，是衡量统计模型拟合优良性的一种标准，也是学术界公认的经典模型判别方法，其公式为

$$AIC = N \cdot \ln WRSS + 2P \tag{9-99}$$

式中，N 为实验数据的个数；WRSS 为权重残差平方和；P 是所设模型参数的个数，其值为模型房室数的 2 倍。

AIC 判据综合考虑了权重残差平方和、实验数据的个数、实验数据的组数和模型参数的个数。根据不同模型计算出来的 AIC 值，可以确定最佳的模型。AIC 数值越小，说明该模型拟合越好，特别是当两种模型的残差平方和值很接近时，用 AIC 值较小的模型较合适。

案例 9-4 分析（4）

以 W_i 权重系数为 1 进行计算，按二室模型计算得

$N=10$，WRSS=12.296，$P=4$，AIC=18.898

按三室模型计算得

$$N=10, \quad WRSS=1.458, \quad P=6, \quad AIC=13.638$$

根据 AIC 最小原则，加替沙星药物体内过程符合静脉注射三室模型。

五、F 检验

F 检验（F test）法也可用于模型的判断，但需要查阅 F 值表。

$$F = \frac{WRSS_1 - WRSS_2}{WRSS_2} \times \frac{df_2}{df_1 - df_2} \quad (df_1 > df_2) \tag{9-100}$$

式中，$WRSS_1$，$WRSS_2$ 分别为由第一种和第二种模型得到的加权残差平方和；df 为自由度，即各自的实验数据的个数 N 减去参数的个数 P。例如，某实验共有 7 个试验点，若按单室参数的个数为 2，二室为 4，则 df 分别为 5 与 3。

F 值的显著性可与 F 值表中的自由度为（$df_1 - df_2$）及 df_2 的 F 界值经比较进行判断。若 $F > F_{界值}$，则说明模型 2 优于模型 1。

例如，某药静脉注射，单室模型 $WRSS_1$ 为 0.003 95，自由度 $df_1=5$，二室模型 $WRSS_2$ 为 0.000 327，$df_2=3$，则

$$F = \frac{0.003\,95 - 0.000\,327}{0.000\,327} \times \frac{3}{5-3} = 16.6193$$

查 F 表，相应自由度的 F 界值（概率 5%）为 9.95，故二室模型更好。

在实际工作中，主要根据 AIC 值判断隔室模型，但是应用 AIC 法有时不一定能选择正确的模型，可参考 F 检验、残差平方和等方法结合进行判别。

（鲁　茜）

第十章　重复给药

学习目标

1. 掌握多剂量函数、重复给药稳态血药浓度、达坪分数、蓄积系数和负荷剂量计算方法。

2. 熟悉重复给药的给药剂量、平均稳态血药浓度、稳态最大血药浓度、稳态最小血药浓度和波动度的计算方法。

3. 了解从单剂量给药的血药浓度-时间方程式转变为重复给药方程式的方法。

在临床治疗过程中,为使药物达到最佳疗效,大多数药物是采用多剂量给药方法,从而使血药浓度保持在治疗窗内,如抗菌药、抗病毒药、抗高血压药、降糖药、抗惊厥药及激素等均需采用多剂量给药方法。重复给药也称多剂量给药,是指按一定剂量、一定间隔时间、多次给药,使血药浓度达到并保持在治疗窗内的给药方法。重复给药的血药浓度预测可用单剂量给药函数导出的多剂量给药函数式进行求算,也可用叠加法(superposition method)求算。为了便于研究,重复给药时规定在每次给药剂量相同,给药间隔时间相等的条件下进行讨论。本章将重点讨论重复给药后体内血药浓度和药物动力学参数的计算。

第一节　重复给药血药浓度与时间的关系

一、多剂量函数

为达到较好的治疗效果,临床上常常通过重复给药以维持血药浓度在治疗窗内。对于符合单室模型按一级动力学过程处置的药物连续多次静脉注射给药后,血药浓度会呈现出有规律的波动。这是因为重复给药在首次给药后,每次再给药时,体内总有前一次剩余的药量;故而体内总药量超过前一次而不断积蓄。随着给药次数增多,体内药量不断增加。经过一定时间后,体内血药浓度逐渐趋向并达到稳定状态,如图 10-1 所示。

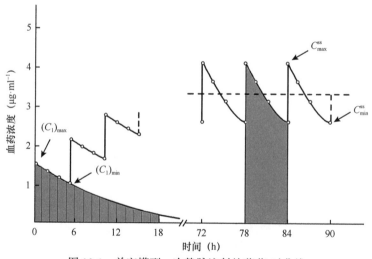

图 10-1　单室模型 n 次静脉注射给药药-时曲线

设每次静脉注射给药剂量为 X_0,给药间隔时间为 τ。第一次静脉注射给药后,体内药物量 X_1

与时间 t（$0 \leqslant t \leqslant \tau$）的函数关系式为

$$X_1 = X_0 e^{-kt} \qquad (10\text{-}1)$$

式（10-1）中，X_0 为静脉注射给药剂量；k 为一级消除速率常数。

当 $t = 0$ 时，体内药物量最大，等于静脉注射剂量 X_0，体内最大药物量 $(X_1)_{\max}$ 为

$$(X_1)_{\max} = X_0 \qquad (10\text{-}2)$$

当 $t = \tau$ 时，体内药物量最小，体内最小药物量 $(X_1)_{\min}$ 为

$$(X_1)_{\min} = X_0 e^{-k\tau} \qquad (10\text{-}3)$$

此时再给第二个剂量，则体内药物量为给第二个剂量后的体内最大药物量 $(X_2)_{\max}$，等于静脉注射时第一个剂量在体内剩余量与第二个剂量之和，即

$$(X_2)_{\max} = (X_1)_{\min} + X_0 = X_0 e^{-k\tau} + X_0 = X_0(1 + e^{-k\tau}) \qquad (10\text{-}4)$$

第二次给药体内最小药物量 $(X_2)_{\min}$ 为

$$(X_2)_{\min} = (X_2)_{\max} e^{-k\tau} = X_0(e^{-k\tau} + e^{-2k\tau}) \qquad (10\text{-}5)$$

第三次给药体内最大药物量 $(X_3)_{\max}$ 为

$$(X_3)_{\max} = X_0(1 + e^{-k\tau} + e^{-2k\tau}) \qquad (10\text{-}6)$$

第三次给药体内最小药物量 $(X_3)_{\min}$ 为

$$(X_3)_{\min} = X_0(e^{-k\tau} + e^{-2k\tau} + e^{-3k\tau}) \qquad (10\text{-}7)$$

依此类推，第 n 次给药时

$$(X_n)_{\max} = X_0(1 + e^{-k\tau} + e^{-2k\tau} + \cdots + e^{-(n-1)k\tau}) \qquad (10\text{-}8)$$

$$(X_n)_{\min} = X_0(e^{-k\tau} + e^{-2k\tau} + \cdots + e^{-(n-1)k\tau} + e^{-nk\tau}) \qquad (10\text{-}9)$$

令

$$r = 1 + e^{-k\tau} + e^{-2k\tau} + \cdots + e^{-(n-1)k\tau} \qquad (10\text{-}10)$$

式（10-10）乘以 $e^{-k\tau}$，得

$$r \cdot e^{-k\tau} = e^{-k\tau} + e^{-2k\tau} + \cdots + e^{-(n-1)k\tau} + e^{-nk\tau} \qquad (10\text{-}11)$$

将式（10-10）减去式（10-11），整理后得

$$r = \frac{1 - e^{-nk\tau}}{1 - e^{-k\tau}} \qquad (10\text{-}12)$$

将式（10-12）写成一般通式为

$$r = \frac{1 - e^{-nk_i\tau}}{1 - e^{-k_i\tau}} \qquad (10\text{-}13)$$

式（10-13）称为多剂量函数（multiple-dosage function），n 为给药次数，k_i 为一级速率常数，τ 为给药间隔时间。

将式（10-12）代入式（10-8）或（10-9）得

$$(X_n)_{\max} = X_0 \cdot \frac{1 - e^{-nk\tau}}{1 - e^{-k\tau}} \qquad (10\text{-}14)$$

$$(X_n)_{\min} = X_0 \cdot \frac{1 - e^{-nk\tau}}{1 - e^{-k\tau}} \cdot e^{-k\tau} \qquad (10\text{-}15)$$

二、单室模型静脉注射给药

（一）血药浓度与时间的关系

重复静脉注射，第 n 次给药后的间隔时间内任何时间 t（$0 \leqslant t \leqslant \tau$）的体内药物量 X_n 等于单剂量公式与多剂量函数的乘积，即

$$X_n = X_0 \cdot \frac{1 - e^{-nk\tau}}{1 - e^{-k\tau}} \cdot e^{-kt} \tag{10-16}$$

将该式等号两侧除以表观分布容积 V，即成为第 n 次给药后血药浓度 C_n 与时间 t 的关系式为

$$C_n = \frac{X_0}{V} \cdot \frac{1 - e^{-nk\tau}}{1 - e^{-k\tau}} \cdot e^{-kt} \tag{10-17}$$

案例 10-1

患者，男，60 岁，体重 60 kg，因高热到医院就诊。经查体：腋表体温为 38.8℃，咽喉红肿，经验血：白细胞为 16.31×10^9/L，血清淀粉样蛋白 A 为 61.47，均远高于正常范围，医生判断为细菌性感染，处方为静脉注射莫西沙星，每日一次，剂量为 400 mg。已知莫西沙星具有单室模型特征，$t_{1/2(\beta)}$ 为 10 h，表观分布容积为 2.0 L·kg^{-1}。

问题：

1. 第一次静脉注射后体内最高血药浓度与最低血药浓度分别为多少？
2. 第二次静脉注射后第 4 h 的血药浓度为多少？

案例 10-1 分析

由题意可知，该药 $t_{1/2(\beta)}$ 为 10 h，则消除速率常数 $k = \frac{0.693}{10} = 0.069$(h^{-1})。

1. 第一次静脉注射后最高血药浓度为

$$C_{\max} = \frac{X_0}{V} \cdot \frac{1 - e^{-nk\tau}}{1 - e^{-k\tau}} = \frac{400}{2.0 \times 60} \times \frac{1 - e^{-1 \times 0.069 \times 24}}{1 - e^{-0.069 \times 24}} = 3.33(\mu g \cdot ml^{-1})$$

第一次静脉注射后最低血药浓度为

$$C_{\min} = \frac{X_0}{V} \cdot \frac{1 - e^{-nk\tau}}{1 - e^{-k\tau}} \cdot e^{-k\tau} = \frac{400}{2.0 \times 60} \times \frac{1 - e^{-1 \times 0.069 \times 24}}{1 - e^{-0.069 \times 24}} \times e^{-0.069 \times 24} = 0.64(\mu g \cdot ml^{-1})$$

2. 第二次静脉注射后第 4 h 的血药浓度为

$$C = \frac{X_0}{V} \cdot \frac{1 - e^{-nk\tau}}{1 - e^{-k\tau}} \cdot e^{-kt} = \frac{400}{2.0 \times 60} \times \frac{1 - e^{-2 \times 0.069 \times 24}}{1 - e^{-0.069 \times 24}} \times e^{-0.069 \times 4} = 3.01(\mu g \cdot ml^{-1})$$

（二）稳态血药浓度

重复给药时，随着给药次数 n 的增加，血药浓度不断增加，但增加的速率逐渐减慢，当 n 充分大时，血药浓度不再升高，达到稳态水平。若继续给药则血药浓度在稳态水平上下波动，随每次给药呈周期性变化，如图 10-1 所示。

当药物在体内的消除速率等于给药速率时，此时的血药浓度称为稳态血药浓度，亦称坪浓度（plateau concentration），记为 C_{ss}。根据式（10-17），当 n 充分大时，$e^{-nk\tau} \to 0$，C_n 即为 C_{ss}，则

$$C_{ss} = \frac{X_0}{V(1 - e^{-k\tau})} \cdot e^{-kt} \tag{10-18}$$

在给药的瞬间，血药浓度最大，此时的稳态血药浓度称为稳态最大血药浓度，以 $C_{\max}^{ss}$ 表示。将 $t = 0$ 代入式（10-18），得

$$C_{\max}^{ss} = \frac{X_0}{V(1 - e^{-k\tau})} \tag{10-19}$$

当 $t = \tau$ 时血药浓度最小，此时稳态血药浓度称为稳态最小血药浓度，以 $C_{\min}^{ss}$ 表示。将 $t = \tau$ 代

入式（10-18），得

$$C_{\min}^{ss} = \frac{X_0}{V(1-e^{-k\tau})} \cdot e^{-k\tau} \quad\quad (10\text{-}20)$$

给药方案的设计要求 $C_{\min}^{ss}$ 应大于最低有效浓度，$C_{\max}^{ss}$ 应小于最低中毒浓度。

案例 10-2

患者，女，69 岁，因突发急性哮喘到医院就诊，医生开具处方为静脉注射氨茶碱。已知该药物的 $t_{1/2(\beta)}$ 为 6 h，表观分布容积为 0.5 L·kg^{-1}。其治疗浓度范围在 $10\sim20$ μg·ml^{-1}。当血药浓度低于 10 μg·ml^{-1} 时，常可诱发哮喘再次发作，当大于 20 μg·ml^{-1} 时，常可观察到不良反应。

问题： 请设计合理的给药方案，使血药浓度恰好保持在安全有效的治疗范围内。

案例 10-2 分析

由题意可知，氨茶碱 $t_{1/2(\beta)}$ 为 6 h，因此 $k = \dfrac{0.693}{6} = 0.116(\text{h}^{-1})$。

由 $C_{\max}^{ss} = \dfrac{X_0}{V(1-e^{-k\tau})}$，$C_{\min}^{ss} = \dfrac{X_0}{V(1-e^{-k\tau})} \cdot e^{-k\tau}$，得 $\dfrac{C_{\min}^{ss}}{C_{\max}^{ss}} = e^{-k\tau} = \dfrac{10}{20}$

因此 $\tau = \dfrac{1}{k} \times \ln\dfrac{C_{\max}^{ss}}{C_{\min}^{ss}} = \dfrac{1}{0.116} \times \ln\dfrac{20}{10} = 5.97(\text{h}) \approx 6(\text{h})$

由 $C_{\max}^{ss} = \dfrac{X_0}{V(1-e^{-k\tau})}$，得 $X_0 = C_{\max}^{ss} \cdot V \cdot (1-e^{-k\tau}) = 20 \times 500 \times (1-e^{-0.116\times5.97}) = 5.0(\text{mg·kg}^{-1})$

为核对该剂量的治疗效果，计算 $C_{\min}^{ss}$：

$$C_{\min}^{ss} = \frac{X_0}{V(1-e^{-k\tau})} \cdot e^{-k\tau} = \frac{5000}{500\times\left(1-e^{-0.116\times5.97}\right)} \cdot e^{-0.116\times5.97} = 10(\text{μg·ml}^{-1})$$

经计算，为保持血药浓度在安全有效治疗范围内（即 $10\sim20$ μg·ml^{-1}），氨茶碱应该是每 6 h 给药 5.0 mg·kg^{-1}。

（三）坪幅与达坪分数

重复给药时，即使达到稳态，在一个给药周期（τ）内，血药浓度仍然有波动，稳态血药浓度（坪浓度）的波动幅度称为坪幅。将式（10-19）减去式（10-20）得

$$C_{\max}^{ss} - C_{\min}^{ss} = \frac{X_0}{V(1-e^{-k\tau})} - \frac{X_0}{V(1-e^{-k\tau})} \cdot e^{-k\tau}$$

$$C_{\max}^{ss} - C_{\min}^{ss} = \frac{X_0}{V} \quad\quad (10\text{-}21)$$

将该式等号两侧分别乘以表观分布容积 V，得

$$X_{\max}^{ss} - X_{\min}^{ss} = X_0 \qu\quad (10\text{-}22)$$

由上式可知，当达到坪浓度时，体内药量的最大波动范围（最高值与最低值之差）等于给药剂量 X_0。坪幅与给药剂量 X_0 成正比，与给药周期 τ 无关。

在临床实际工作中，常需要知道经过多少个给药周期，血药浓度才能达到坪浓度，或达到坪浓度的某种程度。因此，我们就引入了达坪分数这一概念，即 n 次给药后的血药浓度 C_n 与坪浓度 C_{ss} 之比，相当于坪浓度 C_{ss} 的分数，以 $f_{ss(n)}$ 表示。

$$f_{ss(n)} = \frac{C_n}{C_{ss}} \qu\quad (10\text{-}23)$$

将式（10-17）和式（10-18）代入式（10-23）中，得

$$f_{ss(n)} = \frac{C_n}{C_{ss}} = \frac{\dfrac{X_0}{V} \cdot \dfrac{1-e^{-nk\tau}}{1-e^{-k\tau}} \cdot e^{-kt}}{\dfrac{X_0}{V(1-e^{-k\tau})} \cdot e^{-kt}} = 1-e^{-nk\tau} \tag{10-24}$$

因 $t_{1/2} = \dfrac{0.693}{k}$，故 $k = \dfrac{0.693}{t_{1/2}}$，代入式（10-24），得

$$f_{ss(n)} = 1-e^{-0.693n\tau/t_{1/2}} \tag{10-25}$$

由式（10-25）可求出达坪分数所需的时间 $n\tau$ 为

$$n\tau = -3.32 t_{1/2} \ln(1-f_{ss(n)}) \tag{10-26}$$

由式（10-26）可知，重复静脉注射给药后，达到坪浓度的某一特定分数所需的时间与给药次数 n 以及给药间隔时间 τ 无关，但与该药的 $t_{1/2}$ 成正比。因此，可以通过上式计算达坪分数所对应的时间。

若 $f_{ss(n)}$ =90%，则 $n\tau = -3.32t_{1/2}\ln(1-f_{ss(n)}) = -3.32t_{1/2}\ln(1-0.9) = 3.32t_{1/2}$，即欲达到坪浓度的90%，需要3.32个 $t_{1/2}$。

若 $f_{ss(n)}$ =99%，则 $n\tau = -3.32t_{1/2}\ln(1-f_{ss(n)}) = -3.32t_{1/2}\ln(1-0.99) = 6.64t_{1/2}$，即欲达坪浓度的99%，需要6.64个 $t_{1/2}$。

三、单室模型间歇静脉滴注给药

（一）血药浓度与时间的关系

间歇静脉滴注给药可避免单次静脉注射可能出现的瞬时血药浓度过高引起的副作用，因此较单次静脉注射给药的应用更为广泛。一般情况下，规定从上一次滴注开始到下一次滴注前为给药间隔时间 τ，每次滴注一定时间 T，然后停止滴注 $\tau-T$ 时间，接下来再进行下一次滴注，如此反复进行。每次滴注时血药浓度缓慢上升，停止滴注后血药浓度逐渐下降，由于再次滴注时，体内药物量未完全消除，所以体内药物量不断蓄积，血药浓度不断升高，直到达到相对稳定状态。药-时曲线如图10-2所示。

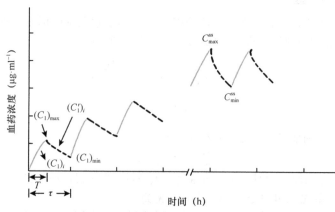

图 10-2　间歇静脉滴注给药药-时曲线

（二）静脉滴注与停止静脉滴注过程的血药浓度

以 t（$0 \leqslant t \leqslant T$）表示滴注过程中的时间。设 C_1 为第一次滴注过程中的血药浓度，C_2 为第二次滴注过程中的血药浓度，C_n 为第 n 次滴注过程中的血药浓度；第一次滴注停止时的血药浓度为第

一次给药的最大血药浓度 $(C_1)_{\max}$，第二次即将滴注时的血药浓度为第一次给药的最小血药浓度 $(C_1)_{\min}$。以 t'（$0 \leqslant t' \leqslant \tau - T$）表示停滴期间的时间，第一次滴注停止后的血药浓度以 C_1' 表示，第 n 次滴注停止后血药浓度为 C_n'。

单室模型药物第一次静脉滴注过程中，血药浓度-时间关系式为

$$C_1 = \frac{k_0}{kV}(1 - e^{-kt}) \qquad (0 \leqslant t \leqslant T) \tag{10-27}$$

当静脉滴注停止时（$t = T$），血药浓度最大，即

$$(C_1)_{\max} = \frac{k_0}{kV}(1 - e^{-kT}) \tag{10-28}$$

滴注停止期间血药浓度与时间 t' 的关系式为

$$C_1' = \frac{k_0}{kV}(1 - e^{-kT}) \cdot e^{-kt'} \tag{10-29}$$

第二次滴注开始时，即第一次滴注停止经过了 $(\tau - T)$ 时间，此时的血药浓度最小，即

$$(C_1)_{\min} = \frac{k_0}{kV}(1 - e^{-kT}) \cdot e^{-k(\tau - T)} \tag{10-30}$$

第二次滴注过程中的血药浓度 C_2、最大血药浓度 $(C_2)_{\max}$、滴注停止期间的血药浓度 C_2'、最小血药浓度 $(C_2)_{\min}$ 分别为

$$C_2 = (C_1)_{\min} \cdot e^{-kt} + \frac{k_0}{kV}(1 - e^{-kt}) = \frac{k_0}{kV}(e^{kT} - 1) \cdot e^{-k(\tau + t)} + \frac{k_0}{kV}(1 - e^{-kt}) \tag{10-31}$$

$$(C_2)_{\max} = \frac{k_0}{kV}(1 - e^{-kT})(e^{-k\tau} + 1) \tag{10-32}$$

$$C_2' = \frac{k_0}{kV}(1 - e^{-kT})(e^{-k\tau} + 1) \cdot e^{-kt'} \tag{10-33}$$

$$(C_2)_{\min} = (C_2)_{\max} \cdot e^{-k(\tau - T)} = \frac{k_0}{kV}(e^{kT} - 1)(e^{-2k\tau} + e^{-k\tau}) \tag{10-34}$$

第三次滴注过程中的血药浓度 C_3、最大血药浓度 $(C_3)_{\max}$、滴注停止期间的血药浓度 C_3'、最小血药浓度 $(C_3)_{\min}$ 为

$$\begin{aligned} C_3 &= (C_2)_{\min} \cdot e^{-kt} + \frac{k_0}{kV}(1 - e^{-kt}) \\ &= \frac{k_0}{kV}(e^{kT} - 1)(e^{-2k\tau} + e^{-k\tau}) \cdot e^{-kt} + \frac{k_0}{kV}(1 - e^{-kt}) \end{aligned} \tag{10-35}$$

$$(C_3)_{\max} = \frac{k_0}{kV}(1 - e^{-kT})(e^{-2k\tau} + e^{-k\tau} + 1) \tag{10-36}$$

$$C_3' = \frac{k_0}{kV}(1 - e^{-kT})(e^{-2k\tau} + e^{-k\tau} + 1) \cdot e^{-kt'} \tag{10-37}$$

$$(C_3)_{\min} = (C_3)_{\max} \cdot e^{-k(\tau - T)} = \frac{k_0}{kV}(e^{kT} - 1)(e^{-3k\tau} + e^{-2k\tau} + e^{-k\tau}) \tag{10-38}$$

依此类推，第 n 次给药，

$$C_n = \frac{k_0}{kV}(e^{kT} - 1)(e^{-(n-1)k\tau} + e^{-(n-2)k\tau} + \cdots + e^{-2k\tau} + e^{-k\tau}) \cdot e^{-kt} + \frac{k_0}{kV}(1 - e^{-kt})$$

由式（10-10）、式（10-11）和式（10-12）可知，

$$e^{-k\tau} + e^{-2k\tau} + \cdots + e^{-(n-2)k\tau} + e^{-(n-1)k\tau} = \left(\frac{1 - e^{-(n-1)k\tau}}{1 - e^{-k\tau}}\right) \cdot e^{-k\tau} \tag{10-39}$$

所以 $$C_n = \frac{k_0}{kV}(e^{kT} - 1)\left(\frac{1 - e^{-(n-1)k\tau}}{1 - e^{-k\tau}}\right) e^{-k(\tau + t)} + \frac{k_0}{kV}\left(1 - e^{-kt}\right) \tag{10-40}$$

$$(C_n)_{\max} = \frac{k_0}{kV}(1 - e^{-kT})\left(\frac{1 - e^{-nk\tau}}{1 - e^{-k\tau}}\right) \tag{10-41}$$

$$C'_n = \frac{k_0}{kV}(1 - e^{-kT})\left(\frac{1 - e^{-nk\tau}}{1 - e^{-k\tau}}\right) \cdot e^{-kt'} \tag{10-42}$$

$$(C_n)_{\min} = (C_n)_{\max} \cdot e^{-k(\tau - T)}$$

$$= \frac{k_0}{kV}(e^{kT} - 1)\left(\frac{1 - e^{-nk\tau}}{1 - e^{-k\tau}}\right) \cdot e^{-k\tau} \tag{10-43}$$

案例 10-3

患者，女，32 岁，体重 50 kg，因消化性溃疡出血入院治疗，静脉滴注雷尼替丁，剂量为 40 mg，经过 2 h 后停止滴注，第一次滴注开始 10 h 后再次滴注 2 h，剂量仍为 40 mg。已知在该类人群中雷尼替丁的药物动力学参数：$k = 0.2\ h^{-1}$，$V = 0.20\ L \cdot kg^{-1}$。

问题：

1. 第一次滴注 2 h 后的血药浓度为多少？
2. 第二次滴注开始后经过 7 h 的血药浓度为多少？

案例 10-3 分析

由题意可知，滴注时间 $T = 2\ h$，给药间隔时间 $\tau = 10\ h$，$V = 50\ kg \times 0.20\ L \cdot kg^{-1} = 10\ L$。

1. 第一次滴注 2 h 后的血药浓度为

$$C_1 = \frac{k_0}{kV}(1 - e^{-kt}) = \frac{40/2}{10 \times 0.2}(1 - e^{-0.2 \times 2}) = 3.30 (mg \cdot L^{-1})$$

2. 第二次停止滴注时的血药浓度为

$$(C_2)_{\max} = \frac{k_0}{kV}(1 - e^{-kT})\left(\frac{1 - e^{-nk\tau}}{1 - e^{-k\tau}}\right) = \frac{40/2}{10 \times 0.2}(1 - e^{-2 \times 0.2})\left(\frac{1 - e^{-2 \times 0.2 \times 10}}{1 - e^{-0.2 \times 10}}\right) = 3.75 (mg \cdot L^{-1})$$

第二次滴注开始后经过 7 h 的血药浓度，即为第二次停止滴注后 5 h 的血药浓度为

$$C'_2 = \frac{k_0}{kV}(1 - e^{-kT})\left(\frac{1 - e^{-nk\tau}}{1 - e^{-k\tau}}\right) \cdot e^{-kt'} = (C_2)_{\max} \cdot e^{-kt'} = 3.75 \times e^{-0.2 \times 5} = 1.35 (mg \cdot L^{-1})$$

（三）稳态时血药浓度

1. 稳态时滴注过程中的稳态血药浓度 C_{ss}　根据式（10-40），当 $n \to \infty$ 时，$e^{-nk\tau} \to 0$，则

$$C_{ss} = \frac{k_0}{kV}(e^{kT} - 1)\left(\frac{e^{-k\tau}}{1 - e^{-k\tau}}\right) \cdot e^{-kt} + \frac{k_0}{kV}(1 - e^{-kt}) \qquad (0 \leqslant t \leqslant T) \tag{10-44}$$

2. 稳态时滴注停止期间的稳态血药浓度 C'_{ss}　根据式（10-42），当 $n \to \infty$ 时，$e^{-nk\tau} \to 0$，则

$$C'_{ss} = \frac{k_0}{kV}(1 - e^{-kT})\left(\frac{1}{1 - e^{-k\tau}}\right) \cdot e^{-kt'} \qquad (0 \leqslant t' \leqslant \tau - T) \tag{10-45}$$

3. 稳态最大血药浓度　根据式（10-41），当 $n \to \infty$ 时，$e^{-nk\tau} \to 0$，则稳态最大血药浓度 $C_{\max}^{ss}$ 为

$$C_{\max}^{ss} = \frac{k_0}{kV}(1 - e^{-kT})\left(\frac{1}{1 - e^{-k\tau}}\right) \tag{10-46}$$

4. 稳态最小血药浓度　根据式（10-43），当 $n \to \infty$ 时，$e^{-nk\tau} \to 0$，则稳态最小血药浓度 $C_{\min}^{ss}$ 为

$$C_{\min}^{ss} = \frac{k_0}{kV}(e^{kT} - 1)\left(\frac{e^{-k\tau}}{1 - e^{-k\tau}}\right) \tag{10-47}$$

由图 10-2 可知

$$C_{\min}^{ss} = C_{\max}^{ss} e^{-k(\tau-T)} \tag{10-48}$$

由此可得

$$\tau = T + \frac{1}{k}\ln\frac{C_{\max}^{ss}}{C_{\min}^{ss}} \tag{10-49}$$

若以 $C_{\max}^{ss}$ 和 $C_{\min}^{ss}$ 作为治疗浓度的上、下限范围，则根据式（10-49），当 T 与 k 恒定时，对于治疗浓度范围窄的药物，给药时间间隔 τ 的取值应小。

案例 10-4

患者，女，55 岁，体重 60 kg，因诊断为淋巴瘤入院化疗。每日静脉滴注紫杉醇一次，每次滴注时间为 6 h。其治疗浓度范围为 1.25～5 $\mu g \cdot ml^{-1}$。已知紫杉醇的 $t_{1/2} = 9$ h，$V = 1.33$ L·kg^{-1}。

问题：

1. 若每日给药 500 mg，该给药方案是否合适？
2. 若要符合以上治疗浓度范围，给药剂量应为多少？

案例 10-4 分析

1. 由题意可知：$C_{\max}^{ss} = 5$ $\mu g \cdot ml^{-1}$、$C_{\min}^{ss} = 1.25$ $\mu g \cdot ml^{-1}$、$T = 6$ h、$t_{1/2} = 9$ h、
$$V = 60 \times 1.33 \approx 80(L)$$

则

$$k = \frac{0.693}{t_{1/2}} = \frac{0.693}{9} = 0.077(h^{-1}) \qquad k_0 = \frac{500}{6} = 83.3(mg \cdot h^{-1})$$

$$C_{\max}^{ss} = \frac{k_0}{kV}(1-e^{-kT})\left(\frac{1}{1-e^{-k\tau}}\right)$$

$$= \frac{83.3}{0.077 \times 80}(1-e^{-0.077 \times 6})\left(\frac{1}{1-e^{-0.077 \times 24}}\right)$$

$$= 5.9(\mu g \cdot ml^{-1})$$

$$C_{\min}^{ss} = \frac{k_0}{kV}(e^{kT}-1)\left(\frac{e^{-k\tau}}{1-e^{-k\tau}}\right)$$

$$= \frac{83.3}{0.077 \times 80}(e^{0.077 \times 6}-1)\left(\frac{e^{-0.077 \times 24}}{1-e^{-0.077 \times 24}}\right) = 1.5(\mu g \cdot ml^{-1})$$

由于该给药方案的 $C_{\max}^{ss}$ 超出了治疗浓度范围，且治疗过程中可能出现不良反应，所以该给药方案不合适。

2. 要使血药浓度范围为 1.25～5 $\mu g \cdot ml^{-1}$，则需进行调整，将 $C_{\max}^{ss} = 5$ $\mu g \cdot ml^{-1}$ 代入，

$C_{\max}^{ss} = \frac{k_0}{kV}(1-e^{-kT})\left(\frac{1}{1-e^{-k\tau}}\right)$ 可求得：

$$k_0 = kV \cdot C_{\max}^{ss} \cdot \frac{1-e^{-k\tau}}{1-e^{-kT}} = 0.077 \times 80 \times 5 \times \frac{1-e^{-0.077 \times 24}}{1-e^{-0.077 \times 6}} = 70(mg \cdot h^{-1})$$

则给药剂量为 70×6 = 420 mg，每次静脉滴注时间为 6 h，以此方案给药所达到的稳态最小血药浓度为

$$C_{\min}^{ss} = \frac{k_0}{kV}(e^{kT}-1)\frac{e^{-k\tau}}{1-e^{-k\tau}} = \frac{70}{0.077 \times 80}(e^{0.077 \times 6}-1)\left(\frac{1}{1-e^{-0.077 \times 24}}\right) = 1.25(\mu g \cdot ml^{-1})$$

由此可知调整后的剂量符合要求。

四、单室模型血管外给药

临床治疗时，大多数药物均采用重复口服或肌内注射等血管外给药方式。因此，制订合理的周期性血管外给药方案对临床合理用药具有更重要的意义。

（一）血药浓度与时间的关系

血管外给药的药物需要经过吸收过程才能进入血液循环，故而，体内血药浓度不能立刻达到 $C_{\max}$。若药物的吸收符合一级吸收过程，则重复给药后药-时曲线的表达公式可直接导出。假定血管外给药的剂量为 X_0，给药周期（间隔）为 τ，n 次给药后的血药浓度 C_n 与时间 t（$0 \leqslant t \leqslant \tau$）的关系式，可在单剂量给药后的血药浓度-时间关系式中，将每一个指数项乘以多剂量函数 r，该函数的速率常数与指数项的速率常数相同，即可得到重复给药的血药浓度-时间关系式为

$$C_n = \frac{k_a F X_0}{V(k_a - k)} \left(\frac{1 - e^{-nk\tau}}{1 - e^{-k\tau}} \cdot e^{-kt} - \frac{1 - e^{-nk_a\tau}}{1 - e^{-k_a\tau}} \cdot e^{-k_a t} \right) \tag{10-50}$$

案例 10-5

患者，男，8 岁，体重 25 kg，因皮肤红疹，瘙痒难耐到医院就诊，经诊断为过敏性荨麻疹，医生开具处方为口服抗过敏药地氯雷他定治疗。每 8 h 口服 0.5 g，已知地氯雷他定口服生物利用度 $F = 0.5$，$t_{1/2(a)} = 0.40$ h，$t_{1/2(\beta)} = 2.5$ h，表观分布容积为 0.32 L·kg^{-1}。

问题： 请问从开始给药的第 34 h 的血药浓度为多少？

案例 10-5 分析

由题意可知，$t_{1/2(a)}$ 为 0.40 h，$t_{1/2(\beta)}$ 为 2.5 h，因此，

$$k_a = \frac{0.693}{t_{1/2(a)}} = \frac{0.693}{0.4} = 1.73(\text{h}^{-1}), \quad k = \frac{0.693}{t_{1/2(\beta)}} = \frac{0.693}{2.5} = 0.28(\text{h}^{-1})$$

已知 $V = 25 \times 0.32 \approx 8$(L)，$X_0 = 500$(mg)；因每 8 h 服药一次，所以第 34 h 为第 5 次给药后的 2 h，即 $n = 5$，$t = 2$ h，$\tau = 8$ h。

$$(C_5)_2 = \frac{k_a F X_0}{V(k_a - k)} \left(\frac{1 - e^{-nk\tau}}{1 - e^{-k\tau}} \cdot e^{-kt} - \frac{1 - e^{-nk_a\tau}}{1 - e^{-k_a\tau}} \cdot e^{-k_a t} \right)$$

$$= \frac{1.73 \times 0.5 \times 500}{8 \times (1.73 - 0.28)} \left(\frac{1 - e^{-5 \times 0.28 \times 8}}{1 - e^{-0.28 \times 8}} \cdot e^{-0.28 \times 2} - \frac{1 - e^{-5 \times 1.73 \times 8}}{1 - e^{-1.73 \times 8}} \cdot e^{-1.73 \times 2} \right)$$

$$= 22.65(\mu\text{g} \cdot \text{ml}^{-1})$$

（二）稳态血药浓度

周期性血管外给药与静脉注射给药一样，若按固定剂量、固定间隔时间多次给药，随着给药次数 n 不断增加，体内血药浓度逐渐趋向稳定状态，如图 10-3 所示。当 n 充分大时，体内血药浓度将趋向并达到一个确定的极限值，即稳态药物浓度 C_{ss}，根据式（10-50）可得

$$\lim_{n \to \infty} C_n = \lim_{n \to \infty} \frac{k_a F X_0}{V(k_a - k)} \left(\frac{1 - e^{-nk\tau}}{1 - e^{-k\tau}} \cdot e^{-kt} - \frac{1 - e^{-nk_a\tau}}{1 - e^{-k_a\tau}} \cdot e^{-k_a t} \right)$$

$$C_{ss} = \frac{k_a F X_0}{V(k_a - k)} \left(\frac{1}{1 - e^{-k\tau}} \cdot e^{-kt} - \frac{1}{1 - e^{-k_a\tau}} \cdot e^{-k_a t} \right) \tag{10-51}$$

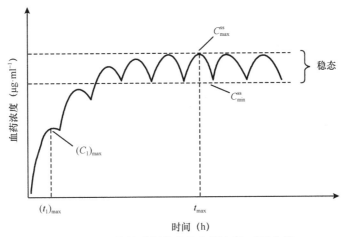

图 10-3　血管外重复给药的血药浓度-时间曲线

必须注意的是：n 次周期性血管外给药后，体内药-时曲线与 n 次周期性静脉注射给药后的曲线不同。静脉注射给药时，药物的稳态最大血药浓度 $C_{\max}^{ss}$ 在每次给药开始时，但血管外给药由于有一个吸收过程，从图 10-3 中可以看出，每一给药周期内，$C_{\max}$ 不是紧跟在给药之后，而是在两次给药时间内的某一点。

（三）稳态最大血药浓度与稳态达峰时间

求稳态最大血药浓度与稳态达峰时间，实际是求药-时曲线函数的极大值。将式（10-51）求一阶导数，令一阶导数等于零，则函数取得极大值，求得稳态达峰时间 $T_{\max}$ 和稳态最大血药浓度 $C_{\max}^{ss}$。

$$\frac{\mathrm{d}C_{ss}}{\mathrm{d}t} = \frac{k_a FX_0}{V(k_a - k)}\left(\frac{-k\mathrm{e}^{-kT_{\max}}}{1 - \mathrm{e}^{-k\tau}} - \frac{-k_a \mathrm{e}^{-k_a T_{\max}}}{1 - \mathrm{e}^{-k_a \tau}} \right) = 0$$

整理后得

$$\mathrm{e}^{-k_a T_{\max}} = \frac{k\mathrm{e}^{-kT_{\max}}(1 - \mathrm{e}^{-k_a \tau})}{k_a(1 - \mathrm{e}^{-k\tau})} \qquad (10\text{-}52)$$

则稳态达峰时间 $T_{\max}$ 为

$$T_{\max} = \frac{1}{k_a - k} \cdot \ln\left[\frac{k_a(1 - \mathrm{e}^{-k\tau})}{k(1 - \mathrm{e}^{-k_a \tau})} \right] \qquad (10\text{-}53)$$

$$T_{\max} = \frac{2.303}{k_a - k} \cdot \lg\left[\frac{k_a(1 - \mathrm{e}^{-k\tau})}{k(1 - \mathrm{e}^{-k_a \tau})} \right] \qquad (10\text{-}54)$$

将式（10-53）代入式（10-51），求得稳态最大血药浓度 $C_{\max}^{ss}$ 为

$$C_{\max}^{ss} = \frac{k_a FX_0}{V(k_a - k)}\left(\frac{\mathrm{e}^{-kT_{\max}}}{1 - \mathrm{e}^{-k\tau}} - \frac{\mathrm{e}^{-k_a T_{\max}}}{1 - \mathrm{e}^{-k_a \tau}} \right) \qquad (10\text{-}55)$$

由 $k_a \gg k$，上式可简化，得

$$C_{\max}^{ss} = \frac{FX_0}{V}\left(\frac{\mathrm{e}^{-kT_{\max}}}{1 - \mathrm{e}^{-k\tau}} \right) \qquad (10\text{-}56)$$

（四）稳态最小血药浓度与达坪分数

当 $t = 0$ 时，代入式（10-51），即得稳态最小血药浓度 $C_{\min}^{ss}$ 为

$$C_{\min}^{ss} = \frac{k_a F X_0}{V(k_a - k)}\left(\frac{1}{1-e^{-k\tau}} - \frac{1}{1-e^{-k_a\tau}}\right) \tag{10-57}$$

因为 $\dfrac{1}{1-e^{-k\tau}} - \dfrac{1}{1-e^{-k_a\tau}} = \dfrac{e^{-k\tau}-e^{-k_a\tau}}{(1-e^{-k\tau})(1-e^{-k_a\tau})} = \dfrac{e^{-k\tau}}{1-e^{-k\tau}} - \dfrac{e^{-k_a\tau}}{1-e^{-k_a\tau}}$

所以当 $t=\tau$ 时代入式（10-51）求出的稳态最小血药浓度为

$$C_{\min}^{ss} = \frac{k_a F X_0}{V(k_a - k)}\left(\frac{e^{-k\tau}}{1-e^{-k\tau}} - \frac{e^{-k_a\tau}}{1-e^{-k_a\tau}}\right) \tag{10-58}$$

式（10-57）和式（10-58）结果相等。

因为 $k_a \gg k$，在 τ 时吸收基本结束，故 $e^{-k_a\tau} \to 0$，则上式可简化为

$$C_{\min}^{ss} = \frac{F X_0}{V}\left(\frac{e^{-k\tau}}{1-e^{-k\tau}}\right) \tag{10-59}$$

将式（10-56）减去式（10-59），即得坪幅

$$C_{\max}^{ss} - C_{\min}^{ss} = \frac{F X_0}{V}\left(\frac{e^{-kT_{\max}} - e^{-k\tau}}{1-e^{-k\tau}}\right) \tag{10-60}$$

从式（10-60）可以看出，坪幅与给药剂量 X_0 成正比，且与给药间隔时间 τ 有关系。因此，在给药方案设计时不仅可以通过减小给药剂量，而且也可通过缩短给药间隔时间来减小坪幅。

对于血管外重复给药，达坪分数可用第 n 次给药的平均血药浓度与平均稳态血药浓度（计算方法见本章第二节）的比值计算。

$$f_{ss(n)} = \frac{\dfrac{1}{\tau}\displaystyle\int_0^\tau C_n \mathrm{d}t}{\dfrac{1}{\tau}\displaystyle\int_0^\tau C_{ss}\mathrm{d}t} \tag{10-61}$$

将式（10-50）和式（10-51）代入上式，积分、整理，得

$$f_{ss(n)} = 1 - \frac{k_a e^{-nk\tau} - k e^{-nk_a\tau}}{k_a - k} \tag{10-62}$$

因为 $k_a \gg k$，在 $t=\tau$ 时吸收基本结束，故 $e^{-nk_a\tau} \to 0$，则上式可简化为

$$f_{ss(n)} = 1 - e^{-nk\tau} \tag{10-63}$$

案例 10-6

患者，男，38 岁，体重 75 kg，因发热、咳嗽到医院就诊。X 线胸片显示肺纹理增多，肺实质有多形态浸润性，可见均匀模糊阴影，诊断为支原体肺炎。医生开具处方为口服红霉素胶囊治疗。每 6 h 服药一次，每次 250 mg，服药 2 周。已知红霉素具有单室模型特征，$F=75\%$，表观分布容积为 $0.9\ \mathrm{L\cdot kg^{-1}}$，$t_{1/2(\beta)}$ 为 2 h，吸收速率常数为 $0.9\ \mathrm{h^{-1}}$。

问题：

1. 患者血药浓度达稳态后第 3 h 的血药浓度为多少？
2. 稳态达峰时间 $T_{\max}$ 为多久？
3. 稳态最大血药浓度和稳态最小血药浓度分别为多少？
4. 服药 1 日后的达坪分数为多少？

案例 10-6 分析

由题意可知，$t_{1/2(\beta)}$ 为 2 h，则 $k = \dfrac{0.693}{t_{1/2(\beta)}} = \dfrac{0.693}{2} = 0.3465(\mathrm{h^{-1}})$，$\tau = 6\ \mathrm{h}$

$$C_{ss} = \frac{k_a F X_0}{V(k_a - k)} \left(\frac{1}{1 - e^{-k\tau}} \cdot e^{-kt} - \frac{1}{1 - e^{-k_a\tau}} \cdot e^{-k_a t} \right)$$

1.
$$= \frac{0.9 \times 0.75 \times 250}{0.9 \times 75 \times (0.9 - 0.3465)} \left(\frac{e^{-0.3465 \times 3}}{1 - e^{-0.3465 \times 6}} - \frac{e^{-0.9 \times 3}}{1 - e^{-0.9 \times 6}} \right)$$

$$= 1.52 (\mu g \cdot ml^{-1})$$

2.
$$T_{max} = \frac{1}{k_a - k} \cdot \ln \left[\frac{k_a(1 - e^{-k\tau})}{k(1 - e^{-k_a\tau})} \right] = \frac{1}{0.9 - 0.3465} \ln \frac{0.9(1 - e^{-0.3465 \times 6})}{0.3465(1 - e^{-0.9 \times 6})} = 1.49 (h)$$

3.
$$C_{max}^{ss} = \frac{F X_0}{V} \left(\frac{e^{-k T_{max}}}{1 - e^{-k\tau}} \right) = \frac{0.75 \times 250}{0.9 \times 75} \left(\frac{e^{-0.3465 \times 1.49}}{1 - e^{-0.3465 \times 6}} \right) = 1.89 (\mu g \cdot ml^{-1})$$

$$C_{min}^{ss} = \frac{F X_0}{V} \left(\frac{e^{-k\tau}}{1 - e^{-k\tau}} \right) = \frac{0.75 \times 250}{0.9 \times 75} \left(\frac{e^{-0.3465 \times 6}}{1 - e^{-0.3465 \times 6}} \right) = 0.4 (\mu g \cdot ml^{-1})$$

4. 由题意，给药1日，则 $n=4$

$$f_{ss(4)} = 1 - \frac{k_a e^{-nk\tau} - k e^{-nk_a\tau}}{k_a - k} = 1 - \frac{0.9 \times e^{-4 \times 0.3465 \times 6} - 0.07 \times e^{-4 \times 0.9 \times 6}}{0.9 - 0.3465} = 99.96\%$$

则服药1日后可达坪浓度的99.96%。

五、二 室 模 型

（一）血药浓度与时间的关系

二室模型重复给药，n 次给药后血药浓度与时间的关系式，可通过在单剂量给药血药浓度-时间关系式基础上，每项指数项乘以多剂量函数 r，转变成重复给药后的血药浓度-时间关系式。

1. 静脉注射给药

$$C_n = A \cdot \frac{1 - e^{-n\alpha\tau}}{1 - e^{-\alpha\tau}} \cdot e^{-\alpha t} + B \cdot \frac{1 - e^{-n\beta\tau}}{1 - e^{-\beta\tau}} \cdot e^{-\beta t} \qquad （10\text{-}64）$$

2. 血管外给药

$$C_n = L \cdot \frac{1 - e^{-n\alpha\tau}}{1 - e^{-\alpha\tau}} \cdot e^{-\alpha t} + M \cdot \frac{1 - e^{-n\beta\tau}}{1 - e^{-\beta\tau}} \cdot e^{-\beta t} + N \cdot \frac{1 - e^{-nk_a\tau}}{1 - e^{-k_a\tau}} \cdot e^{-k_a t} \qquad （10\text{-}65）$$

上面两式中为第 n 次给药后中央室药物浓度，A、B、L、M、N 代表的意义同第九章所述。

（二）稳态血药浓度

二室模型重复给药，随着给药次数的增加，体内药物不断积累。当 n 充分大时，$e^{-n\alpha\tau} \to 0$、$e^{-n\beta\tau} \to 0$，此时体内药物的吸收速率等于体内消除速率，即体内药物浓度达到稳定状态。

1. 静脉注射给药 根据式（10-64）可知，二室模型重复静脉注射给药的稳态血药浓度 C_{ss} 为

$$C_{ss} = A \cdot \frac{1}{1 - e^{-\alpha\tau}} \cdot e^{-\alpha t} + B \cdot \frac{1}{1 - e^{-\beta\tau}} \cdot e^{-\beta t} \qquad （10\text{-}66）$$

2. 血管外给药 根据式（10-65）可知，二室模型一级吸收，稳态血药浓度 C_{ss} 为

$$C_{ss} = L \cdot \frac{1}{1 - e^{-\alpha\tau}} \cdot e^{-\alpha t} + M \cdot \frac{1}{1 - e^{-\beta\tau}} \cdot e^{-\beta t} + N \cdot \frac{1}{1 - e^{-k_a\tau}} \cdot e^{-k_a t} \qquad （10\text{-}67）$$

六、利用叠加原理预测重复给药血药浓度

对于具有线性药物动力学特征的药物，可根据叠加原理，从单剂量给药后的血药浓度来预测重

复给药后的血药浓度。叠加原理假定,先给剂量不影响后给剂量的药物动力学。因此,第二次、第三次或第 n 次给药后的血药水平会叠加在前一次达到的水平上。该法不需作动力学模型假设,直接应用叠加法预测血药浓度。叠加法的突出优点在于人们可以根据单次给药所得的药-时曲线,进而推测多次给药后的药-时曲线。

以表 10-1 说明叠加过程。表中数据是由每 4 h 给予相同剂量后得到,剂量 1 列中的数据是单剂量给药后数据,其他各剂量列是剂量 1 列中数据值的重复,要估算重复给药后任一时间的血药浓度,只需将该时间所代表的行中各浓度值相加即可算出。但是如果在给药过程中患者病理生理、代谢酶活性发生变化或药物属于非线性过程,则不能用该法估算。

表 10-1 应用叠加原理预测重复给药的血药浓度

给药次数	时间（h）	血药浓度（$\mu g \cdot ml^{-1}$）						
		剂量 1	剂量 2	剂量 3	剂量 4	剂量 5	剂量 6	总量
1	0	0						0
	1	21.00						21.00
	2	22.30						22.30
	3	19.80						19.80
2	4	16.90	0					16.90
	5	14.30	21.00					35.30
	6	12.00	22.30					34.30
	7	10.10	19.80					29.90
3	8	8.50	16.90	0				25.40
	9	7.15	14.30	21.00				42.50
	10	3.01	12.00	22.30				40.30
	11	5.06	10.10	19.80				35.00
4	12	4.25	8.50	16.90	0			29.70
	13	3.58	7.15	14.30	21.00			46.00
	14	3.01	3.01	12.00	22.30			43.30
	15	2.53	5.06	10.10	19.80			37.50
5	16	2.13	4.25	8.50	16.90	0		31.80
	17	1.79	3.58	7.15	14.30	21.00		47.80
	18	1.51	3.01	3.01	12.00	22.30		44.80
	19	1.27	2.53	5.06	10.10	19.80		38.80
6	20	1.07	2.13	4.25	8.50	16.90	0	32.90
	21	0.90	1.79	3.58	7.15	14.30	21.00	48.70
	22	0.75	1.51	3.01	3.01	12.00	22.30	45.60
	23	0.63	1.27	2.53	5.06	10.10	19.80	39.40
	24	0.53	1.07	2.13	4.25	8.50	16.90	33.40

第二节 平均稳态血药浓度

重复给药达稳态后,在每个给药间隔时间内,稳态血药浓度也呈规律性波动,这种波动是时间 t（$0 \leqslant t \leqslant \tau$）的函数。当血药浓度达到稳定后,在一个间隔时间内（$t=0 \rightarrow \tau$）,药-时曲线下面积除以间隔时间 τ 所得的商称为平均稳态血药浓度（average steady state concentration）,用 $\overline{C}_{ss}$ 表示。

$$\overline{C}_{ss} = \frac{\int_0^\tau C_{ss}dt}{\tau} \quad\quad （10\text{-}68）$$

值得注意的是，平均稳态血药浓度并非稳态最大血药浓度 C_{max}^{ss} 与稳态最小血药浓度 C_{min}^{ss} 的算术平均值，它与 τ 的乘积应等于 0 到 τ 时间间隔内 AUC。

一、单室模型平均稳态血药浓度

（一）静脉注射给药平均稳态血药浓度

具有单室模型动力学特征的药物，单剂量静脉注射给药的 AUC 为 $\int_0^\infty Cdt = \frac{X_0}{kV}$。

重复静脉注射给药达稳态后，在一个给药周期（$t = 0 \rightarrow \tau$）内，药-时曲线下的面积为：

$$\begin{aligned}
\int_0^\tau C_{ss}dt &= \int_0^\tau \frac{X_0}{V}\left(\frac{1}{1-e^{-k\tau}}\right)\cdot e^{-kt}dt \\
&= \frac{X_0}{V}\cdot\frac{1}{1-e^{-k\tau}}\left(\frac{1}{k}-\frac{1}{k}\cdot e^{-k\tau}\right) \quad\quad （10\text{-}69） \\
&= \frac{X_0}{Vk}
\end{aligned}$$

得
$$\int_0^\tau C_{ss}dt = \int_0^\infty Cdt = \frac{X_0}{Vk} \quad\quad （10\text{-}70）$$

根据平均稳态血药浓度的定义，则

$$\overline{C}_{ss} = \frac{\int_0^\tau C_{ss}dt}{\tau} = \frac{\int_0^\infty Cdt}{\tau} = \frac{X_0}{Vk\tau} \quad\quad （10\text{-}71）$$

由式（10-71）可知，平均稳态血药浓度既可用重复给药的数据也可用单剂量给药的数据求算。

$$\overline{C}_{ss} = \frac{X_0}{Vk\tau} = \frac{X_0}{V\cdot\dfrac{0.693}{t_{1/2}}\cdot\tau} = \frac{X_0}{V}\times 1.44\left(\frac{t_{1/2}}{\tau}\right) \quad\quad （10\text{-}72）$$

式中，$t_{1/2}/\tau$ 称为给药频数。若 $t_{1/2}=\tau$，则

$$\overline{C}_{ss} = 1.44\frac{X_0}{V} = 1.44C_0 \quad\quad （10\text{-}73）$$

用平均稳态药量 $\overline{X}_{ss}$ 表示，则

$$\overline{X}_{ss} = X_0\cdot 1.44\left(\frac{t_{1/2}}{\tau}\right) \quad\quad （10\text{-}74）$$

若 $t_{1/2}=\tau$，则

$$\overline{X}_{ss} = 1.44X_0 \quad\quad （10\text{-}75）$$

由式（10-72）可知，平均稳态血药浓度与给药剂量及 $t_{1/2}/\tau$ 成正比。因此，在临床给药方案设计时，为达到所希望的平均稳态血药浓度，可根据实际情况选择固定 τ 调节 X_0 或固定 X_0 调节 τ 进行给药方案设计。

（二）血管外给药平均稳态血药浓度

单室模型血管外重复给药的平均稳态血药浓度为

$$\overline{C}_{ss} = \frac{\int_0^\tau C_{ss}dt}{\tau} = \frac{1}{\tau}\int_0^\tau \frac{k_a FX_0}{V(k_a-k)}\left(\frac{e^{-kt}}{1-e^{-k\tau}} - \frac{e^{-k_a t}}{1-e^{-k_a\tau}}\right)dt = \frac{FX_0}{Vk\tau} \quad\quad （10\text{-}76）$$

具有单室模型动力学特征的药物，单剂量血管外给药的 AUC 为

$$\int_0^\infty C\mathrm{d}t = \int_0^\infty \frac{k_a F X_0}{V(k_a - k)}(e^{-kt} - e^{-k_a t})\mathrm{d}t = \frac{FX_0}{Vk}$$

则 $\int_0^\tau C_{ss}\mathrm{d}t = \int_0^\infty C\mathrm{d}t = \frac{FX_0}{Vk}$

得

$$\overline{C}_{ss} = \frac{\int_0^\tau C_{ss}\mathrm{d}t}{\tau} = \frac{\int_0^\infty C\mathrm{d}t}{\tau} = \frac{FX_0}{Vk\tau} \qquad (10\text{-}77)$$

由式（10-77）可知，血管外给药时，平均稳态血药浓度既可用重复给药的数据也可用单剂量给药的数据求算。

$$\overline{C}_{ss} = \frac{FX_0}{Vk\tau} = \frac{FX_0}{V} \times 1.44\left(\frac{t_{1/2}}{\tau}\right) \qquad (10\text{-}78)$$

若 $t_{1/2} = \tau$，则

$$\overline{C}_{ss} = 1.44\frac{FX_0}{V} \qquad (10\text{-}79)$$

平均稳态药量 $\overline{X}_{ss}$ 为

$$\overline{X}_{ss} = FX_0 . 1.44 . \frac{t_{1/2}}{\tau} \qquad (10\text{-}80)$$

若 $t_{1/2} = \tau$，则

$$\overline{X}_{ss} = 1.44FX_0 \qquad (10\text{-}81)$$

从式（10-78）可知，$\overline{C}_{ss}$ 与给药剂量 X_0、吸收程度 F 及给药间隔时间 τ 有关，而与吸收速率及所有其他速率常数无关。剂量 X_0 在每个 τ 时间单位内，不管是一次给药，或者是按等间隔多次给药，或者随便取间隔时间给药，所得到的平均稳态血药浓度相等。也就是说，每天给药 500 mg 时的平均稳态血药浓度，相当于每 12 h 给药 250 mg 时的平均稳态血药浓度，也相当于每 6 h 给药 125 mg 时的平均稳态血药浓度，以此类推。但将剂量拆分后给药时，最大与最小血药浓度的差距一般可以缩小。

案例 10-7

患者，男，75 岁，因心悸、伴发胸闷、气促、气短等不适症状到医院就诊。经 24 h 动态心电图诊断为心动过速。医生开具处方为口服地高辛进行治疗。已知地高辛口服生物利用度 F 为 0.70，$t_{1/2}$ 为 36 h，表观分布容积为 8.0 L·kg^{-1}。

问题：

1. 若患者每 6 h 口服一次，剂量为 5.5 mg·kg^{-1} 时的平均稳态血药浓度为多少？

2. 若保持平均稳态血药浓度为 6 μg·ml^{-1}，每 6 h 口服一次，给药剂量应为多少？

3. 若体重为 60 kg 的患者每次口服剂量为 500 mg，要维持平均稳态血药浓度为 6 μg·ml^{-1}，给药间隔时间应为多少？

案例 10-7 分析

根据题意，$t_{1/2} = 36$ h，则 $k = \frac{0.693}{36} = 0.019(\text{h}^{-1})$

1. 若患者每 6 h 口服一次，则 $\tau = 6$ h，当 $X_0 = 5.5$ mg·kg^{-1} 时，平均稳态血药浓度为：

$$\overline{C}_{ss} = \frac{FX_0}{Vk\tau} = \frac{0.7 \times 5.5}{0.019 \times 8 \times 6} = 4.17(\mu\text{g}\cdot\text{ml}^{-1})$$

2. 若 $\overline{C}_{ss} = 6$ μg·ml^{-1}，则 $X_0 = \dfrac{\overline{C}_{ss} \cdot V \cdot k \cdot \tau}{F} = \dfrac{6 \times 8 \times 0.019 \times 6}{0.70} = 7.92$(mg·kg^{-1})

3. 若 $\overline{C}_{ss} = 6$ μg·ml^{-1}，$X_0 = 500$ mg，则 $\tau = \dfrac{F \cdot X_0}{k \cdot V \cdot \overline{C}_{ss}} = \dfrac{0.70 \times 500}{0.019 \times 8 \times 60 \times 6} = 6.31 \approx 6$(h)

二、二室模型平均稳态血药浓度

（一）静脉注射给药平均稳态血药浓度

具有二室模型动力学特征的药物，重复静脉注射给药的平均稳态血药浓度为

$$\overline{C}_{ss} = \frac{1}{\tau} \int_0^\tau C_{ss} dt = \frac{1}{\tau} \int_0^\tau \left(\frac{A e^{-\alpha t}}{1 - e^{-\alpha \tau}} + \frac{B e^{-\beta t}}{1 - e^{-\beta \tau}} \right) dt = = \frac{X_0}{V_c k_{10} \tau} = \frac{X_0}{V_\beta \beta \tau} \tag{10-82}$$

具有二室模型动力学特征的药物，单剂量给药的 AUC 为

$$\int_0^\infty C dt = \int_0^\infty (A \cdot e^{-\alpha t} + B \cdot e^{-\beta t}) dt = \frac{X_0}{V_c k_{10}} = \frac{X_0}{V_\beta \beta} \tag{10-83}$$

因此

$$\overline{C}_{ss} = \frac{1}{\tau} \cdot \int_0^\tau C_{ss} dt = \frac{1}{\tau} \cdot \int_0^\infty C dt \tag{10-84}$$

案例 10-8

乙酰普鲁卡因胺为 I 类抗心律失常药，已知其符合二室模型动力学特征，中央室分布容积为 0.08 L·kg^{-1}，k_{10} 为 0.2 h^{-1}。临床药理实验已证明该药的最佳血药浓度为 10 μg·ml^{-1}。

问题：若患者体重为 60 kg，每隔 12 h 静脉给药一次，给药剂量应为多少？

案例 10-8 分析

长期用药后，最佳血药浓度等于平均稳态血药浓度较为合理。

由题意可知：$V_c = 0.08$ L·kg^{-1}，$\tau = 12$ h，$k_{10} = 0.2$ h^{-1}，$\overline{C}_{ss} = 10$ μg·ml^{-1}，则

$X_0 = \overline{C}_{ss} \cdot V_c \cdot k_{10} \cdot \tau = 10 \times 0.08 \times 0.2 \times 8 = 1.28$(mg·kg^{-1})

$X_0' = 1.28 \times 60 = 76.8$(mg)

（二）血管外给药平均稳态血药浓度

二室模型重复血管外给药，平均稳态血药浓度计算公式与单室模型重复血管外给药公式相似，即

$$\overline{C}_{ss} = \frac{1}{\tau} \int_0^\tau C_{ss} dt = \frac{1}{\tau} \int_0^\tau \left(\frac{L e^{-\alpha t}}{1 - e^{-\alpha \tau}} + \frac{M e^{-\beta t}}{1 - e^{-\beta \tau}} + \frac{N e^{-k_a t}}{1 - e^{-k_a \tau}} \right) dt \tag{10-85}$$

$$= \frac{F X_0}{V_c k_{10} \tau} = \frac{F X_0}{V_\beta \beta \tau}$$

二室模型药物血管外单剂量给药的 AUC 为

$$\int_0^\infty C dt = \frac{1}{\tau} \cdot \int_0^\infty \left(L e^{-\alpha t} + M e^{-\beta t} + N e^{-k_a t} \right) dt = \frac{F X_0}{V_c k_{10}} = \frac{F X_0}{V_\beta \beta} \tag{10-86}$$

则

$$\overline{C}_{ss} = \frac{1}{\tau} \cdot \int_0^\tau C_{ss} dt = \frac{1}{\tau} \cdot \int_0^\infty C dt \tag{10-87}$$

由平均稳态血药浓度的公式可以看出，不论是单室模型还是二室模型，不论采取静脉注射还是血管外给药，都可以用单剂量给药后的 AUC 和给药时间间隔 τ 来估算平均稳态血药浓度。

第三节　重复给药体内蓄积、血药浓度波动程度和负荷剂量

一、重复给药体内蓄积

若按照固定剂量和固定给药周期多次重复给药后，随着给药次数 n 的增加，药物在体内不断蓄积，最后达到坪浓度。不同药物的坪浓度各不相同，因而，其蓄积程度也不同。药物在体内的蓄积程度用蓄积系数 R 表示。蓄积系数（cumulative factor）是指稳态血药浓度与第一次给药后的血药浓度的比值，蓄积系数又叫蓄积因子或积累系数。

1. 单室模型重复静脉注射给药的蓄积系数 R

（1）以平均稳态血药浓度 $\overline{C}_{ss}$ 与第一次给药后的平均血药浓度 $\overline{C}_1$ 的比值表示。

$$R = \frac{\overline{C}_{ss}}{\overline{C}_1} \tag{10-88}$$

将 $\overline{C}_{ss} = \dfrac{X_0}{Vk\tau}$，$\overline{C}_1 = \dfrac{\int_0^\tau C_1 \mathrm{d}t}{\tau} = \dfrac{\int_0^\tau \dfrac{X_0}{V}\mathrm{e}^{-kt}\mathrm{d}t}{\tau} = \dfrac{X_0}{Vk\tau}(1-\mathrm{e}^{-k\tau})$ 代入式（10-88）得

$$R = \frac{1}{1-\mathrm{e}^{-k\tau}} \tag{10-89}$$

（2）以稳态最小血药浓度 C_{min}^{ss} 与第一次给药后的最小血药浓度 $(C_1)_{min}$ 的比值表示。

$$R = \frac{C_{min}^{ss}}{(C_1)_{min}} \tag{10-90}$$

将 $C_{min}^{ss} = \dfrac{X_0}{V(1-\mathrm{e}^{-k\tau})} \cdot \mathrm{e}^{-k\tau}$，$(C_1)_{min} = \dfrac{X_0}{V} \cdot \mathrm{e}^{-k\tau}$ 代入式（10-90）得

$$R = \frac{1}{1-\mathrm{e}^{-k\tau}}$$

（3）以稳态最大血药浓度 C_{max}^{ss} 与第一次给药后的最大血药浓度 $(C_1)_{max}$ 的比值表示。

$$R = \frac{C_{max}^{ss}}{(C_1)_{max}} \tag{10-91}$$

将 $C_{max}^{ss} = \dfrac{X_0}{V(1-\mathrm{e}^{-k\tau})}$，$(C_1)_{max} = \dfrac{X_0}{V}$ 代入式（10-92）得

$$R = \frac{1}{1-\mathrm{e}^{-k\tau}}$$

案例 10-9

患者，男，36 岁，因肾衰竭入院，在进行移植手术时，使用环孢素静脉注射，已知该药物 $t_{1/2}$ 为 24 h，推荐每日用量为 1～2 次。

问题：

1. 若每日给药一次，则蓄积系数 R 为多少？
2. 若给药方案调整为每日给药 2 次，则蓄积系数 R 为多少？
3. 若换用环磷酰胺，$t_{1/2}$ 为 15 h，每日给药一次，则该药蓄积系数 R' 为多少？

案例 10-9 分析

1. 由题意可知：$t_{1/2}=24$ h，$\tau = 24$ h，则 $k = \dfrac{0.693}{24} = 0.029 (\mathrm{h}^{-1})$

$$R = \frac{1}{1-e^{-k\tau}} = \frac{1}{1-e^{-0.029 \times 24}} = 2$$

2. 若 $\tau = 12\,h$，则

$$R = \frac{1}{1-e^{-k\tau}} = \frac{1}{1-e^{-0.029 \times 12}} = 3.42$$

3. 换用环磷酰胺后，$t_{1/2} = 15\,h$，$\tau = 24\,h$，则 $k = \dfrac{0.693}{15} = 0.0462(h^{-1})$

$$R' = \frac{1}{1-e^{-k\tau}} = \frac{1}{1-e^{-0.0462 \times 24}} = 1.49$$

由上述三种情况可以看出，同一种药物，给药间隔越短，药物蓄积越多。不同的药物，在给药间隔相同的情况下，$t_{1/2}$ 越短，药物蓄积越少。

由上述案例可知，当 $t_{1/2}$ 相同时，R 与 τ 成反比，即给药间隔短的药物蓄积程度大。当给药间隔时间相同时，R 与 $t_{1/2}$ 成正比，即 $t_{1/2}$ 较大的药物容易产生蓄积。

（4）以平均稳态药物量 $\overline{X}_{ss}$ 与给药剂量 $\overline{X}_0$ 的比值表示。

$$R = \frac{\overline{X}_{ss}}{\overline{X}_0} \tag{10-92}$$

将 $\dfrac{\overline{X}_{ss}}{\overline{X}_0} = \dfrac{\overline{C}_{ss}V}{X_0} = \dfrac{\dfrac{X_0}{Vk\tau} \cdot V}{X_0} = \dfrac{1}{k\tau}$ 代入式（10-92）得

$$R = \frac{\overline{X}_{ss}}{\overline{X}_0} = 1.44\frac{t_{1/2}}{\tau} \tag{10-93}$$

假设某药物的 $t_{1/2} = 24\,h$，$\tau = 24\,h$，则 $\dfrac{\overline{X}_{ss}}{\overline{X}_0} = 1.44$；若 $\tau = 6\,h$，则 $\dfrac{\overline{X}_{ss}}{\overline{X}_0} = 5.76$，或 $\overline{X}_{ss} = 5.76X_0$，其体内平均稳态药量接近单剂量的 6 倍。因此，若已知药物的 $t_{1/2}$，则可计算出在任一给药间隔时该药在体内的蓄积程度。

2. 单室模型重复血管外给药的蓄积系数 R

（1）以平均稳态血药浓度 $\overline{C}_{ss}$ 与第一次给药后的平均血药浓度 $\overline{C}_1$ 的比值表示。

将 $\overline{C}_1 = \dfrac{\int_0^\tau C_1 dt}{\tau} = \dfrac{\int_0^\tau \dfrac{k_a FX_0}{V(k_a - k)}(e^{-kt} - e^{-k_a t})dt}{\tau} = \dfrac{FX_0}{Vk\tau} \cdot \dfrac{k_a(1-e^{-k\tau}) - k(1-e^{-k_a\tau})}{k_a - k}$，$\overline{C}_{ss} = \dfrac{FX_0}{Vk\tau}$ 代入式（10-88）得

$$R = \frac{k_a - k}{k_a(1-e^{-k\tau}) - k(1-e^{-k_a\tau})} \tag{10-94}$$

若 $k_a \gg k$，且 τ 值较大，则 $k_a - k \approx k_a$，$e^{-k_a\tau} \to 0$，式（10-94）可简化为

$$R = \frac{1}{1-e^{-k\tau}}$$

（2）以稳态最小血药浓度 C_{min}^{ss} 与第一次给药后的最小血药浓度 $(C_1)_{min}$ 的比值表示。

将 $C_{min}^{ss} = \dfrac{k_a FX_0}{V(k_a - k)}\left(\dfrac{e^{-k\tau}}{1-e^{-k\tau}} - \dfrac{e^{-k_a\tau}}{1-e^{-k_a\tau}}\right)$，$(C_1)_{min} = \dfrac{k_a FX_0}{V(k_a - k)}(e^{-k\tau} - e^{-k_a\tau})$ 代入式（10-90）

得

$$R = \frac{1}{(1-e^{-k\tau})(1-e^{-k_a\tau})} \tag{10-95}$$

若 $k_a \gg k$，且 τ 值较大，则 $e^{-k_a\tau} \to 0$ ，式（10-95）可简化为

$$R = \frac{1}{1-e^{-k\tau}}$$

二、重复给药血药浓度的波动程度

重复给药达稳态时，稳态血药浓度 C_{ss} 在一定范围内仍有波动。C_{ss} 的波动程度与药物的 $t_{1/2}$、给药间隔的时间、给药方法等因素有关。药物血药浓度的波动程度不同，对临床效果和不良反应有很大影响，特别对治疗窗窄的药物（如地高辛、苯妥英钠等）。若血药浓度波动范围很大，则可能达不到治疗目的或者引起中毒。由于计算波动程度时采用的标准值不同，故其表示方法也不同。

（一）波动百分数

波动百分数（percent of fluctuation，PF）指稳态最大血药浓度与稳态最小血药浓度之差对稳态最大血药浓度的百分数。

$$PF = \frac{C_{max}^{ss} - C_{min}^{ss}}{C_{max}^{ss}} \times 100\% \tag{10-96}$$

具有单室模型特征的药物重复静脉注射时，采用 C_{max}^{ss} 为标准的 PF 可表示为

$$PF = \frac{\dfrac{X_0}{V} \cdot \dfrac{1}{1-e^{-k\tau}} - \dfrac{X_0}{V} \cdot \dfrac{e^{-k\tau}}{1-e^{-k\tau}}}{\dfrac{X_0}{V} \cdot \dfrac{1}{1-e^{-k\tau}}} \times 100\% = (1-e^{-k\tau}) \times 100\% \tag{10-97}$$

（二）波动度

波动度（degree of fluctuation，DF）指稳态最大血药浓度与稳态最小血药浓度之差对平均稳态血药浓度的比值。

$$DF = \frac{C_{max}^{ss} - C_{min}^{ss}}{\overline{C}_{ss}} \tag{10-98}$$

采用 $\overline{C}_{ss}$ 为标准，因 $\overline{C}_{ss} = \dfrac{X_0}{Vk\tau}$ ，则

$$DF = \frac{\dfrac{X_0}{V} \cdot \dfrac{1}{1-e^{-k\tau}} - \dfrac{X_0}{V} \cdot \dfrac{e^{-k\tau}}{1-e^{-k\tau}}}{\dfrac{X_0}{Vk\tau}} = k\tau \tag{10-99}$$

（三）血药浓度变化率

血药浓度变化率指稳态最大血药浓度与稳态最小血药浓度之差对稳态最小血药浓度的百分数。

$$血药浓度变化率 = \frac{C_{max}^{ss} - C_{min}^{ss}}{C_{min}^{ss}} \times 100\% \tag{10-100}$$

同理，采用 C_{min}^{ss} 为标准的 PF 可表示为

$$PF = \frac{\dfrac{X_0}{V} \cdot \dfrac{1}{1-e^{-k\tau}} - \dfrac{X_0}{V} \cdot \dfrac{e^{-k\tau}}{1-e^{-k\tau}}}{\dfrac{X_0}{V} \cdot \dfrac{e^{-k\tau}}{1-e^{-k\tau}}} \times 100\% = (e^{k\tau} - 1) \times 100\% \tag{10-101}$$

由上述表达式可知，PF、DF 或血药浓度变化率为 k（或 $t_{1/2}$）与 τ 的函数。通常一个药物的 $t_{1/2}$ 对正常人是恒定值，因此可通过调整 τ 来调节 PF、DF 或血药浓度变化率。设计临床给药方案时，可以根据药物的 $t_{1/2}$ 与要求的波动百分数，确定给药的方式。

案例 10-10

患者，女，47 岁，因哮喘发作入院，使用氨茶碱抗哮喘发作，但是氨茶碱的安全范围较窄，其有效血药浓度为 $10\sim20~\mu g\cdot ml^{-1}$，该药符合单室模型，在该患者中，$V=10~L$，$k=0.1~h^{-1}$。

问题： 当以 $\tau=12~h$ 或 $\tau=4~h$ 多次静脉注射给药时，其血药浓度波动情况如何？

案例 10-10 分析

当以 $\tau=12~h$ 多次静脉注射给药时：

$$\mathrm{PF}=\left(1-e^{-k\tau}\right)\times100\%=\left(1-e^{-0.1\times12}\right)\times100\%=70\%$$

或

$$\mathrm{PF}=\left(e^{k\tau}-1\right)\times100\%=\left(e^{0.1\times12}-1\right)\times100\%=232\%$$

$$\mathrm{DF}=k\tau=0.1\times12=1.2=120\%$$

当以 $\tau=4~h$ 多次静脉注射给药时：

$$\mathrm{PF}=\left(1-e^{-k\tau}\right)\times100\%=\left(1-e^{-0.1\times4}\right)\times100\%=33\%$$

或

$$\mathrm{PF}=\left(e^{k\tau}-1\right)\times100\%=\left(e^{0.1\times4}-1\right)\times100\%=49\%$$

$$\mathrm{DF}=k\tau=0.1\times4=0.4=40\%$$

由计算结果可知，通过减小给药间隔时间，可以降低血药浓度的波动。

血管外给药时，药物需要经过吸收才能进入体内，$C_{\max}^{ss}$ 与 $T_{\max}$ 和 k_a 密切相关。一般情况下，随 k_a 变小（即吸收变慢）则血药浓度的波动程度变小。因此，可通过缓释、控释技术控制药物释放速率，减慢药物吸收速率，从而降低体内药物浓度的波动程度，增加临床用药的安全性和有效性，减少不良反应的发生。

三、重复给药的负荷剂量

在重复给药时，一般希望稳态血药浓度为治疗有效浓度，若按常规给药方法从开始用药至达稳态血药浓度需要较长的时间。通常情况下药物需经过 3.32 个 $t_{1/2}$ 才能达到稳态血药浓度的 90%，因此对于 $t_{1/2}$ 长的药物，达到稳态则需要非常长的时间。例如，磺胺嘧啶 $t_{1/2}$ 为 16 h，达到稳态血药浓度的 90%，需要长达 53 h，不利于药物发挥疗效。为了使药物很快达到有效治疗浓度，临床上常需要增加首次给药剂量，之后再按给药周期给以维持剂量，使血药浓度维持在一定的有效治疗浓度范围内。首次给予的这个较大剂量称为负荷剂量（loading dose）或冲击量，亦称首剂量，常用 X_0^* 表示。

（一）单室模型特征药物的负荷剂量

1. 静脉注射给药的负荷剂量 静脉注射给药，第一次静脉注射给以负荷剂量 X_0^*，经过一个给药周期时的血药浓度 C_1^* 等于稳态最小血药浓度 $C_{\min}^{ss}$，即最小有效治疗浓度，则

$$C_1^*=\frac{X_0^*}{V}\cdot e^{-k\tau} \qquad (10-102)$$

因为 $C_{\min}^{ss}=\dfrac{X_0}{V(1-e^{-k\tau})}\cdot e^{-k\tau}$，$C_1^*=C_{\min}^{ss}$，代入得 $\dfrac{X_0^*}{V}\cdot e^{-k\tau}=\dfrac{X_0}{V(1-e^{-k\tau})}\cdot e^{-k\tau}$，

上式可简化为

$$X_0^*=\frac{1}{1-e^{-k\tau}}\cdot X_0 \qquad (10-103)$$

当 $\tau=t_{1/2}$ 时，则

$$X_0^* = \frac{1}{1-e^{-\frac{0.693}{t_{1/2}}t_{1/2}}} \cdot X_0 = \frac{1}{1-e^{-0.693}} \cdot X_0 = 2X_0 \qquad (10\text{-}104)$$

因此，当给药周期 τ 等于该药物的 $t_{1/2}$ 时，给予维持剂量 2 倍的负荷剂量就能很快达到稳态血药浓度，如图 10-4 所示。当 τ 与 $t_{1/2}$ 不一致时，负荷剂量则用式 （10-103）计算。

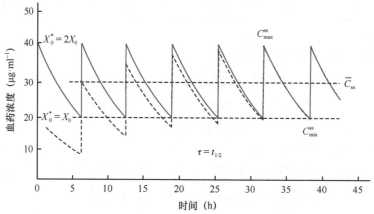

图 10-4　给予负荷剂量后对重复静脉注射给药经时变化的影响

案例 10-11

患者，男，72 岁，因社区获得性肺炎入院，医生开具处方：每 12 h 静脉注射左氧氟沙星 400 mg。已知左氧氟沙星 $t_{1/2}$ 为 8 h。

问题：此给药方案的负荷剂量 X_0^* 应为多少？

案例 10-11 分析

由题意可知，$t_{1/2}=8$ h，则 $k=\dfrac{0.693}{8}=0.087(\text{h}^{-1})$

根据式 （10-103），

$$X_0^* = \frac{1}{1-e^{-k\tau}} \cdot X_0 = \frac{1}{1-e^{-0.087 \times 12}} \times 400 = 618(\text{mg})$$

2. 血管外给药的负荷剂量　与静脉注射给药推算负荷剂量类似，假定第一次用负荷剂量作为血管外给药后，希望经过一个给药周期时的血药浓度 C_1^* 等于稳态最小血药浓度 $C_{\min}^{ss}$，即最小有效治疗浓度，则

$$C_1^* = \frac{k_a F X_0^*}{(k_a-k)V}\left(e^{-k\tau} - e^{-k_a\tau}\right) \qquad (10\text{-}105)$$

因为 $C_{\min}^{ss} = \dfrac{k_a F X_0}{V(k_a-k)}\left(\dfrac{e^{-k\tau}}{1-e^{-k\tau}} - \dfrac{e^{-k_a\tau}}{1-e^{-k_a\tau}}\right)$，$C_1^* = C_{\min}^{ss}$，代入得

$$\frac{k_a F X_0^*}{(k_a-k)V}\left(e^{-k\tau} - e^{-k_a\tau}\right) = \frac{k_a F X_0}{V(k_a-k)}\left(\frac{e^{-k\tau}}{1-e^{-k\tau}} - \frac{e^{-k_a\tau}}{1-e^{-k_a\tau}}\right)$$

上式可简化为：
$$X_0^* = \frac{1}{(1-e^{-k\tau})(1-e^{-k_a\tau})} \cdot X_0 \qquad (10\text{-}106)$$

若 τ 值较大，$k_a \gg k$ 时，$e^{-k_a\tau} \to 0$，则上式可进一步化简为

$$X_0^* = \frac{1}{1-e^{-k\tau}} \cdot X_0 \qquad\qquad (10\text{-}107)$$

若 $\tau = t_{1/2}$，同样得

$$X_0^* = 2X_0$$

> **案例 10-12**
>
> 　　患者，男，19 岁，因鼻塞，流涕，咳嗽，到医院就诊，经医生查体和血液检查，诊断为上呼吸道感染，处方为口服头孢呋辛酯，每日 3 次每次 100 mg。已知该药 $k = 1.2\,\text{h}^{-1}$，$k_a = 0.14\,\text{h}^{-1}$，生物利用度为 0.85。
>
> **问题：** 按该给药方案的负荷剂量 X_0^* 应为多少？

> **案例 10-12 分析**
>
> 　　由题意可知 $\tau = 8\,\text{h}$；根据式（10-106），得
>
> $$X_0^* = \frac{1}{(1-e^{-k\tau})(1-e^{-k_a\tau})} \cdot X_0 = \frac{1}{\left(1-e^{-1.2\times 8}\right)\cdot\left(1-e^{-0.14\times 8}\right)} \times 100 = 148\,(\text{mg}) \approx 150(\text{mg})$$

（二）二室模型特征药物负荷剂量

　　二室模型特征药物静脉注射给药，根据上述推理，也可推导出负荷剂量求算公式。由于 $\alpha \gg \beta$，若 τ 值较大时，则

$$X_0^* = \frac{1}{1-e^{-\beta\tau}} \cdot X_0 \qquad\qquad (10\text{-}108)$$

　　二室模型特征药物，血管外给药负荷剂量求算公式推导更为复杂，由于 $k_a \gg \alpha \gg \beta$，若 τ 值较大时，最终亦可导出与（10-108）相同的负荷剂量求算公式。

（张璐璐）

第十一章 非线性药物动力学

学习目标

1. 掌握非线性药物动力学特点、产生原因及识别要素。
2. 掌握线性与非线性药物动力学的概念与区别。
3. 熟悉 Michaelis-Menten 过程的药物动力学特征。
4. 熟悉非线性药物动力学参数的计算方法。
5. 了解非线性药物动力学的应用。

案例 11-1

苯妥英钠为临床常用抗癫痫药、抗心律失常药。患者口服不同剂量的苯妥英钠后，血药浓度-时间半对数图（图 11-1）显示，给药剂量为 $2.3\ mg \cdot kg^{-1}$ 时，苯妥英钠的 $t_{1/2}$ 为 24.0 h；给药剂量为 $4.7\ mg \cdot kg^{-1}$ 时，$t_{1/2}$ 为 52.9 h。

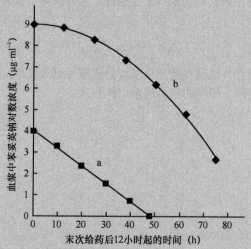

图 11-1 口服不同剂量苯妥英钠血药浓度-时间半对数曲线

a. 剂量=$2.3\ mg \cdot kg^{-1}$，$t_{1/2}$=24 h；b. 剂量=$4.7\ mg \cdot kg^{-1}$，$t_{1/2}$=52.9 h

问题：

1. 苯妥英钠的给药剂量增加 $t_{1/2}$ 延长，是否符合线性动力学规律？
2. 发生此现象的原因？如何描述苯妥英钠的体内动力学过程？

第一节 非线性药物动力学简介

一、非线性药物动力学的现象及含义

在常规治疗剂量范围内，大多数药物的体内过程符合线性动力学。其特点是药物的体内动力学参数不因给药次数、给药剂量的不同而发生变化，即呈现剂量或浓度非依赖性，药物的体内动态量变规律可以用线性微分方程来描述，故称为线性药物动力学（linear pharmacokinetics）。线性药物

动力学药物的 $t_{1/2}$、消除速率常数及清除率与剂量无关；AUC 与剂量成正比，相应时间点的血药浓度改变与剂量成正比。

体内线性药物动力学的分析以下列三个假设为基础。

（1）药物在体内的分布相对于消除相而言很快完成，血药浓度与体内药量成正比。

（2）药物吸收速率为一级或零级过程。

（3）药物在体内消除为一级速率过程。

临床上有一些药物的体内过程不符合线性药物动力学的特点，动力学参数因给药剂量不同或给药次数的增加而改变，呈现剂量依赖性，体内的动态量变规律不能用线性微分方程来描述，这种现象称非线性药物动力学现象，这种动力学过程称为非线性药物动力学（nonlinear pharmacokinetics）。

下列体内过程易出现非线性药物动力学现象。

（1）药物吸收前的溶解及从剂型中释放存在的限速过程。

（2）药物吸收可饱和的载体转运过程。

（3）药物分布中可饱和的血浆/组织蛋白结合过程。

（4）药物可饱和的酶代谢过程。

（5）代谢产物抑制及酶诱导等过程。

（6）药物排泄可饱和的载体转运过程。

其中，第（2）（4）（6）种情况较多见。有饱和过程的非线性药物动力学过程可用米氏（Michaelis-Menten）动力学方程描述，因此非线性药物动力学也称为米氏动力学。

案例 11-1 分析

口服不同剂量苯妥英钠时，$t_{1/2}$ 随着剂量的增加而延长，而线性动力学的特点是 $t_{1/2}$ 与剂量无关，因此苯妥英钠的体内动力学不符合线性药物动力学规律，属于非线性药物动力学。

苯妥英钠出现非线性药物动力学现象的原因如下：苯妥英钠在体内经肝微粒体酶代谢为无活性代谢产物；当给药剂量较小时，药酶活性充足时，药物的消除速率与体内药量成正比，表现为一级动力学过程（图 11-1a）；当给药剂量过大，在体内的药量超过酶的代谢能力时，机体对药物的消除已经达到最大值，药物的消除速率不能再随剂量增加而成比例增大，因此 $t_{1/2}$ 延长，此时苯妥英钠在体内的消除表现为零级动力学过程（图 11-1b）。

二、非线性药物动力学的特点

非线性药物动力学过程具有以下特点。

（1）药物消除速率符合米氏方程，即低剂量或低浓度时为一级动力学，高剂量或高浓度时为零级动力学。

（2）消除过程存在饱和的情况下，药物 $t_{1/2(\beta)}$ 随剂量增加而延长。

（3）血药浓度、AUC 与剂量不成正比。

（4）其他药物可竞争酶或载体系统，影响药物的动力学过程。

（5）药物代谢物的组成、比例可因剂量改变而变化。

非线性药物动力学的这些特征，主要与药物在高浓度条件下体内药物代谢酶或载体的饱和有关。通常服用剂量较小时，由于酶或载体的数量充足，未出现饱和现象，其消除为一级动力学过程；服用剂量较大时，初始阶段的消除过程中酶或载体达到饱和，血药浓度会急剧增加，但随着体内药量下降，消除过程逐渐脱离饱和状态，当药量降低到一定程度后，消除速率与血药浓度成正比，又恢复线性动力学特征。

因此，非线性药物动力学对于临床安全用药有着较大的影响。具有非线性动力学特征的药物剂量增大时，体内药物代谢酶或载体发生饱和会导致血药浓度的急剧增高，致使药效增强，甚至出现毒性反应。对于治疗窗较窄的药物或肝肾功能损伤患者使用的药物尤其应该注意。

三、产生非线性药物动力学的机制

出现非线性动力学过程的主要原因是由于药物在体内存在容量限制性过程（即饱和过程）。若药物在体内的吸收、分布、代谢及排泄过程涉及的酶及载体有饱和性（如主动转运、生物转化、肾小管主动分泌、胆汁排泄、血浆蛋白结合等），即体内药物代谢酶、载体数量有限或酶的活性低下，当给药剂量或所产生的体内药物浓度超过限度时，酶的催化能力和载体转运能力达到饱和，此时会出现非线性药物动力学现象，表现为动力学参数随剂量不同而变化。由于该过程有明显的剂量（浓度）依赖性，因此非线性药物动力学又称为容量限制动力学（capacity-limited pharmacokinetics）、饱和动力学（saturation pharmacokinetics）或剂量依赖动力学（dose-dependent pharmacokinetics）。由于其动力学过程符合米氏动力学方程，故也称为米氏动力学。常见的具有典型非线性药物动力学特征的药物及引起非线性药物动力学的原因如下（表 11-1）。

表 11-1　具有非线性药物动力学特征的药物及引起非线性药物动力学的原因

药物	非线性原因
（1）吸收过程	
阿莫西林，核黄素，左旋多巴	主动吸收
灰黄霉素	难溶性药物
尼卡地平，水杨酰胺，普萘洛尔	肝、肠首过效应的饱和性
青霉素 G，奥美拉唑，沙奎那韦	胃肠分解的饱和性
（2）分布过程	
苯妥英，利多卡因，头孢曲松，保泰松，水杨酸盐	与血浆蛋白结合的饱和性
卡那霉素，硫喷妥	与组织结合的饱和性
氨甲蝶呤	出入组织转运的饱和性
（3）代谢过程	
苯妥英钠，阿司匹林，茶碱，乙醇	代谢过程的饱和性
卡马西平，酰胺咪嗪，青蒿素	酶诱导
维拉帕米，普萘洛尔	肝血流变化的影响
西地泮	代谢物的抑制作用
对乙酰氨基酚	较高剂量时的肝中毒
（4）排泄过程	
青霉素，美洛西林，对氨基马尿酸	主动分泌的饱和性
维生素 C，头孢匹林	主动重吸收
水杨酸，右旋苯丙胺	尿液 pH 的变化
氨基糖苷类	较高剂量时的肾中毒
胆影酸，磺溴酞钠	胆汁分泌的饱和性
西咪替丁，异维 A 酸钠	肝肠循环

▍（一）代谢酶的饱和

案例 11-2

乙醇体内消除速率-血药浓度曲线（图 11-2）显示：乙醇在体内的代谢速率随浓度增加而加快，当达到一定浓度后，乙醇在体内的代谢速率接近一个定值，且无论其浓度如何增加，乙醇都以约 $10 \text{ g} \cdot \text{h}^{-1}$ 的速率进行代谢。

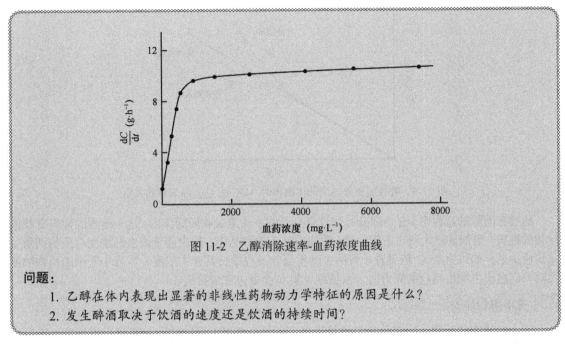

图 11-2　乙醇消除速率-血药浓度曲线

问题:

1. 乙醇在体内表现出显著的非线性药物动力学特征的原因是什么?
2. 发生醉酒取决于饮酒的速度还是饮酒的持续时间?

由于体内一些药物代谢酶的量是有限的,因此其代谢能力具有容量限制性。当药物的代谢具有饱和现象时,其体内药物动力学往往呈现非线性动力学特征。当给予较大剂量或多剂量给药时,可导致代谢反应达到饱和,代谢速率达到最大值并不再增加,此时血药浓度和 AUC 与剂量不成正比,表现出升高的幅度大于剂量增加的幅度,药物的 $t_{1/2}$ 明显延长,临床上可能出现毒性反应。

案例 11-2 分析

乙醇在体内的代谢是由乙醇脱氢酶和 CYP2E1 催化进行的,消除过程属于饱和酶的代谢过程。因此初始阶段体内乙醇浓度增加,代谢速率也随之增加,但当体内乙醇达到一定浓度后,药物代谢酶饱和,代谢速率将不再增加,维持在最大代谢速率(约 10 g·h⁻¹)不变,即使乙醇浓度再增加,代谢速率也不可能增大,此时可造成体内乙醇浓度迅速加大,这就是乙醇在体内表现为非线性药物动力学的原因;理论上讲,饮酒速度快,血液中的乙醇含量不低于 800 mg·L⁻¹可能发生醉酒、酒精中毒,甚至死亡。因此,发生醉酒取决于饮酒的速度,并不是饮酒的持续时间。

（二）载体系统的饱和

许多器官组织细胞中的载体蛋白与药物的胞内摄取和胞外分泌密切相关,载体蛋白参与了小肠吸收、胆汁排泄、肾小管分泌和重吸收等体内动态过程,决定着细胞或组织的药物暴露程度。

吸收型载体蛋白有利于提高细胞内的药物浓度(如核苷类、肽类、氨基酸、胆酸及脂肪酸等药物浓度),而分泌型转运蛋白(如 P-gp、多药耐药相关蛋白等)可降低细胞内的药物浓度。这两种转运机制均可产生饱和现象,造成药物在体内呈现非线性的动态过程。吸收型载体的饱和会导致剂量增加时 C_{max} 和 AUC 低于按剂量增加的比例增加;而分泌型载体的饱和会导致外排分泌的药物比例减少,使得剂量增加时 C_{max} 和 AUC 高于按剂量增加的比例增加,从而提高药物的口服生物利用度(图 11-3)。例如,头孢曲嗪是小肠吸收型载体寡肽转运蛋白的底物,当给药剂量分别为 250 mg 和 1000 mg 时,C_{max} 分别为 4.9 μg·ml⁻¹ 和 10.2 μg·ml⁻¹,T_{max} 分别为 1.4 h 和 2.0 h,提示该药物的吸收过程存在饱和现象。

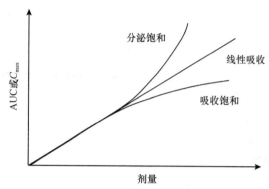

图 11-3　吸收型和分泌型载体饱和时 AUC 或 C_{max} 与剂量的关系

药物在消除的过程中，有一部分可通过肾小管的主动重吸收回到体内，这一过程同样具有载体饱和的性质。当剂量增大到一定程度时，重吸收达到饱和状态，体内药量或血药浓度与药物剂量呈非线性关系，如维生素 C 依靠肾小管的主动重吸收过程维持其血中浓度，当肾小管中的药物浓度大幅升高超出主动重吸收的能力时，大量维生素 C 会通过尿液排泄。

（三）蛋白结合

进入血液中的药物，一部分呈游离状态存在，只有游离型药物才能分布到组织器官，转运到肝和肾的组织间隙进行消除。另一部分进入血液中的药物与血浆蛋白结合生成结合型药物，由于血浆蛋白及其结合位点的数目是有限的，因此，血浆蛋白结合率高或清除率低的药物，当药物剂量达到一定量后蛋白结合发生饱和，此时再增大药物剂量，游离型药物的百分数将显著提高，进而使其药物动力学性质发生改变。例如，丙戊酸钠具有非线性药物动力学的特点，其体内的血浆蛋白结合率与血药浓度有较大关系，丙戊酸钠的血药浓度为 40 μg·ml^{-1} 和 130 μg·ml^{-1} 时，其游离分数分别为 10% 和 18.5%。增大剂量还可促进药物经肝代谢和肾排泄的消除过程，提高药物清除率，导致 $t_{1/2}$ 缩短，血药浓度和 AUC 低于按剂量

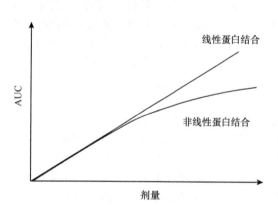

图 11-4　蛋白结合饱和时 AUC 与剂量的关系

增加的比例增加（图 11-4）。例如，抗心律失常药丙吡胺具有明显的浓度依赖性蛋白结合，AUC 与剂量不成比例增加，且低于剂量比，给药 150 mg、200 mg、300 mg 时，AUC 分别为 100 mg 剂量的 1.3 倍、1.6 倍、2.0 倍。

（四）酶抑制和诱导作用

1. 酶抑制作用

案例 11-3

双香豆素为临床常用抗凝血药。患者静脉注射双香豆素 150 mg、286 mg 及 600 mg 后，药-时曲线（图 11-5）显示：随着给药剂量的增加，$t_{1/2}$ 增加（10 h、18 h、32 h），消除速率随剂量增加而减慢。

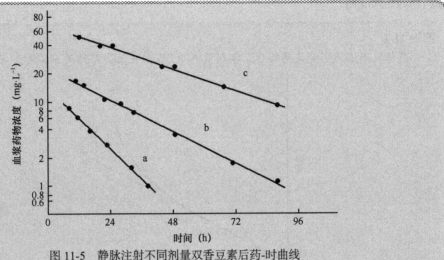

图 11-5　静脉注射不同剂量双香豆素后药-时曲线

a. 剂量为 150 mg 时，$t_{1/2} = 10$ h；b. 剂量 286 mg 时，$t_{1/2} = 18$ h；c. 剂量为 600 mg 时，$t_{1/2} = 32$ h

问题： 双香豆素呈现非线性药物动力学特征的主要原因是什么？

案例 11-3 分析

　　许多药物能对肝微粒体中的酶产生抑制作用，从而使合用的其他药物的代谢减慢，作用时间延长，导致药理作用或毒性反应增强。某些代谢产物也可能会有酶的抑制作用，当代谢产物的浓度达到足够高时，可竞争性抑制原型药物代谢酶的活性，从而使代谢减慢，半衰期延长，这种现象称为产物抑制（product inhibition）或自身抑制代谢，如双香豆素、地西泮等。自身抑制代谢会产生时间依赖药物动力学（time-dependent pharmacokinetics），它不符合米氏动力学。案例 11-3 中，不同剂量双香豆素静脉注射后，代谢产物浓度低时对药物代谢无影响，随着代谢产物的增加抑制了双香豆素代谢酶，清除率减小，双香豆素半衰期延长，血药浓度也不遵循线性药物动力学多剂量给药的规律，因此时间依赖、代谢产物抑制药物动力学也属于非线性药物动力学的范畴。

---

　　2. 酶诱导作用　一些药物多剂量给药后，能够促进某些药物代谢酶过量生成、抑制酶的降解，使酶的催化作用增强，结果导致药物作用减弱甚至失效。酶诱导的结果是促进代谢，不仅可促进其他药物的代谢，同时也可加速其本身的代谢，能够诱导其自身药物代谢的称为自身诱导代谢，包括苯妥英钠、苯巴比妥、保泰松、卡马西平等。自身诱导代谢也同样会产生时间依赖药物动力学，属于非线性药物动力学。例如，青蒿素连续给药后，可诱导自身药物代谢酶，使清除率增加。健康志愿者或患者连续给药 7 天后，口服清除率提高了约 5 倍，AUC 下降为单剂量给药的 20%，体内的药物动力学呈现出明显的时间依赖性。

四、非线性药物动力学识别要素

　　大多数药物在治疗剂量时为线性药物动力学，少数药物在治疗剂量或在较高剂量时可能出现非线性药物动力学过程。在临床合理用药中，尤其要注意非线性动力学药物对肝功能损害、肾衰竭等患者用药安全性和有效性的影响。无论是吸收、分布、代谢还是排泄，任何过程被饱和，都会产生非线性药物动力学过程，将导致临床效应增强或毒性反应。若体内消除过程被饱和，药物清除率将显著降低，半衰期也将延长，药物向体外的消除速率明显减慢，此时患者易出现中毒，即使采取解毒措施，解毒过程也会比较缓慢。药物的动力学特征对于设计个体化给药方案，保证临床用药的有效性和安全性有着重要意义。在新药研究中，有必要确定一定剂量范围内的药物动力学特征，以指导药物的临床应用。

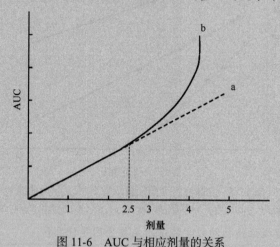
　　识别非线性药物动力学的关键是考察消除状态时的药物动力学参数是否随剂量不同而变化。为了识别药物体内过程是否存在非线性动力学特征，可静脉注射不同剂量（如高、中、低三个剂量），得到各剂量下的药-时曲线，并进行以下分析。

　　（1）以 AUC 对相应的药物剂量作图，若 AUC 与相应的剂量呈线性关系，则为线性药物动力学，否则为非线性药物动力学（图 11-6）。

　　（2）将每个浓度数据除以给药剂量，以单位剂量下血药浓度对时间作图，所得的曲线若明显不重叠，则可能存在非线性药物动力学过程。

　　（3）绘制各剂量药-时曲线，若不同浓度剂量下的药-时曲线相互平行，表明在该剂量范围内为线性药物动力学过程，否则为非线性药物动力学过程。

　　（4）计算各给药剂量的动力学参数（按线性药物动力学模型计算），并进行比较，若动力学参数 $t_{1/2}$、k、CL 等因剂量大小而改变，则为非线性药物动力学过程。

　　（5）分析不同给药剂量尿排泄产物的组成，若代谢物的组成随剂量不同而改变，则判定该消除过程是非线性的。

第二节　非线性药物动力学方程

一、米 氏 方 程

　　药物在体内的吸收、分布、代谢及排泄过程常因存在容量限制性过程而出现非线性药物动力学，非线性药物动力学过程可用米氏方程来描述，其动力学方程如下。

$$-\frac{dC}{dt} = \frac{V_m \cdot C}{K_m + C}$$（11-1）

式中，$-\dfrac{dC}{dt}$ 为药物在 t 时间的消除速率，表示消除速率的大小；V_m 为药物在体内消除过程中理论上的最大消除速率（单位：$mg \cdot L^{-1} \cdot h^{-1}$）；$K_m$ 为米式常数（单位：$mg \cdot L^{-1}$），是指药物在体内的消除速率达到 V_m 的一半时所对应的血药浓度，即当 $-\dfrac{dC}{dt} = \dfrac{V_m}{2}$ 时，$K_m = C$（图 11-7）。从式（11-1）可以看出，药物的消除呈现非线性药物动力学特征时，血药浓度下降速率与血中药物量或血药浓度有关，当血药浓度很大时，其下降速率趋于恒定，血药浓度低时，消除速率为一级动力学。米氏方程描述了图 11-7 的整个曲线。

米氏方程是对体内酶饱和代谢过程研究而得到的，适用于描述各种途径、各种剂型给药后，药物在体内的非线性消除过程。药物非线性消除过程的动力学参数 K_m 和 V_m 在一定条件下是常数，V_m 通常可看作体内药物酶对药物的最大代谢速率（或载体对药物的最大转运速率），K_m、V_m 与药物的性质及酶或载体的介导过程有关，可因个体病理改变、体内过程各种影响因素的变化而发生改变。

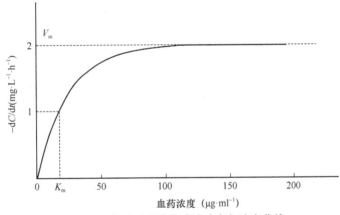

图 11-7　米氏过程药物消除速率与浓度曲线

二、药物米氏动力学过程的特征

米氏方程描述的非线性药物动力学过程可以用方程分段表示即：

$$-\frac{dC}{dt} = \frac{V_m}{K_m} \cdot C \qquad 血药浓度很低时（C \ll K_m）$$（11-2）

$$-\frac{dC}{dt} = \frac{V_m \cdot C}{K_m + C} \qquad 血药浓度介于两者之间时$$（11-1）

$$-\frac{dC}{dt} = V_m \qquad 血药浓度很高时（C \gg K_m）$$（11-3）

1. 当 $C \ll K_m$ 时，式（11-1）可简化为

$$-\frac{dC}{dt} = \frac{V_m}{K_m} \cdot C$$（11-2）

式（11-2）为线性药物动力学方程，表明 $C \ll K_m$ 时药物在体内的消除速率与血药浓度的一次方成正比，此时药物在体内的消除为一级动力学过程，药物的消除速率常数 $k = \dfrac{V_m}{K_m}$，这种情况在临

床用药中很常见。在血药浓度低区域内，血药浓度远小于 K_m 时，药物在体内为线性消除，消除速率（$-\dfrac{dC}{dt}$）与血药浓度（C）为线性关系，直线的斜率为 $\dfrac{V_m}{K_m}$。

2. 当 $C \gg K_m$ 时，式（11-1）可简化为

$$-\frac{dC}{dt} = V_m \qquad\qquad (11\text{-}3)$$

式（11-3）表明，当 $C \gg K_m$ 时，体内药物消除速率与血药浓度无关，为常数 V_m，此时药物的消除为零级动力学，说明此时体内药物消除达到饱和状态，体内药量或血药浓度再增加，消除速率亦不随之增加。图 11-7 消除速率与血药浓度曲线中，尾段接近于一条水平线，即属于这种情况。

综上所述，非线性动力学药物若低剂量给药或体内血药浓度较低时，药物的消除为一级动力学；当浓度增大到一定程度时，消除过程达饱和，消除速率逐渐接近常数 V_m，药物的消除为零级动力学，曲线接近于水平线；当血药浓度介于两种情况之间时，消除为非线性过程。因此可以认为，一级过程与零级过程是非线性过程的两个特例。迄今为止，药物的体内过程都是介于 0～1 级之间的速率过程。

案例 11-5

某非线性消除药物 K_m 为 6 mg·L^{-1}，V_m 为 2.0 mg·L^{-1}·h^{-1}，按米氏方程计算得到消除速率、消除速率与血药浓度的比值，见表 11-2。

表 11-2　非线性消除药物的消除速率、消除速率与血药浓度的比值

血药浓度（mg·L^{-1}）	消除速率（mg·L^{-1}·h^{-1}）	消除速率/血药浓度（h^{-1}）
1000	1.988	0.001 988
900	1.987	0.002 21
800	1.985	0.002 48
400	1.970	0.004 93
300	1.961	0.006 54
100	1.887	0.018 87
10	1.250	0.1250
1	0.286	0.2860
0.1	0.0328	0.3280
0.01	0.0033	0.330
0.001	0.000 33	0.330

问题：具有非线性消除特征的药物，其血药浓度对消除速率的影响是什么？

案例 11-5 分析

当血药浓度处于低浓度（$C \ll K_m$）范围内，消除速率随血药浓度呈线性增加，符合一级动力学，消除速率与血药浓度的比值趋近于 $\dfrac{V_m}{K_m} \approx 0.33$，如式（11-2）所示；当血药浓度高（$C \gg K_m$）范围时，消除速率趋近最大值 $V_m \approx 2.0$，近似零级消除；当浓度介于两者之间时，则为非线性消除。

第三节　非线性药物动力学的血药浓度与时间关系及参数计算

一、血药浓度与时间关系

将米氏方程（式 11-1）进行变换，可以得到非线性动力学药物的血药浓度与时间关系式。先将式（11-1）移项得

$$-\frac{\mathrm{d}C}{C}(C + K_{\mathrm{m}}) = V_{\mathrm{m}}\mathrm{d}t \tag{11-4}$$

或

$$-\mathrm{d}C - \frac{K_{\mathrm{m}}}{C}\mathrm{d}C = V_{\mathrm{m}}\mathrm{d}t \tag{11-5}$$

对上式积分整理得

$$t = \frac{C_0 - C}{V_{\mathrm{m}}} + \frac{K_{\mathrm{m}}}{V_{\mathrm{m}}}\ln\frac{C_0}{C} \tag{11-6}$$

进一步整理得

$$\ln C = \frac{C_0 - C}{K_{\mathrm{m}}} + \ln C_0 - \frac{V_{\mathrm{m}}}{K_{\mathrm{m}}}t \tag{11-7}$$

式（11-7）为非线性过程的血药浓度与时间方程。由于式中同时存在 $\ln C$ 与 C，因此不能明确解出 C。

二、非线性药物动力学参数计算

（一）K_{m} 及 V_{m} 的计算

由于 K_{m} 及 V_{m} 受各种因素影响会发生变化，因此非线性动力学药物的临床给药方案调整时，关键是确定患者个体的 K_{m} 和 V_{m}。

1. 通过血药浓度变化速率求 K_{m} 与 V_{m} 将米氏方程式（11-1）中 $\frac{\mathrm{d}C}{\mathrm{d}t}$ 视为平均速率，即用平均速率（$\frac{\Delta C}{\Delta t}$）表示瞬时速率（$\frac{\mathrm{d}C}{\mathrm{d}t}$），用取样间隔内中点时间的血药浓度或平均血药浓度 $C_{\mathrm{中}}$（即取样间隔前后两点血药浓度的平均值）代替 C，移项进行直线化，可得到三个直线方程。

Lineweaver-Burk 方程
$$\frac{1}{-\dfrac{\Delta C}{\Delta t}} = \frac{K_{\mathrm{m}}}{V_{\mathrm{m}} \cdot C_{\mathrm{中}}} + \frac{1}{V_{\mathrm{m}}} \tag{11-8}$$

Hanes-Woolf 方程
$$\frac{C_{\mathrm{中}}}{-\dfrac{\Delta C}{\Delta t}} = \frac{K_{\mathrm{m}}}{V_{\mathrm{m}}} + \frac{C_{\mathrm{中}}}{V_{\mathrm{m}}} \tag{11-9}$$

Eadie-Hofstee 方程
$$-\frac{\Delta C}{\Delta t} = V_{\mathrm{m}} + \frac{\dfrac{\Delta C}{\Delta t}}{C_{\mathrm{中}}} K_{\mathrm{m}} \tag{11-10}$$

采用作图法或线性回归的方法，通过三条直线的斜率与截距都可求得 V_{m} 和 K_{m}。在 Lineweaver-Burk 方程中，以 $\dfrac{1}{-\dfrac{\Delta C}{\Delta t}}$ 对 $\dfrac{1}{C_{\mathrm{中}}}$ 作图或回归得一条直线，直线的斜率为 $\dfrac{K_{\mathrm{m}}}{V_{\mathrm{m}}}$，截距为 $\dfrac{1}{V_{\mathrm{m}}}$；在 Hanes-Woolf 方程中以 $\dfrac{C_{\mathrm{中}}}{-\dfrac{\Delta C}{\Delta t}}$ 对 $C_{\mathrm{中}}$ 作图或回归得第二条直线，其斜率为 $\dfrac{1}{V_{\mathrm{m}}}$，截距为 $\dfrac{K_{\mathrm{m}}}{V_{\mathrm{m}}}$；在

Eadie-Hofstee 方程中以 $-\dfrac{\Delta C}{\Delta t}$ 对 $\dfrac{\Delta C/\Delta t}{C_{\text{中}}}$ 作图或回归，从第三条直线斜率求出 K_{m}，截距求出 V_{m}。

表 11-3 为体内单纯非线性消除药物经静脉注射后的不同时间血药浓度整理数据，该药物血药浓度变化速率符合米氏方程。$C_{\text{中}}$ 为相近两点血药浓度平均值，$-\Delta C/\Delta t$ 为浓度差 ΔC 与时间差 Δt 之比称平均消除速率。

表 11-3 非线性消除药物静滴后的血药浓度及时间整理数据

$C_{\text{中}}$ (μmol·ml^{-1})	$-\dfrac{\Delta C}{\Delta t}$ (μmol·ml^{-1}·h^{-1})	$\dfrac{1}{-\Delta C/\Delta t}$ (ml·h·μmol^{-1})	$1/C_{\text{中}}$ (ml·μmol^{-1})	$\dfrac{C_{\text{中}}}{-\Delta C/\Delta t}$ (h)	$\dfrac{-\Delta C/\Delta t}{C_{\text{中}}}$ (h^{-1})
1	0.500	2.000	1.000	2.000	0.500
5	1.515	0.660	0.200	3.300	0.303
9	1.961	0.510	0.111	4.590	0.218
13	2.208	0.453	0.077	5.889	0.170
17	2.363	0.423	0.059	7.194	0.139
21	2.469	0.405	0.048	8.505	0.118
25	2.558	0.391	0.040	9.775	0.102
29	2.625	0.381	0.034	11.049	0.091
33	2.667	0.375	0.030	12.375	0.081
37	2.703	0.370	0.027	13.690	0.073
41	2.740	0.365	0.024	14.965	0.067

分别用上述三个直线方程求算 V_{m} 和 K_{m}

（1）用 Lineweaver-Burk 方程，以 $\dfrac{1}{-\Delta C/\Delta t}$ 对 $\dfrac{1}{C_{\text{中}}}$ 作图（图 11-8），回归得截距 $\dfrac{1}{V_{\text{m}}}$ =0.3243 ml·h·μmol^{-1}，

V_{m}=3.08 μmol·ml^{-1}·h^{-1}，斜率= $\dfrac{K_{\text{m}}}{V_{\text{m}}}=\dfrac{K_{\text{m}}}{3.08}$ =1.6767，K_{m}=5.16 μmol·ml^{-1}。

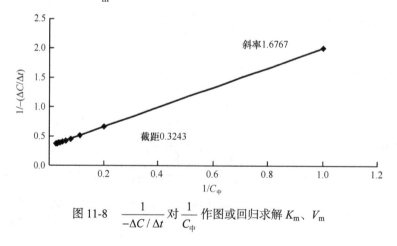

图 11-8 $\dfrac{1}{-\Delta C/\Delta t}$ 对 $\dfrac{1}{C_{\text{中}}}$ 作图或回归求解 K_{m}、V_{m}

（2）用 Hanes-Woolf 方程，以 $\dfrac{C_{\text{中}}}{-\Delta C/\Delta t}$ 对 $C_{\text{中}}$ 作图（图 11-9），回归得斜率 $\dfrac{1}{V_{\text{m}}}$ = 0.3242，

V_m = 3.08 µmol·ml^{-1}·h^{-1}，截距 $\dfrac{K_m}{V_m}$ =1.6769，K_m= 5.16 µmol·ml^{-1}。

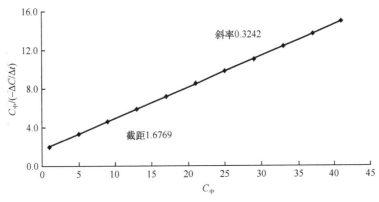

图 11-9　$\dfrac{C_{中}}{-\Delta C/\Delta t}$ 对 $C_{中}$ 作图或回归求解 K_m、V_m

（3）用 Eadie-Hofstee 方程，以 $-\dfrac{\Delta C}{\Delta t}$ 对 $\dfrac{\Delta C/\Delta t}{C_{中}}$ 作图（图 11-10），回归得斜率$-K_m$ = -5.17，K_m = 5.17 µmol·ml^{-1}，截距 V_m = 3.08 µmol·ml^{-1}·h^{-1}。

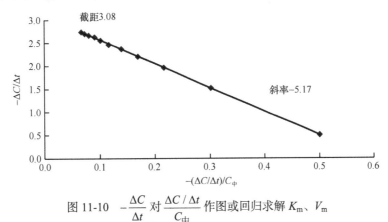

图 11-10　$-\dfrac{\Delta C}{\Delta t}$ 对 $\dfrac{\Delta C/\Delta t}{C_{中}}$ 作图或回归求解 K_m、V_m

由结果可知，三个直线方程计算结果基本相同。

2. 分段回归法　用 C-t 数据按米氏方程低浓度和高浓度段公式计算，分别求算 K_m、V_m。

（1）当浓度较低时（$C \ll K_m$）　符合式（11-2），将其积分整理得

$$\ln C = \ln C_0 + \frac{C_0}{K_m} - \frac{V_m}{K_m}t \tag{11-11}$$

该直线的斜率为$-\dfrac{V_m}{K_m}$，截距为 $\ln C_0 + \dfrac{C_0}{K_m}$，截距可从 $\ln C$-t 曲线末端直线外推与纵轴相交获得，以 $\ln C_0^*$ 表示如下：

$$\ln C_0^* = \ln C_0 + \frac{C_0}{K_m} \tag{11-12}$$

从上式直线的截距式可得到 K_m，

$$K_m = \frac{C_0}{\ln C_0^* - \ln C_0} \tag{11-13}$$

V_m可根据斜率求出，即 $V_m = -斜率 × K_m$，

（2）当浓度很高时（$C \gg K_m$） 符合（11-3）式（$-\dfrac{dC}{dt} = V_m$），积分整理得

$$C = C_0 - V_m t \qquad (11-14)$$

式中，C_0为初始血药浓度，以两点血药浓度数据作图或回归，直线斜率即为$-V_m$。

3. 根据不同给药速率 R 与相应稳态血药浓度关系式计算 K_m、V_m'

（1）以速率（R）给药，当血药浓度达到稳态时，药物的摄入速率与消除速率相等，此时米氏方程（式11-1）可转化为如下线性方程表达式：

$$R = \frac{V_m' \cdot C_{ss}}{K_m + C_{ss}} \qquad (11-15)$$

进一步整理得线性方程：

$$R = V_m' - \frac{K_m \cdot R}{C_{ss}} \qquad (11-16)$$

式（11-16）中，C_{ss}为稳态血药浓度，R为给药速率（可用给药剂量与给药间隔的比值求得，静脉注射给药 $R = X_0 / \tau$，静脉滴注给药 $R = k_0$，血管外给药 $R = FX_0 / \tau$），V_m'为最大消除速率，$V_m' = V_m \cdot V$，单位是 $mg \cdot h^{-1}$（或 $mg \cdot d^{-1}$），V是表观分布容积，V_m'是考虑了分布容积时体内最大消除速率。

式（11-16）中，以 R 对 $\dfrac{R}{C_{ss}}$ 回归，根据直线的截距可求出 V_m'，斜率可求出 K_m。式（11-15）也可转换成

$$C_{ss} = \frac{V_m' \cdot C_{ss}}{R} - K_m \qquad (11-17)$$

以速率 R 给药，血药浓度达稳态后，以 C_{ss} 对 $\dfrac{C_{ss}}{R}$ 作线性回归，从直线的斜率求得 V_m'，截距求得 K_m。

注意：本方法必须给予两种以上的不同剂量，并需测定相应 C_{ss}。该方法适合于临床给药方案的调整，可在求得患者的 K_m 和 V_m' 后，预测不同剂量时的稳态血药浓度或计算要达到某一预期稳态血药浓度（即维持治疗浓度）所需的给药剂量。在群体药物动力学研究中，K_m 和 V_m' 可采用来自大量病例的平均值，K_m 值的个体差异较 V_m' 的个体差异小得多。

（2）作图法：将米氏方程转换式（11-16）进一步整理得

$$1 = \frac{V_m'}{R} - \frac{K_m}{C_{ss}} \qquad (11-18)$$

以 C_{ss} 为横坐标，R 为纵坐标，将 C_{ss1} 标在横轴的负半轴上，给药速率 R_1 标在纵轴上，相应的两点连成一直线，再将另一对 C_{ss2} 与 R_2 在其相应位置也连成直线，见图 11-11a，两条直线在第一象限的交点为 P，经过 P 点作垂线，此时在横轴上的交点即为 K_m，在纵轴上的交点为 V_m'。如果实验数据多于两对，由于实验误差，交点可能不止一个，如为奇数个，则从中间的一点读取 K_m 及 V_m'；若为偶数个，则从中间两点分别读取，取其平均值。

本法可利用作图方式，从一个已知给药速率的稳态血药浓度预测要达到某一稳态血药浓度所需的给药速率，见图 11-11b。具体方法是将一对 R、C_{ss} 值标在图上并连成直线，若患者的 K_m 已知，则通过此 K_m 作一条与纵轴平行的直线，与 R-C_{ss} 直线交于 P 点，再连接 P 点与期望的 C_{ss} 点，此直线与纵轴的交点即为达到期望 C_{ss} 所需的给药速率（或剂量）。

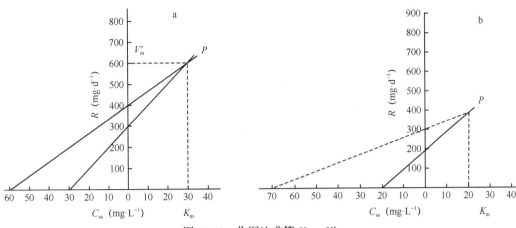

图 11-11　作图法求算 K_m、V'_m

R 为日维持剂量，K_m 为米氏速率常数

案例 11-6

一名 39 岁男性癫痫患者，体重 80 kg，服用苯妥英钠 3 年，每日剂量为 300 mg，但癫痫发作仍不能很好控制，测得苯妥英钠的血药浓度为 8 mg·L^{-1}。该年龄段患者 K_m 为 5.7 mg·L^{-1}，医生希望此患者苯妥英钠血药浓度能维持在 15 mg·L^{-1}。

问题：请为患者制订合理的给药方案。

案例 11-6 分析

R_1=300 mg·d^{-1} 时，C_{ss1} = 8 mg·L^{-1}，合理的给药方案是使稳态血药浓度达到 C_{ss2}=15 mg·L^{-1}，求每天新的给药剂量 R_2。

（1）分别描出 R_1= 300 mg·d^{-1} 和 C_{ss1} = 8 mg·L^{-1} 两点（在 C_{ss} 横轴的横坐标上），过两点作一直线。

（2）在 C_{ss} 横轴的横坐标上找到 5.7 mg·L^{-1} 即 K_m 点，通过 K_m 点作一条平行于纵轴的直线与上条直线交于 P 点。

（3）再连接 P 点与期望的 C_{ss2} = 15 mg·L^{-1} 点，此直线与纵轴的交点即为达到期望 C_{ss2} 所需的给药速率（或剂量），直接读取新的给药剂量为 R_2 = 372 mg·d^{-1}（图 11-12）。

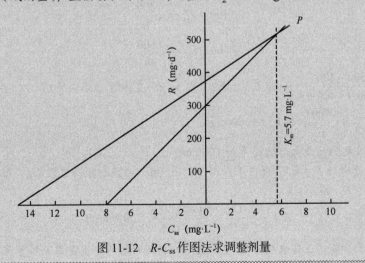

图 11-12　R-C_{ss} 作图法求调整剂量

（3）直接计算法：本法在不同时间给予两个不同的剂量，将剂量1（给药速率 R_1）及其对应的稳态血药浓度（C_{ss1}），剂量2（给药速率 R_2）及其对应的稳态血药浓度（C_{ss2}）直接代入方程式（11-15），然后解下列联立方程组，可解出 K_m 与 V'_m。

$$R_1 = \frac{V'_m \cdot C_{ss1}}{K_m + C_{ss1}}$$

$$R_2 = \frac{V'_m \cdot C_{ss2}}{K_m + C_{ss2}}$$

上述两个方程可转化为线性方程形式：

$$R = V'_m - K_m \cdot \frac{R}{C_{ss}}$$

直线的斜率为 $-K_m$，因此方程组的解为

$$K_m = \frac{R_2 - R_1}{\dfrac{R_1}{C_{ss1}} - \dfrac{R_2}{C_{ss2}}} \qquad\qquad (11\text{-}19)$$

当 K_m 求得后，代入上述方程组中任一方程便可求出 V'_m。

案例 11-7

苯妥英钠为非线性动力学药物，某癫痫患者每天服用苯妥英钠 400 mg，已服用 30 天，在最后一次服药后 6 h 取血样测得血药浓度为 6 μg·ml⁻¹。此后将苯妥英钠用量改为每天 500 mg，14 天后，再次抽血测得服药后 6 h 的血药浓度为 9 μg·ml⁻¹。

问题：

1. 患者苯妥英钠的最大消除速率（V'_m）及 K_m 是多少？
2. 希望该患者的血药浓度在服药 6 h 能达到 12.5 μg·ml⁻¹，请推荐给药方案。

案例 11-7 分析

1. 用两个给药速率分别所得的稳态血药浓度计算患者的 V'_m 及 K_m。根据式（11-16），

$R = V'_m - K_m \dfrac{R}{C_{ss}}$，写出直线上两个已知点并联立两个直线方程

$$400 = V'_m - K_m \frac{400}{6}$$

$$500 = V'_m - K_m \frac{500}{9}$$

$K_m = -\dfrac{500 - 400}{500/9 - 400/6} = 9 \text{ mg·L}^{-1}$，将 K_m 代入任一直线方程可求得 V'_m，

由 $400 = V'_m - 9 \times \dfrac{400}{6}$，得 $V'_m = 1000(\text{mg·d}^{-1})$，

即患者苯妥英钠的最大消除速率为 1000 mg·d⁻¹。

2. 在知道患者的 K_m 及 V'_m 条件下，以 12.5 μg·ml⁻¹ 为稳态血药浓度 C_{ss}，用式（11-15）计算新的给药速率 R，得：

$$R = \frac{V'_m \cdot C_{ss}}{K_m + C_{ss}} = \frac{1000 \times 12.5}{9 + 12.5} = 581(\text{mg·d}^{-1})$$

要使患者苯妥英钠血药浓度达到 12.5 μg·ml⁻¹，新的给药方案是每天给予苯妥英钠 581 mg 的苯妥英钠。

（二）清除率

非线性药物动力学中药物总清除率 CL 同线性药物动力学一样，为单位时间内药物的消除速率
（$-\dfrac{dX}{dt}$）与血药浓度的比值。

$$CL = \frac{-\dfrac{dX}{dt}}{C} = \frac{-\dfrac{dC}{dt} \cdot V}{C}$$

$$CL = \frac{V_m \cdot V}{K_m + C} \tag{11-20}$$

由式（11-20）可知，非线性消除药物的总清除率与血药浓度有关，血药浓度增高，药物在体内的总清除率降低。

（1）当血药浓度较高时，即 $C \gg K_m$ 的情况下，式（11-20）可简化为

$$CL = \frac{V_m \cdot V}{C} \tag{11-21}$$

此时，总清除率与血药浓度成反比，血药浓度增大一倍，总清除率减少至原来的一半，提示非线性药物动力学药物随剂量增加消除减慢，易出现毒性反应，临床对于此类药物应进行血药浓度监测。

（2）当血药浓度较低时，即 $C \ll K_m$ 时，总清除率为

$$CL = \frac{V_m \cdot V}{K_m} \tag{11-22}$$

此时，清除率与血药浓度无关，相当于线性药物动力学药物总清除率。

（3）若血药浓度适中时，C 和 K_m 均不能忽略。此时药物在体内同时存在线性消除和非线性消除，为混合型过程。当体内血药浓度相对较高时，其药物动力学过程更多体现为非线性特点；当体内血药浓度相对较低时，其药物动力学过程更多体现为线性特点。

（三）生物半衰期

在线性药物动力学中，药物的 $t_{1/2}$ 为固定值，与体内药物量无关，仅与消除速率常数有关。静脉注射体内非线性消除的药物，$t_{1/2}$ 可从变形的米氏方程表达式，即时间与血药浓度关系式（11-6）求得，将 $C = \dfrac{1}{2}C_0$ 代入式（11-6），可得

$$t_{1/2} = \frac{\dfrac{1}{2}C_0 + 0.693K_m}{V_m} = \frac{C_0 + 1.386K_m}{2V_m} \tag{11-23}$$

从式（11-23）可见，非线性药物动力学药物体内 $t_{1/2}$ 与初浓度 C_0 成正比，而 C_0 取决于剂量 X_0，因此 $t_{1/2}$ 随剂量 X_0 增加而延长。提示在临床用药中剂量加大，给药间隔应延长。

若以任何时间 t 为起点，该时刻浓度 C 消除一半所需的时间为

$$t_{1/2} = \frac{\dfrac{1}{2}C + 0.693K_m}{V_m} = \frac{C + 1.386K_m}{2V_m} \tag{11-24}$$

（1）当 $C \ll K_m$ 即血药浓度很低时，$t_{1/2} = 0.693 \cdot \dfrac{K_m}{V_m}$，血药浓度对 $t_{1/2}$ 影响不明显，此时为线性药物动力学过程，$t_{1/2}$ 与血药浓度无关。

（2）当 $C \gg K_m$ 血药浓度较高时，$t_{1/2} = \dfrac{C}{2V_m}$，表明 $t_{1/2}$ 随血药浓度的增加（剂量增加）而延长，

药物此时表现为非线性药物动力学特征。若 $t=0$ 时，$t_{1/2}=\dfrac{C_0}{2V_m}$。

一种非线性药物动力学消除的药物，V_m 为 200 μg·ml⁻¹·h⁻¹，K_m 分别为 76 μg·ml⁻¹ 及 38 μg·ml⁻¹ 时，药物浓度下降到各浓度值一半所需时间 $t_{1/2}$ 见表 11-4。

表 11-4　非线性动力学药物血药浓度下降一半所需时间与 K_m 的关系

C（μg·ml⁻¹）	$t_{1/2}$（h）*	
	$K_m=76$（μg·ml⁻¹）	$K_m=38$（μg·ml⁻¹）
800		
400	2.2633	2.1317
200	1.2633	1.1317
100	0.7633	0.6317
50	0.5133	0.3817
25	0.3883	0.2567
12.5	0.3258	0.1942
6.25	0.2946	0.1629
3.125	0.2790	0.1473
1.5625	0.2712	0.1395
0.78125	0.2672	0.1356
0.390625	0.2653	0.1336
⋮	⋮	⋮
↓	↓	↓
趋近于 0	0.2633	0.1317

*$t_{1/2}$ 为药物血药浓度从上一浓度下降一半至对应浓度时所需要的时间，按式（11-24）计算得到

从表 11-4 可见，在 V_m 相同时，血药浓度较低，$t_{1/2}$ 主要受 K_m 的影响，K_m 增大 $t_{1/2}$ 增加；血药浓度较高时，$t_{1/2}$ 主要受血药浓度影响，且随血药浓度增加 $t_{1/2}$ 延长，总之非线性药物动力学药物 $t_{1/2}$ 随剂量增加而延长。

案例 11-8

　　患者静脉注射某药物 400 mg（体内为非线性消除过程），K_m 是 10 mg·L⁻¹，V_m 为 5 mg·L⁻¹·h⁻¹，$V=40$ L。

问题：

　　1. 该药物消除一半所需要的时间是多少？若静脉注射剂量为 200 mg，$t_{1/2}$ 是多少？请解释药物剂量变化 $t_{1/2}$ 不同的原因。

　　2. 分别给予药物 10 mg 及 5 mg 时，$t_{1/2}$ 是多少？

　　3. 高剂量给药与低剂量给药时，$t_{1/2}$ 的变化趋势是什么？

案例 11-8 分析

　　1. 根据式（11-23），$t_{1/2}=\dfrac{C_0+1.386K_m}{2V_m}$，计算 $t_{1/2}$ 得

$$X_0=400 \text{ mg 时，} t_{1/2}=\frac{\dfrac{400}{40}+1.386\times10}{2\times5}=2.386(\text{h})$$

$$X_0 = 200 \text{ mg 时}, \quad t_{1/2} = \frac{\dfrac{200}{40} + 1.386 \times 10}{2 \times 5} = 1.886 \text{(h)}$$

可见，剂量增加时，半衰期增加，该药在此剂量下为非线性动力学消除，即在高剂量时，其 $t_{1/2}$ 呈剂量依赖性。

2. 按上法计算出剂量为 10 mg 和 5 mg 时，$t_{1/2}$ 分别为

$$X_0 = 10 \text{ mg 时}, \quad t_{1/2} = \frac{\dfrac{10}{40} + 1.386 \times 10}{2 \times 5} = 1.41 \text{(h)}$$

$$X_0 = 5 \text{ mg 时}, \quad t_{1/2} = \frac{\dfrac{5}{40} + 1.386 \times 10}{2 \times 5} = 1.40 \text{(h)}$$

低剂量时无论给药 10 mg 还是 5 mg，半衰期基本相同，即在低剂量时，该药为一级动力学消除。

3. 低剂量时，体内消除过程没达到饱和，药物以近一级速率消除；而在高剂量时体内消除达到饱和，半衰期随剂量增加而延长，药物为非线性消除。

（四）药-时曲线下面积

药物消除按一级动力学进行时，AUC 与给药剂量成正比；非线性消除药物静脉注射后，其 AUC 可按下法求得。将式（11-6）代入 AUC 积分式，即

$$\text{AUC} = \int_0^{+\infty} C\mathrm{d}t = \int_{C_0}^0 t\mathrm{d}C = \frac{1}{V_m} \int_{C_0}^0 \left(C_0 - C + K_m \ln \frac{C_0}{C} \right) \mathrm{d}C = \frac{C_0}{V_m} \left(\frac{C_0}{2} + K_m \right) \qquad (11\text{-}25)$$

将 $C_0 = \dfrac{X_0}{V}$ 等代入式（11-25），得

$$\text{AUC} = \int_0^{\infty} C\mathrm{d}t = \frac{X_0}{V_m V} \left(K_m + \frac{X_0}{2V} \right) \qquad (11\text{-}26)$$

式（11-26）表明，药物非线性消除时 AUC 与剂量不成正比。

当剂量低至 $\dfrac{X_0}{2V} \ll K_m$ 时，（11-26）式变为

$$\text{AUC} = \int_0^{\infty} C\mathrm{d}t = \frac{K_m X_0}{V_m V} \qquad (11\text{-}27)$$

式（11-27）表明 AUC 与剂量成正比，近似于一级消除过程。

当剂量较大时，$\dfrac{X_0}{2V} \gg K_m$，则式（11-27）简化为

$$\text{AUC} = \frac{X_0^2}{2V^2 V_m} \qquad (11\text{-}28)$$

可见，在此情况下，AUC 与剂量平方成正比，剂量稍有增加，AUC 会显著增加，如阿司匹林、苯妥英钠等药物的体内过程就属于此类情况，在临床用药中应引起注意。

（五）稳态血药浓度

稳态血药浓度在临床给药方案调整中至关重要。具有非线性药物动力学性质的药物，重复给药达到稳态浓度时，其药物消除速率和给药速率（即给药剂量与给药时间间隔的比值）相等，则

$$R = \frac{X_0}{\tau} = \frac{V_m C_{ss}}{K_m + C_{ss}} \qquad (11\text{-}29)$$

上式可进一步推导得到：

$$C_{ss} = \frac{K_m X_0}{\tau V_m - X_0}$$ （11-30）

式（11-30）表明，剂量增加，使稳态血药浓度升高的幅度大于剂量增加幅度；在临床用药中，此情况经常发生。

非线性动力学药物有剂量依赖性，若给药剂量增加，或剂量不变但给药次数增加，体内过程可由一级变为零级，血药浓度会急剧升高，极易中毒（如苯妥英钠），提示临床应用此类药物应进行治疗药物监测（therapeutic drug monitoring，TDM），以避免出现不良反应。临床药师应密切关注非线性动力学药物的使用。

（张景勋）

第十二章 统计矩分析及其在药物动力学中的应用

学习目标

1. 掌握统计矩、零阶矩、一阶矩的定义、意义及相关的计算，统计矩分析的优缺点及适用范围。

2. 熟悉使用统计矩分析计算药物动力学参数的方法和应用条件，统计矩分析在临床前药物研究和药物制剂研究的应用。

3. 了解统计矩分析在临床药学中的应用。

案例 12-1

某厂家生产的双嘧达莫控释制剂的药-时曲线如图 12-1 所示：

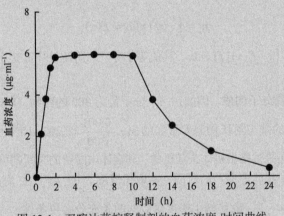

图 12-1 双嘧达莫控释制剂的血药浓度-时间曲线

问题： 是否适合采用房室模型计算 C_{max}、T_{max} 和 AUC？如果不适合，请设计一种计算方法。

案例 12-1 分析

控释制剂的特点是药物以固定速率释放，血药浓度在较长时间内维持在同一水平。血药浓度变化不符合一级动力学过程，此时，不应当采用房室模型来描述，可采用统计矩分析。

统计矩分析不对每个时间点的药物浓度进行拟合，故 C_{max}、T_{max}（多峰时使用最大峰值）均为实测值。其 AUC 计算方法在案例 12-2 中详述。

房室模型把机体看成是由一个或多个房室组成的系统。但是，房室划分具有一定的主观性，易受到很多因素的影响。而且，应用房室模型具有严格的假设条件，很多药物的体内过程并不完全满足这些假设条件。因此，描述药物在体内的动力学过程需要引入新的思路与方法来调整和完善。统计矩分析就是一种广泛应用的方法，可以与房室模型配合使用。

统计矩（statistical moment）是统计学中一个十分重要的概念。不同的统计矩可以表征随机变量的不同性质。药物动力学中的统计矩分析（statistical moment analysis）是将药物在体内停留过程看成一个随机过程，通过分析该随机过程中不同类型的矩及矩与矩之间的关系，描述药物的动力学特征。该方法又称为矩量分析或矩量法。当前，统计矩分析以其简洁明了、计算简单，与房室模型一起成为处理体内数据的主流方法，被各国药品审评部门推荐使用。

第一节　统计矩的概念及计算

统计矩是用来描述随机变量分布和形态特点的一簇函数。对于连续随机变量 x，$f(x)$ 为随机变量 x 的概率密度函数，随机变量 x 所对应的统计矩为

$$\mu_k = \int_{-\infty}^{\infty} (x - x_0)^k f(x) \mathrm{d}x \tag{12-1}$$

式中，μ 表示矩量，k 为一个非负的整数，x_0 为一固定常数。当 $k = 0, 1, 2, \cdots, n$ 时，分别称随机变量 x 的零阶矩（μ_0），一阶矩（μ_1），二阶矩（μ_2），$\cdots$，n 阶矩（μ_n）。当 $x_0 = 0$，对应的矩 $\mu_k = \int_{-\infty}^{\infty} x^k f(x) \mathrm{d}x$ 称为随机变量的 k 阶原点矩；当 x_0 为 x 的平均值（$\bar{x}$）时，$\mu_k = \int_{-\infty}^{\infty} (x - \bar{x})^k f(x) \mathrm{d}x$ 称为随机变量的 k 阶中心矩。

低阶统计矩可以描述随机变量 x 的某些特征。例如，零阶原点矩为 $\mu_0 = \int_{-\infty}^{\infty} f(x) \mathrm{d}x$，表示所有可能事件发生概率之和，其值等于 1。一阶原点矩则为随机变量 x 的数学期望[expectancy，$E(x)$，即加权平均值]

$$\mu_1 = \int_{-\infty}^{\infty} x f(x) \mathrm{d}x = E(x) \tag{12-2}$$

一阶统计中心矩 $\int_{-\infty}^{\infty} [x - E(x)] f(x) \mathrm{d}x$，其值等于零。二阶统计中心矩 $\int_{-\infty}^{\infty} [x - E(x)]^2 f(x) \mathrm{d}x$ 则为随机变量 x 的方差。

药物都是由许多药物分子构成。例如，一个分子量为 300 的药物，1 mg 药物即有 2×10^{18} 个药物分子（分子数为物质的量与阿伏伽德罗常数的积；$\frac{0.001}{300} \times 6.203 \times 10^{23}$）组成。在某时刻，每个药物分子是停留在体内还是被排出机体是随机的；其在体内滞留的时间则可以看成是一个随机变量。

设 t 为某个药物分子在体内滞留的时间，其取值范围为 $0 \sim +\infty$，C 为血药浓度，AUC 为药-时曲线下面积，函数 $f(t) = \dfrac{C}{\mathrm{AUC}}$ 满足概率密度函数的两条充分必要条件：

（1）对于任意时刻 t，$f(t) \geqslant 0$。

（2）$\int_{-\infty}^{\infty} f(t) \mathrm{d}t = \int_0^{\infty} \dfrac{C}{\mathrm{AUC}} \mathrm{d}t = \dfrac{1}{\mathrm{AUC}} \int_0^{\infty} C \mathrm{d}t = 1$。

所以，函数 $f(t)$ 是随机变量 t 的概率密度函数。t 的某些统计矩可以反映药物的动力学特征。

由于血药浓度-时间关系更为大家所熟悉，且血药浓度 C 与概率密度函数 $f(t)$ 之间存在对应关系，在实际工作中，往往从血药浓度-时间关系出发，直接定义血药浓度-时间函数（或药-时曲线）的各阶矩。这种定义便于计算随机变量 t 的各类统计矩及药物动力学参数，被广泛应用于统计矩分析之中。

知识拓展

矩或称矩量（moment）来源于物理学。例如，力矩（M）就是作用力（F）和力臂（作用力到原点的垂直距离，l）的乘积。如果有多个作用力，总力矩则是各个力矩的和，即 $M = \sum_{i=1}^{n} F_i l_i$。

如果作用力无穷多个时，总力矩可以用积分表示，$M = \int_{-\infty}^{\infty} l f(l) \mathrm{d}l$，其中 $f(l)$ 表示力与力臂的函数关系 $[F = f(l)]$。物理学还有很多类似的矩，如磁矩（电流的矩）、角动量（动量的矩）、电偶极矩（电荷的矩）等。

　　统计学将物理学中矩的概念引入自身学科领域之中，用于度量随机变量的特征。目前，矩的概念已渗入到药学、信号处理、图像分析、材料科学等学科之中。

　　虽然各学科对矩的定义各不相同，但都具有式（12-1）的形式，只是 x 不限于随机变量，$f(x)$ 也不限于随机密度函数。读者在阅读相关书籍和文献时，要注意区分是何者的何类矩量，以免发生误解。在血药浓度-时间函数的各阶矩中，积分式内的变量为 t 和 C；随机变量 t 的各阶矩中，积分式内的变量为 t 和 $f(t)$。

一、血药浓度-时间函数的零阶原点矩

案例 12-2

　　某公司开发新的一类降血糖药物，现在比格犬上进行临床前药物动力学研究。首先比格犬静脉注射 1.5 g 该药物，然后测得不同时间的血药浓度。具体数值见表 12-1。

表 12-1　案例 12-2 血药浓度数据

	t (h)								
	0	0.165	0.5	1.0	1.5	3.0	5.0	7.5	10
C (μg·ml^{-1})	116.0	92.4	81.3	69.8	52.4	30.1	20.5	8.9	2.2

问题：

　　1. 请绘制该药物的 t-C 曲线和 t-tC 曲线。

　　2. 计算本药物血药浓度-时间函数的 AUC、AUMC 及该药物的平均滞留时间（MRT）。（AUMC 和 MRT 的具体意义见本节正文）

　　血药浓度-时间函数的零阶原点矩（μ_0）为

$$\mu_0 = \int_0^\infty (t-0)^0 C \mathrm{d}t = \int_0^\infty C \mathrm{d}t \tag{12-3}$$

　　从上式可以看出，μ_0 就是 AUC。AUC 具有明确的药物动力学意义，可以用来表示药物进入机体的量；此外，AUC 还是一个十分常用的统计量，是计算其他统计量和药物动力学参数的基础。虽然 AUC 被表述为积式形式，在实际工作中，仅能获取部分时间 t 及所对应的药物浓度 C。所以，常采用离散变量求和的方法计算 AUC。

　　设最后一个采样时间点为 t^*，此时对应的血药浓度记为 C^*。AUC 由从零时间到 t^* 的曲线下面积和从 t^* 到无限大的曲线下面积两部分构成，即

$$\mathrm{AUC} = \mathrm{AUC}_{0-t^*} + \mathrm{AUC}_{t^*-\infty} \tag{12-4}$$

　　AUC_{0-t^*} 可以采用梯形法计算，即

$$\mathrm{AUC}_{0-t^*} = \sum_{i=1}^n \frac{C_i + C_{i-1}}{2}(t_i - t_{i-1}) \tag{12-5}$$

　　在消除相末期，药物的消除过程一般符合指数消除（即符合一级动力学过程，$\dfrac{\mathrm{d}C}{\mathrm{d}t} = -kC$，$k$ 为消除常数）。此时，$\mathrm{AUC}_{t^*-\infty}$ 可用外推公式求出，即

$$\mathrm{AUC}_{t^*-\infty} = \int_{t^*}^\infty C \mathrm{d}t = \int_{t^*}^\infty C^* \mathrm{e}^{-k(t-t^*)} \mathrm{d}t = -\frac{C^*}{k} \mathrm{e}^{-k(t-t^*)} \Big|_{t^*}^\infty = -\frac{C^*}{k}(0-1) = \frac{C^*}{k} \tag{12-6}$$

　　所以，

$$\mathrm{AUC} = \mathrm{AUC}_{0-t^*} + \mathrm{AUC}_{t^*-\infty} = \mathrm{AUC}_{0-t^*} \sum_{i=1}^n \frac{C_i + C_{i-1}}{2}(t_i - t_{i-1}) + \frac{C^*}{k} \tag{12-7}$$

利用末端相浓度对数-时间数据最后两个点直接求斜率或者多点进行回归计算斜率，可以获得 k 值（末端相斜率为 $-k/2.303$，具体推导与计算可参考单室模型）。k 也可表示为 λ_z。从式（12-6）、式（12-7）的推导过程中，可以看出使用统计矩分析的一个重要的假设条件是消除相末端符合指数消除。这也是统计矩分析中唯一的限制条件，绝大多数药物都能满足该限制条件。

二、血药浓度-时间函数的一阶原点矩

血药浓度-时间函数一阶原点矩定义为

$$\mu_1 = \int_0^\infty tC\,dt \tag{12-8}$$

当 t 为横坐标，tC 为纵坐标绘图时，所得的曲线称为血药浓度-时间函数的一阶矩曲线（first moment curve）。μ_1 即为一阶矩曲线下的面积（area under the first moment curve，AUMC）。同样，可以应用离散变量求和的方法计算 AUMC。

和 AUC 一样，AUMC 由两部分组成：

$$\text{AUMC} = \text{AUMC}_{0-t^*} + \text{AUMC}_{t^*-\infty} \tag{12-9}$$

AUMC_{0-t^*} 可采用梯形法计算：

$$\text{AUMC}_{0-t^*} = \sum_{i=1}^{n} \frac{t_i C_i + t_{i-1} C_{i-1}}{2}(t_i - t_{i-1}) \tag{12-10}$$

$\text{AUMC}_{t^*-\infty}$ 可用外推公式求出，即

$$\text{AUMC}_{t^*-\infty} = \int_{t^*}^\infty tC\,dt = \int_{t^*}^\infty tC^* e^{-k(t-t^*)}\,dt = \frac{t^* C^*}{k} + \frac{C^*}{k^2} \tag{12-11}$$

故

$$\text{AUMC} = \sum_{i=1}^{n} \frac{t_i C_i + t_{i-1} C_{i-1}}{2}(t_i - t_{i-1}) + \frac{t^* C^*}{k} + \frac{C^*}{k^2} \tag{12-12}$$

> **知识拓展**
>
> $\text{AUMC}_{t^*-\infty}$ 推导较为复杂，需采用分部积分法。现将其推导如下：
>
> 分部积分公式告诉我们，$\int u\,dv = uv - \int v\,du$。
>
> 设 $u = t$，$dv = C^* e^{-k(t-t^*)}\,dt$，则 $du = dt$，$v = -\frac{1}{k} C^* e^{-k(t-t^*)}$
>
> $$\text{AUMC}_{t^*-\infty} = \int_{t^*}^\infty tC\,dt = \int_{t^*}^\infty tC^* e^{-k(t-t^*)}\,dt = -\frac{t}{k} C^* e^{-k(t-t^*)}\Big|_{t^*}^\infty - \int_{t^*}^\infty -\frac{1}{k} C^* e^{-k(t-t^*)}\,dt$$
>
> $$= -\frac{t}{k} C^* e^{-k(t-t^*)}\Big|_{t^*}^\infty - \left(-\frac{1}{k^2} C^* e^{-k(t-t^*)}\right)\Big|_{t^*}^\infty$$
>
> $$= \frac{t^* C^*}{k} + \frac{C^*}{k^2}$$

虽然 AUMC 无明确的药物动力学意义，但是和 AUC 一样，AUMC 是计算其他统计量和药物动力学参数的基础，可以用于计算药物分子 MRT 及其他药物动力学参数。

三、滞留时间的一阶原点矩：平均滞留时间

平均滞留时间（mean residence time，MRT）指的是药物进入体内后，所有药物分子在体内滞留的平均时间，亦可被认为是平均通过时间或平均逗留时间。MRT 可以描述诸多药物分子在体内滞留的综合情况。

从 MRT 的定义可知，MRT 就是滞留时间 t 的数学期望，即 t 的一阶原点矩。

由于 $f(t) = \dfrac{C}{\text{AUC}}$ 为滞留时间 t 的概率密度函数，根据式（12-2），MRT 可表示为

$$\text{MRT} = \int_0^{+\infty} t \frac{C}{\text{AUC}} \mathrm{d}t = \frac{\int_0^{+\infty} tC\mathrm{d}t}{\text{AUC}} = \frac{\text{AUMC}}{\text{AUC}} \tag{12-13}$$

药物分子在体内滞留的时间是药物进入机体时间与药物离开机体的时间之和。显然，MRT 与给药方法有关，也与药物剂型有关。

当静脉注射、药物消除符合一级动力学且快速分布时，即

$$\frac{\mathrm{d}C}{\mathrm{d}t} = -kC \tag{12-14}$$

$$C = C_0 \mathrm{e}^{-kt} \tag{12-15}$$

此时，

$$\text{MRT} = \frac{\text{AUMC}}{\text{AUC}} = \frac{\int_0^\infty tC\mathrm{d}t}{\int_0^\infty C\mathrm{d}t} = \frac{\int_0^\infty tC_0\mathrm{e}^{-kt}\mathrm{d}t}{\int_0^\infty C_0\mathrm{e}^{-kt}\mathrm{d}t} = \frac{\dfrac{C_0}{k^2}}{\dfrac{C_0}{k}} = \frac{1}{k} \tag{12-16}$$

$$C_{\text{MRT}} = C_0 \mathrm{e}^{-k \cdot \text{MRT}} = C_0 \mathrm{e}^{-k\frac{1}{k}} = C_0 \mathrm{e}^{-1} \approx 0.368 C_0 \tag{12-17}$$

故在上述条件下，MRT 是指被机体消除给药剂量的 63.2%（而不是 50%）所需要的时间。

静脉滴注时，一方面药物匀速进入体内；另一方面从体内持续消除。药物平均滞留时间（$\text{MRT}_{\text{infusion}}$）为平均输入时间（mean input time，$\text{MIT}_{\text{infusion}}$）与静脉注射时平均滞留时间（$\text{MRT}_{\text{injection}}$）之和。

$$\text{MIT}_{\text{infusion}} = \frac{\int_0^T t k_0 \mathrm{d}t}{\int_0^T k_0 \mathrm{d}t} = \frac{\frac{1}{2}t^2 \big|_0^T}{t \big|_0^T} = \frac{T}{2} \tag{12-18}$$

式中，T 为输液持续时间，k_0 为输液速率。

因此，静脉滴注时，

$$\text{MRT}_{\text{infusion}} = \frac{T}{2} + \text{MRT}_{\text{injection}} \tag{12-19}$$

案例 12-2 分析

1. 该药物的药-时曲线和 t-tC 曲线如图 12-2 所示。

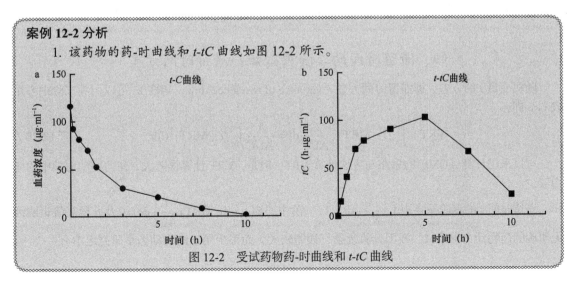

图 12-2　受试药物药-时曲线和 t-tC 曲线

从图 12-2 可以看出，在药-时曲线中，从最后一个取样点外推到无穷大的面积很小；但在 t-tC 曲线中，需要外推的面积大于零阶矩下所需外推的面积。可以设想，高阶矩中需要外推的面积更大，计算误差也更大。这也是高阶矩在药物动力学中很少应用的原因。

2. 首先根据最后两个点，求出末端 k 值。

$$-\frac{k}{2.303} = \frac{2.2-8.9}{10-7.5}$$

$$k = 6.17(\text{h}^{-1})$$

然后，通过梯形法估算和末段外推计算出血药浓度-时间函数的 AUC 和 AUMC。本例中，$C^* = 2.2\ \mu\text{g}\cdot\text{ml}^{-1}$，$t^* = 10\ \text{h}$。

$$\text{AUC} = \text{AUC}_{0-t^*} + \text{AUC}_{t^*-\infty} = \sum_{i=1}^{n} \frac{C_i + C_{i-1}}{2}(t_i - t_{i-1}) + \frac{C^*}{k}$$

$$= [\frac{92.4+116.0}{2}(0.165-0) + \frac{81.3+92.4}{2}(0.5-0.165) + \cdots\cdots$$

$$+ \frac{2.2+8.9}{2}(10-7.5)] + \frac{2.2}{6.17}$$

$$= 278.07(\mu\text{g}\cdot\text{ml}^{-1}\cdot\text{h})$$

$$\text{AUMC} = \text{AUMC}_{0-t^*} + \text{AUMC}_{t^*-\infty} = \sum_{i=1}^{n} \frac{t_i C_i + t_{i-1} C_{i-1}}{2}(t_i - t_{i-1}) + \frac{t^* C^*}{k} + \frac{C^*}{k^2}$$

$$= [\frac{0.165\times92.4+0\times116.0}{2}(0.165-0) + \frac{0.5\times81.3+0.165\times92.4}{2}(0.5-0.165)$$

$$+ \cdots + \frac{10\times2.2+7.5\times8.9}{2}(10-7.5)] + \frac{10\times2.2}{6.17} + \frac{2.2}{6.17^2}$$

$$= 720.93(\mu\text{g}\cdot\text{ml}^{-1}\cdot\text{h}^2)$$

$$\text{MRT} = \frac{\text{AUMC}}{\text{AUC}} = 2.59(\text{h})$$

从图 12-2 中可以看出，统计矩中 AUC 与房室模型中 AUC 具有同样的意义，都用于表示药物在体内的暴露量。AUMC 是统计矩分析中特有的变量，它不具有明确的药物动力学意义，是计算 MRT 及其他参数的基础。同样，MRT 也是统计矩分析中特有的变量，用于表征药物的消除过程。在特殊情况下能够通过 MRT 计算房室模型中 $t_{1/2}$（详见本章第二节）。

四、滞留时间的二阶中心矩：滞留时间方差

随机变量 t 的方差，即滞留时间方差（variance of residence time，VRT），可以用其二阶中心矩表示。即，

$$\text{VRT} = \int_0^\infty (t-\text{MRT})^2 \frac{C}{\text{AUC}} \text{d}t = \frac{1}{\text{AUC}}\int_0^\infty (t-\text{MRT})^2 C\text{d}t \tag{12-20}$$

可以采用计算 AUMC 的思路与方法计算 VRT。但是，VRT 计算误差大，在药物动力学中的应用较少。

滞留时间 t 的零阶原点矩 $\int_0^\infty \frac{C}{\text{AUC}}\text{d}t = 1$，一阶中心矩 $\int_0^\infty (t-\text{MRT})\frac{C}{\text{AUC}}\text{d}t = 0$ 及其他高阶矩或因无明确的药物动力学意义，或因计算复杂、误差较大，而很少用于药物动力学研究之中。

第二节　统计矩计算药物动力学参数

案例 12-3

给某患者静脉注射 500 mg 的某药物后，测得不同时间的血药浓度如表 12-2 所示。

表 12-2　案例 12-3 血药浓度数据

	t (h)						
	0	1.0	2.0	4.0	8.0	10.0	12.0
C ($\mu g \cdot ml^{-1}$)	105.34	79.49	60.81	41.04	19.67	13.54	6.76

先期研究显示，该药物在体内快速分布；在该剂量下，该药物体内过程符合一级动力学过程。

问题：应用统计矩分析估算该药物在此患者中的 $t_{1/2}$、清除率和表观分布容积。

在药物体内过程符合一级动力学过程时，可用统计矩分析估算药物动力学参数。

一、生物半衰期

当静脉注射、药物消除符合一级动力学且快速分布时，根据式（12-16），$MRT = 1/k$，则

$$t_{1/2} = \frac{0.693}{k} = 0.693 MRT = 0.693 \frac{AUMC}{AUC} \tag{12-21}$$

二、清　除　率

清除率是表征药物消除速率的重要参数，反映了机体清除体内药物的能力。其定义为单位时间内机体完全清除含药液体的体积，即 $CL \cdot C = -\dfrac{dX}{dt}$ 那么，

$$CL = \frac{-\dfrac{dX}{dt}}{C} \tag{12-22}$$

其中，X 表示体内药物的量，C 表示药物浓度，两者均为时间变量 t 的函数。

当体内过程符合一级动力学（此时消除率为常数）时，将式（12-22）右端分子、分母从 $0 \to +\infty$ 进行积分，可得

$$CL = \frac{-\dfrac{dX}{dt}}{C} = \frac{-\int_0^\infty \dfrac{dX}{dt} dt}{\int_0^\infty C dt} = \frac{X|_0^\infty}{AUC} = \frac{0 - (-X_{(0)})}{AUC} = \frac{X_{(0)}}{AUC} \tag{12-23}$$

$X_{(0)}$ 为初始（0 时刻）体内药物的量。在静脉注射时，即为药物注射量 X_0。

$$CL = \frac{X_{(0)}}{AUC} \tag{12-24}$$

式（12-24）给出了统计矩分析中计算清除率的方法，即清除率为静脉注射时给药量与 AUC 的比值。

三、表观分布容积

稳态表观分布容积是表征药物分布的重要参数。

当静脉注射、药物消除符合一级动力学且快速分布时，

$$V = \frac{CL}{k} = MRT \times CL = \frac{AUMC \times X_0}{AUC^2} \tag{12-25}$$

多次静脉给药达到稳态后，稳态表观分布容积（apparent volume of distribution at steady state, V_{ss}）依然遵从上述关系式，即

$$V_{ss} = \frac{CL}{k} = MRT \times CL = \frac{AUMC \times X_0}{AUC^2} \qquad (12\text{-}26)$$

静脉滴注时，药物消除符合一级动力学且快速分布时，根据 $X_0 = k_0 T$ 及式（12-26）、式（12-18）、式（12-19）：

$$V_{ss} = \frac{CL}{k} = MRT_{iv} \times CL_{iv} = (MRT_{infusion} - \frac{T}{2})\frac{X_0}{AUC}$$

$$= (\frac{AUMC}{AUC} - \frac{T}{2})\frac{X_0}{AUC} = \frac{X_0 AUMC}{AUC^2} - \frac{X_0 T}{2AUC} = \frac{k_0 T \cdot AUMC}{AUC^2} - \frac{k_0 T^2}{2AUC} \qquad (12\text{-}27)$$

式中，k_0 为滴注速率，T 为滴注时间，X_0 为滴注剂量。

四、生物利用度

式（12-24）还说明，在清除率不变的情况下，体内药物的量与 AUC 成正比。根据这一性质可以用于计算生物利用度。

例如，绝对利用度的计算公式：

$$F = \frac{D_{iv} AUC_{oral}}{D_{oral} AUC_{iv}} \qquad (12\text{-}28)$$

该式表明，在清除率固定时，绝对生物利用度 F 即为经剂量（D）校正后，口服剂型与注射剂型药-时曲线零阶矩的比值。以此类推，可计算相对生物利用度。

五、稳态血药浓度

当以某一剂量、用相等的间隔时间多剂量给药后，在稳态时一个给药间期内 AUC 等于单剂量给药-时 AUC。其稳态平均血药浓度 $\overline{C}$ 为单次给药后 $AUC_{0-\infty}$ 与给药间隔（τ）的比值，即

$$\overline{C} = \frac{AUC_{0-\infty}}{\tau} \qquad (12\text{-}29)$$

案例 12-3 分析

该药物符合一级动力学过程，且快速分布，能够采用统计矩分析计算相应的药物动力学参数。其中，$X_0 = 500$ mg，$C^* = 6.76$ μg·ml^{-1}，$t^* = 10$ h。按统计矩分析基本计算步骤，依次计算出 $\ln C - t$ 曲线尾段直线斜率 $k = 7.81$ h^{-1}，AUC $= 440.21$ μg·ml^{-1}·h，AUMC $= 1588.90$ μg·ml^{-1}·h^2。

进一步计算得

$$MRT = \frac{AUMC}{AUC} = 3.60(h)$$

$$t_{1/2} = 0.693 MRT = 2.50(h)$$

$$CL = \frac{X_0}{AUC} = \frac{500 \times 10^3}{440.21} = 567.91(ml \cdot h^{-1})$$

$$V = CL \times MRT = 2.044(L)$$

虽然统计矩分析中限制条件较少（清除相末段为一级消除），但是计算 $t_{1/2}$、CL 和 V 时仍具有较多的限制条件（符合一级动力学过程，快速分布）。在用统计矩分析计算药物动力学时参数时，要注意上述约束条件。

第三节　统计矩在药物体内吸收过程研究的应用

案例 12-4

　　某公司设计了对乙酰氨基酚的新制剂，正在研究其吸收情况。小鼠经灌胃给药后，不同时间点的血药浓度如表 12-3 所示。

表 12-3　案例 12-4 血药浓度数据

	t (h)											
	0	0.2	0.5	0.8	1.0	1.5	2.0	2.5	3.0	4.0	6.0	8.0
C ($\mu g \cdot ml^{-1}$)	0	6.6	12.1	9.8	11.6	8.0	6.5	3.9	3.5	3.0	2.3	0.7

其药-时曲线如图 12-3 所示。

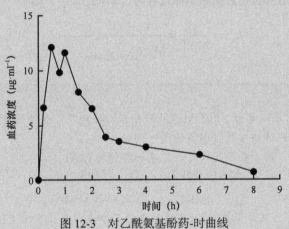

图 12-3　对乙酰氨基酚药-时曲线

问题： 如何评价该制剂的吸收情况？

一、平均吸收时间

　　非静脉注射给药时，存在一个药物持续进入机体的过程，即输入过程。单个药物分子在体内过程可以分为该分子进入机体（输入）和该分子离开机体（输出）两个过程。大多数情况下，药物的输入和输出依赖于不同的分子机制，可以看成是两个独立的随机事件。根据概率论知识，两个随机变量之和的数学期望等于各个随机变量数学期望的和，即 $E(X+Y) = E(X) + E(Y)$。那么，非静脉注射给药时，药物的平均滞留时间（$MRT_{non\text{-}injection}$）则等于平均输入时间（mean input time，MIT）和药物输出时间之和（mean out time，MOT），即

$$MRT_{non\text{-}injection} = MIT + MOT \tag{12-30}$$

　　静脉注射时，药物输入过程很短，MIT 可以视为 0；MOT 则等于静脉注射给药的平均滞留时间（$MRT_{injection}$）。所以，式（12-30）可改为

$$MRT_{non\text{-}injection} = MIT + MRT_{injection} \tag{12-31}$$

　　血管外给药时，输入过程就是药物的吸收过程，MIT 即为平均吸收时间（mean absorption time，MAT）。血管外给药的平均滞留时间（$MRT_{extravascular}$）为

$$MRT_{extravascular} = MAT + MRT_{injection} \tag{12-32}$$

则

$$MAT = MRT_{extravascular} - MRT_{injection} \quad\quad (12\text{-}33)$$

可以通过计算血管外给药与静脉注射给药的 MRT 的差，计算 MAT。

二、吸收速率常数

在研究药物吸收动力学时，常以 k_a 表示吸收速率常数。当吸收符合一级动力学过程时，依照计算 MRT 的思路方法，可得

$$k_a = \frac{1}{MAT} = \frac{1}{MRT_{extravascular} - MRT_{injection}} \quad\quad (12\text{-}34)$$

此时，$t_{1/2(a)}$ 为

$$t_{1/2(a)} = \frac{0.693}{k_a} = 0.693 MAT \quad\quad (12\text{-}35)$$

当药物在体内快速分布且符合一级消除过程时，$MRT_{iv} = \dfrac{1}{k}$，则

$$k_a = \frac{1}{MAT} = \frac{1}{MRT_{extravascular} - \dfrac{1}{k}} \quad\quad (12\text{-}36)$$

案例 12-4 分析

从药-时曲线图中可以看出，对乙酰氨基酚出现双峰现象。这种药-时曲线明显不适合使用房室模型进行拟合，统计矩分析可以解决这一问题。

在统计矩分析中，用于表示药物吸收速率的指标为 MAT。

$$MAT = MRT_{extravascular} - MRT_{injection}$$

可以分别计算 $MRT_{extravascular}$、$MRT_{injection}$，进而计算 MAT。

1. $MRT_{extravascular}$　　首先根据药-时曲线的最后两个点，求出末端 k 值。

$$-\frac{k}{2.303} = \frac{0.7 - 2.3}{8 - 6}，\text{得}\ k = 1.84(h^{-1})$$

$$AUC = 31.55(\mu g \cdot ml^{-1} \cdot h) \quad AUMC = 87.66(\mu g \cdot ml^{-1} \cdot h^2)$$

$$MRT_{extravascular} = \frac{AUMC}{AUC} = \frac{87.66}{31.55} = 2.78(h)$$

2. $MRT_{injection}$　　本组实验结果没有静脉给药数据，可以利用口服数据间接计算。从口服数据中可以看出，对乙酰氨基酚末端血药浓度呈指数衰减，则 $MRT_{injection} = \dfrac{1}{k} = 0.54(h)$

3. MAT　　$MAT = MRT_{extravascular} - MRT_{injection} = 2.78 - 0.54 = 2.24(h)$

第四节　房室模型与统计矩分析比较

房室模型以线性动力学为基础，以微分方程（或方程组）描述药物在体内的过程，能描述药-时曲线的细节，提供相应的药物动力学参数。房室模型还是群体药物动力学的基础，结合群体动力学可以分析各参数群体变异的来源和大小，应用十分广泛。

但是，房室模型计算公式复杂，模型确定易受实验设计和药物浓度测定方法的影响。在处理同一个药物的不同试验对象数据时，可能无法用同一种房室模型进行拟合，以至于无法进一步比较各组的实验数据。另外，房室模型中需要较多的假定条件。在拟合数据时，如果不考虑这些假定条件而生搬硬套房室模型，得出的参数值与实际相差较大，甚至没有任何意义。

统计矩分析可以有效获取药物动力学过程的整体性质，如药物暴露量、清除过程等。相对于房室模型，统计矩分析的假定条件较少（只要求药-时曲线的末端符合指数消除，而这一点在实际工作中容易满足）。不适合用房室模型拟合的数据可以采用统计矩方法进行分析。统计矩分析不涉及指数运算，计算较为简单。统计矩分析还解决了不能用同一房室模型拟合全部个体的实验数据的问题。

但是，统计矩分析不能描述药-时曲线的细节，例如，多条曲线尽管形状不完全一样但其 AUC 值可能相同，此时 AUC 无法描述这些曲线之间的差别。统计矩也只能计算出特殊条件下的部分药物动力学参数。从某种意义而言，房室模型的优点就是统计矩分析的缺点；而统计矩分析的优点又恰是房室模型的缺点。

需要注意的是，统计矩分析与房室模型是两种不同的思维模式和解决问题的方式。统计矩绝非要替代房室模型，更不是房室模型的备份，在房室模型不适用时才选用统计矩分析。两者是相互配合的。在我国和其他很多国家的药物动力学研究技术指导原则中，通常要求同时提供房室模型与统计矩分析的数据；如果数据不适合采用房室模型分析，则需要说明其具体的原因。

第五节　统计矩分析在药物动力学中的应用

案例 12-5

某公司准备开发一类新的抗肿瘤药物。为评价开发前景，进行了初步的药物动力学研究。每只比格犬静脉注射 100 mg 该化合物后，各自的经时血药浓度（$mg \cdot L^{-1}$）如表 12-4 所示。

表 12-4　案例 12-5 经时血药浓度数据

动物编号	取样时间 t (h)						
	0.17	0.50	1.00	2.00	4.00	8.00	12.00
1	7.62	3.22	2.95	2.12	1.39	0.58	0.27
2	6.41	4.46	3.64	3.05	2.03	1.01	0.56
3	11.32	5.05	3.31	3.25	2.32	1.64	0.42
4	10.26	6.30	4.07	3.52	2.70	1.04	0.53
5	10.97	5.92	4.56	3.29	2.16	1.21	0.64

问题：请采用房室模型和统计矩方法，分析该化合物的药物动力学特征。

一、新药药物动力学研究

在新药临床前研究阶段，常常需要快速评价一系列结构类似的新化合物的药物动力学特征。矩计矩分析由于设计简单，易于实施，能够说明主要的体内过程，常用于新药的临床前研究。

另外，由于化学结构差别，药物的体内过程并不相同，有时难以使用同一房室模型进行血药浓度-时间数据的拟合，无法比较各自的药物动力学参数。统计矩分析可以解决这一矛盾。例如，头孢孟多、头孢哌酮、头孢替安、头孢甲肟、头孢美唑是一系列含四氮杂环的头孢菌素，其药物动力学过程不能采用同一房室模型进行描述。此时，可采用统计矩分析进行比较。给大鼠静脉注射 50 $mg \cdot L^{-1}$ 的上述五种药物后，发现头孢甲肟、头孢美唑的 MRT 较长，头孢孟多、头孢美唑的 V_{ss} 较大；头孢孟多消除率最大，头孢甲肟消除率最小。这些差异的发现有助于此类药物研发。

在临床研究阶段，也会面临不能使用同一房室模型拟合不同个体数据的问题。此时，可以采用统计矩分析方法比较各个体的数据。

案例 12-5 分析

分别采用一室模型、二室模型和三室模型拟合上述各动物的血药浓度-时间数据；并采用 AIC 法判别最优模型；发现该实验中 5 只动物药-时曲线符合二室模型。主要药物动力学参数如表 12-5 所示。

表 12-5 案例 12-5 主要药物动力学参数

动物编号	二室模型							
	A	α	B	β	$t_{1/2(\alpha)}$	$t_{1/2(\beta)}$	AUC	CL
1	10.39	1.25	3.16	0.21	0.55	3.30	23.36	4.28
2	3.77	1.34	4.10	0.17	0.52	4.10	26.93	3.71
3	10.12	2.86	5.32	0.20	0.24	3.47	30.14	3.31
4	9.47	1.88	5.41	0.20	0.37	3.47	32.09	3.12
5	8.87	1.60	4.33	0.16	0.43	4.33	32.61	3.07
平均值	8.52	1.78	4.46	0.18	0.42	3.73	29.06	3.50
方差	2.72	0.65	0.93	0.02	0.12	0.45	3.87	0.50

其中，A、B 单位为 $mg \cdot L^{-1}$；α、β 单位为 h^{-1}；$t_{1/2(\alpha)}$、$t_{1/2(\beta)}$ 单位为 h；AUC 单位为 $mg \cdot L^{-1} \cdot h$；CL 单位为 $L \cdot h^{-1}$。根据第九章多室模型的相关知识，还可以计算 V_c、V_β、k_{21}、k_{10}、k_{21} 等参数。

采用统计矩方法，所得主要参数如表 12-6 所示。

表 12-6 案例 12-5 统计矩分析数据

动物编号	统计矩分析			
	AUC	AUMC	MRT	k
1	17.17	47.71	2.78	0.18
2	24.16	60.68	2.51	0.26
3	27.24	40.18	1.48	0.70
4	28.64	61.81	2.16	0.29
5	28.10	63.49	2.26	0.32
平均值	25.02	54.77	2.24	0.35
方差	4.74	10.27	0.49	0.20

其中，AUC 的单位 $mg \cdot L^{-1} \cdot h$；AUMC 单位为 $mg \cdot L^{-1} \cdot h^2$；MRT 单位为 h；$k$ 单位为 h^{-1}。观察各自血药浓度对数-时间曲线，可以看出该化合物在体内存在明显的分布过程，不符合药物快速分布这一条件，根据本章第三节知识计算 $t_{1/2}$、CL、V 值可能与实际相差较大。

从上面两表可以看出，两种方法计算所得的 AUC 无明显差异（双侧 t 检验，$p = 0.186$），房室模型中 β 值与统计矩分析中的 k 值也无明显差异（双侧 t 检验，$p = 0.113$）。这说明，统计矩可有效评价药物在体内的暴露量和消除过程，能够满足新药开发阶段的要求。

虽然房室模型所能提供的参数较多，能够描述药-时曲线细节，但要准确计算这些参数，需要较多的样本量。在新药发现阶段中，样本量往往较少，并不能准确计算这些参数。

另外，在本案例中，5 只动物均可采用二室模型来描述，尚可比较各自的药物动力学。如果不能用同一房室模型描述，则不能比较各自的药物动力学参数。但不论如何，统计矩分析都可以获得 AUC、AUMC、MRT、k 等参数。

总之，在新药研发阶段，样本含量较小，统计矩分析可有效评价药物在体内的暴露量和消除过程，并且比较各实验动物之间的差异，故在新药研发中广泛应用。

二、制剂的药物动力学研究

房室模型要求药物在体内的过程符合一级动力学过程。很多控释制剂、靶向制剂等剂型并不满足该限制条件。在这种情况下，盲目采用房室模型进行数据拟合，所获得的药物动力学参数是不准确的，甚至是没有意义的。

这种情况下，只要药-时曲线末端符合线性（绝大多数药物都满足该条件），就适合采用统计矩分析。应用 AUC、MRT、MAT 来分别描述药物在体内的暴露量、消除情况和吸收情况。虽然给出的信息少于房室模型，但是具有实际意义。

统计矩分析还可以用于生物等效性评价，尤其是对于房室模型难以拟合的数据，如出现多个吸收峰。生物等效性主要体现在吸收程度和吸收速率两个方面。吸收程度比较可以采用相对生物利用度；吸收速率则需综合应用 C_{max}、T_{max} 和 MAT 三种指标评价。由于统计矩分析不对数据进行拟合，C_{max}、T_{max}（多峰时使用最大峰值）采用实测值，故在实验设计时，应增加峰值附近的取样点，以准确获得 C_{max}、T_{max} 值。

三、临床药物动力学

统计矩分析在临床药物动力学的应用较少，这与统计矩分析着眼于对体内过程的整体分析，而非特定时间点的浓度有关。另外，统计矩分析未能与群体药物动力学有效结合，也限制其临床药物动力学中的应用。目前仍有一些学者开展了相关研究。研究发现，静脉给药后咪达唑仑的 MRT 约为 4 h，给药后 4 h 的血药浓度可以解释咪达唑仑 AUC 变异的 80%，故可以通过检测 4 h 的血药浓度单点预测咪达唑仑的体内暴露量。另外，还有应用统计矩分析研究患者体内药物相互作用的报道。相信随着研究的不断深入，统计矩分析会越来越多地应用到临床药物动力学研究和临床实践之中。

（郭　琳）

第十三章 群体药物动力学

学习目标

1. 掌握群体药物动力学的定义与研究目的。
2. 熟悉群体药物动力学研究的基本步骤。
3. 了解群体药物动力学参数的估算方法及临床应用。

第一节 概　述

群体药物动力学（population pharmacokinetics，PPK）是研究药物体内过程的群体规律、药物动力学参数的统计学分布规律及其影响因素的科学。

PPK 作为药物动力学研究领域中的一个新分支，已逐渐发展成为药物动力学研究与应用的重要方向之一。美国食品药品监督管理局（FDA）于 1999 年首次发表并于 2019 年更新了 PPK 研究指南。考虑到 PPK/PD 研究的重要性，当前递交 FDA 有系统暴露的新药注册申请几乎全部包含 PPK/PD 内容。国家药品监督管理局药品审评中心已在 2020 年发布首个 PPK 指导原则，为新药申请、生物制剂许可申请等过程中应用 PPK 分析做出规范和指导。现将 PPK 的主要研究内容概述如下：

1. 研究特定人群的药物动力学群体特征　PPK 可以揭示药物在指定对象中的药物动力学特征。根据研究目的所确定的研究对象的全体被称为群体（population）。运用数学模型分析个体的观察值以描述和解释个体间的差异，说明群体行为的方法被称为群体方法（population approach）。在 PPK 的研究过程中，通常把由群体数据计算得到的药物动力学参数平均值称为群体值（population parameter）或群体特征值（population typical value）。某一个体的药物动力学参数与群体值间的差距称为群体变异性。将群体值与群体变异性结合构成药物动力学参数的群体分布（population distribution）。药物动力学参数的群体分布用于描述药物在某群体体内的特征。

通常，药物动力学参数的分布规律一般符合正态分布或对数正态分布。将群体中的个体按其特征（如按年龄、性别、体重、病种等）进一步分类，使研究范围受到更加明确限制，由此得到的研究对象称"次群体或亚群体"。各类次群体所具有的药物动力学参数称次群体药物动力学参数（subgroup pharmacokinetic parameter）。统计分析证明，次群体药物动力学参数标准差显著变小，分布更加集中。因此，利用次群体药物动力学参数进行用药方案制订或调整的依据时，必然会提高用药的有效性与安全性。

根据研究目的，PPK 以各种药物动力学参数为指标，把相似而不相同的个体定义为"群体"或"次群体"，此时，群体或次群体中有很多"相似"的特征，但也有一些"不同"的特征，这些特征构成了药物动力学参数个体间差异的基础。特征的"相似"为估算特征的"不同"或"变异"奠定了基础。在 PPK 的研究中，明确研究对象，就是对群体或次群体作出明确、清晰的限定，使数据的采集与结果的解释更加科学合理，这也是研究结果推广应用的必要条件。

2. 分析相关因素对于 PPK 的影响　药物体内过程受众多因素的影响，但 PPK 研究将其归纳为两类：固定效应（fixed effect）与随机效应（random effect）。

固定效应指生理的（如年龄、性别、种族、体重、身高、体表面积等）、病理的（如肝、肾等主要脏器的功能、疾病状态等）及其他因素（如用药史、合并用药、吸烟、饮酒、饮食习惯等）对药物动力学参数的影响。相对于随机效应，这些因素是相对固定的，其影响有一定规律，通常是导致个体间差异（inter-individual variation）的主要来源，因而被称为固定效应或确定性变异，是不同群体特征的函数。固定效应常用 θ_j 表示，θ_j 称为固定效应参数（fixed effect parameter），在 PPK 的回归方程中用来估算药物动力学参数的群体值。尽管这部分内容在某种程度上可以用传统的药物动力学进行描述，但是 PPK 却可以通过严谨的统计学筛选和处理，得出更加客观的结果。

近年来，随着遗传药理学、药物基因组学研究的发展，部分药物代谢酶的表型、基因型逐渐明确，因此，药物代谢酶的表型/基因型已经开始作为群体内划分"次群体"的标准，作为固定效应进行研究。

随机效应是导致药物动力学特征随机变异性的一类未知的、难以预知与评估的效应。随机效应主要包括个体间及个体内变异，个体间变异是除固定效应外，不同患者之间的随机误差。个体内变异（intra-individual variation）是指研究者、实验方法及患者自身随时间的变异，以及模型选定误差等。这两种变异包括不能通过固定效应加以解释的药物动力学差异性。PPK 通常将个体间变异用 η 表示，其方差表示为 ω^2，个体内变异用 ε 表示，其方差表示为 σ^2。η 和 ε 称为随机效应参数（random effect parameter）。传统的药物动力学虽然也可以评估药物动力学参数的个体间变异及模型误差，但是与 PPK 的研究相比不够精确。

在 PPK 模型中，固定效应和随机效应统称为混合效应。因此，PPK 也可以简单表述为研究指定群体的药物动力学规律与混合效应对此规律影响的科学。它既研究群体的"共性"特征参数（群体值），也重点关注各个体间的"个性"（个体间差异）与药物体内过程间的关系。定量地描述固定效应与随机效应是 PPK 最突出的优点，在新药评价过程中完整准确地把握药物的特征及其可能的体内过程尤为重要，并且为临床药物评价和药物应用方法个体化打下了基础。

3. 探索 PPK 规律在临床药物评价与合理用药中的应用 在新药临床评价中，传统的药物动力学方法着眼于个体对象，在能从个体患者获得足够数据的情况下，传统药物动力学参数的估算是很准确的。但是从临床实际情况考虑，不可能在患者尤其是重症患者、儿童及老年人中严格按照时间设计、频繁取血来观察药物的动力学过程。Ⅲ、Ⅳ期临床研究中的受试群体受伦理等原因限制，也无法频繁采集血样，用传统药物动力学方法不能准确估算药物动力学参数，这种情况下采用 PPK 模型计算 PPK 参数对新药的评价及给药方案的设计，都是非常重要的。

PPK 分析的是群体而不是个体，运用经典药物动力学原理结合统计学方法，通常对每个个体只需较少几个数值点，但要求较多的病例数，以动力学参数的群体值和群体变异来定量描述药物在某群体体内的特征。因此，PPK 涉及稀疏数据的设计、执行和分析。

1977 年，Sheiner 等提出用于临床监测稀疏数据的群体分析方法——非线性混合效应模型法（nonlinear mixed effect model method，NONMEM），并编制了 NONMEM 程序。该方法把每例患者的临床常规监测数据如血药浓度、各种相关信息如剂量、给药途径和病理生理特征等各种可能带入的误差，用一个药物动力学统计学模型来处理，通过扩展的最小二乘法（ELS 法）与最大似然法（ML）一致的原理，直接求算出 PPK 参数。NONMEM 法能处理临床收集的零散数据，使每个个体取样点少，并定量考察各种病理生理因素对药物动力学参数的影响，使 PPK 分析方法广泛应用于新药临床评价、药物动力学参数影响因素评价及个体化用药等方面。

第二节 群体药物动力学的分析模型

一、固定效应模型

固定效应是一类可测定、可衡量的因素，在模型中与这类因素相关的参数称为固定效应参数。在建立模型的过程中，可以逐步将这些因素考虑进来，在拟合过程中进行定量化的研究。常用的固定效应基本模型包括以下四种。

（1）线性模型

$$P_{\text{pop}} = \theta_1 + \theta_2 \cdot \text{Var}_j \tag{13-1}$$

（2）乘法模型

$$P_{\text{pop}} = \theta_1 \cdot \text{Var}_j^{\theta_2} \tag{13-2}$$

（3）饱和模型

$$P_{\text{pop}} = \theta_1 + \frac{\theta_2 \cdot \text{Var}_j}{\theta_3 + \text{Var}_j} \tag{13-3}$$

（4）指示变量模型

$$P_{\text{pop}} = \theta_1 + \theta_2 \cdot \text{Flag}_i \tag{13-4}$$

式中，P_{pop} 为群体典型参数值，θ_1 为一级结构参数（群体标准值），在不考虑固定效应影响的情况下，$\theta_1 = P_{\text{pop}}$，$\text{Var}_j$ 为固定效应，θ_2、θ_3 为二级结构参数（固定效应参数），Flag_i 为指示变量，只有 0 或 1 两种情况（如是否心力衰竭患者）。

在 PPK 研究中，根据药物和群体数据特点，本着由简到繁的原则选择恰当的固定效应模型，需要时，可应用多个基本模型、引入多个固定效应类型以组合成更为复杂的固定效应模型。

二、随机效应模型

随机效应模型又称为统计学模型，是一类不可观测的因素，如一些未知的病理生理状态、无法测定的生物化学或病理学差异、分析测定误差等。根据个体间随机效应及残留随机效应的特点建立相应统计模型：

1. 个体间随机效应　每个群体都有可以描述其整体特征的一组群体参数，而群体中的每一个体又有各自的一组个体参数来代表其特征。个体参数在其所对应的群体参数的周围分布，影响这种分布的除了上述的固定效应因素之外，还有个体间的随机效应因素。个体间随机效应模型包括以下几种主要类型。

加法模型

$$P_i = P_{\text{pop}} + \eta_i \tag{13-5}$$

比例模型

$$P_i = P_{\text{pop}} \cdot (1 + \eta_i) \tag{13-6}$$

对数加法模型

$$\ln(P_i) = \ln(P_{\text{pop}}) + \eta_i \tag{13-7}$$

乘方模型

$$P_i = P_{\text{pop}} + P_{\text{pop}}^{\,k} \cdot \eta_i \tag{13-8}$$

式中，P_i 为某一个体参数真值；P_{pop} 为参数群体典型值；η_i 服从均数为 0、方差为 ω^2 的正态分布；k 为随机效应参数，当 $k=0$ 时，乘方模型转为加法模型，当 $k=1$ 时，乘方模型转为比例模型。

2. 残留随机效应　残留随机效应是指由一些不可知因素导致的拟合值与观测值之间的差异。这些因素可以包括个体内和实验间的随机效应，以及用模型参数的个体间差异无法解释的成分（如模型本身的误差、测定误差及不易觉察的环境噪声）。

残留随机效应或残留随机误差 ε 是个体内/实验间的随机效应与残留误差之和，其分布服从 $N(0, \sigma^2)$。ε 的误差模型有如下几种主要形式。

加和型误差（加和型误差 ε 是观测值与拟合值之间的差，又称绝对误差）

$$\text{Obs}_{ij} = \text{Pred}_{ij} + \varepsilon_{ij} \tag{13-9}$$

比例型误差（比例型误差 ε 大小与拟合值成比例变化，又称相对误差）

$$\text{Obs}_{ij} = \text{Pred}_{ij} \cdot \left(1 + \varepsilon_{ij}\right) \quad\quad\quad (13\text{-}10)$$

对数加法型误差（指数型误差）

$$\ln(\text{Obs}_{ij}) = \ln(\text{Pred}_{ij}) + \varepsilon_{ij} \quad\quad\quad (13\text{-}11)$$

乘方型误差（结合型误差）

$$\text{Obs}_{ij} = \text{Pred}_{ij} + \text{Pred}_{ij}^{\,k} \cdot \varepsilon_{ij} \quad\quad\quad (13\text{-}12)$$

式中，Obs_{ij} 为第 i 个个体第 j 时间点的观测值，Pred_{ij} 为该观测值的模型预测值，ε_{ij} 服从均数为 0、方差为 σ^2 的正态分布。

第三节　群体药物动力学参数的测算方法及研究步骤

用于 PPK 参数估算的方法有单纯平均/集聚数据法（simple average/pooled data，NPD）、标准二步法（standard two-stage，STS）、迭代二步法（iterative two-stage method，IT2S）、NONMEM、非参数期望极大值法（nonparametric expectation maximization algorithm，NPEM）和人工神经网络法（artificial neural network，ANN）等几种。与传统药物动力学研究一样，在数据的拟合中，也应用普通最小二乘法（ordinary least squares method，OLS）、加权最小二乘法（weighted least squares method，WLS）、扩展最小二乘法（extended least squares method，ELS）和贝叶斯评估法（Bayesian estimation method）等方法。

一、单纯平均/集聚数据法

单纯平均/集聚数据法是合并所有个体的原始数据后进行数据处理，以确定 PPK 参数的方法。此方法将这些数据视为来自于同一个体，并将此虚拟的个体称为参比个体（reference individual）。方法的最大特点就是简单易行，当实验设计合理，在各个时间段均有采集的数据，对于稀疏数据集也可以操作。由于完全忽略个体，无视数据的各类差异来源，所有模型拟合的误差都混合在一起，只能估算单项参数的均值，无法区分固定效应（主要是个体间误差）与随机效应。虽然在拟合过程中可以给出观测值与拟合值之间的残留误差及其分布特征，但是这种误差是固定效应和随机效应的混合体，不能将二者进一步区分。同时，将数据合并之后进行处理，无法获得单个个体的药物动力学特征。这种方法不能充分地利用所得到的数据，浪费了相当一部分的信息。但是在模型化的初始阶段，对于求算参数的初始值，把握药物体内动态的基本特征仍不失为一个简单可行的方法。

二、标准二步法

本法是传统的药物动力学数据处理方法，其步骤如下。

第一步：对个体数据分别拟合，得出每一个体的药物动力学参数。

第二步：由个体参数求算群体参数，如代数平均值或几何平均值、方差和协方差等。

方法应用简单，一般药物动力学软件均可以完成。比单纯平均/集聚数据法前进一步，标准二步法可以得到每一个体的药物动力学参数，从而使得分析这些参数的分布特征成为可能。这实际上已经部分具备了 PPK 的因素，是 PPK 常用的预分析手段，由标准二步法得到的参数可以用作建模时的初始值。此外，由于是对多个个体进行研究，标准二步法可以将相关因素对不同亚群的影响包括在模型中进行分析。标准二步法的局限在于要求所有个体均须以相同的模型进行拟合。与其他的常规动力学分析方法一样，标准二步法也无法区分个体间和个体内误差，其求算出的是二者的混合误差。

标准二步法要求每例受试者采集血样的次数较多（通常为 10~20 个采样点），采样点应覆盖药-时曲线的各个时相，且采样点的分布大致相似。由于满足此要求时，受试者一般为健康志愿者或轻症患者，适用于临床前药物动力学评价、I 期临床的临床药物动力学试验及生物等效性评价等的研究。在 I 期临床试验中，个体特征具同质性（homogeneity），所得药物动力学参数值通常只显示有限的变异范围，在估算随机效应对动力学参数影响时，因为每次参数估算都伴有误差，结果可能造成个体间变异高估；而由于多次采样的试验要求不易为患者接受，此法不适合在患者中评估固定效应对药物动力学参数的影响，对于临床个体化给药方案的设计意义有限。

三、迭代二步法

本法首先建立近似群体预模型（aprior population model），PPK 参数通过文献报道、标准二步法和单纯平均/集聚数据法计算结果及对参数变异性的合理选择获得；将估计参数作为患者个体参数贝叶斯（Bayesian）估计值的初值，以新的个体参数重新计算得到的群体参数作为新的近似群体参数；再重复贝叶斯估计步骤以得到更为准确的个体参数；如此重复直至新老近似值的差值最小。此法适合于稀疏数据、充足数据或混合数据，可同时求出个体参数与群体参数，可用支持贝叶斯估计及最小二乘法的软件来求算，如 USC* PACK 软件包，WinBUGS 及 PPHARM 等软件。

四、非线性混合效应模型法

本法是目前应用最广的群体参数估算方法。该法将患者的药物浓度数据、生理病理因素（固定效应）和群体参数的个体差异（随机效应）及个体内差异（残差，residual error）用药物动力学-统计学模型（pharmacokinetic-statistical model，PS 模型）处理，通过最大似然法（maximum likelihood method，ML）直接求算 PPK 参数。尽管存在模型较复杂的缺点，但由于该方法能处理临床收集的零散数据、每例取样点少（2～3 次）、可直接估算各类参数并能定量考察各种病理因素对群体参数的影响，比较符合临床实际，从而得到了广泛的应用和发展。

对于 NONMEM 模型，通常要求总体参数呈正态分布，而且固定效应的模型确定；在 NONMEM 模型中为求得群体参数的准确估计值，通常需要作很多次的模拟运算才能获得最终结果。本章将以此法为例介绍 PPK 的原理，详见第四节。

五、人工神经网络法

本法是模拟生物的神经网络结构和功能而形成的一种对信息处理的方法。人工神经网络也是用软件或硬件等工程技术手段模拟生物神经网络结构和功能特征而形成的一类计算机系统。人工神经网络可用于模式识别、预测参数和建模等多个领域，尤其对非线性问题具有良好的处理能力，近年来越来越多地应用于药物动力学，利用其非线性、学习性、适应性和自组织性对药物动力学数据进行处理。

人工神经网络通常包含一个输入层（input layer）、输出层（output layer）及一个或几个隐含层（hidden layer）。输入层用于输入信息，与多元统计中的协变量向量相仿，输出层用于输出网络对信息的处理结果，与多元统计中的因变量相仿；隐含层位于输入层和输出层之间，它对输入的信息进行处理并将其处理后的信息传给输出层（或下一个隐含层）。从信息处理的角度来看，把人体视为一个系统，给药剂量、剂型等相当于输入层；血药浓度相当于人体对输入信息（剂量）的处理结果，可看作输出层；年龄、性别、体重、清除率或消除速率常数、吸收速率常数、肝肾功能状况等直接或间接影响血药浓度的病理、生理等因素则形成一个网络，将输入人体系统的信息（药物剂量）进行处理后传递给输出层，从而产生了网络对输入信息的处理结果——血药浓度，因此这些因素相当于隐含层。

人工神经网络由许多处理节点相互连接而成，每个节点输入值由前一层各节点输出值经加权后加和得到，而该节点的输入值经激励函数转换后得到该节点的输出值。通过训练调整网络的各层节点间的权重系数，使得网络的节点经激励函数转换后的输出值与实际输出值之间的误差最小，从而在网络的输入与输出之间建立起稳定的关系，即在网络两端的输入值与输出值之间建立定量的响应关系。

　　人工神经网络能很好地模拟多变量系统包括非线性系统,因此特别适用于模拟复杂的动力学行为。同时它不需事先假定一个特定的模型,而只需从提供给它们的数据中学习建立输入与输出的关系,极大地简化了传统药物动力学数据分析的建模过程。由于 PPK 数据多为稀疏数据,难以按传统药物动力学数据的分析方法建立模型,同时有大量的生理、病理等多变量因素的数据被收集,在这些数据的处理中,人工神经网络有其重要作用。

六、群体药物动力学的一般研究步骤

　　PPK 的研究步骤可用图 13-1 表示,分为实验设计、数据收集、模型分析、PPK 参数和 PPK 应用五部分。

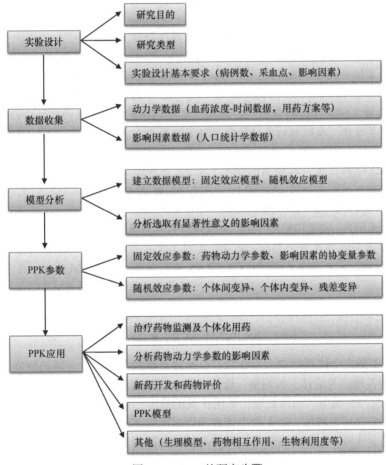

图 13-1　PPK 的研究步骤

　　1. 实验设计与数据收集　严谨的实验设计和良好的数据质量是 PPK 分析的基础。实验的类型可分为前瞻性研究和回顾性研究。因为需要分析各种变异,故与传统方法相比,PPK 所需数据更复杂,包括动力学数据和影响因素数据。动力学数据是指血药浓度-时间数据、用药剂量、用药间隔等,是估算药物动力学参数的基本数据;影响因素数据是指性别、身高、体重、各项生理病理指标、合并用药、是否吸烟饮酒等数据,用来分析这些影响因素中哪些对药物动力学参数有统计学意义的影响。

　　2. 模型分析　根据实际情况选择分析模型进行群体数据分析。

　　3. PPK 参数　估算出的 PPK 参数包括固定效应参数和随机效应参数。固定效应参数指药物动力学参数及影响因素的协变量参数,随机效应参数包括个体间变异、个体内变异及残差变异等参数。这些参数全面反映特定患者 PPK 参数的统计分布及影响因素，可为新药临床评价、临床合理化用药及其他药物动力学研究打下良好的基础。在治疗药物监测（therapeutic drug monitoring，TDM）应用中，这些参数既可直接应用，也可结合贝叶斯反馈法求算更准确的个体参数，应用于个体化用药。

4. PPK 应用　主要应用于新药临床药物动力学评价、个体化用药、群体药效学研究、生物利用度研究和药物相互作用研究等几个方面，详见第五节。

第四节　NONMEM 简介

PPK 程序种类较多，其中 Sheiner 博士等基于混合效应模型法编制的 NONMEM 程序为主流。

知识拓展　　　　　　　　　**NONMEM 程序简介**

NONMEM 程序是由美国加州大学的 NONMEM 课题组依据非线性混合效应模型理论，用 FORTRAN 语言编制成的应用软件，主要用于估算临床监测药物的群体参数，并已向其他领域及更深层的应用发展。主要由三大模块组成：NONMEM 模块；PREDPP 模块；NM-TRAN 模块。

1. 运行环境　NONMEM 在编译、链接、运算过程中需要较大的随机内存，大量硬盘空间，较快的运算速度。在微机的窗口操作环境下使用的 NM-WIN，使 NONMEM 可在微机上顺利运行。

2. NONMEM 的使用　启动 Windows 系统，双击 NM-WIN 图标，打开程序窗口，在 control File 文件框中输入控制文件名 csaconl.txt，点击 NEW 按钮，编译新的控制文件；点击 EDIT 按钮，修改已有的控制文件。在 Data File 文本框中输入数据文件 csadata.txt，点击 NEW 或 EDIT 按钮进行编译或修改。在 REPORT FILE 文本框中键入结果输出文件 csarepl.txt，NONMEM 运行结束后将结果写入该文件。Working dir 是以上文件所在目录。建立 NM-TRAN 格式的 csaconl.txt 和 csadata.txt 后点击 RUN NM-TRAN 按钮完成 NONMEM 运算。在 NM-WIN 窗口中还有 Advanced options 按钮，点击后进入另一级菜单，显示与修改 NM-TRAN 已处理过的控制和数据文件。

一、NONMEM 的基本原理

NONMEM 不测定个体药物动力学参数，而是将患者的血药浓度、尿药浓度和肌酐清除率等常规监测数据和各种相关信息（如剂量、给药途径、病理生理特征）及可能引入的误差用药物动力学-统计学模型（PS 模型）加以处理，采用扩展的最小二乘法（ELS）一步求算出所需 PPK 参数。其数据来源于非均匀群体，对不同个体在不同时间取不同次数的血样进行测定，它用固定效应模型描述遗传、环境、生理或病理等因素对药物处置的影响；用假设检验以判断各因素是否存在显著性影响，并定量研究这些固定效应对药物动力学参数的影响。

NONMEM 根据固定效应参数 θ_j 和两种类型的随机参数（个体间方差 ω^2 及个体内方差 σ^2）对所观察的血药浓度-时间数据进行描述。NONMEM 的重要功能是要获得 θ、ω^2 及 σ^2 的平均值。若数据是由一系列血药浓度-时间测定值 C_{ij} 组成（角注是指在第 j 个患者第 i 次测定），预期血药浓度为 $\hat{C}_{ij}$，则

$$\hat{C}_{ij} = F(\text{dose}_j, \tau_j, t_{ij}, \text{CL}_j, V_j \cdots\cdots) \tag{13-13}$$

上式说明预期血药浓度为剂量（dose）、给药间隔（τ）、取样时间（t）、个体的清除率（CL）、表观分布容积（V）等的函数。NONMEM 能将这些参数值和患者的其他可确定性因素加以联系，如药物清除率可能与血清肌酐浓度有关，表观分布容积可能与体重有关等。

二、NONMEM 的特点

（一）适用于分析稀疏数据

在临床研究中，由于实际操作的困难及伦理原因，有时难以在同一个体获得足够多的取样点（如 10～20 个），而如果这些取样来自多个患者，每个患者则仅需要 2～3 个或 1～2 个采样点，这便构成所谓的稀疏数据（sparse data），或称零散数据、不均匀数据。NONMEM 既可集合均匀数据也可集合不均匀数据，这是单纯平均/聚集数据法和二步法不可做到的。当病例数足够大时（如 100 例以上），虽然每例只测少数（如 2～3 个）血药浓度，但根据数理统计原理，可通过适当药物动力学方程确定每个药物动力学参数的平均值和标准差，因而该法适用于分析稀疏数据，并可随机设计试验。

NONMEM 与经典药物动力学不同，后者研究的方法着眼于个体对象，群体代表性差；而前者则将群体当作一个分析单元，能够同时对所有受试者的资料加以综合并拟合估算出相应的参数，群体代表性强。在治疗药物监测及新药Ⅱ、Ⅲ期临床试验中，采集与利用稀疏数据，研究受试患者群体的药物动力学特征，对优化给药方案，提高药物治疗水平，提高新药试验效率尤为重要。因 NONMEM 法对每一个体只需要很少数据点，其操作比较简单而且易为患者接受。

（二）直接估算药物动力学群体参数

NONMEM 法不需单独估算个体药物动力学参数，它将患者群体的临床常规测定数据、各种相关信息和各种可能带入的误差，用药物动力学-统计学模型来处理，通过最大似然法直接求算 PPK 参数，并可揭示 PPK 参数与患者的生理特性或病理状况之间的定量相关关系。

NONMEM 法以群体作为分析单位，因此，通常的最小二乘法的基本假设已不再成立（最小二乘法是基于参数单态以及通过适当的转换变为正态分布这一假设的，对于偏态分布或多态分布不适用）。非参数最大似然法（non-parametric maximum likelihood method，NPML）能够解决这一问题，应用此法不须对参数的分布类型做出预先假设。

（三）对个体差异的分析能力强

任何药物的药物动力学参数均存在明显的个体差异，只有深入了解引起差异的原因才能自如地调整给药方案，达到个体化治疗的目的。PPK 的主要任务就是要研究分析这种差异。NONMEM 法能定量描述群体内差异，并定量考察生理因素与病理因素对药物动力学参数的影响。药物动力学参数估算中除了个体间误差外，还包括其他来源的误差，如测定误差、计算误差等，通称偶然误差。误差与血药浓度间有时存在部分的比例关系，故 NONMEM 程序中最后以药物动力学-统计学相结合的统一方程来描述群体血药浓度的变化规律，见式（13-6）和式（13-8）。

三、NONMEM 的局限性

NONMEM 的局限性主要表现如下：①NONMEM 程序的操作界面欠友好，需要严格的专业培训才有可能进行 PPK 课题设计、分析和评估，影响了应用和普及；②药理反应与血药浓度关系不佳时，该法不适用；③由于每例采样点少，受试者例数需要较多（每个亚群通常就需积累 100 例以上的受试者）；④由于 NONMEM 在 PPK 研究中使用最普遍，以至于有时忽略了应用前提，即药物动力学参数的分布属于正态/对数正态分布。

NONMEM 法是一种模型拟合的参数估算方法，因此，研究者必须花大量时间、精力进行模型的构建、优化、验证，只有这样才能获得较为准确的拟合结果。

第五节　群体药物动力学的应用

近年来，PPK 发展迅速，其应用范围也在不断拓宽，目前主要应用在 PPK 规律研究、个体化用药、群体药效学研究、生物利用度研究和药物相互作用研究等方面。

一、新药 I 期临床 PPK 研究

PPK 方法可以应用于新药 I 期临床试验，揭示药物在特定群体中的药物动力学规律。

案例 13-1

某制药公司欲对其生产的重组葡激酶（r-SAK）进行 PPK 实验。实验中招募了 27 例健康男性受试者进行开放无对照、单次用药剂量递增的临床试验。由最小剂量组开始逐组进行试验，在确定前个剂量组安全耐受前提下开始下一剂量组，每位受试者只接受一个剂量。静脉注射 r-SAK 后，采用自建夹心酶联免疫吸附分析（ELISA）方法测定血浆中 r-SAK 的含量，得到数据。

问题：需采用什么方法计算 PPK 参数？基本步骤是哪些？

案例 13-1 分析

应用 NONMEM 程序进行数据分析，同时对结果进行统计。

1. 建立 PPK 模型。所得药物动力学模型：

$$K = \theta(1)$$
$$k_{12} = \theta(2)$$
$$k_{21} = \theta(3) \times \mathrm{WET}\theta(5)$$
$$V = \theta(4)$$

2. 进行统计学模型的分析。统计学模型包括个体间变异和个体内变异，在药物动力学模型确立的基础上，确定最优统计学模型为乘法模型。

3. 进行模型评价。通过观察最终模型估算的预测浓度与观察浓度散点图，权重残差与预测浓度散点图，权重残差与时间散点图，预测值与观察值相关性较好，权重残差分布在零值附近，残差变异性较小，说明该模型比较符合该药物的实际情况，结果良好。

得出的 PPK 参数估算结果，见表 13-1。表中 $\theta(1)$、$\theta(2)$、$\theta(3)$、$\theta(4)$ 和 $\theta(5)$ 分别为药物动力学方程中的药物动力学参数，$\eta\theta1$、$\eta\theta2$、$\eta\theta3$、$\eta\theta4$ 和 $\eta\theta5$ 分别为各个药物动力学参数的个体间变异，ε 为个体内变异。

表 13-1　r-SAK 的 PPK 参数

参数	数值	标准误	95%置信区间
$\theta(1)(\mathrm{h^{-1}})$	0.19	9.54×10^{-3}	0.17～0.21
$\theta(2)(\mathrm{h^{-1}})$	1.93	0.38	1.19～2.67
$\theta(3)(\mathrm{h^{-1}})$	1.87×10^{-4}	0.026	−0.051～0.051
$\theta(4)(\mathrm{h^{-1}})$	13.2	5.89	1.66～24.74
$\theta(5)(\mathrm{h^{-1}})$	1.84	0.16	1.53～2.15
$\eta\theta1$	1.79×10^{-7}	0.20	−0.39～0.39
$\eta\theta2$	5.22	5.96	−6.46～16.90
$\eta\theta3$	1.16	0.32	0.53～1.79
$\eta\theta4$	5.53×10^{-7}	8.58	−16.82～16.82
$\eta\theta5$	0.32	1.28	−2.19～2.83
ε	2.10	2.18	−2.17～6.37

案例 13-1 中对新药 r-SAK 进行 PPK 研究，通过考察不同固定效应对药物动力学行为的影响，给出个体间和个体内差异，可以较全面地评价该新药的安全性和有效性。应用 NONMEM 法对一类新药 r-SAK 进行 PPK 研究是可行的方法，可以弥补传统药物动力学方法的某些不足，全面考察

新药的体内动态变化过程。通过 PPK 的研究可以系统掌握药物的动力学特征，避免一些客观因素对结果造成的影响。

二、个体化给药

PPK 方法在个体化给药中也取得了明显成果，其最重要的途径之一是贝叶斯法与 NONMEM 法相结合估算个体药物动力学参数。该法对初始给药方案没有特殊的限制，对模型也没有限制，所需血样少，也不严格测定时间。大量实验表明，该法可以达到提高疗效和减少不良反应的目的。其基本过程：首先根据群体数据库的信息，结合患者的生理、病理情况估算其药物动力学参数；然后再结合其血药浓度用贝叶斯法求算出精确的个体药物动力学参数，进而对给药方案进行调节。同时该患者的数据又可反馈回群体数据库中去，使数据库得到扩充。

案例 13-2

某男性肾衰竭患者，45 岁，体重 66 kg，呼吸道感染入院，使用妥布霉素抗感染治疗，给药前检测 CL_{cr} 为 25 ml·min^{-1}，实施持续性的血液透析后，检测 CL_{cr} 为 20 ml·min^{-1}。

问题：请预测透析前后妥布霉素的峰、谷浓度，并进一步给出用药策略。

案例 13-2 分析

肾衰竭患者妥布霉素的 PPK 模型主要参数的表达式：

消除速率常数 $$k = 0.0118 + 0.00246 \times CL_{cr} \tag{13-14}$$

表观分布容积 $$V = 0.34 \, \text{L} \cdot \text{kg}^{-1} \times BW \tag{13-15}$$

式中，CL_{cr} 为内源性肌酐清除率。

按群体公式可推算出入院时和血液透析后 k 分别为 0.073 h^{-1} 和 0.061 h^{-1}。表观分布容积 V 为 22.44 L。

按照静脉滴注方式给药，分别计算高压胶管为 8 h 及 24 h 情况下，妥布霉素的峰、谷浓度。选用单室模型静脉滴注间断给药的式（10-45）进行计算及作图（表 13-2、图 13-2）。

表 13-2　不同肾功能条件下妥布霉素稳态峰、谷浓度预测

CL_{cr} （ml·min^{-1}）	一次剂量 （mg·kg^{-1}）	给药间隔 （h）	C_{max} （mg·L^{-1}）	谷浓度 （mg·L^{-1}）
100	2.0	8	6.45	0.93
	3.0	8	9.68	1.40
25	1.0	8	3.41	1.97
	2.0	8	6.83	3.94
	3.0	24	10.65	1.90
20	0.4	8	3.16	2.00
	2.0	24	7.61	1.81
	3.0	24	11.41	2.72
	3.0	48	9.20	0.51

临床研究表明妥布霉素的安全性与其峰、谷浓度相关，当 C_{max} 大于 12 mg·L^{-1} 或谷浓度大于 2.0 mg·L^{-1} 时会产生明显不良反应，以此为依据分析表 13-2 中的峰、谷浓度，就可以选择比较合适的初始给药方案（图 13-2），透析前可选择一次剂量 3.0 mg·L^{-1}，每 24 h 给药一次；透析后可选择一次剂量 2.0 mg·kg^{-1}，每 24 h 给药一次，或剂量 3.0 mg·kg^{-1}，每 48 h 给药一次。

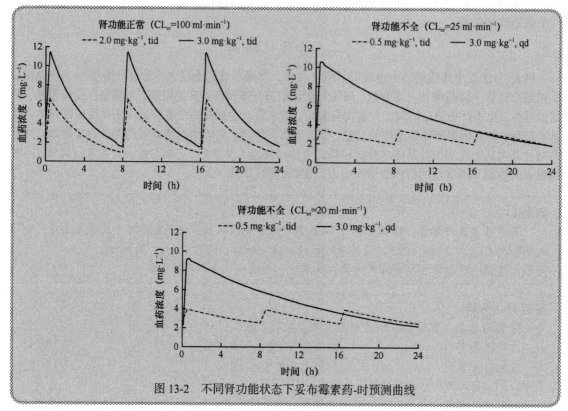

图 13-2　不同肾功能状态下妥布霉素药-时预测曲线

　　案例 13-2 可以看出，不同的肾功能状态会显著影响以肾排泄为主的药物消除过程。对于妥布霉素适应证患者的给药方案，肾功能正常的患者用药量通常按体重一日 2~3 mg·kg⁻¹，分 2~4 次给药。通过测试相关剂量下血药浓度峰、谷值都没有超过安全范围。而本案例所选肾功能不全患者，在常规剂量使用都会导致谷浓度超出安全范围（>2.0 mg·L⁻¹）。通过减少给药剂量或延长给药间隔可以控制血药浓度于安全范围之内，由于妥布霉素等氨基苷类抗生素肾毒性及耳毒性与药物谷浓度相关，而其杀菌效力与药物峰浓度相关（浓度依赖性），因此，肾功能不全患者使用妥布霉素时，都需要重新制订个体化给药方案，在常规剂量不变的前提下，可以延长给药间隔到 24 h 或 48 h 就可以有效控制谷浓度，提高用药安全性。

三、群体药效学研究

　　药物动力学结合药效学原理进行药物的 PK/PD 分析，使治疗药物监测从单纯的血药浓度监测上升到药物浓度与效应的结合，并着重考察临床更有价值的药效指标。目前，NONMEM 法已用于多种药物的群体药效学研究。

案例 13-3

问题：回顾性地收集患儿应用丙戊酸钠的 570 个临床数据，建立儿科抗癫痫药物丙戊酸钠的群体药物动力学/药效学（PPK/PD）结合模型。

案例 13-3 分析

　　1. PPK 模型的建立与验证。将 246 例患儿分为两组：模型组 146 人，用于建立 PPK 模型；验证组 100 人，用于验证 PPK 模型，运用 NONMEM 软件建立 PPK 模型。

2.PPD 模型的建立。将 246 例中单用丙戊酸钠的 69 例的数据与已经建立 PPK 模型结合，建立 PPK/PD 模型。药效学指标以临床评价抗癫痫疗效以发作次数减少百分比为主要标准，共分五级，见表 13-3。观察记录疗效至少 2 周，平均疗效随访 3 月。

表 13-3 药效指标分级

分级	表现	发作次数减少率
1 级	完全控制，无发作	100%
2 级	显效	>75%
3 级	有效	50%～75%
4 级	效差	25%～50%
5 级	无效	<25%

3. 应用 Logistic 回归分析，拟合线性药效模型，得出群体线性药效模型的各级疗效评分概率值，见表 13-4、图 13-3。

表 13-4 群体线性药效模型的各级疗效评分、血药浓度与概率值

疗效评分	血药浓度（$\mu g \cdot ml^{-1}$）	概率值（%）
1	140	99
1	115	95
1	105	89.5
1	100	84.2
1	80	55.5
1	78	50
2	65	36.5*
3	50	26.3*
4	30	32.3*
5	23	50

*为峰值概率

4.PPD 模型的建立。通过比较群体的观测疗效评分与预测疗效评分（ESCR）的拟合情况进行。结果见图 13-4。

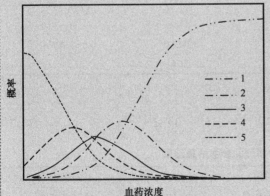

图 13-3 PPD 模型的血药浓度与各级
疗效评分概率值的曲线图

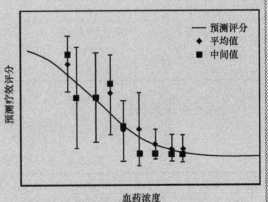

图 13-4 PPD 模型血药浓度的观测
疗效评分与预测评分的比较

在本案例中，图 13-4 表明，预测疗效评分线通过多数观测疗效评分的均值，并在标准差范围内，同时，观测疗效评分的中间值，拟合在预测疗效评分线上，或其两侧对称分布，表明 PPD 模型拟合良好，模型成功建立。可以通过该模型由血药浓度预测疗效评分。

大多数抗癫痫药的疗效与血药浓度比用药剂量更相关，血药浓度比剂量能更好地指导治疗，然而，患者对药物的敏感性不同，相同的血药浓度水平对不同个体产生的效应可以是千差万别的。建立抗癫痫药血药浓度和疗效的定量关系，成为临床上进行个体化治疗与合理用药的更深层次的问题。PPD 模型的建立，弥补了个体化给药中的不足，事实证明，临床实践中根据药效调整给药方案是进行个体化给药的最佳途径。

四、药物相互作用

临床给药方案经常采用联合用药的方式。因此，定量研究同时或序贯应用两种或两种以上药物时所发生的药物相互作用，对临床合理用药具有十分重要的意义。经典的药物相互作用的研究多停留在定性水平上，传统的药物动力学研究方法也需要严格的分组试验设计，且不易获得相应的病例。NONMEM 法由于结合了药物动力学模型和统计学模型，在考察固定效应时还引入结构模型（即回归模型），能够同时对多因素进行考虑。采用了扩展最小二乘法，解决了一般非线性最小二乘法中难以解决的权重问题，因而能够定量研究固定效应数。

案例 13-4
问题：用 NONMEM 程序分析丙戊酸和卡马西平联合用药的相互作用。

案例 13-4 分析
首先建立不含任何固定效应因素的最简模型，然后用加法、乘法或指数模型等逐一加入各种影响因素，得到丙戊酸和卡马西平药物动力学的最终回归模型（表 13-5、表 13-6）。
丙戊酸的清除率：

$$CL=0.00726\times TBW^{0.890}\times(1+18.1DOSE)\times1.36^{CBZ}\times1.22^{CHILD} \tag{13-16}$$

表 13-5 丙戊酸最终模型的参数估算结果

参数	含义	结果	标准误	95%置信区间
θ_D	剂量的指数项	18.1	2.71	12.8～43.2
θ_{TBW}	体重的指数项	0.8900	0.0287	0.837～2.52
θ	系数	0.007 26	0.000 977	0.005 35～0.0178
θ_{CBZ}	合用卡马西平	1.36	0.0327	1.30～3.90
θ_{child}	年龄小于 6 岁	1.22	0.560	1.11～3.40
Ω^2_{CL}	个体间变异	0.006 55	0.003 35	0～0.006 52
Σ^2_ε	残差变异	145	36.6	73.3～289

卡马西平的清除率：

$$CL=1.21\times DOSE^{0.049}\times TBW^{0.292}\times1.16^{VAP}\times0.845^{ELDER} \tag{13-17}$$

表 13-6 卡马西平最终模型的参数估算结果

参数	含义	估算值	标准误	95%置信区间
θ_D	剂量的指数项	0.409	0.0247	0.361～1.12
θ_{TBW}	体重的指数项	0.292	0.0232	0.247～0.776
θ	系数	1.21	0.122	0.971～3.12

续表

参数	含义	估算值	标准误	95%置信区间
θ_{VAP}	合用 VAP	1.16	0.0360	1.09~3.30
θ_{elder}	年龄大于 65 岁	0.845	0.0611	0.725~2.27
W_{cl}^2	个体间变异	0.0210	0.006 82	0.007 63~0.0360
δ_E^2	残差变异	0.860	0.138	0.590~2.02

　　分析结果表明，当卡马西平和丙戊酸合用时，丙戊酸的清除率增加了 36%，当丙戊酸的日剂量大于 19 mg·kg^{-1}时，卡马西平的清除率增加 16%。合并用药是 PPK 研究中常需考虑的重要固定效应之一，因而通过 PPK 方法能够对药物相互作用做出更为可靠而精确的定量研究。

（鲁澄宇）

第十四章 药物动力学在新药开发中的应用

学习目标

1. 掌握新药临床前药物动力学研究、临床药物动力学研究的基本原则。
2. 熟悉新药药物动力学研究中的主要内容与研究方法。
3. 了解新药研发中常用的生物样品测定方法和药物动力学处理软件。

第一节 药物动力学在新药开发中的作用

新药研究与开发过程通常分为临床前研究（非临床研究）与临床研究两个阶段，与之相对应的药物动力学研究也分为临床前药物动力学研究（preclinical pharmacokinetics study）或称为非临床药物动力学研究（nonclinical pharmacokinetics study），以及临床药物动力学研究（clinical pharmacokinetics study）。临床前药物动力学研究的受试对象是实验动物，因此又被称为动物药物动力学试验；而临床药物动力学研究的受试对象是人，因而又被称为人体药物动力学试验。

临床前药物动力学是指通过体外和动物体内的研究方法，揭示药物在动物体内的动态变化规律，获得药物的基本药物动力学参数，阐明药物吸收、分布、代谢和排泄过程及特点。临床前药物动力学研究在新药研究开发的评价过程中起着重要作用。在药物制剂学研究中，临床前药物动力学研究结果是评价药物制剂特性和质量的重要依据，其研究结果亦能为设计和优化临床给药方案（给药途径、给药频率与剂量）提供参考；在药效学及毒理学评价中，药物或其活性代谢物浓度数据及相关药物动力学参数是阐明药效或毒性大小的基础，可作为药物对靶器官产生效应的依据。此外，对于速释、缓释及控释新制剂，则可通过临床前药物动力学研究考察单次给药和多次给药后制剂的药物动力学情况，并通过与原研产品或普通制剂相比较，考察新制剂的释药行为特征。

临床药物动力学则旨在阐明药物在人体内的吸收、分布、代谢和排泄的规律，包括新药的Ⅰ期、Ⅱ期和Ⅲ期临床药物动力学研究。根据临床药物动力学的研究结果，被认为是安全有效的新药才能被药品监督管理部门批准上市。因此，临床药物动力学是新药开发的必要环节，也可作为在临床上制订合理用药方案的依据。从研究人群分类考虑，临床药物动力学研究分为健康志愿者药物动力学研究、目标适应证患者的药物动力学研究及特殊人群如肝功能损害患者、肾功能损害患者、儿童患者和老年患者的药物动力学研究等。通过临床药物动力学研究，可以揭示药物在人体内的药物动力学参数、疾病对药物体内过程的影响、特殊人群药物动力学参数及联合用药对药物动力学的相互影响等规律，从而为新药临床试验给药方案的制订及新药上市后临床药物治疗方案的制订提供依据。

第二节 新药临床前药物动力学研究

案例 14-1

通过比格犬双周期随机交叉灌胃给予醋酸泼尼松和泼尼松，建立 LC-MS/MS 法测定血浆中醋酸泼尼松、泼尼松及活性代谢物泼尼松龙的浓度，比较醋酸泼尼松和泼尼松在比格犬体内的药物动力学差异。

　　研究条件：雄性比格犬6只，体重12.0～15.0 kg；给药前禁食10 h，自由饮水，服药后4 h、10 h统一进餐。采用双周期随机交叉实验，将其随机分为A、B两组，每组各3只。实验分为两周期：第一周期A组比格犬空腹灌胃给予醋酸泼尼松2.0 mg·kg⁻¹，B组比格犬空腹灌胃给予相同摩尔剂量的泼尼松1.8 mg·kg⁻¹；第二周期在首次给药2天后两组比格犬交叉灌胃给药。在每一周期给药前及给药后5 min、15 min和30 min、1 h、2 h、4 h、6 h、8 h、24 h采集静脉血1.0 ml于K₂-EDTA抗凝试管中，在2～8℃条件下离心10 min分离血浆（3 500 r·min⁻¹，4℃），分离血浆400 μl，立即加入10%甲酸水溶液40 μl，混匀后将血浆样品于-70℃冷冻保存。采用Phoenix WinNonlin 6.4软件以非房室模型计算各待测物的药物动力学参数。

　　研究结果：比格犬交叉给予相同摩尔剂量醋酸泼尼松（2.0 mg·kg⁻¹）和泼尼松（1.8 mg·kg⁻¹）后，泼尼松及泼尼松龙的平均药-时曲线及主要药物动力学参数如表14-1、图14-1所示。

表14-1　比格犬灌胃2.0 mg·kg⁻¹醋酸泼尼松和1.8 mg·kg⁻¹泼尼松后药物动力学参数（$n=6$）

参数	醋酸泼尼松		泼尼松	
	泼尼松	泼尼松龙	泼尼松	泼尼松龙
$t_{1/2}$（h）	2.1 ± 0.6	1.8 ± 0.1	2.2 ± 0.2	1.8 ± 0.3
T_{max}（h）	1.3 ± 0.6	0.8 ± 0.3	0.4 ± 0.3	0.5 ± 0.2
C_{max}（mg·L⁻¹）	25.1 ± 3.6	207.0 ± 38.5	67.9 ± 22.6	582.0 ± 81.4
AUC_{0-t}（μg·h·L⁻¹）	115 ± 27	760 ± 218	160 ± 19	1310 ± 140
$AUC_{0-\infty}$（μg·h·L⁻¹）	129 ± 34	771 ± 216	176 ± 21	1360 ± 141
MRT（h）	3.7 ± 0.7	3.8 ± 0.7	3.3 ± 0.3	2.2 ± 0.2

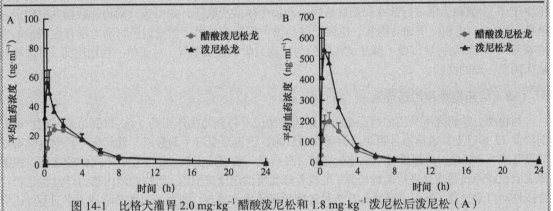

图14-1　比格犬灌胃2.0 mg·kg⁻¹醋酸泼尼松和1.8 mg·kg⁻¹泼尼松后泼尼松（A）和泼尼松龙（B）的平均血浆浓度曲线（$n=6$）

问题：

1. 为何采用双周期随机交叉实验设计研究醋酸泼尼松和泼尼松的药物动力学参数。
2. 为何研究者将两组的给药间隔确定为2天？确定给药间隔的原则是什么。

案例14-1分析

　　研究采用同一批比格犬，从设计上分析属于动物自身对照法，可以有效减少个体间变异给试验评价带来的偏倚。而确定两组给药间隔为2天目的在于避免前面一组试验的残留药物对下一组试验结果的影响。一般情况下，洗净期确定以受试药物的$t_{1/2}$而定，要求洗净期应保证受试药物体内消除99%以上，按药物动力学原则进行计算，洗净期一般不小于7个$t_{1/2}$，$t_{1/2}$长的药物需要更长的时间。从结果表中可知，通过上述药物动力学研究可以获得AUC、T_{max}、C_{max}、$t_{1/2}$、MRT等主要的药物动力学参数。

一、新药临床前药物动力学研究的基本要求

（一）基本原则

按照《药物非临床药代动力学研究技术指导原则》要求，新药临床前药物动力学研究应遵循以下基本原则：试验目的明确；试验设计合理；分析方法可靠；所得参数全面，满足评价要求；对试验结果进行综合分析与评价；具体问题具体分析。

（二）受试物

化学药物的受试物应采用工艺相对稳定、纯度和杂质含量能反映临床试验拟用样品和（或）上市样品质量和安全性的样品。应提供受试药物的名称、批号、来源、纯度、保存条件及配制方法。中药、天然药物的受试物应采用能充分代表临床试验拟用样品和（或）上市样品质量和安全性的样品，一般应采用中试或中试以上规模样品，否则应有充分的理由。

（三）试验动物

一般采用成年和健康动物。常用的有小鼠、大鼠、兔、豚鼠、犬、小型猪和猴等。选择试验动物的基本原则：首选动物应与药效学或毒理学研究所用动物一致；创新药应选用两种或两种以上的动物，其中一种为啮齿类动物；另一种为非啮齿类动物（如犬、小型猪或猴等）；其他药物，可选用一种动物，建议首选非啮齿类动物；速释、缓释、控释制剂药物动力学研究时，原则上采用成年比格犬；尽量在动物清醒状态下进行实验；口服给药不宜选用兔及羊等食草类动物，因为此类动物的消化系统与人类相差较大，且吸收不规则。

研究所选的受试动物的代谢性质应与人相近，受试动物数可根据以药-时曲线的每个采样点不少于 5 个数据为限进行计算。最好从同一动物个体多次取样，如由多只动物的数据共同构成一条药-时曲线，应相应增加动物数。建议受试动物采用雌雄各半，如发现药物动力学存在明显的性别差异，应增加动物数以便了解受试药物的药物动力学的性别差异。对于单一性别用药，可选择与临床用药一致的性别。

（四）给药途径和给药剂量

药物动力学研究所采用的给药途径和给药方法应尽可能与临床用药一致。口服给药一般在给药前禁食 12 h 以上，以排除食物对药物吸收的影响。设置至少三个剂量组，低剂量与药物最低有效剂量基本一致，中、高剂量按一定比例增加。高剂量一般应接近最大耐受量，不同物种之间可根据体表面积或药物暴露量进行剂量换算。主要考察在所设剂量范围内，药物的体内动力学过程是否符合线性动力学过程，以利于解释药效学和毒理学研究中的发现。如为非线性药物动力学过程，还应研究剂量对药物动力学的影响。

（五）取样时间点

药-时曲线数据是药物动力学研究的核心，而取样点的合理设置对所得数据的可靠性影响显著。若采样点过少或选择不当，得到的药-时曲线可能与药物在体内的真实情况产生较大差异，由此计算的药物动力学参数也就失去了意义。给药前采血作为空白样品。一般取样点的设计应兼顾考虑吸收相、分布相和消除相。根据研究样品的特性，取样点通常可安排 9~13 个点，一般在吸收相至少需要 2~3 个采样点，应尽量避免第一个点是 C_{max}；在 C_{max} 附近需要 3 个采样点，尽可能保证 C_{max} 的真实性；消除相需要 4~6 个采样点。整个采样时间至少应持续 3~5 个 $t_{1/2}$，或持续至血药浓度为 C_{max} 的 1/20~1/10。为保证最佳采样点，建议在正式试验前，选择 2~3 只动物进行预试验，然后根据预试验的结果，审核并修正原设计的采样点。同时应注意整个试验周期的采血总量不影响动物的正常生理功能和血流动力学，一般不超过动物总血量的 15%~20%。

（六）药-时曲线数据处理

可采用适宜的房室或非房室模型对药-时曲线进行数据处理，以求算药物动力学参数。新药药物动力学研究通常要求提供的药物动力学基本参数：静脉注射给药的 $t_{1/2}$、V、CL 和 AUC 等；血管外给药的 k_a、C_{max}、T_{max}、AUC 和 $t_{1/2}$ 等。对于水溶性药物，还应提供血管外给药的绝对生物利用度。对缓控释制剂，应根据多次给药达到稳态时完整给药间隔的血药浓度-时间数据，提供稳态时达峰时间 T_{max}、稳态峰浓度、稳态谷浓度、AUC_{ss}、波动度 DF 和稳态平均血药浓度等参数，并与被仿制药或普通制剂进行比较，考察试验制剂是否具有缓控释特征。

对于单次给药，应提供各（和各组）受试动物的血药浓度-时间数据及其平均值、标准差及药-时曲线，以及主要药物动力学参数及平均值和标准差，并对受试药物单次给药临床前药物动力学的规律和特点进行评价，判断是否符合线性动力学过程。如果是多次给药，则应提供各（和各组）受试动物首次给药后的血药浓度-时间数据、药-时曲线及主要药物动力学参数，各（和各组）受试动物的 3 次稳态谷浓度数据、平均值及标准差；各（和各组）受试动物血药浓度达稳态后末次给药的血药浓度-时间数据、平均值、标准差及药-时曲线；比较首次与末次给药的药-时曲线、有关药物动力学参数的变化，评价是否符合线性动力学过程。

二、新药临床前药物动力学的研究内容

（一）吸收

对于血管外给药的制剂，药物从用药部位进入体循环的速率和程度是发挥药物全身作用的前提条件，因此有必要针对药物的吸收过程开展研究，从而帮助药物的结构设计、处方筛选、工艺优化等过程。新药研究中主要通过体内实验模型对血管外给药制剂中药物的吸收进行评价，也可采用离体器官实验模型和细胞模型考察剂型因素对药物吸收的影响。进行整体动物试验时应尽可能同时进行血管内给药的试验，以提高绝对生物利用度。其他血管外给药的药物及某些改变剂型的药物，应根据立题目的，提供绝对生物利用度或相对生物利用度。建议采用非啮齿类动物（如犬或猴等）自身交叉试验设计，用同一受试动物比较生物利用度。

（二）分布

通过药物的组织分布研究，可以获得试验药物在实验动物体内的分布规律、蓄积情况等。组织分布研究选用小鼠或大鼠较为方便，通常选择一个剂量（一般以有效剂量为宜），参考药-时曲线，选择至少 3 个时间点分别代表吸收相、平衡相和消除相的药物分布。每个时间点应至少有 6 只动物的数据。测定的样本包括心、肝、脾、肺、肾、脑、胃肠道、体脂、骨骼肌、生殖腺等重要组织和器官，以了解药物在体内主要组织器官，特别是效应靶器官和毒性靶器官的分布情况。若某组织的药物或代谢产物浓度较高，应增加观测点，进一步研究该组织中药物消除的情况。如对造血系统有影响的药物，应注意考察其在骨髓的分布。当药物的检测选择同位素测定技术，进行同位素标记物的组织分布试验时，应尽可能提供给药后不同时相的整体放射自显影图像。必要时，可考虑进行多次给药后特定组织的药物浓度研究。

靶向给药系统（targeting drug delivery system，TDDS）是目前药物新剂型研究中最受关注的研究方向，这些制剂的体内分布特征及其影响因素是研究的重点。定量评价靶向制剂体内分布特征的指标主要有药物靶向指数（drug targeting index，DTI）、药物选择性指数（drug selectivity index，DSI）、药物靶向效率（drug targeting efficiency，DTE）、相对靶向效率（relative targeting efficiency，RTE）等，其计算公式如下：

$$DTI = \frac{给予靶向制剂后 T 时刻 I 器官的药物量}{给予非靶向制剂后 T 时刻 I 器官的药物量} \tag{14-1}$$

$$DSI = \frac{T时刻靶器官的药物量}{T时刻血液非靶器官的药物量} \quad (14\text{-}2)$$

$$DTE = \frac{靶器官的药\text{-}时曲线下面积}{血液或非靶器官的药\text{-}时曲线下面积} \quad (14\text{-}3)$$

$$RTE = \frac{给予靶向制剂后，靶器官的药\text{-}时曲线下面积}{给予非靶向制剂后，靶器官的药\text{-}时曲线下面积} \quad (14\text{-}4)$$

由以上公式可知，DTI 用于比较不同制剂对某器官趋向性的差异；DSI 用于比较某时刻靶向制剂在靶器官与非靶器官分布量间的差异；DTE 用于比较靶向制剂分布量与保留时间在靶器官与非靶器官间的差异；RTE 反映靶向制剂与非靶向制剂给药后药物在靶器官的全过程。

（三）与血浆蛋白的结合

许多药物在血液中，与血浆蛋白结合成为可逆或不可逆结合型药物，可逆的蛋白结合在药物动力学中有重要作用。通常只有游离型药物才能通过脂膜向组织扩散、被肾小管滤过或被肝脏代谢，因此药物与蛋白的结合会显著影响药物分布与消除的动力学过程，并影响药物在靶部位的作用强度。可根据药理毒理研究所采用的动物种属，进行动物与人血浆蛋白结合率比较试验，以预测和解释动物与人在药效和毒性反应方面的相关性。

在新药的血浆蛋白结合研究中，主要测定其血浆蛋白结合率。已有报道可采用多种方法，如平衡透析法、超过滤法、分配平衡法、凝胶过滤法、光谱法等研究药物与血浆蛋白的结合。根据药物的理化性质及试验条件，可选择使用一种方法进行至少 3 个浓度（包括有效浓度）的血浆蛋白结合试验，每个浓度至少重复试验 3 次，以了解药物的血浆蛋白结合率是否有浓度依赖性和血浆蛋白结合率的种属差异。

对于血浆蛋白结合率高于 90%且安全范围窄的药物，应进行体外药物竞争结合试验，即选择临床上有可能合并使用的高蛋白结合率药物，考察其对所研究药物蛋白结合率的影响。

（四）代谢

药物代谢研究可以为药物设计及结构修饰提供帮助和指导。在药物设计阶段可以对先导药物进行化学改造，以改善药理作用或降低毒性，合成有效代谢物以获得新的候选物。先导化合物是指已经具有初步活性的化合物分子，它可以是已经上市的现有药物，也可以是已经被发现的具有明显药理活性或作用特点的化合物或天然产物。运用现代药物设计方法可以对先导化合物进行优化，以便进一步提高活性、降低毒性、增加特异性或改善药物动力学行为等。药物代谢研究在新药的研制与开发方面都发挥着重要的作用。

对于创新性的药物，需要了解药物在体内的代谢情况，包括代谢类型、主要代谢途径及其可能涉及的代谢酶。对于新的前体药物，除对其代谢途径和主要活性代谢产物结构进行研究外，还需对原型药和活性代谢产物进行系统的药物动力学研究。如有多种迹象提示可能存在有较强活性或毒性的代谢产物时，应尽早开展活性或毒性代谢产物的研究，以确定开展代谢产物动力学研究的必要性。体内药物代谢可采用药-时曲线和排泄试验等采集的样品进行代谢产物的鉴定及浓度测定。创新药物的代谢研究应考察药效和毒性试验所用的实验动物与人体代谢的差异性，主要包括代谢产物的量和所占比例差异、不同种属之间代谢产物差异等。

另外，对于创新药物，应观察药物对代谢酶和转运蛋白，特别是 CYP 同工酶的诱导或抑制作用。对 CYP 同工酶（CYP1A2、CYP2B6、CYP2C8、CYP2C9、CYP2C19、CYP2D6、CYP3A4 等）抑制的考察可以通过使用类药性探针底物（drug-like probe substrate）完成。在临床前阶段可以用底物法观察药物对动物和人肝微粒体 CYP 酶的抑制作用，比较种属差异。考察药物对酶的诱导作用时可通过观察整体动物多次给药后的肝 CYP 酶或在药物反复作用后的肝细胞 CYP 酶活性的变化，了解该药物是否存在潜在的代谢性相互作用。而在药物生物转化试验中，转基因细胞系的应用对确定药物代谢酶、考察单一酶对药物的作用、考察可能的药物代谢过程相互作用及明确药物转化途径等提供了方便。基因组学、代谢组学、分子生物学、药物分析检测技术等相关学科和技术的发展和提高，将为药物代谢研究提供更多的方法和手段。

（五）排泄

排泄研究在于确定药物的排泄途径、排泄速率和各排泄途径的排泄量。药物排泄试验应同时提供啮齿类和非啮齿类动物的排泄数据，啮齿类（大鼠、小鼠等）每个性别至少3只动物，非啮齿类（如犬）每个性别2~3只动物。将动物放入代谢笼内，给药后按一定时间间隔分段收集尿或粪的全部样品，直至收集到的样品中药物和主要代谢产物低于定量下限或小于给药量的1%。每个时间点至少有5只动物的试验数据，应收集给药前尿及粪样，并参考预试验的结果，设计给药后收集样品的时间点，包括药物从尿或粪中开始排泄、排泄高峰及排泄基本结束的全过程。粪样品收集后按一定比例制成匀浆，记录总重量或体积。取部分尿或粪样品进行药物和主要代谢产物浓度测定或代谢产物谱分析，计算药物和主要代谢产物经此途径排泄的速率及排泄量。进行胆汁排泄试验时一般选用大鼠麻醉后作胆管插管引流，待动物清醒后给药，并以合适的时间间隔分段收集胆汁，进行药物和主要代谢产物测定。若胆汁是药物的重要排泄途径，且口服吸收良好，则需要研究该药物是否存在肝肠循环。对肝是重要结构转化部位或肝摄取较多的药物则应研究药物是否存在首过效应。

第三节　新药临床药物动力学的研究

新药的临床药物动力学研究旨在阐明药物在人体内的吸收、分布、代谢和排泄的动态变化规律，是临床制订合理用药方案的依据。新药临床药物动力学研究是以人为受试对象，根据世界医学会《赫尔辛基宣言》和《人体生物医学研究国际道德指南》的要求，所有以人为对象的研究必须符合公正、尊重人格、力求使受试者最大程度受益和尽可能避免伤害的原则。药物研发单位应根据相关指导原则进行科学、合理、充分的临床药物动力学研究，尽可能提供全面的人体药物动力学信息，以保证临床用药的安全有效（表14-2）。

表14-2　新药各期临床研究的特点及一般要求

研究阶段	例数	受试者	目的	研究单位
Ⅰ期	20~30	一般为健康志愿者	初步的临床药理学及人体安全性评价试验。人体药物动力学研究及耐受性试验	国家药物临床试验机构
Ⅱ期	≥100	目标适应证患者	初步评价药物对目标适应证患者的治疗作用和安全性	国家药物临床试验机构
Ⅲ期	≥300	目标适应证患者	进一步验证药物对目标适应证患者的治疗作用和安全性，评价利益与风险关系	国家药物临床试验机构
Ⅳ期	>2000	目标适应证患者	新药上市后的应用研究阶段，考察在广泛使用条件下的药物疗效和不良反应等	国家药物临床试验机构

一、新药临床药物动力学研究的基本要求

（一）基本原则

药物临床试验应当符合世界医学会《赫尔辛基宣言》原则及相关伦理要求，受试者的权益和安全是考虑的首要因素，优先于对科学和社会的获益。

（二）试验用药品

用于临床药物动力学研究的试验用药品，应当在符合GMP条件的车间制备，并经检验符合质

量标准。试验药品有专人保管，记录药品使用情况，试验结束后剩余药品和使用药品应与记录相符。

（三）受试者

临床药物动力学研究全过程必须贯彻药物临床试验质量管理规范（good clinical practice，GCP）的精神并严格执行，试验的方案设计与试验过程中，均应注意对受试者的保护。严格按照 GCP 原则制订试验方案并经医学伦理委员会讨论批准。受试者必须自愿参加试验，并签署书面知情同意书。应根据研究目的选择受试人群。进行Ⅰ期临床药物动力学试验时原则上应选择健康志愿者作为受试者。健康受试者应无心血管、肝脏、肾脏、消化道、精神、神经等疾病病史，无药物过敏史。在试验前应详细询问既往病史，作全面的体格检查及实验室检查，并根据试验药物的药理作用特点相应增加某些特殊检查。AIDS 患者、HIV 感染者、药物滥用者、最近三个月内献血或作为受试者被采样者、嗜烟、嗜酒者和近二周曾服过各种药物者均不宜作为受试者。

有时为了及早探索药物的疗效，获得 PK/PD 相关性，为后续研究提供关键依据，可选择患者开展研究。当基于安全性及伦理学考虑（如抗肿瘤药物）不能入选健康受试者或其他无必要在健康受试者中开展研究时可在患者中开展 PK 研究。

受试者原则上应男女兼有，年龄以 18～45 岁为宜。受试者的体重指数（BMI）一般应要求在19～24。同批受试者的体重应比较接近，并要求不吸烟、不嗜酒。但对于女性受试者，因其往往受到生理周期或避孕药物的影响，需要特别关注。此外，一些具有性别针对性的药物，如性激素类药物、治疗前列腺肥大药物、治疗男性性功能障碍药物及妇产科专用药等则应选择相应性别的受试者。如已知受试药物代谢的主要药物代谢酶具有遗传多态性，应查明受试者该酶的基因型或表型，使试验设计更加合理和结果分析更加准确。

另外，针对目标适应证患者的药物动力学研究一般在Ⅱ、Ⅲ期临床进行，肝、肾功能损害患者的药物动力学研究可在Ⅲ、Ⅳ期临床试验期间进行。老年人的药物动力学研究可选择老年健康志愿者或患者，酌情在Ⅰ～Ⅳ期的临床试验期间进行。儿科人群药物动力学研究可在Ⅰ～Ⅳ期临床试验期间进行，受试者多为目标适应证的患儿。

（四）剂量确定

药物动力学研究的剂量选择可以结合耐受性研究的剂量设计综合考虑。单剂量试验一般选用低、中、高三种剂量。多剂量试验一般采用Ⅰ期临床试验拟订的一种治疗剂量，并根据单次给药的药物动力学参数中 $t_{1/2(\beta)}$ 和Ⅱ期临床试验给药方案中制订的服药间歇及给药日数，确定总服药次数和总剂量。

（五）给药与试验期间管理

筛选合格受试者及确定给药方案后，在试验前一日晚统一进清淡饮食，进入Ⅰ期临床试验观察室或病房，而后禁食，不禁水过夜，次日晨空腹（注射给药可不空腹）给药。

（六）药-时曲线的数据测定

血样采集时间点设计可参考临床前药物动力学研究的相关内容。给药前应取空白血。一般在吸收相至少需要 2～3 个采样点，C_{max} 附近至少需要 3 个采样点，消除相至少需要 3～5 个采样点。一般不少于 11～12 个采样点。应有 3～5 个 $t_{1/2(\beta)}$ 的时间，或采样持续到血药浓度为 C_{max} 的 1/20～1/10。多次给药剂量递增药物动力学研究应至少采集连续 3 个谷浓度数据，以确定是否达稳态。在最后一次给药达到稳态浓度后，采集一系列血样，包括各时相（同单次给药），以获得稳态血药浓度-时间数据。如果同时收集尿液/粪便样品，则应收集用药前尿液/粪便样品及用药后不同时间段的尿液/粪便样品。建议在药物动力学研究中同时检测药效学指标，阐释创新药的暴露-效应关系，为探索目标剂量和临床用药的安全有效性等提供科学合理的用法用量依据。

（七）数据分析

一般选用房室模型法及非房室模型法进行处理以估算主要药物动力学参数，以全面反映药物在人体内吸收、分布和消除的特点。单次给药试验需获得的主要药物动力学参数包括 k_a、T_{max}、C_{max}、AUC、V、k、$t_{1/2}$ 和 CL 等。根据药物动力学参数分析药物的体内过程是否符合非线性动力学特征。从尿药浓度可估算药物经肾排泄的速率和总量。

多次给药药物动力学试验需要获得的主要药物动力学参数包括达峰时间 T_{max}、稳态峰浓度 C_{max}^{ss}、稳态谷浓度 C_{min}^{ss}、平均稳态血药浓度 $\overline{C}_{ss}$、$t_{1/2}$、清除率 CL、稳态血药浓度-时间曲线下面积 AUC_{ss} 及波动系数 DF 等。

剂量-暴露关系分析中，比较不同剂量组给药药物动力学参数值随剂量的变化规律可采用剂量-药物动力学暴露参数散点图和描述性统计分析等方法。考虑到主要的药物动力学暴露参数呈现对数正态分布，可选择幂指数模型等方法对获得的 PK 暴露参数进行剂量-暴露比例关系分析。

（八）研究报告

新药临床药物动力学研究报告，应提供药物动力学研究关键设计考虑，如受试人群选择、样本量、剂量和预估暴露量水平的设置依据。应提供受试者个体和平均的血药浓度时间数据、药-时曲线图（包括半对数图）、药物动力学参数等，并分析剂量-暴露比例关系。如果采集了药效学指标，应进行 PK/PD 相关性分析。并结合数据情况，可对年龄、性别、种族、体重、肝/肾功能损伤、基因多态性、饮食影响、药物相互作用等一个或多个可能影响药物动力学的相关因素进行分析。通过对药物动力学参数进行分析，说明其临床意义，为后续临床研究与合理用药等提供建议。

二、新药临床药物动力学的研究内容

（一）健康志愿者的药物动力学研究

健康志愿者的药物动力学研究在新药 I 期临床试验中进行，通过研究以明确药物在体内吸收、分布、消除特征。I 期临床试验的药物动力学研究包括单次与多次给药的药物动力学研究、进食对口服药物制剂药物动力学影响的研究、药物代谢产物的药物动力学研究、药物-药物相互作用等研究。

在药物临床试验的起始期，以健康志愿者为受试对象进行的单次给药、多次给药的药物动力学研究和进食对口服药物的药物动力学影响研究，旨在阐明新药制剂不同剂量水平的吸收、分布、消除特征及进食状态对口服药物吸收过程的影响，是新药临床药物动力学的基础性研究，也是制订临床试验用药方案的依据。

药物代谢产物的药物动力学研究，首先要比较在人体内与动物体内代谢转化是否一致；对人体内具有药理活性的主要代谢产物，应同时进行其临床药物动力学研究。

药物-药物的药物动力学相互作用研究，旨在阐明新药在治疗相关适应证条件下，药物相互作用对药物动力学的影响。该研究一般可在Ⅳ期临床阶段进行，如临床前研究已提示有明显相互作用，应在临床试验阶段进行药物-药物相互作用的研究。

当药物在临床上连续多次应用时，需进行多次给药药物动力学研究。应考察药物多次给药后的稳态浓度（C_{ss}），药物谷、峰浓度的波动系数（DF），是否存在药物蓄积作用和（或）药酶的诱导作用。可根据Ⅱ期临床试验拟订的给药剂量范围，选用一个或数个剂量进行试验，并根据单次给药的药物动力学研究中获得的药物 $t_{1/2(\beta)}$ 参数确定服药间隔及给药日数。

（二）目标适应证患者的药物动力学研究

患者的疾病状态可能会改变药物的体内动力学特性，如心力衰竭患者由于循环淤血影响药物的吸收、分布及消除；内分泌疾病如糖尿病、甲亢或甲减会明显影响药物的分布和消除；其他如消化系统疾病、呼吸系统疾病均可影响药物的药物动力学特征。对于目标适应证患者，如其疾病状态可能对药物的动力学产生重要影响，应进行目标适应证患者的药物动力学研究。此项研究旨在初步明确在相应疾病状态下的药物动力学特点，以指导临床合理用药，一般应在Ⅱ期和Ⅲ期临床试验期间进行。

目标适应证患者的研究包括单次给药和（或）多次给药的药物动力学研究，也可采用群体药物动力学的研究方法。由于许多药物的血药浓度与其临床药效、毒性反应密切相关，可通过临床药物动力学与药效动力学的相关性研究，探讨两者的相关关系、为临床用药的有效性和安全性提供依据。

（三）特殊人群的药物动力学研究

健康志愿者的药物动力学研究结果对指导临床合理用药有重要作用，特殊人群的药物动力学对临床合理用药等药学服务工作更是具有特殊的重要意义。特殊人群，如肝肾功能损害等一些疾病状态的患者、老年人、婴幼儿和妊娠期妇女的药物动力学与普通人群不尽相同，进而可能影响药物的疗效和（或）毒性，所以必须给予特别关注。

因肝功能受损可影响药物与血浆蛋白结合、肝药酶的量与活性、胆汁流通性等，从而进一步影响药效甚至引起毒性反应。因此在药物研发过程中，如果存在药物或其活性代谢物主要经肝脏代谢和（或）排泄，或者虽肝脏不是药物和（或）活性代谢物的主要消除途径，但药物的治疗范围窄等情况，需考虑进行肝功能损害患者的药物动力学研究，并与健康志愿者的药物动力学结果进行比较，为临床合理用药提供依据。

肾损害引起的最大问题是药物或其代谢物经肾脏分泌或排泄的降低，肾损害也可引起药物吸收、肝代谢、血浆蛋白结合及药物分布的变化。因此，针对可能用于肾功能损害患者的药物，如药物和（或）其活性代谢物的治疗指数小、药物和（或）其活性代谢物主要通过肾脏消除等，需考虑对肾功能损害患者进行药物动力学研究。

另外，老年人由于存在胃酸分泌减少，消化道运动功能减退，消化道血流减慢，肾单位、肾血流量、肾小球滤过率下降，肝血流量减少和功能性肝细胞减少等改变，当所研究的药物适应证为典型的老年病或拟治疗人群中包含相当数量的老年患者时，则需要进行老年人药物动力学研究。

儿童的胃液 pH、胃肠蠕动速率、血浆蛋白含量、血脑屏障等均与成人有较大差别，药物在儿童与成人的药物动力学特性存在较大差异。所以，如果所研究的药物的适应证是典型的儿科疾病或拟治疗人群中包含儿科人群时，该药物需要在儿童人群中进行药物动力学研究。另外，应考虑年龄对小儿药物动力学的影响。

第四节 新药药物动力学研究中生物样品的测定方法

案例 14-2

以噻托溴铵-d_6 为内标，采用 LC-MS 测定健康受试者血浆中噻托溴铵的浓度。

色谱条件：ACE Excel 3 AQ 色谱柱（100 mm × 2.1 mm，3 μm）；流动相 A 为含 0.1% 甲酸和 10.0 mmol·L^{-1} 醋酸铵水溶液，流动相 B 为甲醇，梯度（A : B）洗脱：0 min→0.4 min（75 : 25）→0.5 min→3.0 min（65 : 35）→3.1 min→4.6 min（0 : 100）→4.7 min（75 : 25）柱温为 40℃。

质谱条件：采用电喷雾离子化，正离子模式，多反应监测，检测反应离子对：噻托溴铵 m/z 392.1 →152.1，噻托溴铵-d_6 m/z 398.1→158.1。

血浆样品处理： 96 孔板分别加入 150 μl 样本与 5 μl 的内标工作溶液，涡旋，再加入 500 μl 含 1% 甲酸的乙腈溶液，涡旋离心；取 500 μl 上清液转移至另一块 96 孔板中，于 40℃下以氮气流吹干，150 μl 超纯水复溶，涡旋离心取上清，取 20 μl 进样检测。

方法学验证：

1. 选择性 使用 6 个不同个体来源的空白基质验证选择性。结果显示，空白基质中待测物或内标无内源性物质干扰（图 14-2A）。

2. 线性和定量下限　通过制备三批标准曲线样本（0.100 pg·ml^{-1}、0.200 pg·ml^{-1}、0.600 pg·ml^{-1}、2.00 pg·ml^{-1}、6.00 pg·ml^{-1}、10.0 pg·ml^{-1}、13.0 pg·ml^{-1}、16.0 pg·ml^{-1}），进行 HPLC-MS/MS 分析，记录色谱图，验证线性及定量下限。结果显示，噻托溴铵标准曲线在 0.100～16.0 pg·ml^{-1} 线性良好，定量下限样本的信噪比大于 10（图 14-2B）。

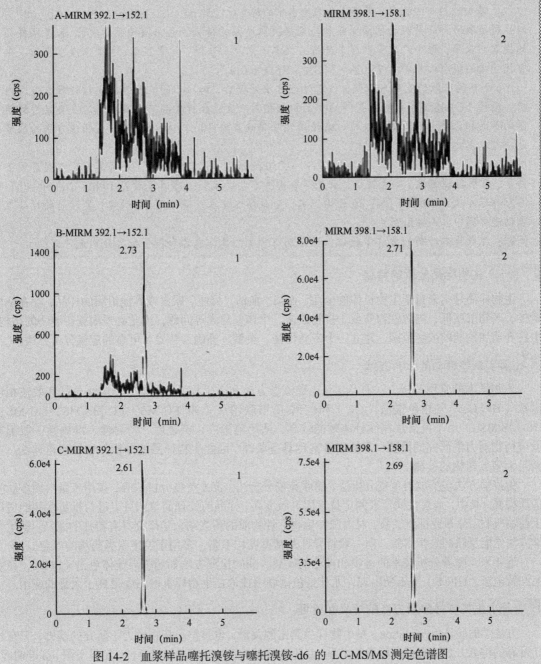

图 14-2　血浆样品噻托溴铵与噻托溴铵-d6 的 LC-MS/MS 测定色谱图

1. 噻托溴铵；2. 噻托溴铵-d6；A. 空白血浆；B. 浓度为 0.100 pg·mL^{-1} 噻托溴铵的血浆样品；

C. 志愿者服药 3 min 后的血浆样本

3. **精密度与准确度** 配制 6 个重复的各浓度样本（0.100 pg·ml^{-1}、0.250 pg·ml^{-1}、1.50 pg·ml^{-1}、12.0 pg·ml^{-1}）根据随行标准曲线求得实测浓度，在同一分析批中和连续 3 个分析批中评估批内与批间的准确度与精密度。结果显示，批内和批间精密度均小于 11.4%，准确度在 97.2%～102.8%。

4. **基质效应与回收率** 考察 3 个浓度水平的样本（0.250 pg·ml^{-1}、1.50 pg·ml^{-1}、12.0 pg·ml^{-1}），以经过提取所得的待测物色谱峰面积与未经提取所得的待测物色谱图峰面积之比，来考察样品的提取回收率，每个浓度水平样本进行 6 样本（来源）分析。结果显示，3 个浓度水平血浆中噻托溴铵的提取回收率为 75.6%～84.8%，RSD<6.6%。

6 个不同来源的空白人血浆，按前处理方法处理后，加入不同浓度噻托溴铵标准溶液及内标，进行 LC-MS/MS 分析，获得的峰面积与相同浓度混合标准品溶液及内标溶液直接进样获得的峰面积比较，评价基质效应。噻托溴铵基质效应为 100.1%～104.3%。表明该方法的基质效应可以忽略不计。

5. **稳定性** 配制两个浓度质控样品（0.250 pg·ml^{-1}、12.0 pg·ml^{-1}）并将其置于不同存放条件下，考察其稳定性。结果显示，血浆样本室温下放置 4.5 h，冰浴下放置 19 h，−20℃和−70℃冻融循环 4 次和−70℃下储存 30 天均稳定；全血样本在冰浴条件下 2 h 稳定；处理后的样品在自动进样器中 5 天 4 h 稳定。

问题： 生物样本分析的方法学验证项目分别有哪些？具体内容和接受标准分别是什么？

（一）生物样品分析的特点

生物样品是指来自于生物机体的全血、血浆、血清、粪便、尿素或其他组织的样品，存在取样量少、药物浓度低、内源性物质或干扰物质多、个体差异大等问题，因此必须根据待测物的结构、生物介质和预期的浓度范围，建立一个专属性强、灵敏、准确、特异、可靠的定量分析方法。

（二）生物样品的分析方法

生物样本的常用分析方法有色谱法、免疫学方法和微生物学方法等。色谱法包括高效液相色谱法（HPLC）、气相色谱法（GC）和色谱-质谱联用法（如 LC-MS，LC-MS/MS，GC-MS，GC-MS/MS）。由于色谱法往往分离效能较高，适用范围广，灵敏度、特异性、准确性一般都能适应药物动力学研究的需要，多数实验室也具备条件，因此生物样品的分析一般首选色谱法，可满足大多数药物的检测。

免疫学方法包括放射免疫分析法、酶联免疫分析法、荧光免疫分析法等，多用于蛋白质多肽类物质检测。其中，放射性同位素测定技术因灵敏度高、样品前处理简单和可以进行批量检测而适用于药物吸收、分布或排泄试验，对内源性生物活性物质的药物动力学研究具有特殊的意义。微生物学方法常能反映药效学本质，但一般特异性及精密度均不高，多用于抗生素类药物的测定。

近年来，随着分析技术的进步和理论的发展，新的检测方法如超临界流体色谱（SFC）、高效毛细管电泳（HPCE）等不断出现，尤其是色谱联用技术在生物样本检测中得到了大量的应用。

（三）生物样品分析方法的建立和验证

方法学的验证（validation）是生物样品测定的关键，也是整个药物动力学研究的基础，只有建立可靠的检测方法才能得到可靠的结果。在生物样品检测中，应通过特异性、定量下限、标准曲线、准确度、精密度、基质效应、稳定性等研究建立检测方法，在未知样本分析过程中还应进行质控，制备随行标准曲线并对质控样品进行测定，以确保检测方法的可靠性。

1. 特异性（specificity）或称选择性（selectivity） 是指在样品中存在干扰成分的情况下，分析方法能够准确、专一地测定分析物的能力。对于色谱法至少要考察 6 个不同个体空白生物样品色谱图、空白生物样品外加对照物质色谱图及用药后的生物样品色谱图。应考察代谢产物、经样品预处理生成的分解产物引起干扰的程度。

2. 定量下限（lower limit of quantitation，LLOQ）　是能够被可靠定量的样品中分析物的最低浓度，具有可接受的准确度和精密度。定量下限通常为标准曲线上的最低浓度点，代表了测定方法的灵敏度。定量下限应能满足测定 3～5 个 $t_{1/2}$ 时样品中的药物浓度，或能检出 C_{max} 的 1/20～1/10 的药物浓度，其准确度应在真实浓度的 80%～120% 内，相对标准差（RSD）应小于 20%，至少应由 5 个标准样品测试结果证明。

3. 标准曲线与定量范围（standard curve and range of quantity）　反映了所测定物质浓度与仪器响应值之间的关系，一般用回归分析法所得的回归方程来评价。方法验证中研究的每种分析物和每一分析批都应该有一条标准曲线。标准曲线高低浓度范围为定量范围，应该尽量覆盖预期浓度范围，该范围应该足够描述分析物的药物动力学。应该使用至少 6 个校正浓度水平，不包括空白样品（不含分析物和内标的处理过的基质样品）和零浓度样品（含内标的处理过的基质）。

4. 准确度（accuracy）　分析方法的准确度描述该方法测得值与分析物标示浓度的接近程度，表示为（测得值/真实值）×100%。应采用加入已知量分析物的样品来评估准确度，即质控样品。质控样品的配制应该与校正标样分开进行，使用另行配制的储备液。应该根据标准曲线分析质控样品，将获得的浓度与标示浓度对比。准确度应报告为标示值的百分比。应通过单一分析批（批内准确度）和不同分析批（批间准确度）获得质控样品值来评价准确度。

为了验证批内准确度，应取一个分析批的定量下限及低、中、高浓度质控样品，每个浓度至少用 5 个样品。为了验证批间准确度，应通过至少 3 个分析批，且至少两天进行，每批用定量下限以及低、中、高浓度质控样品，每个浓度至少 5 个测定值来评价。准确度均值一般应在质控样品标示值的 ±15% 内，对于定量下限，应在标示值的 ±20% 内。

5. 精密度（precision）　描述分析物重复测定的接近程度，定义为测量值的相对标准差（变异系数）。应使用与证明准确度相同分析批样品的结果，获得在同一批内和不同批间定量下限及低、中、高浓度质控样品的精密度。

对于验证批内精密度，至少需要一个分析批的 4 个浓度，即定量下限以及低、中、高浓度，每个浓度至少 5 个样品。对于验证批间精密度，至少需要 3 个分析批（至少 2 天）的定量下限及低、中、高浓度，每个浓度至少 5 个样品。对于质控样品，变异系数一般不得超过 15%，定量下限的变异系数不得超过 20%。

6. 基质效应（matrix effect）　基质效应是指在样品测试过程中，由于待测物以外的其他物质的存在，直接或间接影响待测物响应的现象。当采用质谱方法时，应该考察基质效应。使用至少 6 批来自不同供体的空白基质，不应使用合并的基质。对于每批基质，应该通过计算基质存在下的峰面积（由空白基质提取后加入分析物和内标测得），与不含基质的相应峰面积（分析物和内标的纯溶液）比值，计算每一分析物和内标的基质因子。进一步通过分析物的基质因子除以内标的基质因子，计算经内标归一化的基质因子。从 6 批基质计算的内标归一化的基质因子的变异系数不得大于 15%。该测定应分别在低浓度和高浓度下进行。

7. 稳定性（stability）　稳定性为一种分析物在确定条件下，一定时间内在给定介质中的化学稳定性。一般采用低和高浓度质控样品（空白基质加入分析物至定量下限浓度 3 倍以内且接近定量上限），在预处理后即在所评价的条件储存后立即分析。由新鲜制备的校正标样获得标准曲线，根据标准曲线分析质控样品，将测得浓度与标示浓度相比较，每一浓度的均值与标示浓度的偏差应在 ±15% 内。

8. 微生物学和免疫学方法验证（microbiology and immunology validation）　除了上述方法学研究内容，在微生物学或免疫学分析方法确证中还应考虑其特殊性。例如，微生物学或免疫学分析的标准曲线本质上是非线性的，因此应尽可能采用比化学分析更多的浓度点来建立标准曲线。

第五节 计算机在药物动力学研究中的应用

数学方法与计算机技术的发展是药物动力学发展的重要条件。药物动力学研究中如试验方案的拟订、数据的处理及结果的阐述等均与数学方法及计算机技术密切相关。近年来，国内外研制了许多药物动力学的专用软件，下面将对 WinNonlin 和 MaS Studio 等常用软件及其主要特点进行介绍。

一、WinNonlin

WinNonlin 是国外最常用的 PK/PD 数据分析软件，广泛应用于药物动力学、药效学分析。配套有 Phoenix NLME 软件（用于群体 PK/PD 研究数据处理和建模）和 IVIVC Toolkit 软件（用于体内-体外相关性分析工具）。WinNonlin 软件基于 Windows 操作系统，其界面友好，功能强大，并且兼容性好，使用也比较灵活。

WinNonlin 的主要功能如下。

1. 计算分析功能 ①房室模型分析：处理各种非线性回归问题；参数估计；各种微分方程求解；模拟不同给药方案或参数调整后的药效变化；提供广泛的模型库，能解决各种模型拟合问题，包括药物动力学模型、药效学模型、间接响应模型及 PK/PD 联合模型等。②非房室模型分析：可由血或尿数据计算 AUC_{0-n}、$AUC_{0-\infty}$、C_{max} 等参数；可计算稳态数据的参数；可在半对数图中或由程序自动选择终末消除相；三种方法计算 AUC；计算任意终点的 AUC 等。③自定义模型方程解析药物动力学模型分析。④PK/PD 联合模型分析。

2. 数据输入输出的管理功能 ①数据处理和编辑能力很强，如可用公式和函数建立和修改数据、导入导出 ASCII 和 Excel 数据文件、分类合并数据文件、剪切和粘贴等。②输入输出的数据工作表和工作簿文件与 Excel 兼容。③结果报告由"结果输出向导"产生，输入的数据和计算结果使用不同的方式显示，并可在 Word 或 Excel 中使用。④内建单位的定义和转换能力，包括指定输出单位和给药方案、在数据集内部处理剂量换算问题等。⑤具有图表功能，能形象化地显示数据，并可对其进行编辑修改。⑥可从基于开放数据库连接（open database connectivity，ODBC）的数据库中读取或存储数据。

3. 描述统计学功能 ①描述性统计：可对输入输出的数据产生一般的概要性的统计，除了常规的描述性统计量外，还包括几何均数、调和均数、对数的均数和标准差、百分数、可信区间等。②专业版和企业版尚有 ANOVA/GLM 模块以提供更专业的统计功能：可统计分析来自交叉设计、平行设计甚至非均衡设计的数据；用户可自定义误差条件；生物等效性统计，包括 Anderson-Hauck 法、Westlake 可信限法、经典可信限法、双向单侧 t 检验等。

4. "工具箱"功能及帮助功能 ①非参数重叠法，用来预测多剂量用药后达到稳态的血药浓度。②半房室模型法，用以估算给定时间和血浆浓度的效应靶点浓度。③交叉试验设计等。④在线帮助和指导功能可为用户熟悉软件的使用提供帮助。

5. 方差分析和一般线性模型 能统计分析交叉试验、平行试验和非平衡设计试验的数据。有回归协方差模型和方差分析模型。计算均数的加权平方时，可用用户自定义的误差项进行比较；计算最小平方差，进行参数估计和 F 检验。还可计算生物利用度的统计值。

二、MaS Studio

MaS Studio（Modeling and Simulation Studio）是我国开发的一款功能强大的建模与模拟平台（https://www.drugchina.net/mas），是 DAS（drug and statistics）的升级版。主要用于药物动力学、药效学、PK/PD 及 BE 等数据分析。MaS Studio 软件基于 Windows 运行，以 "工作流" 的形式完成从简单至复杂的数据分析，并对分析过程和操作记录进行留存，结果可回溯，符合新药申报与核查要求。

MaS Studio 的主要功能如下。

（1）涵盖药物动力学、生物等效性、药效学、PK/PD、PPK 等诸多计算模块，是生物医药研发、教学、科研工作不可或缺的大型定量药理学软件操作平台。

（2）本软件中有关药物动力学的具体模块：①药物动力学模块：可以进行非房室分析（NCA）和房室模型分析（CA）。非房室分析支持单次给药/稳态的 NCA 参数计算，提供丰富的药物动力学参数，算法符合行业要求。房室模型分析支持不同给药方式，包括血管内推注、滴注及血管外给药方式，内置丰富的药物动力学模型库。通过灵活的数据形式，支持成批数据合并计算，输出结果，并可导出为 Excel 文件供自由编辑，提供模型评价图。②BE 分析基于自主研发的线性混合模型算法引擎，提供稳健的生物等效性分析结果：支持平行试验及重复/非重复交叉试验设计；支持周期脱落及中心/批次效应；提供 T/R 比值、双向单侧 t 检验、方差分析、最小二乘均数、Satterthwaite 自由度等结果；支持 RSABE 计算。③批处理模块：为 NONMEM 提供多种功能辅助，结果以图表形式呈现，并留存建模过程。初学者易学易用，专业人员可极大提高建模工作效率。

（3）MaS Studio 软件中有关生物利用度及生物等效性检验部分的模块：①由实测各时间点的血药浓度，直接进行计算，也可应用已获得的 AUC、T_{max}、C_{max} 进行批处理计算，得到个体的生物利用度，进行等效性检验；②可进行双交叉、三交叉、四交叉、双剂量两药的四交叉，也可进行平行设计的生物等效性分析；③对 T_{max} 可进行 Wilcoxon 非参数法统计分析；④可进行平均生物利用度计算，也可进行群体生物利用度或个体生物利用度的计算。

（徐华娥）

第十五章 生物利用度与生物等效性

学习要求

1. 掌握生物利用度与生物等效性的概念，绝对生物利用度与相对生物利用度的计算方法。
2. 熟悉药物制剂人体生物利用度和生物等效性试验的法规要求、国内外指导原则、研究方法。
3. 熟悉生物等效性评价的统计学方法。

案例 15-1

为了研究头孢呋辛酯片的人体相对生物利用度，某药物临床试验机构I期临床试验研究室选择 22 名男性健康受试者，随机分别单剂量口服受试制剂头孢呋辛酯片和参比制剂头孢呋辛酯胶囊 500 mg，采用 HPLC 测定体内头孢呋辛的血药浓度，计算药物动力学参数和相对生物利用度。结果如图 15-1、表 15-1 所示。

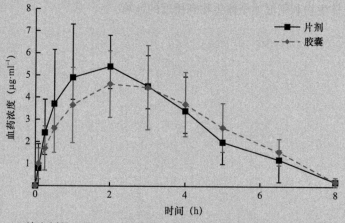

图 15-1 单次剂量口服 500 mg 头孢呋辛酯片和头孢呋辛酯胶囊的药-时曲线

表 15-1 单次剂量口服 500 mg 头孢呋辛酯片和头孢呋辛酯胶囊的药物动力学参数（ $n=22$, $\bar{x} \pm s$ ）

参数	头孢呋辛酯胶囊（参比制剂）	头孢呋辛酯片（受试制剂）
T_{max}（h）	2.045±0.772	2.045±0.635
C_{max}（μg·ml^{-1}）	5.894±1.510	6.556±1.525
$t_{1/2}$（h）	1.317±0.551	1.119±0.191
AUC_{0-T}（μg·h·ml^{-1}）	19.595±5.897	20.023±4.853

问题：

1. 本案例采用的是哪种生物利用度研究方法？
2. 以 AUC_{0-T} 计算头孢呋辛酯试验片的相对生物利用度。

案例 15-1 分析

1. 生物利用度的常用研究方法有血药浓度法、尿药浓度法、药理效应法等。本案例是用 HPLC 法测定人体头孢呋辛酯的血药浓度，由药-时曲线计算 AUC、C_{max}、T_{max} 及其他参数来估算生物利用度，因此属于血药浓度法。

2. 相对生物利用度的计算公式为 $F_{rel}=AUC_{(受试)}/AUC_{(参比)}\times100\%$，根据表 15-1 中的数据，以 AUC_{0_T} 计算，头孢呋辛酯试验片剂 $F_{rel}=102.2\%$。

一、基 本 概 念

大多数药物是进入血液循环后产生全身治疗效果的，作用部位的药物浓度和血液中药物浓度存在一定的比例关系，因此可以通过测定血液中的药物浓度来获得反映药物体内吸收程度和速率的主要药物动力学参数，间接预测药物制剂的临床治疗效果，以评价制剂的质量。允许这种预测的前提是制剂中活性成分进入体内的行为是一致并且可重现的。

（一）生物利用度（bioavailability，BA）

生物利用度是反映制剂中的药物或药物活性成分被吸收进入体循环的程度与速率的指标。生物利用度通常通过 C_{max}、T_{max}、AUC 等药物动力学参数来衡量，AUC 和 C_{max} 反映药物的吸收程度，T_{max} 反映药物的吸收速率。根据受试制剂和参比制剂给药途径的异同，可分为绝对生物利用度和相对生物利用度。

1. 绝对生物利用度（absolute bioavailability，F_{abs}） 是受试制剂吸收进入体循环的药量占全部药量的百分比，即以静脉给药制剂（通常认为静脉给药制剂的生物利用度为 100%）为参比制剂获得的药物吸收进入体循环的相对量。绝对生物利用度是受试制剂的 AUC 与同一药物的静脉注射剂的 AUC 的比值。

2. 相对生物利用度（relative bioavailability，F_{rel}） 又称为比较生物利用度（comparative bioavailability），是以其他非静脉途径给药的制剂（如片剂或口服溶液）为参比制剂获得的药物吸收进入体循环的相对量。相对生物利用度是受试制剂 AUC 和参比制剂的 AUC 比值。

$$F_{abs} = \frac{AUC_T \times X_{iv}}{AUC_{iv} \times X_T} \times 100\% \tag{15-1}$$

$$F_{rel} = \frac{AUC_T \times X_R}{AUC_R \times X_T} \times 100\% \tag{15-2}$$

式中，T 表示受试制剂，R 表示参比制剂，iv 表示静脉注射给药，X 表示给药剂量。

（二）生物等效性（bioequivalence，BE）

生物等效性是指药学等效制剂或可替换药物在相同试验条件下，服用相同剂量，其活性成分吸收程度和速率的差异无统计学意义。根据不同角度或药物研发的不同阶段，药物等效性可以包括药学等效性、生物等效性和治疗等效性。

药学等效性（pharmaceutical equivalence）是指两种药品拥有相同的药物活性成分、剂型、给药途径和规格（或浓度），同时活性成分的用量一致，并且符合相同的、药典或其他适用的质量标准（如规格、质量、纯度和鉴定等）。药学等效不一定生物等效，因为辅料的不同或生产工艺差异等可能会导致药物溶出或吸收过程的不同。

生物等效性是指动物或人在类似试验条件给予相同剂量的两种药学等效药品，呈现可比的生物利用度，即药物活性成分被作用部位吸收并利用的速率和程度。

治疗等效性（therapeutic equivalence）是指在人体上，两种药品既满足药学等效，又能在按照药品说明书使用的情况下拥有相同的临床疗效和安全性。

对于药学等效的制剂，如果给予相同摩尔剂量药物后，生物利用度（速率和程度）落在预定的可接受限度内，则被认为生物等效。根据血液循环中药物的体内行为相当，可延伸为两种制剂具有相似的安全性和有效性。

二、目的和意义

新药开发时，申办方（常为药物研发单位）通常需要提交全面的临床研究资料来证明药品的质量、安全性和有效性。新化合物从最初的发现到申请上市，需要经过十几年的时间。在 1984 年 FDA 颁布哈奇-韦克斯曼（Hatch-Waxman）法案以前，美国上市仿制药需要像新药一样开展一系列的安全性和有效性研究，导致仿制药成本居高不下，给企业带来了极大的负担。Hatch-Waxman 法案启用简略新药申请程序（Abbreviated New Drug Application，ANDA），允许仿制药的申报基于 FDA 已经通过并公布的原研药的安全性和有效性数据，以及通过药效研究实施方案所进行的审评和批准，无须提交全面的临床研究资料，即只需证明仿制药与原研药具有生物等效性即可，不仅大大节省了研发成本，更加快了仿制药的开发进度，对行业产生了深远影响。

生物利用度和生物等效性均是评价制剂质量的重要指标。生物利用度强调反映药物活性成分到达体内循环的相对量和速率，是新药研究过程中选择合适给药途径和确定用药方案（如给药剂量和给药间隔）的重要依据之一。因此，生物利用度和生物等效性在创新药和仿制药的开发研究过程中都起到了关键作用。生物利用度试验是创新药研究过程中选择合适给药途径和确定用药方案（如给药剂量和给药间隔）的考量指标。生物等效性试验则是以预先确定的等效标准进行的比较研究，是保证含同一药物活性成分的不同制剂体内过程一致性，以及两制剂是否可互相替代的依据。

药品批准上市后，如处方组成成分、比例及工艺等出现一定程度的变更时，研究者需要根据产品变化的程度来确定是否进行生物等效性试验，以考察变更后和变更前产品是否具有生物等效性。以提高生物利用度为目的研发的新制剂，需要进行生物利用度试验，了解变更前后生物利用度的变化。

在药品审评和临床应用中均发现，同一种药物的不同制剂生物利用度往往存在差异，不同厂家生产同一种制剂，人体内的暴露量可能相差数倍，甚至同一厂家在不同批次生产出的药品也存在较大暴露量差异，而这些生物利用度差异可能会对药物安全性和有效性产生重大影响。因此，药物制剂生物等效性已经成为国内外药物仿制或移植品种的重要评价路径，也成为药物制剂开发研究中最有价值的评价指标而被广泛应用。

综上所述，生物利用度和生物等效性试验在药品研发的不同阶段有不同作用。在新药研究阶段，为了确定新药处方、工艺合理性，通常需要比较改变上述因素后制剂是否能达到预期的生物利用度。开发了新剂型，要对拟上市剂型进行生物利用度研究以确定剂型的合理性，通过与原剂型比较的生物利用度试验来确定新剂型的给药剂量，也可通过生物等效性试验来证实新剂型与原剂型是否等效。在临床试验过程中，可通过生物等效性试验来验证同一药物的不同时期产品的前后一致性，如早期和晚期的临床试验用药品。临床试验用药品（尤其是用于确定剂量的试验药）和拟上市药品等。生物利用度/生物等效性试验在实际研发和应用工作中的作用主要体现在：①指导药物剂型改变的筛选和评价；②新处方、新工艺的评价及生产过程控制；③估计新剂型的给药剂量；④指导临床合理用药、精准用药。

三、生物利用度的研究方法

很多方法都可以被用来测量生物利用度或证明生物等效性。从研究方法结果的代表性、准确性、可操作性等方面考量，按优先度推荐一般次序：①体内药物动力学研究（血药浓度和时间关系）或已与体内生物利用度建立了确切对应关系的体外实验；②体内试验（药物排泄和时间关系，即尿药浓度法）；③具有及时药效指标的体内研究（药理效应法）；④临床对比试验；⑤体外溶出度实验。具体方法的选择还需要取决于试验目的、检测方法是否可用、药物本身的特性及人体试验的风险-获益情况。对研究方法选择的总体原则是优先选择准确性、灵敏度和可重复性最高的方法来证明生物等效性。

（一）血药浓度法

血药浓度法是生物利用度研究的最常用方法。主要通过测定人体内全血、血浆或血清的药物浓度，来进行制剂的生物利用度研究。受试者分别给予受试制剂和参比制剂后，测定血中药物浓度，计算 AUC、$C_{\max}$、$T_{\max}$ 及其他参数，估算生物利用度。

一般情况下进行单次给药试验测定生物利用度。在下列情况下，可考虑多次给药达稳态后，用稳态血药浓度估算生物利用度。

（1）药物吸收程度相差不大，但吸收速率有较大差异。

（2）生物利用度个体差异较大。

对多次给药试验，经等间隔（τ）多次给药至稳态后，在某一给药间隔时间内，多次采集样品，测定药物浓度，计算在稳态剂量间隔期间 0—τ 时间的药-时曲线下面积（AUC_{ss}）。当受试制剂和参比制剂剂量相等时，即可用下式求得相对生物利用度。

$$F_{rel} = \frac{AUC_T^{ss}}{AUC_R^{ss}} \times 100\% \qquad (15\text{-}3)$$

式中，AUC_T^{ss} 和 AUC_R^{ss} 分别代表受试制剂与参比制剂稳态条件下的 AUC。

（二）尿药浓度法

当体内的药物或其代谢物的全部或大部分（70%以上）经尿排泄且排泄量与药物吸收量的比值恒定时，则药物的吸收程度可以用尿中排泄量进行计算，从而对药物制剂生物利用度进行评价，此法称为尿药浓度法。对于尿中药物或其代谢物的浓度测定，具有取样无伤害，样品量大，药物浓度较高及无蛋白质影响等优点。由于采用尿药浓度法测定生物利用度时，要求收集尿液的时间要足够长，至少要收集该药物的 7 个 $t_{1/2}$ 内的尿样，尿样应收集完全，且影响结果的因素比较多，因此在新药的生物等效性评价中很少应用，只有当血药浓度法应用受限时才考虑使用。

单次给药后，如受试制剂与静脉注射参比制剂的剂量相同时，可按下式利用尿中药物的总排泄量（X_u^∞）计算 F：

$$F_{rel} = \frac{\left(X_u^\infty\right)_T}{\left(X_u^\infty\right)_R} \times 100\% \qquad (15\text{-}4)$$

（三）药理效应法

如果利用上述两种方法有困难，而药物的药理效应与体内药物存留量有定量关系，且药物的效应能够比较容易地定量测定，则可以选用药理效应法来进行生物利用度的研究。药理效应法实施中，要求药物的药理效应强度可分成等级数值，并有仪器可以直接来测量，如直接测量瞳孔大小、测眼内压、血压、体温等。药理效应的测定时间通常应大于药物 $t_{1/2}$ 的 3 倍。

药理效应法的一般步骤：①绘制剂量-效应曲线；②绘制时间-效应曲线；③通过上述两条曲线转换出剂量-时间曲线；④通过剂量-时间曲线进行药物制剂生物利用度评价。测定剂量-效应曲线时，应该在最小效应剂量和最大安全剂量之间给予不同剂量，测定某时间点（通常是效应强度峰值时间）的效应强度，得到剂量-效应曲线；测定时间-效应曲线时，应给予相同的剂量，测定不同时间的效应强度，得到时间-效应曲线；将不同时间点的效应强度经剂量-效应曲线转换成不同时间点的剂量，即得到剂量-时间曲线，此时的剂量-时间曲线与血药法中的药-时曲线相似，通过曲线获得的参数，可以进行药物动力学研究和药物制剂生物等效性评价。

四、生物等效性的研究方法

生物等效性试验是在受试制剂和参比制剂生物利用度比较基础上进行等效性评估，生物利用度研究多数也是比较性研究，两者的研究方法与步骤基本一致。由于生物等效性和生物利用度试验的目的不同，导致两者在某些设计和评价上有一些不同。本部分主要阐述生物等效性试验方法，该方法同样适合于生物利用性试验，研究者可以根据产品研究目的进行适当的调整。

目前推荐的生物等效性研究方法包括体内和体外两种方法。按方法的优先考虑程度从高到低排列：药物动力学终点指标、药效动力学终点指标、临床终点指标、体外终点指标，具体如下所示。

1. 药物动力学终点（pharmacokinetic end-point）指标　即采用人体生物利用度比较研究的方法。通过测量不同时间点的生物样本（如全血、血浆、血清或尿液）中药物浓度，获得药-时曲线（concentration-time curve）来反映药物从制剂中释放并吸收到体循环中的动态过程。并经过适当的数据计算与统计，得出与吸收程度和速率有关的药物动力学参数如 AUC、C_{max}、T_{max} 等，通过统计学比较以上参数，判断两制剂是否生物等效。

2. 药效学终点（pharmacodynamic end-point）指标　在无可行的药物动力学研究方法建立生物等效性研究时（如无灵敏的血药浓度检测方法、浓度和效应之间不存在线性相关），可以考虑用明确的可分级定量的人体药效学指标通过时间-效应曲线（time-effect curve）与参比制剂比较来确定生物等效性。

3. 临床终点（clinical end-point）指标　当无适宜的药物浓度检测方法，也缺乏明确的药效学指标时，也可以通过以参比制剂为对照的临床对照试验，以综合的疗效终点指标来评价两制剂的等效性。然而，作为生物等效研究方法，临床对照试验可能因为样本量不足或检测指标不灵敏而缺乏足够的把握度，故一般应尽量采用药物动力学研究方法。通过增加样本量或严格的临床研究实施在一定程度上可以克服以上的缺陷。

4. 体外终点（in vitro end-point）指标　一般不提倡用体外的方法来确定生物等效性，因为药物体外试验的数据并不能完全与其体内过程相一致。但在某些情况下，如果体内行为的生物等效性假设能够通过充分的体外数据证明，则可能豁免体内生物等效性试验，采用体外溶出度比较研究的方法验证生物等效性。

基于生物药剂学分类系统（biopharmaceutics classification system，BCS）的生物豁免仅局限于人体吸收情况已知的高溶解性药物（即 BCS 分类 Ⅰ 类和Ⅲ类的药物），并且制剂在生理 pH 范围迅速溶解，处方中的其他辅料成分不显著影响药物的吸收，不是窄治疗指数药物，则不必证明该药物在体内生物等效的可能性，即生物等效性豁免。这一概念适用于具有全身作用的普通口服固体制剂的相同剂型，但不适用于舌下制剂、颊制剂和调释制剂。

体外溶出曲线的相似性检查及从结果中导出的任何结论（如证明生物豁免的合理性），只有当使用足够数目的时间点充分表征溶出曲线时才可能被认为成立。对于普通制剂，采样时间点至少每 15 min 一次，以了解在胃排空之前是否达到完全溶出，可以采用 f_2 因子法来确定参比制剂和受试制剂溶出曲线的相似性。

（一）法规要求

1. 生理利用度试验　2018 年我国发布《国家药品监督管理局关于调整药物临床试验审评审批程序的公告》以来，我国申报药物临床试验项目审评审批流程发生了变化，中国新药临床试验实现了由审批制向默许制的转变，启动新药生物利用度试验遵循创新药的一般原则和行政许可要求。

2. 生物等效性试验　自 2015 年 12 月 1 日起，仿制药生物等效性试验由审批制改为备案制，由国家药品监督管理局药品审评中心建立生物等效性试验备案平台。国家药品监督管理局进一步规定：开展生物等效性试验的品种，应根据规定范围和程序备案，并按照《以药动学参数为终点评价指标的化学药物仿制药人体生物等效性研究技术指导原则》等有关要求进行试验研究。

（二）指导原则

人体生物利用度/生物等效性试验从项目准备、方案设计、项目启动、试验执行、样品测定、数据统计、报告撰写等都有明确的要求。尤其自我国成为人用药品技术要求国际协调理事会（the International Council for Harmonisation，ICH）成员国以来，我国药监部门大大加快了与国际接轨的步伐，在药物研发和审评审批过程中有不少已经和 ICH 的要求接轨，国家药品监督管理局陆续发布了相关的政策法规和技术指导原则，对生物利用度和生物等效性试验/研究工作标准有十分重要的指导意义。

> **知识拓展**
>
> 　　ICH 成立于 1990 年，旨在将监管机构和制药行业聚集在一起讨论药品的科学和技术方面问题，并制定 ICH 指南，促进制药行业全球化发展。这些 ICH 指南被越来越多的监管机构所应用。ICH 的使命是在全球范围内实现更大的协调，以确保以最资源高效的方式开发、注册和维护安全有效和高质量的药物。自 2015 年 10 月宣布组织变革以来，已发展成为一个拥有 20 名成员和 36 名观察员的组织。我国于 2017 年 6 月 1 日成为国际人用药品注册技术协调会正式成员；2018 年 6 月 7 日，在日本神户举行的 ICH 大会上，中国国家药品监督管理局当选为 ICH 管理委员会成员。

（三）受试制剂和参比制剂要求

1. 受试制剂的要求

（1）生产要求：受试制剂应为符合临床应用质量标准的中试或生产规模的产品。技术标准应符合《注册分类 4、5.2 类化学仿制药（口服固体制剂）生物等效性研究批次样品批量的一般要求（试行）》。

（2）规格要求：对于常释片剂和胶囊存在不同规格时，建议采用申报的最高规格进行单次给药的空腹及餐后生物等效性研究。若最高规格有安全性方面风险，在同时满足如下条件的情况下，可采用非最高规格的制剂进行生物等效性研究。

1）在治疗剂量范围内具有线性药动学特征。

2）受试制剂和参比制剂的最高规格与其较低规格的制剂处方比例相似。

3）受试制剂和参比制剂最高规格的溶出试验比较结果显示两制剂溶出曲线具有相似性。

2. 参比制剂的要求　　仿制药生物等效性试验应尽可能选择原研产品作为参比制剂，以保证仿制药质量与原研产品一致。选择时要调研原研制剂的上市情况，根据参比制剂（RLD）是否已在国内上市的情况不同选择路径和策略也有所差异。

参比制剂遴选应以为公众提供高质量的仿制药品为目标，原研药品选择顺序依次为国内上市的原研药品、经审核确定的国外原研企业在中国境内生产或经技术转移生产的药品、未进口原研药品。原研药品是指境内外首个获准上市且具有完整和充分的安全性、有效性数据作为上市依据的药品。

3. 药品包装要求　　应对每位受试者和每个周期分别包装参比制剂和受试制剂，在它们被运往试验地点之前或在试验地点进行包装，药品包装和标签应符合 GMP 相关要求，对每位受试者在每个试验周期给予的药品应当能清楚地鉴别。

4. 流程要求　　生物等效性试验是一项规范性很强的临床试验，工作流程相对固定，需遵循 GCP 相关法规的要求。申请人应将受试制剂与原研药品进行全面质量对比研究，保证与原研药质量的一致性；生物等效性试验用样品的处方、工艺、生产线应与商业化生产保持一致。申请人开展生物等效性试验前，应按要求于试验前 30 天向国家药品监督管理局提交备案资料。

五、试验方案设计及要点

（一）总体设计

根据药物特点，通常可选用：①两制剂双周期、交叉试验设计；②平行试验设计；③重复试验设计；④三制剂三周期二重 3×3 拉丁方交叉试验设计。

1. 两制剂双周期交叉试验设计　　对于一般药物，推荐选用两制剂双周期交叉试验设计方案，纳入健康受试者参与研究，每位受试者依照随机顺序接受受试制剂和参比制剂。比较两种制剂，推荐随机、双周期、双顺序的单剂量交叉试验，试验安排见表 15-2。试验首先将受试者随机平均分成两组，一组先服受试制剂（T），后服参比制剂（R），顺序为 T/R；另一组先服参比制剂（R），后服受试制剂（T），即为 R/T。

表 15-2　两制剂双周期交叉试验设计

组别	第Ⅰ周期	第Ⅱ周期
1	T	R
2	R	T

2. 平行试验设计　对于 $t_{1/2}$ 较长的药物，如果采用交叉设计，清洗期过长，会延长研究时间，增加试验质量控制的难度和受试者失访的风险，使得交叉设计变得难以实施，此时可以采用平行设计方法。平行设计，即每个受试者只接受一种处理方法，每个制剂分别在具有相似人口学特征的两组受试者中进行试验。第 1 组受试者服用 T，第 2 组受试者服用 R，没有洗脱期。

平行设计因缺乏交叉给药这一环节，平行设计个体间变异也比交叉设计更大，应结合药物的具体特性及统计学要求来确定具体的样本量。

3. 重复试验设计　重复试验设计是前两种的备选方案，是指将同一制剂重复给予同一受试者，可设计为部分重复（单制剂重复，即三周期）或完全重复（两制剂均重复，即四周期）。重复试验设计适用于部分高变异药物（个体内变异≥30%）。优势在于可以入选较少数量的受试者进行试验。常采用的重复交叉设计如表 15-3 和表 15-4 所示。

表 15-3　三序列三周期（3×3）重复交叉设计

序列	第Ⅰ周期	第Ⅱ周期	第Ⅲ周期
1	T	R	R
2	R	T	R
3	R	R	T

表 15-4　两序列四周期（2×4）重复交叉设计

序列	第Ⅰ周期	第Ⅱ周期	第Ⅲ周期	第Ⅳ周期
1	T	R	T	R
2	R	T	R	T

对于高变异药物，可根据参比制剂的个体内变异，将等效性评价标准作适当比例的调整，但调整应有充分的依据。

4. 三制剂三周期二重 3×3 拉丁方交叉试验设计　如果使用同一参比制剂（R）的两种受试制剂（T_1 和 T_2）同时进行生物等效性研究，可用三制剂三周期二重 3×3 拉丁方交叉试验设计，具体设计方法见表 15-5。试验中每一受试者均接受三种制剂的试验，从而尽可能排除了个体差异对试验结果的影响，而且三种制剂的 6 种组合顺序均在试验中出现，避免了用药顺序对结果可能产生的影响。

表 15-5　三制剂三周期二重 3×3 拉丁方交叉试验设计

组别	A	B	C	D	E	F
1	T_1	T_2	R	T_1	R	T_2
2	T_2	R	T_1	R	T_2	T_1
3	R	T_1	T_2	T_2	T_1	R

人体生物等效性试验不同设计方法的比较见表 15-6。

表 15-6　人体生物等效性试验不同设计方法的比较

设计类型	主要适用范围	优点	缺点
标准交叉设计	普通制剂	自身对照，减少偏倚	不适用于长 $t_{1/2}$、高变异药物；用于患者时可操作性不强
平行设计	长 $t_{1/2}$ 药物	减少试验周期	相比交叉设计统计功效较低；需要更多受试者；个体间变异大
重复设计	高变异药物	减少受试者数量；有利于了解变异来源	试验时间长（3～4 周期）；实施难度增加；受试者脱落风险增加

（二）受试者选择

受试者的选择一般应符合以下要求：①年龄在 18 周岁以上（含 18 周岁）；②应涵盖一般人群的特征，包括年龄、性别等；③如果研究药物拟用于两种性别的人群，一般情况下，研究入选的受试者应有适当的性别比例；④如果研究药物主要拟用于老年人群，应尽可能多地入选 60 岁以上的受试者；⑤入选受试者的例数应使生物等效性评价具有足够的统计学效力。

筛选受试者时的排除标准应主要基于安全性方面的考虑。当入选健康受试者参与试验可能面临安全性方面的风险时，从伦理学角度考虑则建议入选试验药物拟适用的患者人群，在试验期间应保证患者病情稳定，并在适当的预防和监护下进行。

受试者应通过临床实验室检查、病史和体检，筛查受试者根据药物的治疗类别和安全模式，可能在试验开始之前、过程中和完成后进行特殊的医学检查和预防。出于安全性和药物动力学理由，可以考虑受试者的酶表型或基因型。

（三）受试者例数

应根据适当的样本量计算方法确定受试者样本数，不同国家和地区颁布的生物等效性研究指南中的要求有所不同。确定生物等效性试验的样本数主要包括三个基本因素：①统计的显著性水平，α 值通常选为 0.05；②把握度（即 $1-\beta$ 值），一般定为 80%，β 为 20%；③变异性（CV%）和差别（θ），在试验前 CV% 和 θ 是未知的，只能根据已有参比制剂的上述参数来估算或进行预试验。

理想的生物等效性试验是利用最少的样本数证明两制剂的生物等效，并达到 80% 以上的把握度。选择合适的样本数量需关注以下几个方面：①当受试制剂和参比制剂的药物动力学参数（如 AUC、C_{max}、T_{max} 等）平均值相等时，即未经对数转换时 θ 为 0、经对数转换时 $\theta=1$ 时所需的样本数最少；②在相同条件下，随着统计指标 RSD 的增加，所需的样本数也随之增加；③样本数越大，所得结果的把握度越大，但受试者数量过大可能会带来其他非重要变异，也增加了试验的费用。

完成生物等效性试验后，可根据结果的 θ、CV% 和 $1-\beta$ 值来求出受试者例数，并与试验所采用的受试者例数进行对比，检查试验样本量是否合适，尤其应避免由于受试者例数过少而得到的假阴性结果。

对一般药物制剂而言，18～24 例可以满足生物等效性试验的技术要求，个体差异大的制剂及特殊制剂等，应适当增加受试者的人数。具体技术要求可参考《生物等效性研究的统计学指导原则》。

（四）空腹和餐后试验的设计

空腹试验可以避免食物或进食行为对药物吸收的影响，通常更易探查制剂间的差异；餐后试验目的是考察在一般进食情况下制剂的体内过程是否等效。同一制剂空腹及餐后的等效性不一定一致，原研药无食物影响，不代表仿制药不受食物影响。设计试验时需和药品说明书的用法保持一致，药品说明书需试验数据作支撑。

（1）在参比制剂说明书中注明需餐后服用的药物可只做餐后试验。

（2）在参比制剂说明书中注明"仅空腹服药"（饭前 1 h 或饭后 2 h）的情况下可豁免餐后生

物等效性试验。

（3）其他药物建议进行空腹和餐后试验。

（五）清洗期

清洗期（wash out period）是指两次试验周期之间的间隔时间或交叉试验时各次用药间隔的时间。试验各周期间设置洗净期是为了避免前一次所用药物对后一次试验产生影响。清洗期的确定是根据受试药物的 $t_{1/2}$ 而定，要求清洗期应保证受试药物体内消除99%以上。为确保受试者在下一个试验周期开始时药物浓度低于生物分析定量下限，通常至少需要间隔 7 个 $t_{1/2(\beta)}$。$t_{1/2}$ 长的药物，需要有更长的间隔时间，以保证体内药物已充分被清除，避免影响下一次试验结果。

（六）采样时间点

正式试验前通常应有预试验或国内外文献作为参考，预试验的数据不能纳入最终统计分析，但可以为采样时间点设计提供参考。血样采集时间点设计一般应包括给药前的样品、吸收相、分布平衡相和消除相，每位受试者每个试验周期采集 12～18 个样品，最后采样时间不少于 3 个末端 $t_{1/2(\beta)}$。血管外给药试验应避免出现给药后的第一个采样点即达峰的情况，应能准确估计药物 C_{max} 和消除速率常数（λ_z）。末端消除相应至少采集 3～4 个样品以确保准确估算末端消除相斜率。除可用 AUC_{0-72h} 来代替 AUC_{0-t} 或 $AUC_{0-\infty}$ 的长 $t_{1/2}$ 药物外，AUC_{0-t} 至少应覆盖 $AUC_{0-\infty}$ 的80%。

（七）试验过程中的标准化控制

正式试验开始之前，可在少数受试者中进行预试验，用以验证分析方法、评估变异程度、优化采样时间，以及获得其他相关信息。试验过程应该标准化，使除受试制剂外涉及的其他因素的变异最小，通常采用标准化的餐食、液体摄入和运动。为避免时辰因素的影响，不同周期的生物等效性试验尽可能选择在不同日期的同一时间进行。

应该规定试验日的给药时间。受试者在给药前应禁食至少 10 h，除非另外说明理由。由于摄入液体可能影响口服剂型的胃排空，所以受试制剂和参比制剂应该用标准体积液体服用（一般为240 ml）。推荐除给药前 1 h 至给药后 1 h 外，可任意饮水，并且给药后至少 4 h 不进食。给药后用餐在组成和时间上应该标准化，持续足够长时间（如 12 h）。

在餐后条件下进行试验时，应根据药品说明书的规定进餐。推荐受试者在给药前 30 min 开始进餐，在 30 min 内进餐完毕。

受试者在试验开始前一段适当时间及试验期间，应该远离可能与血液循环、胃肠道、肝肾功能相互作用的饮食，而且不应服用其他药物，包括中草药。

在内源性物质的生物等效性试验中，应尽可能控制可能影响内源性基线水平的因素，如严格控制摄入的饮食。

（八）生物样品定量分析

人体生物等效性试验的数据将直接决定受试制剂是否可以进入临床应用，因此生物样品药物浓度测定的准确性和可靠性非常关键。试验中生物样品定量分析方法验证和试验样品分析应符合 ICH M10 的相关技术要求。对不用于注册申请、药物安全有效性评估或说明书内容的试验（如探索性研究），研究者可根据其支持内部决策的强度水平自行决定分析方法验证的程度，具体技术要求详见第十四章第四节。

（九）数据处理

在用房室模型方法拟合计算药物动力学参数时，采用不同的房室、不同权重或不同软件所得到的结果可能有较大差异，因此在生物等效性试验中一般用非房室模型来估算药物动力学参数。对所用软件无统一要求，但必须经确证并应在研究报告中注明。其中参数 C_{max} 和 T_{max} 均以实测值表示，

AUC_{0-t}以梯形法计算。

生物等效性试验必须提供所有受试者各个时间点受试制剂和参比制剂的药物浓度测定数据、每一时间点的平均浓度（均值，mean）及其标准差（SD）和相对标准差（RSD），提供每个受试者的药-时曲线和平均血药浓度-时间曲线及药-时曲线各个时间点的标准差。不能随意剔除任何数据，脱落者的数据一般不可用其他数据替代。

在测定单剂量给药后的生物等效性试验中，应当测定 AUC_{0-t}、$AUC_{0-\infty}$、C_{max}、T_{max} 和剩余面积，在采样周期 72 h 的试验中，并且在 72 h 浓度仍可被定量时，不必报告 $AUC_{0-\infty}$ 和剩余面积。可以额外报告的参数包括终端消除速率常数 λ_z 和 $t_{1/2}$。

C_{max} 和 T_{max} 均以实测值表示。AUC_{0-t} 以梯形法计算；$AUC_{0-\infty}$ 按公式计算：

$$AUC_{0-\infty}=AUC_{0-t}+C_t/\lambda_z \tag{15-5}$$

式中，t 为最后一次可实测血药浓度的采样时间；C_t 为末次可测定样本药物浓度；λ_z 系对数浓度-时间曲线末端直线部分求得的末端消除速率常数，可用对数浓度-时间曲线末端直线部分的斜率求得；$t_{1/2}$ 用公式 $t_{1/2}=0.693/\lambda_z$ 计算。

在稳态下测定生物等效性的试验中，应该测定稳态后的 AUC_{0-t}、C_{max}^{ss} 和 T_{max}^{ss}。

（十）临床报告内容

生物等效性研究临床报告内容至少应包括以下内容：①试验目的；②生物样本分析方法的建立和考察的数据，提供必要的图谱；③详细的实验设计和操作方法，包括全部受试者的资料、样本例数、参比制剂、给药剂量、服药方法和采样时间安排；④原始测定未知样品浓度全部数据，每个受试者药物动力学参数和药-时曲线；⑤采用的数据处理程序和统计分析方法及详细统计过程和结果；⑥服药后的临床不良反应观察结果，受试者中途退出和脱落记录及原因；⑦生物利用度或生物等效性结果分析及讨论；⑧参考文献。正文前应有简短摘要；正文末，应注明实验单位、研究负责人、参加实验人员，并签名盖章，以示对研究结果负责。

六、生物等效性的评价与统计分析

（一）生物等效性的评价

对受试药品与参比药品的生物等效性评价，应从药物吸收程度和吸收速率两方面进行，评价反映这两方面的 3 个药物动力学参数即 AUC_{0-t}、C_{max} 和 T_{max} 是否符合前述等效标准。目前比较肯定 AUC 对药物吸收程度的衡量作用，而 C_{max}、T_{max} 依赖取样时间的安排，用它们衡量吸收速率有时是不够准确的，不适合用于具有多峰现象的制剂及个体变异大的实验。故在评价时，若出现某些不等效特殊情况，需具体问题加以具体分析。

评价同一种药物的两种或两种以上剂型的生物等效性时，需要同时分析制剂间、周期间和个体间的变异。通常制剂生物等效的标准：受试制剂与参比制剂的 AUC 和 C_{max} 对数比值的90%可信限在80%～125%置信区间内；受试制剂与参比制剂的 AUC 和 C_{max} 的双单侧 t 检验均得到 $p<0.05$ 的结果，$t_1 \geq t_{1-\alpha}(v)$ 与 $t_2 \geq t_{1-\alpha}(v)$ 同时成立；T_{max} 经非参数法检验无差异，则受试制剂与参比制剂具有生物等效性，受试制剂与参比制剂为生物等效制剂。对于治疗窗窄的药物，AUC 和 C_{max} 的范围可能应适当缩小。

对于出现受试药品生物利用度高于参比药品的情况，即所谓超生物利用度（suprabioavailability），可以考虑两种情况：①参比药品是否本身生物利用度低的产品，因而受试药品表现出生物利用度相对较高；②参比药品质量符合要求，受试药品确实超生物利用度。结果的评价应结合研究目的出发，生物等效性的目的是提供两制剂可替换使用的依据，还是根据获得的相对生物利用度数值来确定新剂型的临床使用剂量。

（二）方差分析

方差分析（ANOVA）是常用的组间差异的显著性检验方法。生物等效性试验常采用方差分析进行统计分析，以评价受试制剂组与参比制剂组的组内和组间差异，即个体间、试验周期间、制剂间的差异。通常设定的无效假设是两药物制剂无差异，检验方式为是与否，显著性水平为 0.05，把握度（$1-\alpha$）设为80%，$\alpha = 0.2$。在 $p < 0.05$ 时，认为两药物制剂之间的差异有统计意义，但不一定不等效；在 $p > 0.05$ 时，认为两药物制剂之间的差异无统计意义，但并不能认为两者相等或相近。方差分析可提示误差来源，为双单侧 t 检验计算提供了误差值。

方差分析应用的条件：①试验设计的随机化；②方差齐性；③统计模型的可加性（线性）；④残差的独立性和正态性。在生物等效性试验中，上述条件可解释：①受试者与分组的随机性；②受试制剂组与参比制剂组的误差来源和影响因素相等或相当；③误差的作用具有可加性且不交互影响；④评价指标为正态分布。

由于许多生物等效性评价的药物动力学指标中 AUC 和 C_{max} 是非正态分布，接近于对数正态分布，其变异随平均值增大而增大，经对数转换后可成为正态分布或接近正态分布的参数，使其数据趋于对称，变异与平均值无关。有些生物等效性分析对 AUC 和 C_{max} 数据没有进行对数转换，少许偏差可能并不显著影响最终结果。

此外，生物等效性评价主要比较制剂间各药物动力学参数平均值的比值，而不是比较差值，平均值的比值经过对数转换后可成为平均值的差值，如

$$AUC = FX_0 / kV \tag{15-6}$$

式中，k 与 V 是受试者个体生物因素对测定值 AUC 的影响，其影响不具有可加性条件，经过对数转换后，上式则成为如下的线性公式：

$$\ln AUC = \ln F + \ln X_0 - \ln k - \ln V \tag{15-7}$$

又如

$$C_{max} = \frac{FX_0}{V} e^{-kT_{max}} \tag{15-8}$$

经过对数转换后，成为如下的线性公式：

$$\ln C_{max} = \ln F + \ln X_0 - \ln V - kT_{max} \tag{15-9}$$

（三）双单侧 t 检验法

双单侧 t 检验法（two one-sided t-test method）用于等效性检验，确定受试制剂与参比制剂生物利用度参数平均值的差异是否在允许范围内。双单侧 t 检验法进行等效性检验是国际上通行的标准方法，用于新药的生物等效性研究。其他方法虽可使用，但均以双单侧 t 检验法结果为准。

等效性检验与差异显著性检验是本质完全不同的两种检验，等效性检验设定的无效假设是两药物制剂不等效（受试制剂在参比制剂正负一定范围之外），只在 $p < 0.05$ 时，说明受试制剂没有超过参比制剂的高限和低限，才认为两药物制剂等效。因此等效性检验离不开等效标准，但差异显著性检验，即方差分析与等效标准无关。

根据统计学原理，应确认受试制剂数值应大于参比制剂的80%，且经单侧 t 检验有统计学意义（$p < 0.05$）；同时，受试制剂数值又应小于参比制剂的125%，也经单侧 t 检验有统计学意义（$p < 0.05$），即在两个方向上的单侧 t 检验均能以95%的置信度确认没有超过范围，才能确定生物等效，故称为"双单侧 t 检验"。

双单侧 t 检验的原假设也是为了比较和推断受试制剂与参比制剂两个总体均数的差别，但却把一定范围之外的不等效作为出发点。

方差分析和双单侧 t 检验既相互独立又相互关联，因为二者为两种不同的检验，其检验假设和得出的结论均不一样，但通过方差分析可以判断两周期间是否存在残留效应，从而为进行双单侧 t

检验提供前提条件。此外，方差分析也可用于提示误差来源。

双单侧 t 检验的假设：

无效假设 H_0：$\overline{X}_T - \overline{X}_R \leqslant \ln r_1$ 或 $\overline{X}_T - \overline{X}_R \geqslant \ln r_2$ 　　　　（15-10）

备选假设 H_1：$\overline{X}_T - \overline{X}_R > \ln r_1$ 或 $\overline{X}_T - \overline{X}_R < \ln r_2$ 　　　　（15-11）

检验统计量：

$$t_1 = \frac{(\overline{X}_T - \overline{X}_R) - \ln r_1}{s / \sqrt{n/2}} \tag{15-12}$$

$$t_2 = \frac{\ln r_2 - (\overline{X}_T - \overline{X}_R)}{s / \sqrt{n/2}} \tag{15-13}$$

式中，$\overline{X}_T$ 与 $\overline{X}_R$ 分别为受试制剂与参比制剂 AUC 和 $C_{\max}$ 的对数均值（原始数据经对数转换），r_1 与 r_2 分别为生物等效的低侧界限和高侧界限；如检验参数为经对数转换的 AUC 和 $C_{\max}$ 时，则 $r_1 = 0.8$，$r_2 = 1.25$。式中 s 为样本误差均方的平方根，由方差分析结果得到，n 为样本数，t_1 和 t_2 均服从自由度 $v = n-2$ 的 t 分布，临界值为 $t_{1-\alpha}(v)$，查 t 单侧分位数表得到，当 $t_1 \geqslant t_{1-\alpha}(v)$ 与 $t_2 \geqslant t_{1-\alpha}(v)$ 同时成立，则拒绝 H_0，接受 H_1，即认为两种制剂生物等效。

（四）90%置信区间分析

生物等效性分析中常用 90%的置信区间分析，其公式为

$$\overline{Y}_T - \overline{Y}_R \pm t_{0.1(v)} \times s\sqrt{2/n} \tag{15-14}$$

式中，$t_{0.1(v)}$ 由 t 值表查得，由该式计算得到的上下限的反对数，即为受试制剂与参比制剂的药物动力学参数比值 90%可能存在的范围。

目前通用的评价方法是置信区间法，当主要药动学参数对数转换后几何均值比的 90%置信区间（90% CI）在80%～125%时，受试制剂和参比制剂的吸收速率和程度相当，视为生物等效。当评价特殊药物时，需视具体情况单独考虑。

（五）非参数检验法

生物等效性评价的三个指标 AUC、$C_{\max}$、$T_{\max}$ 中，前两个指标服从对数正态分布，相应的统计检验分析方法发展得比较成熟。作为反映药物吸收速率的指标 $T_{\max}$，因为是根据实测值得到的，是一种离散的计数资料，$T_{\max}$ 不具有可加性，也就不具有方差分析的基础，因此，$T_{\max}$ 的统计检验也就不适于应用方差分析、双侧 t 检验法和90%置信区间法，适合采用非参数检验法的秩和检验进行统计分析。

秩和检验虽然考虑到了 $T_{\max}$ 的分布特点，但由于秩和检验法是一种差异性检验而非双单侧 t 检验法和 90%置信区间法的等效性检验，因此，对于两种制剂 $T_{\max}$ 存在差异的情况，秩和检验法能做出两制剂 $T_{\max}$ 存在差异的统计判断。而对于两种制剂 $T_{\max}$ 统计分析的目的是生物等效性检验时，秩和检验法仅能做出尚不能认为两制剂 $T_{\max}$ 存在差异的统计判断，并不能得到两制剂在 $T_{\max}$ 上生物等效的统计结论。

七、生物利用度/生物等效性试验中的常见情况考虑

（一）内源性化合物

有的内源性药物本身是天然存在于人体内的物质，如离子、激素、维生素、蛋白质、氨基酸、辅酶等。在进行生物利用度/生物等效性试验时建议先估算内源性化合物在血样中的基线值，再从给药后测得的总血药浓度中减去这一基线值，依此估算自药物释放的药量。因内源性化合物来源不同，生物等效性研究方法可能有所不同。①若内源性化合物由机体产生：建议给药前根据药物动力学特征多点测定基线值，从给药后的血药浓度中减去相应的基线值。②若内源性化合物来源于食物：

建议试验前及试验过程中严格控制该化合物自饮食摄入。受试者应自试验前即进入研究中心，统一标准化饮食。内源性物质的生物样品分析在 ICH M10 指导原则中有明确的要求，可对数据进行校正，用校正后的数据进行生物等效性评价。

（二）高变异药物

通常认为药物动力学参数（AUC 或 C_{max}）的个体内差异（within-subject variability, CV_{WR}）大于 30% 的药物为高变异药物（high variable drug, HVD）。对安全性较好、治疗窗较宽的高变异药物，在充分论证的基础上和保证公众用药安全、有效的前提下，通过部分重复或完全重复交叉设计，根据参比制剂的个体内变异，采用参比制剂标度的平均生物等效性（reference-scaled average bioequivalence, RSABE）方法，将等效性判定标准在 80.00%～125.00% 的基础上适当放宽，可减少不必要的人群暴露，达到科学评价不同制剂是否生物等效的目的。

试验前需充分估计所需的样本量，以保证足够的检验效能。对于平均生物等效性（ABE）方法，可综合考虑试验设计、检验水准、检验效能、制剂间平均生物利用度可能的差异、参比制剂药物动力学参数的个体内变异，进行样本量估计。

参比制剂变异越大，等效性标准越宽。等效标准具体计算方法如下：

当 $CV_{WR} > 30\%$ 时，生物等效性限值（上，下）$= \exp\left(\pm\dfrac{0.223}{\sigma_{WO}} \times \sigma_{WR}\right)$ （15-15）

式中，$\sigma_{WO} = 0.25$。具体技术要求参见《生物等效性研究的统计学指导原则》。

（三）长 $t_{1/2}$ 药物

对于 $t_{1/2}$ 较长的口服常释制剂，若试验设计了足够长的清洗期，仍然可以采用单次给药的交叉试验设计进行生物等效性研究。交叉试验难以实施时，可采用平行试验设计。无论交叉设计还是平行设计，均应有足够长的生物样品采集时间，以覆盖药物通过肠道并被吸收的时间段。可分别用 C_{max} 和适当截取的 AUC 来描述药物浓度的峰值和总暴露量。如对于药物分布和清除个体内变异较小的药物，可用 $AUC_{0-72\,h}$ 来代替 AUC_{0-t} 或 $AUC_{0-\infty}$。但对于药物分布和消除个体内变异较大的药物，则不能采用截取的 AUC 评价生物等效性。

（四）确定检测物质

一般推荐仅测定原型药物，因为原型药物的药-时曲线比代谢产物能更灵敏地反映制剂间的差异。对于从原型药物直接代谢产生的主要代谢产物，如果同时满足以下两点，则应同时予以测定：①代谢产物主要产生于进入体循环以前，如源自首过效应或肠道内代谢等；②代谢产物显著影响药物的安全性和有效性。以上原则适用于包括前体药物在内的所有药物。建议以原型药物评价生物等效性，代谢产物的相关数据用于进一步支持临床疗效的可比性。

如果原型药物浓度过低，不足以获得生物样品中足够长时间的药物浓度信息，则可用代谢产物的相关数据评价生物等效性。

对于外消旋体，通常推荐用非手性的检测方法进行生物样品测定。若同时满足以下条件，则需分别测定各对映体：①对映体药效学特征不同；②对映体药物动力学特征不同；③药效主要由含量较少的异构体产生；④至少有一个异构体在吸收过程呈现非线性特征（随着药物吸收速率的变化，对映体浓度比例发生改变）。

案例 15-2

为了考察仿制的苯磺酸氨氯地平片（T）与某制药有限公司生产的苯磺酸氨氯地平片（R）是否生物等效，某药物临床试验机构 I 期临床试验研究室采用了两制剂双周期交叉的试验设计，对 20 名健康男性受试者单剂量口服 5 mg 苯磺酸氨氯地平后的血药浓度时间数据进行分析，求算主要的药物动力学参数，并进行生物等效性评价，结果见表 15-7。

表 15-7　受试者单剂量口服 5 mg 苯磺酸氨氯地平后主要的药物动力学参数

受试者	服药顺序	C_{max}(ng·ml⁻¹)		T_{max}(h)		AUC_{0-T}(ng·h·ml⁻¹)		F_1(%)
		T	R	T	R	T	R	
1	T/R	4.50	4.88	5.2	6.4	243.86	256.36	94.9
2	T/R	5.19	5.40	8.1	6.7	223.36	228.92	91.9
3	T/R	3.55	3.62	6.3	5.1	233.09	223.33	104.0
4	T/R	3.65	3.45	6.5	4.7	121.35	140.32	85.3
5	T/R	3.31	2.81	6.2	12.1	182.15	96.14	181.9
6	T/R	3.53	4.21	6.3	6.8	172.59	216.96	78.4
7	T/R	2.75	2.54	6.3	8.1	132.59	134.69	92.9
8	T/R	3.03	2.94	8.1	8.3	147.56	166.94	83.1
9	T/R	2.54	2.38	6.0	6.1	109.60	103.45	101.0
10	T/R	3.08	2.01	6.4	6.7	123.25	130.00	87.8
11	R/T	3.63	3.57	6.1	6.0	135.88	155.67	94.8
12	R/T	3.40	3.54	8.4	6.5	190.86	183.84	104.7
13	R/T	3.62	4.28	6.3	6.1	169.38	199.25	86.8
14	R/T	3.90	5.26	6.2	4.9	216.26	258.33	87.5
15	R/T	3.15	3.88	8.1	8.2	151.16	197.26	72.6
16	R/T	3.59	3.53	6.2	8.7	164.33	192.27	87.6
17	R/T	2.88	2.92	5.7	5.5	122.94	112.04	106.7
18	R/T	2.67	2.60	8.5	8.3	110.66	128.11	78.0
19	R/T	2.37	3.28	24.1	6.2	135.80	151.51	99.1
20	R/T	2.87	3.48	8.3	4.8	127.87	184.52	72.2
均数		3.36	3.53	7.7	6.8	160.73	173.00	94.6
±s		0.67	0.93	4.0	1.8	42.07	48.87	22.9

案例 15-2 分析

1. AUC_{0-T} 的等效性评价

（1）方差分析。将表 15-7 中 AUC_{0-T} 值对数转换（$\ln AUC_{0-T}$）后，按交叉试验设计的方差分析方法进行分析，结果列于表 15-8。

（2）双单侧 t 检验。计算得 20 名受试者口服受试和参比制剂后，AUC_{0-T} 对数的均数分别为 $\overline{X}_T = 5.0488$，$\overline{X}_R = 5.1135$。将 $n=20$，$s = \sqrt{0.0184} = 0.1356$，$\overline{X}_T = 5.0488$，$\overline{X}_R = 5.1135$ 代入式（15-13）和式（15-14），求得 $t_1 = 3.69$，$t_2 = 6.71$。用 $\lambda = 20-2 = 18$，$\alpha = 0.05$，查 t 值表（单侧），得 $t_{1-0.05}$ (18) =1.73。

（3）90% 置信区间法。

将 $t_{1-0.05}(\lambda)s\sqrt{2/n} = 1.73 \times 0.1356 \times \sqrt{2/20} = 0.074\,18$ 代入式（15-15），计算得

$[\ln 0.8 + 5.1135 + 0.074\,18,\ \ln 1.25 + 5.1135 - 0.074\,18] = [4.9645, 5.2624]$，$\overline{X}_T = 5.0488$ 落在 $[4.9645, 5.2624]$ 区间。

受试制剂参数与参比制剂参数比 R：

$$R = \exp(\overline{X}_T - \overline{X}_R) = \exp(-0.0647) = 0.936$$

90% 置信区间：$\exp\left[\overline{X}_T - \overline{X}_R \pm t_{1-0.05}(\lambda)s\sqrt{2/n}\right] = \exp(-0.0647 \pm 0.074\,18) = 0.8703 \sim 1.0095 = 87.03\% \sim 100.95\%$。

表 15-8　自然对数转换后方差分析

误差来源	SS	df	MS	F	临界值	p
总变异	2.8900	39				
药品间	0.0418	1	0.0418	2.2700	$F_{0.05}(1,18)=4.41$	0.1494
周期间	0.0555	1	0.0555	3.0100	$F_{0.05}(1,18)=4.41$	0.0998
个体间	2.4600	19	0.1300	7.0300	$F_{0.05}(19,18)=2.20$	0.0001
误差	0.3320	18	0.0184			

2. C_{max} 等效性评价

（1）方差分析。将表 15-7 中 C_{max} 值对数转换（$\ln C_{max}$）后，按交叉试验设计的方差分析方法进行分析，结果列于表 15-9。

表 15-9　C_{max} 经对数转换（$\ln C_{max}$）后的方差分析结果

误差来源	SS	df	MS	F	临界值	p
总变异	2.0000	39				
药品间	0.0115	1	0.0115	1.0200	$F_{0.05}(1,18)=4.41$	0.3259
周期间	0.0721	1	0.0721	6.4100	$F_{0.05}(1,18)=4.41$	0.0209
个体间	1.7200	19	0.0903	8.0200	$F_{0.05}(19,18)=2.20$	<0.0001
误差	0.2030	18	0.0113			

（2）双单侧 t 检验。算得 20 名受试者口服受试和参比制剂后，C_{max} 对数的均数分别 $\overline{X}_T = 1.1946$，$\overline{X}_R = 1.2286$，将 $n=20$，$s = \sqrt{0.0113} = 0.1063$，$\overline{X}_T = 1.1946$，$\overline{X}_R = 1.2286$ 代入式（15-12）和式（15-13），求得 $t_1 = 9.59$，$t_2 = 11.65$。

（3）90% 置信区间。

将 $t_{1-0.05}(18) \times 0.1063 \times \sqrt{2/20} = 0.05815$ 代入式（15-15）可得

$[\ln 0.70 + 1.2286 + 0.05815, \ln 1.43 + 1.2286 - 0.05815] = [0.9300, 1.5281]$，$\overline{X}_T = 1.1946$ 落在 $[0.9300, 1.5281]$ 区间。

受试制剂参数与参比制剂参数比 R：

$$R = \exp(1.1946 - 1.2286) = 0.9965$$

90% 置信区间：$\exp(1.1946 - 1.2286 \pm 0.05815) = 0.9120 \sim 1.0244 = 91.20\% \sim 102.44\%$。

3. T_{max} 等效性评价。对表 15-7 中 T_{max} 值用非参数检验方法（秩和检验）进行评价，结果列于表 15-10。

表 15-10　T_{max} 的非参数检验方法的计算过程和结果

受试者	T（h）	R（h）	差值 $d=T-R$	负号序值	正号序值
1	5.2	6.4	−1.2	10.5	
2	8.1	6.7	1.4		13
3	6.3	5.1	1.2		10.5
4	6.5	4.7	1.8		14.5
5	6.2	12.1	−5.9	19	
6	6.3	6.8	−0.5	9	
7	6.3	8.1	−1.8	14.5	

续表

受试者	T (h)	R (h)	差值 $d=T-R$	负号序值	正号序值
8	8.1	8.3	−0.2	5.5	
9	6.0	6.1	−0.1	2	
10	6.4	6.7	−0.3	8	
11	6.1	6.0	0.1		2
12	8.4	6.5	1.9		16
13	6.3	6.1	0.2		5.5
14	6.2	4.9	1.3		12
15	8.1	8.2	−0.1	2	
16	6.2	8.7	−2.5	17	
17	5.7	5.5	0.2		5.5
18	8.5	8.3	0.2		5.5
19	24.1	6.2	17.9		20
20	8.3	4.8	3.5		18
			序值和	87.5	122.5

4. 本案例中 20 名受试者口服 5 mg 苯磺酸氨氯地平受试片后，T_{max} 为（7.7±4.0）h，C_{max} 为（3.36±0.67）$ng \cdot ml^{-1}$，AUC_{0-T} 为（160.73±42.07）$ng \cdot h \cdot ml^{-1}$。口服某制药有限公司生产的苯磺酸氨氯地平片后，T_{max} 为（6.8±1.8）h，C_{max} 为（3.53±0.93）$ng \cdot ml^{-1}$，AUC_{0-T} 为（173.00±48.87）$ng \cdot h \cdot ml^{-1}$。

①AUC_{0-T} 的等效性评价与 C_{max} 等效性评价的方差分析共同表明两制剂间、周期间无显著差异（$p > 0.05$），但个体间存在显著差异（$p < 0.01$）。②进一步用双单侧 t 检验分析显示，t_1 和 t_2 均大于 1.73，接受生物等效的假设检验，即两制剂吸收程度生物等效。③AUC_{0-T} 等效性评价的 90% 置信区间为 87.03%～100.95%，在规定的 80%～125% 之间；C_{max} 等效性评价的 90% 置信区间为 91.20%～102.44%，在规定的 80%～125% 之间，更加说明两制剂生物等效。④T_{max} 等效性评价采用 Wilcoxon 符号秩和检验，结果表明两制剂的 T_{max} 无显著差异（$p > 0.05$）。

因此，两种制剂的生物等效性指标 C_{max} 和 AUC_{0-T}，无显著差异，且 90% 置信区间落在相应的等效性标准范围内，T_{max} 也无显著差异，即表明两种制剂生物等效。

（陆　榕）

第十六章 治疗药物监测与个体化给药

学习目标
1. 掌握治疗药物监测的概念及其在临床个体化给药中的应用。
2. 熟悉临床常见给药方案的设计方法及影响给药方案的因素。
3. 了解开展治疗药物监测工作流程及实验室基本要求。

第一节 治疗药物监测概述

一、治疗药物监测的概念

治疗药物监测（therapeutic drug monitoring，TDM）是 20 世纪 70 年代崛起的一项临床药学技术，旨在通过测定血液中或其他体液中药物的浓度，利用药物动力学的原理和公式，使给药方案个体化，以提高药物的疗效，避免或减少不良反应；同时治疗药物监测也可以为临床合理用药、药物过量中毒的诊断和处理提供有价值的理论依据。治疗药物监测是临床药学工作的一个重要方面，也是临床药物治疗学的重要内容。治疗药物监测是近代药物治疗学的重大进展之一，是精准医疗的重要组成部分。临床药师依据国家的法律法规和医疗机构管理规范，开展治疗药物监测工作，制订患者个体化给药方案，使临床用药更加安全、有效、经济、适宜。

二、治疗药物监测的重要性

任何药物都有其两重性——既能治病，也能致病，而药物最终疗效的优劣，很大程度上取决于临床用药的合理性。2001 年到 2002 年间对部分治疗药物监测的结果显示，地高辛用药合适的占 55.6%，剂量不足者占 35.6%；茶碱用药合适的占 36.8%，剂量不足者占 57.9%。这一结果表明不少常用药物的临床应用还存在较多问题。

药物的疗效和大多数毒性反应都与其血药浓度密切相关，尽快达到最低有效浓度并维持血药浓度在治疗窗内是合理用药提高疗效的关键。因此，准确及时地知晓某些特殊药物给药后的血药浓度，并合理运用药物动力学调整给药方案，是治疗药物监测的主要目标。但必须指出的是，仅仅把测得的血药浓度代入现成的药物动力学公式是远远不够的。临床药师只有在对患者的疾病、所用药物的性质、个体对药物的反应等方面充分了解的基础上，借助于特定时间的血药浓度，利用临床药物动力学的原理和公式为患者设计个体化给药方案，并且在实践中不断地加以完善，才能使治疗药物监测工作开展得更有成效。

三、治疗药物监测的工作模式

许多药物的疗效和不良反应与血药浓度相关的程度明显地大于与药物剂量相关的程度，因此可利用血药浓度来调整给药剂量，以达到提高疗效和减少不良反应的目的，使医生在用药时能够"心中有数"，在用药时不是凭感觉，而是重剂量，在很大程度上减少用药（包括加量、减量、换药、加药、停药等）的盲目性。

开展治疗药物监测工作，不仅意味着提供准确的血药浓度测定值，而且需要对数据进行分析并做出合理解释。我国的医院药师往往同时承担实验室技术人员（血药浓度检测）、临床药师（给药方案制订）双重任务。随着医院药师的工作重心向临床转移，其工作任务也演变为解释血药浓度与药物作用、毒性之间的关系，利用药物动力学理论设计个体化给药方案，而大量的分析检测工作将逐渐转移至检验科室，从而形成临床医师、临床药师及检验科室共同参与的现代临床药物治疗模式。

四、开展治疗药物监测的临床意义

（一）给药方案个体化，拟定最佳给药方案

给药途径、药物在患者的体内过程及患者的个体差异、合并用药情况等都会使药物的动力学过程出现明显的个体差异，最终出现药物有效性和安全性方面的个体差异。在接受相同的常规剂量后，有的患者达不到疗效，而有的患者已出现了毒性反应。治疗药物监测旨在通过测量血中药物浓度，使临床医生确认患者是否接受了合适剂量的药物治疗，并依据患者个体的情况调节用药剂量，实现个体化给药，以达到理想的治疗效果。

（二）减小或避免某些药物的毒性反应

治疗药物监测可监测呈非线性动力学特征的药物浓度及毒性大、治疗窗窄的药物浓度，以避免药物毒性。具有非线性动力学特征的药物如阿司匹林、氨茶碱、苯妥英钠等，当血药浓度超过一定范围后，剂量的增加与血药浓度的增加不成比例，在此情况下应适时监测血药浓度。例如，当氨茶碱的血药浓度>30 $\mu g \cdot ml^{-1}$ 时，药物的 $t_{1/2}$ 将明显延长，易蓄积中毒，在应用此药时有必要给予特别关注。抗精神病药物因可引起粒细胞减少、心电图改变、肝脏功能损害甚至黄疸等毒性作用，在使用过程中也应进行血药浓度监测。免疫抑制剂环孢素、他克莫司和西罗莫司等，由于治疗窗窄，药物动力学存在明显的个体差异，因此需要密切监测药物浓度，以确保药物处于有效治疗范围并避免中毒。一些抗肿瘤药物及抗菌药物也是如此。

（三）提高药物治疗成功率

一些原来经治无效的患者并非对所用药物不敏感，而是其血药浓度过低或过高所致。在没有治疗药物监测技术以前，临床医生缺少判断药物在体内状况的客观指标，往往只有采取反复试验、不断摸索的办法，寻找较好的治疗方案。这样做不仅费时费力，而且增加了患者发生不良反应的机会，甚至有可能贻误病情，造成药物治疗上的盲目性。治疗药物监测直接监测血药浓度，提高药物治疗的成功率。

（四）为临床药物中毒的快速诊断与处理提供有价值的实验室依据

当某些药物出现严重的毒性反应时，我们可以根据血药浓度比较直接地判断此毒性反应出现的原因，并以此调整给药剂量和给药方案。

第二节　治疗药物监测的方法

一、治疗药物监测临床指征

（一）治疗药物监测临床指征

临床上应用的药物很多，并不是所有的药物都需要进行血药浓度监测。血药浓度只是药效的间接指标。下列情况不需进行血药浓度监测：①当药物本身具有客观而又简便的临床效应指标评估药物疗效时，如抗血压药、调血脂药、胰岛素和其他影响血糖的药物等；②血药浓度不能预测药物的疗效和不良反应的；③许多情况下，医师具有成功应用某药物的丰富临床经验，通常正确的临床判断可以免去血药浓度监测。

开展治疗药物监测，必须有明确的药物有效血药浓度范围，即最低有效浓度到最低中毒浓度之间的浓度范围，常作为个体化给药的目标值，也称"治疗窗"。当然有效血药浓度范围是临床研究和观察得出的一个统计学结论，适用于大多数人，但并不适用于每个人，在临床实践中，尚需具体

问题具体分析。

一般下列情况需要监测血药浓度。

（1）药物血药浓度与疗效或不良反应有很好的相关性。

（2）治疗指数窄、毒性反应强的药物，如强心苷类药物治疗安全范围小，一般治疗量已接近中毒量的60%。

（3）患者的药物动力学过程有较大的差异，如免疫抑制剂环孢素，$t_{1/2(\beta)}$范围为6～30 h，个体差异大。

（4）在治疗剂量范围内，药物具有非线性动力学特征，如伏立康唑药物动力学呈非线性特征，其主要代谢酶CYP2C19具有基因多态性，这些均影响伏立康唑在体内的血药浓度。

（5）患者心、肝、肾、肠道疾病引起的药物的体内过程显著变化，肝肾功能不全或衰竭患者，药物主要经肝代谢消除或肾排泄时，个体差异大。有的药物诱导（或抑制）肝药酶活性，引起药效降低（或升高）。

（6）判断患者是否药物中毒。判断药物血药浓度是否在"治疗窗"范围，尤其是药物的中毒症状与剂量不足的疾病症状类似，临床难以区分的情况。例如，苯妥英安中毒症状抽搐，与癫痫发作症状相似，地高辛治疗慢性充血性心力衰竭，剂量过高时也可引起与疾病相似的不良反应（如恶心、呕吐、心律失常等），此时治疗药物监测可有助临床判断患者是用药剂量不足还是过量，确定下一步的治疗方案。

（7）判断患者是否对药物产生耐受性或成瘾性。有的抗菌药物长期使用后产生耐药性，判断抗菌药物的血药浓度是否大于针对于该致病菌的最小抑菌浓度（MIC）值。

（8）判断合并用药引起药物的相互作用。例如，氨茶碱与红霉素联合应用，红霉素可影响氨茶碱代谢，使其血药浓度升高，出现心搏加快等副作用。

（9）判断患者用药的依从性。由于多种原因患者可能未遵医嘱用药：①患者同时有多种基础疾病漏服或少服某些药；②用药后疗效不佳；③自认为疾病已控制停服药物；④担心或已出现药品不良反应等，尤其对长期用药的患者或精神疾病的患者更为重要。

（二）开展治疗药物监测常见药物

临床上需要进行治疗药物监测的常用药物见表16-1。

表16-1　临床上需要进行治疗药物监测的常用药物

类别	药物	适应证
治疗心血管疾病的药物	地高辛、洋地黄毒苷、利多卡因、普鲁卡因胺、胺碘酮、普罗帕酮、普萘洛尔、氯吡格雷	心力衰竭、心绞痛、心律失常
抗菌药物	氨基糖苷类抗菌药物、万古霉素、伏立康唑、氟康唑、利奈唑胺、替考拉宁、美罗培南、亚胺培南	感染
平喘药	氨茶碱	哮喘、慢性阻塞性肺疾病、新生儿呼吸暂停
抗癫痫药	苯妥英钠、卡马西平、苯巴比妥、乙琥胺、丙戊酸钠、奥卡西平、左乙拉西坦	癫痫
免疫抑制剂	环孢素、他克莫司、西罗莫司、硫唑嘌呤	器官移植、自身免疫性疾病
抗癌药物	甲氨蝶呤、环磷酰胺、氟尿嘧啶、硫嘌呤	肿瘤、骨肉瘤、淋巴瘤、风湿性关节炎
抗精神病药物	碳酸锂、氯丙嗪、氯氮平、利培酮、阿米替林、地昔帕明	精神病、躁狂、抑郁
蛋白酶抑制剂	茚地那韦、利托那韦、洛匹那韦、阿扎那韦	艾滋病

二、开展治疗药物监测的工作流程

医疗机构开展治疗药物监测通常有六个步骤：制订监测计划、提出申请、采集标本、药物浓度测定、数据处理、结果解读。

（一）制订监测计划

临床医师应根据患者疾病诊断，选择适宜的药品和给药途径，确定是否需要进行治疗药物监测。

（二）提出申请

医师开具医嘱，填写治疗药物监测申请表。申请表是收集患者用药方法、末次给药时间、取样时间、监测目的等情况的重要资料，除填写要监测药物的信息外，还需填写患者一般资料（包括临床诊断、主要症状、临床检验值）及用药情况等。

（三）采集标本

按临床监测目的和血药浓度检测方法的不同要求确定采血时间，准确记录患者的服药时间和采血时间，便于结果分析。①最常用的标本是血，血标本常用血浆标本检测药物浓度；若药物在红细胞中有较多分布，如环孢素和他克莫司等，仅测血浆或血清中药物，那么血药浓度值不准确，则需检测全血样本。其他标本还有尿液、脑脊液、胸腹水、羊水及组织等。②采样时间与结果分析及给药方案的调整关系密切。一般取样时间是达稳态后（5～7 个 $t_{1/2}$），给药前（偏谷浓度），谷浓度数值较稳定，由于 T_{max} 有一定变化，采取峰浓度血时间不易准确。当然尚需根据临床监测的目的确定取样时间，怀疑用药剂量偏高，应采稳态峰浓度；怀疑用药剂量不足，应采稳态谷值浓度或偏谷浓度；怀疑中毒或急救时，随时采血。③采血使用专用的试管，样品的保存和运送注意温度和时间要求，血样原则上立即送检，如美罗培南和亚胺培南不稳定，室温存放时间不能超过 2 h。

（四）血药浓度测定

血药浓度是通过药物检测技术测定出来的，现代分析技术为治疗药物监测提供了有利条件。药物在血液中或其他体液中的常常含量甚微，因此，建立血药浓度监测方法要考虑其专一性、灵敏度、准确度、精密度、稳定性和重现性等并进行验证。在治疗药物监测应用方面，免疫分析法与色谱分析法各有特色，均发挥着重要的作用。由于治疗药物监测发展水平因地区而异，建议根据临床实践需要和本单位的具体情况选择合适的治疗药物监测方法。

（五）数据处理

主要是模型拟合、药物动力学参数的求算及合理用药方案的设计。

（六）结果解读

监测血药浓度的目的是治疗患者，只关注血药浓度的单纯的浓度报告是远远不够的。药师需要与医师和护师密切配合，面对临床开展结果的解读工作。需要根据患者的性别、年龄、体重、疾病状态、病理生理状态及准确的用药方法和用药时间、可能发生药物的相互作用等情况综合判断，最好建立患者用药档案。可参考《治疗药物监测结果解读专家共识》进行结果解读，利用血药浓度和药物动力学参数，设计个体化给药方案。

> **知识扩展**   **治疗药物监测实验室基本要求**
>
> 开展治疗药物监测的医疗机构需建立合格的实验室，包括实验的场地、仪器设备、人员储备、建立各项工作的标准操作规程、预开展的项目计划等。治疗药物监测药师除了从事浓度测定、数据处理、分析结果解读工作外，还需要参加实验室的建设工作。治疗药物监测实验室的建设主要包括以下内容。

（1）实验室场地的配置。

（2）常见的血药浓度监测仪器的配置。

（3）实验室人员的配置。

（4）制订治疗药物监测相关质量保证的标准操作规程。

（5）制订治疗药物监测项目计划。

三、治疗药物监测在个体化给药中应用

（一）治疗药物监测帮助制订给药方案

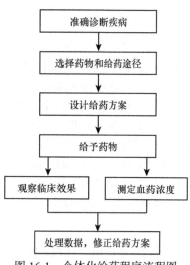

图 16-1　个体化给药程序流程图

个体化给药方案包括初期给药方案和根据临床治疗效果及治疗药物监测结果调整的给药方案。前者是以经验用药为依据，后者是在血药浓度的基础上，应用血药浓度测定结果及相关的药物动力学参数，再结合患者疾病和生理等综合情况进行给药方案调整，见个体化给药程序流程图（图 16-1）。

（二）治疗药物监测帮助调整给药剂量

给药方案设计最精确的方法是按患者个体的药物动力学特征来计算给药剂量。给某一个患者制订合理的给药方案时，要在不同时间抽几个血样绘制一条比较完整的药-时曲线，这无论从经济上还是从时间上，在多数情况下是不太可能的，而且患者也难以接受。许多药物可以从药物手册或药品说明书查到患者不同情况下的药物剂量，如根据肌酐清除率调整给药方案等。另外根据里切尔（Ritschel）一点法、重复一点法等原理进行给药剂量和给药间隔的调整。

案例 16-1

患者，男，80 岁，体重 50 kg。因 15 天前下腹部疼痛，阵发性胀痛，并伴四肢冰凉 4 h 来院急诊，ICU 接收。诊断为①感染性休克；②消化道穿孔呈弥漫性腹膜炎；③盲肠穿孔置管术后。入住 ICU 治疗后 10 天，该患者体温 38.9℃，白细胞计数（WBC）$6.80×10^9·L^{-1}$，中性粒细胞百分比 92.2%，降钙素原（PCT）6.06 ng·ml^{-1}；G 试验和 GM 试验均为阳性，痰标本培养多次检出烟曲霉菌，伏立康唑敏感。临床使用伏立康唑注射液负荷剂量 300 mg，q12 h，静脉滴注；次日维持剂量为 200 mg，q12 h。入院后第 13 天，该患者体温 37.1℃，WBC $5.29×10^9·L^{-1}$，中性粒细胞百分比 85.5%，PCT 4.37 ng·ml^{-1}，较前明显下降。但患者开始出现意识模糊，并逐渐加重，且肝转氨酶值升高超过正常值。入院后第 16 天，临床医师邀请临床药师会诊，初步判断为伏立康唑导致该患者的意识障碍及肝转氨酶升高，建议患者暂停使用伏立康唑，并立即进行伏立康唑血药浓度监测，根据治疗药物监测结果调整药物治疗方案。

问题：

1. 患者使用伏立康唑为什么会出现意识模糊和肝转氨酶升高？

2. 如何根据血药浓度调整伏立康唑的给药方案？

案例 16-1 分析

（1）伏立康唑为非线性代谢动力学，代谢具有饱和性，其消除过程符合剂量依赖型非线性药物动力学，多次给药后暴露量增加，且暴露药量增加的比例远大于剂量增加的比例，有可能发生蓄积，引起不良反应。另外伏立康唑主要代谢酶 CYP2C19 具有基因多态性，与其他药物联用产生相互作用，均可影响伏立康唑在体内的血药浓度。若伏立康唑谷浓度超过正常浓度范围（1.0～5.5 $\mu g \cdot ml^{-1}$），可产生神经系统症状和损伤肝功能等药物不良反应，所以需要进行血药浓度监测。

（2）根据伏立康唑血药浓度调整给药方案。

1）患者入院后第 16 天，临床药师会诊后，首次监测伏立康唑血药浓度，结果显示：谷浓度为 8.23 $\mu g \cdot ml^{-1}$（偏高）。建议停药后 24 h 复测伏立康唑谷浓度并根据其结果调整给药方案。该患者自第 16 天至第 22 天停用伏立康唑，停药期间复测了 4 次伏立康唑谷浓度持续高于正常浓度范围。

2）入院第 23 天，伏立康唑谷浓度降至正常范围（3.28 $\mu g \cdot ml^{-1}$）。参考药品说明书及专家共识，将患者伏立康唑给药方案调整为 100 mg，q24 h，静脉滴注，持续用药 2～3 天后复测伏立康唑谷浓度。

3）入院第 26 天，伏立康唑谷浓度为 3.23 $\mu g \cdot ml^{-1}$，在正常范围内，继续维持当前治疗方案。同时复查患者血常规、PCT 等炎性指标明显好转；复查 G 试验和 GM 试验均为阴性；痰标本培养显示无菌生长；肝转氨酶恢复正常值；患者由嗜睡状态转为意识清醒状态。入院后第 38 天，X 线胸片结果显示：双肺炎症较前好转，病情稳定，转入普外科病房继续治疗。

案例 16-2

患者，男，70 岁，10 多年前因多次脑卒中后开始出现四肢抽搐伴意识不清，口吐白沫，牙关紧闭，持续数分钟后自行缓解，考虑诊断为"继发性癫痫"，予以丙戊酸钠进行治疗。但症状仍反复发作。1 天前患者突发血压下降，需血管活性药物维持，胸部 CT 提示两肺炎症较前进展，降钙素原（PCT）41.9 $ng \cdot ml^{-1}$，C 反应蛋白（CRP）204 $mg \cdot ml^{-1}$，拟"①癫痫；②脓毒血症"入住神经内科。入院后给予美罗培南 1 g q8 h 静脉滴注抗感染治疗，丙戊酸钠片 0.4 g q8 h 控制癫痫症状，其余给予抑酸护胃、祛痰解痉、营养等支持治疗。经过 4 天治疗后，患者炎性指标较前明显下降，PCT 4.38 $ng \cdot ml^{-1}$，CRP 50.40 $mg \cdot ml^{-1}$，抗菌药物降阶梯治疗。患者仍有抽搐，考虑癫痫控制不佳，测丙戊酸钠血药浓度为 32.3 $\mu g \cdot ml^{-1}$ 低于正常值范围（正常范围：50～100 $\mu g \cdot ml^{-1}$），后调整抗癫痫药物改用奥卡西平治疗，癫痫症状得到有效控制。

问题：

1. 本案例丙戊酸钠血药浓度低于有效浓度范围的可能原因？

2. 如何调整治疗方案控制患者癫痫状态？

案例 16-2 分析

（1）美罗培南为碳青霉烯类抗菌药物，与丙戊酸钠联用后，存在药物相互作用，其原因可能是碳青霉烯类药物对丙戊酸钠的药物动力学有影响。据文献报道，丙戊酸钠与美罗培南联用，其血药浓度第 1 天即开始降低，本案例患者在第 4 天测丙戊酸钠血药浓度为 32.3 $\mu g \cdot ml^{-1}$ 低于正常值范围（正常范围：50～100 $\mu g \cdot ml^{-1}$），停用美罗培南后丙戊酸钠血药浓度可逐渐增加，需要 9 天左右时间恢复至联用前水平。

（2）美罗培南说明书的禁忌证部分明确规定不能与丙戊酸钠联用。对于同时有感染性疾病和癫痫风险的患者，抗感染治疗药物的使用可根据患者临床症状和病原微生物等综合情况选用非碳青霉烯类抗菌药物；若必须选择使用碳青霉烯类抗菌药物则不能选用丙戊酸钠抗癫痫，可改用奥卡西平或左乙拉西坦控制癫痫症状。

案例 16-3

患者，女，67 岁，体重 60 kg，尿毒症患者，规律血透 2 年，发热 1 天入院。临床诊断：①导管相关性感染、肺部感染；②慢性肾脏病 CKD5 期（尿毒症期）。医师根据患者病情先经验性使用抗菌药物治疗，并在使用抗菌药物前取导管血+外周血送培养，第 5 天后血培养结果显示：耐甲氧西林金黄色葡萄球菌（MRSA）感染。患者肌酐清除率为 8.9 ml·min^{-1}，根据临床治疗效果和病原微生物药敏结果，调整万古霉素抗感染治疗。万古霉素使用第 1 天 1 g，隔日 1 次静脉滴注，滴注时间>60 min。第 3~7 天万古霉素剂量为 0.5 g，隔日 1 次，静脉滴注 3 次后，第 9 天给药前 0.5 h 采集静脉血进行治疗药物监测，结果显示谷浓度为 55.09 μg·ml^{-1}，显著高于谷浓度正常值范围（10~20 μg·ml^{-1}）。临床药师会诊建议：延长万古霉素给药间隔时间，治疗方案调整为 0.5 g，4 天 1 次，第 13 天用药前再次进行治疗药物监测，结果为 14.68 μg·ml^{-1}，达到谷浓度正常范围，依此给药方案继续治疗。患者无畏寒发热，颈内静脉长期管敷料干洁，无渗出，复查炎症指标均明显下降，两次复查导管血+外周血培养，结果显示无菌生长，患者病情稳定。医师告知患者出院后注意事项，给予出院。

问题：
1. 万古霉素开展治疗药物监测的意义是什么？
2. 肾功能不全患者如何设计万古霉素给药方案？

案例 16-3 分析

（1）万古霉素是治疗耐甲氧西林金黄色葡萄球菌感染的首选药物之一。万古霉素的治疗窗窄，耳、肾毒性与其浓度相关，对其开展治疗药物监测可显著提高治疗有效率，降低耳、肾毒性的发生率。万古霉素主要经肾小球滤过消除，患者肾功能发生变化时，其清除率会相应的发生变化，易使患者给药剂量偏低或偏高，因此需进行治疗药物监测。

（2）万古霉素肾功能不全初始剂量及剂量调整见表 16-2。

表 16-2　肾功能不全时万古霉素的参考初始剂量

肌酐清除率（ml·min^{-1}）*	剂量（mg）	给药间隔（h）
<20	500	48
20~29	500	24
30~39	750	24
40~54	500	12
55~74	750	12
75~89	1000	12

*使用科克罗夫特-高尔特（Cockcroft-Gault）公式计算肌酐清除率

本案例中，患者临床诊断为尿毒症，肌酐清除率为 8.9 ml·min^{-1}，而万古霉素谷浓度为 55.09 μg·ml^{-1} 高于谷浓度正常值范围（10~20 μg·ml^{-1}），可考虑延长 1 个给药间隔，如万古霉素 0.5 g，2 天 1 次，调整为 0.5 g，4 天 1 次。调整剂量后 4 天再测谷浓度结果为 14.68 μg·ml^{-1} 达到正常范围。临床使用万古霉素必要时可进行治疗药物监测，调整患者给药方案，提高临床疗效，降低不良反应。

第三节　临床给药方案的设计方法

随着"以患者为中心"的理念日渐被接受，药物精益治疗愈发成为药学服务的核心工作，临床药师也越来越多地参与到临床药物治疗中。尤其对于一些特殊患者、特殊疾病，临床精益用药的需求更加突出，需要由临床医护人员和临床药师组成的团队参考药品说明书、文献资料或运用治疗药物监测技术，结合临床实践经验设计给药方案。

一、临床给药方案设计原则

（一）制订给药方案需考虑的因素

在制订给药方案时需考虑的因素：影响药物及其制剂的有效性和安全性的因素；药物在患者体内的药物动力学特性；患者的生理状态、年龄、体重、性别、营养状态、遗传差异及患者的依从性；个人生活习惯，如吸烟、饮酒、肥胖等。特别注意上述因素的关联性，频繁给药或出现明显的药品不良反应均会影响患者的依从性，从而影响药物的疗效。给药方案实施后，通过观察临床疗效和药品不良反应，确定治疗方案是否合适，必要时做动态调整。

（二）制订给药方案的常见步骤

目前对已经确定需做治疗药物监测的药物，可通过下列步骤制订临床给药方案。

（1）根据患者的疾病治疗需求和药物的性质，选择适宜的药物和给药途径。

（2）根据药物有效浓度范围，拟定初步给药方案（包括给药剂量和给药间隔）。

（3）初步给药方案实施后，随时观察患者用药的临床疗效和不良反应等。因为给药方案中药物的剂量是随时间而动态变化的，评估药物有效性和安全性，需考虑这种变化。

（4）实施治疗药物监测，判断血药浓度是否在有效浓度范围内。

1）若血药浓度在有效浓度范围内，又有明确的临床疗效，而无明显的不良反应，可以维持初步给药方案实施治疗，动态观察。

2）若血药浓度不在有效浓度范围内，或药物临床疗效不明显或出现明显的不良反应，则需按照药物动力学理论和相关药物动力学参数调整给药方案，直到获得最佳临床治疗效果。

（5）依据患者的药物基因组特点结合。治疗药物监测是个体化用药方案设计的重要进展。患者基因的差异性可影响患者的药物治疗效果，如抗真菌药物伏立康唑的药物动力学呈现非线性特点，其主要代谢酶 CYP2C19 具有基因多态性，因此有必要对患者的 CYP2C19 基因进行检测，再根据基因型进行个体化给药方案的设计和调整。

二、根据生物 $t_{1/2}$ 设计给药方案

$t_{1/2}$ 是指药物在体内的量或浓度下降一半所需要的时间，在临床给药方案的设计中具有重要的指导意义。根据 $t_{1/2}$ 将药物进行分类，深入了解 $t_{1/2}$ 影响因素，并根据 $t_{1/2}$ 设计给药方案。

（一）根据生物 $t_{1/2}$ 的药物分类

表 16-3　根据 $t_{1/2}$ 的药物分类

分类	$t_{1/2}$	药物举例
超速处置类	≤1 h	头孢氨苄 0.6～1.0 h，胰岛素 $t_{1/2}$ 为 0.1 h
快速处置类	1～4 h	头孢呋辛 1.2 h，盐酸二甲双胍片 1.7～4.5 h
中速处置类	4～8 h	甲苯磺丁脲 6.0～9.0 h
慢速处置类	8～24 h	吡嗪酰胺 9～10 h，福辛普利 12 h
极慢速处置类	>24 h	氟康唑 27～37 h，替考拉宁 100～170 h

■ （二）影响生物 $t_{1/2}$ 的因素

实际工作中，对某一个具体的药物而言， $t_{1/2}$ 并非恒定不变的，药品说明书和文献资料中查询的药物 $t_{1/2}$ 是正常情况下的平均值，多种因素可引起 $t_{1/2}$ 变动。

1. 生理因素 患者的年龄特别是新生儿、婴幼儿和老年人的药物药物动力学特性与成年人有较大差异，可影响胃肠的吸收功能和肝肾的消除功能，使 $t_{1/2}$ 发生改变。例如，新生儿、早产儿体内代谢较弱，药物的 $t_{1/2}$ 延长，丙戊酸钠正常成人 $t_{1/2}$ 为 12～15 h、老年人 14～17 h、新生儿 30～40 h。咖啡因成人 $t_{1/2(\beta)}$ 为 6 h，新生儿肝脏代谢能力大大降低 $t_{1/2(\beta)}>100$ h。卡马西平的体内清除与年龄有关，儿童清除率高，老年人清除率低，卡马西平单次给药的 $t_{1/2}$ 为 25～65 h，儿童 $t_{1/2}$ 明显缩短，由于卡马西平可诱导自身代谢，所以其 $t_{1/2}$ 也是可变的，CYP3A4 诱导剂或抑制剂可增加或降低卡马西平清除率。

2. 疾病因素 疾病因素可以改变药物的体内过程，肝肾功能影响药物体内消除过程，使 $t_{1/2}$ 发生改变。急慢性肝炎、肝硬化等肝脏疾病可不同程度地影响肝药酶活性，头孢哌酮在健康成人的 $t_{1/2}$ 为 2.0～2.5 h，肝硬化患者 $t_{1/2}$ 延长至 4.5 h。肾脏疾病可使主要经肾脏排泄药物的消除减慢，可致 $t_{1/2}$ 延长、药效增强，甚至产生毒性反应，如头孢唑林钠在健康成人的 $t_{1/2}$ 为 1.4～1.8 h，在肾衰竭患者可延长至 18～36 h。

3. 药物因素

（1）某些药物具有非线性药物动力学特征，在体内的吸收、分布、代谢和排泄等存在饱和状态，其 $t_{1/2}$ 将受到影响。

（2）药物相互作用影响 $t_{1/2}$，头孢氨苄在健康成人的 $t_{1/2}$ 为 0.6～1.0 h，丙磺舒可使其延长到 107 min，肾衰竭使其延长至 5～30 h。水杨酸盐 $t_{1/2}$ 长短取决于药物的剂量及尿液的 pH，服用小剂量（如抑制血小板聚集） $t_{1/2}$ 为 2～3 h；大剂量（如抗风湿） $t_{1/2}$ 可大于 20 h。

4. 其他因素 如遗传因素、环境因素及生活习惯等。近些年来基因多态性（gene polymorphism）对药物代谢的影响和相关机制的研究取得很大的进展。不同种族或同种族不同个体之间药物代谢酶活性存在先天差异，从而影响药物的代谢能力，使 $t_{1/2}$ 发生改变。如抗结核药异烟肼主要在肝脏经乙酰化代谢物为无活性代谢产物，乙酰化速率由遗传决定，快乙酰化者异烟肼 $t_{1/2}$ 为 0.5～1.6 h，慢乙酰化者异烟肼 $t_{1/2}$ 为 2～5 h。

综上所述，根据药物的 $t_{1/2}$ 设计给药方案时，必须关注影响药物 $t_{1/2}$ 的因素，根据其变化调整临床给药方案。

■ （三）根据生物 $t_{1/2}$ 设计给药方案

根据 $t_{1/2}$ 制订临床给药方案简单且方便。若重复给药，则通过 5 个 $t_{1/2}$ 即可达到稳态血药浓度；若单剂量给药，一般给药后经过 5 个 $t_{1/2}$，药物从体内基本消除。临床上常见给药的间隔时间为每 4 h、6 h、8 h、12 h、24 h 给药一次，这样既兼顾到临床用药习惯，又不会因给药频繁给患者带来不便，提高依从性。根据 $t_{1/2}$ 设计临床给药方案大致可分为以下三种类型。

1. $t_{1/2}$ 很短的药物 对于 $t_{1/2}$ 很短的药物，如超速处置类药物和快速处置药物，根据药物治疗窗的大小，选择不同的给药方案。对于治疗窗较宽的药物，可适当加大给药剂量、延长给药间隔时间，使给药间隔末期的血药浓度仍能保持在有效血药浓度范围内。例如，抗感染药物青霉素 G 的临床给药方案，青霉素属于治疗窗较宽的药物，可采用大剂量长间隔的方法给药，给药间隔可根据病情需要选用 q6 h 或 q8 h 等。而对于治疗窗较窄的药物则采用静脉滴注的方式给药，如抗凝药肝素，这样可以减少血药浓度的波动。

2. $t_{1/2}$ 中等的药物 对于中速处置类药物（ $t_{1/2}$ 为 4～8 h），若药物的治疗窗较宽，一般可在其 $t_{1/2}$ 左右选取临床习惯的给药间隔时间（ $\tau=t_{1/2}$ ）；若治疗窗较窄，则需增加给药频率并相应减少剂量，以减小血药浓度的波动。

3. $t_{1/2}$ 较长的药物 对慢速或极慢速处置类的药物，若按 $t_{1/2}$ 给药则可能引起血药浓度较大波动，因此，临床多采用适当缩短给药间隔、多次分量的给药方案，以减小血药浓度的波动。若 $t_{1/2}$ ＞24 h，可每日给药一次，结合药物的安全性和有效性，在用药开始时给予适当负荷剂量。

抗菌药物给药方案还需结合抗菌药物 PK/PD 理论进行设计，而不仅仅根据 $t_{1/2}$ 给药。如浓度依赖性抗菌药物妥布霉素（$t_{1/2}$ 1.9～2.2 h），左氧氟沙星（$t_{1/2}$ 5～7 h），替加环素（$t_{1/2}$ 2～7 h），每日给药一次；环丙沙星（$t_{1/2}$ 3～5 h）、米诺环素（$t_{1/2}$ 16～18 h），可每 12 h 给药一次；时间依赖性药物美罗培南（$t_{1/2}$ 1～2 h），哌拉西林/他唑巴坦（$t_{1/2}$=1 h），可每 8 h 给药一次。

非线性药物动力学特性的药物，如地高辛、伏立康唑等，因其 $t_{1/2}$ 随给药剂量增加而延长，血药浓度与给药剂量不成正比关系，为使临床用药安全、有效，对该类药物需进行治疗药物监测。

三、根据平均稳态血药浓度设计给药方案

在第十章重复给药中已学习了平均稳态血药浓度的相关药物动力学参数计算方法。

单室模型药物平均稳态血药浓度公式为

$$\overline{C}_{ss} = \frac{FX_0}{kV\tau} = \frac{FX_0}{\mathrm{CL}\tau} \tag{16-1}$$

双室模型药物平均稳态血药浓度公式为

$$\overline{C}_{ss} = \frac{FX_0}{k_{10}V_C\tau} = \frac{FX_0}{\beta V_\beta \tau} \tag{16-2}$$

式中，F 表示药物吸收分数或药物制剂的生物利用度，若静脉注射给药，F 为1，所以式（16-1）、式（16-2）既可用于静脉注射给药，又可用于血管外给药有关参数求算。

将式（16-1）整理得

$$X_0 = \frac{\overline{C}_{ss}kV\tau}{F} \tag{16-3}$$

$$\tau = \frac{FX_0}{\overline{C}_{ss}kV} \tag{16-4}$$

将式（16-2）整理得

$$X_0 = \frac{\overline{C}_{ss}k_{10}V_C\tau}{F} = \frac{\overline{C}_{ss}\beta V_\beta \tau}{F} \tag{16-5}$$

案例 16-4

患者，男，42 岁，体重 70 kg，金黄色葡萄球菌引起的皮肤软组织感染，医生给患者开具头孢氨苄胶囊治疗，已知头孢氨苄胶囊生物利用度 F 为 0.9，$t_{1/2}$ 为 0.6 h，V 为 5.2 L。

问题：

1. 若患者每 6 h 给药一次，剂量为 6.0 mg·kg^{-1} 时，求 $\overline{C}_{ss}$。

2. 若口服剂量 X_0 为 500 mg，要维持 $\overline{C}_{ss}$ 9.1 μg·ml^{-1}，求给药间隔 τ。

案例 16-4 分析

1. 根据式（16-1），得

$$\overline{C}_{ss} = \frac{FX_0}{kV\tau} = \frac{0.9 \times 6 \times 70}{\dfrac{0.693}{0.6} \times 5.2 \times 6} = 10.5\,(\mu g \cdot ml^{-1})$$

2. 根据式（16-4），得

$$\tau = \frac{FX_0}{\overline{C}_{ss}kV} = \frac{0.9 \times 500}{9.1 \times \dfrac{0.693}{0.6} \times 5.2} = 8.2(h) \approx 8(h)$$

> 患者服用头孢氨苄如每 6 h 给药一次，剂量为 $6.0 \ \text{mg·kg}^{-1}$ 时，$\bar{C}_{ss}$ 为 $10.5 \ \mu\text{g·ml}^{-1}$。若口服剂量 X_0 为 500 mg，要维持为 $\bar{C}_{ss}$ $9.1 \ \mu\text{g·ml}^{-1}$，则给药间隔 τ 为 8 h。

四、根据稳态血药浓度设计给药方案

在临床给药方案设计时，希望将多剂量给药的稳态血药浓度维持在有效血药浓度范围之内，即最低有效浓度（minimum effective concentration，MEC）和最低中毒浓度（minimum toxic concentration，MTC）之间的范围，又称治疗窗（therapeutic window，TW）。治疗窗宽的药物，安全性高，可以根据 $t_{1/2}$ 的特点进行给药；而治疗窗窄的药物，安全性低，容易出现不良反应。在临床实际应用中，通常将最低中毒浓度定为稳态最大血药浓度 $C_{\max}^{ss}$，最低有效浓度定为稳态最小血药浓度 $C_{\min}^{ss}$，通过查阅文献确定药物的有效血药浓度范围 $C_{\min}^{ss}$ 与 $C_{\max}^{ss}$，再按相应的公式计算，确定给药间隔时间 τ 和给药剂量 X_0，从而实现稳态血药浓度在治疗窗范围内。

■（一）多剂量静脉注射给药方案设计

在重复给药一章中已学习了稳态血药浓度的相关药物动力学参数计算方法。

对于单室模型药物一定剂量，按一定的时间间隔（τ）多次静脉给药，可用下列公式表达：

$$X_0 = C_{\max}^{ss} \cdot V(1 - e^{-k\tau}) \tag{16-6}$$

$$X_0 = C_{\min}^{ss} \cdot V(e^{-k\tau} - 1) \tag{16-7}$$

按 $C_{\min}^{ss}$ 可确定有效剂量，按 $C_{\max}^{ss}$ 可确定安全剂量。计算出的药物剂量尚须结合药物制剂规格确定使用剂量。

$$C_{\min}^{ss} = C_{\max}^{ss} \cdot e^{-k\tau} \tag{16-8}$$

单室模型药物，根据式（16-7）即可求出给药间隔为

$$\tau = 1.44 t_{1/2} \cdot \ln \frac{C_{\max}^{ss}}{C_{\min}^{ss}} \tag{16-9}$$

或 $$\tau = 1.44 t_{1/2} \cdot \ln \text{TI} \tag{16-10}$$

式（16-9）或式（16-10）计算的 τ 是最大的给药间隔时间 $\tau_{\max}$，可以在 $\tau_{\max}$ 范围内按临床习惯选取一个适当的 τ。

案例 16-5

患者，男，年龄 55 岁，体重 65 kg，尿频、尿急、尿痛等症状入院就诊，医生根据患者临床表现和实验室尿常规等辅助检查，诊断为膀胱炎。患者清洁中段尿微生物培养结果显示：粪肠球菌，医师根据药敏结果使用氨苄西林钠抗感染治疗。已知本品 $t_{1/2} = 1.5 \ \text{h}$，$V = 0.39 \ \text{L·kg}^{-1}$。现需多次静脉注射给药，欲使该药最低稳态血药浓度为 $0.62 \ \text{mg·L}^{-1}$，最高稳态血药浓度为 $16.5 \ \text{mg·L}^{-1}$。

问题： 如何设计氨苄西林钠给药方案使其血药浓度在有效浓度范围？

案例 16-5 分析

根据式（16-9）得

（1）给药时间间隔

$$\tau = 1.44 \times t_{1/2} \ln \frac{C_{\max}^{ss}}{C_{\min}^{ss}} = 1.44 \times 1.5 \ln \frac{16.5}{0.62} = 7.1 \text{(h)}$$

（2）确定给药剂量 X_0，根据式（16-6），得

$$X_0 = C_{max}^{ss} V(1 - e^{-k\tau})$$

$$= 16.5 \times 0.39 \times 65 \left(1 - e^{-\frac{0.693}{1.5} \times 7.1}\right) = 402 (\text{mg})$$

（3）检查给药方案设计效果，计算 C_{min}^{ss} 和 $\overline{C}_{ss}$

$$C_{min}^{ss} = \frac{X_0}{V(1 - e^{-k\tau})} e^{-k\tau} = \frac{402}{0.39 \times 65 \left(1 - e^{-\frac{0.693}{1.5} \times 7.1}\right)} e^{-\frac{0.693}{1.5} \times 7.1} = 0.62 (\text{mg} \cdot \text{L}^{-1})$$

$$\overline{C}_{ss} = \frac{X_0}{Vk\tau} = \frac{402}{0.39 \times 65 \times \frac{0.693}{1.5} \times 7.1} = 4.83 (\text{mg} \cdot \text{L}^{-1})$$

可根据临床用药习惯和制剂规格，每次 0.5 g，每 8 h 一次给药。

（二）多剂量血管外给药方案设计

临床上常用的连续给药方式是血管外给药，如口服给药。若药物的吸收符合一级动力学过程，则多剂量给药后血药浓度时间曲线的表达式为与吸收速率及消除速率有关的函数。根据第十章重复给药学习的知识，单室模型药物多剂量血管外给药达稳态血药浓度的函数式为

$$C_{ss} = \frac{k_a F X_0}{V(k_a - k)} \left(\frac{e^{-kt}}{1 - e^{-k\tau}} - \frac{e^{-k_a t}}{1 - e^{-k_a \tau}} \right) \tag{16-11}$$

多剂量血管外给药 T_{max}、稳态最大血药浓度与稳态最小血药浓度计算公式分别为

$$T_{max} = \frac{1}{k_a - k} \cdot \ln \frac{k_a(1 - e^{-k\tau})}{k(1 - e^{-k_a \tau})} \tag{16-12}$$

$$C_{max}^{ss} = \frac{k_a F X_0}{V(k_a - k)} \left(\frac{e^{-kt_{max}}}{1 - e^{-k\tau}} - \frac{e^{-k_a T_{max}}}{1 - e^{-k_a \tau}} \right) \tag{16-13}$$

$$C_{min}^{ss} = \frac{k_a F X_0}{V(k_a - k)} \left(\frac{e^{-k\tau}}{1 - e^{-k\tau}} - \frac{e^{-k_a \tau}}{1 - e^{-k_a \tau}} \right) \tag{16-14}$$

通常 $k_a \gg k$，因此式（16-13）和式（16-14）可简化为

$$C_{max}^{ss} = \frac{F X_0}{V} \left(\frac{e^{-kT_{max}}}{1 - e^{-k\tau}} \right) \tag{16-15}$$

$$C_{min}^{ss} = \frac{F X_0}{V} \left(\frac{e^{-k\tau}}{1 - e^{-k\tau}} \right) \tag{16-16}$$

整理式（16-15）和式（16-16），则 C_{max}^{ss} 和 C_{min}^{ss} 之间的关系为

$$C_{min}^{ss} = C_{max}^{ss} \cdot e^{-k(\tau - T_{max})} \tag{16-17}$$

$$\tau = T_{max} + \frac{1}{k} \cdot \ln \frac{C_{max}^{ss}}{C_{min}^{ss}} \tag{16-18}$$

案例 16-6

患者，男，60 岁，体重 70 kg，反复咳嗽、咳痰、活动后气促，临床诊断为喘息性支气管炎，医师开具氨茶碱进行治疗。已知氨茶碱 $t_{1/2}$ 为 9 h，临床要求 $C_{min}^{ss} \geqslant 10 \text{ mg} \cdot \text{L}^{-1}$，$C_{max}^{ss} \leqslant 20 \text{ mg} \cdot \text{L}^{-1}$，口服后 3 h 达 C_{max}^{ss}。

问题：若患者每次口服氨茶碱 0.2 g，试求给药间隔时间 τ。

案例 16-6 分析

根据式（16-18）得

给药时间间隔

$$\tau = T_{\max} + \frac{1}{k}\ln\frac{C^{ss}_{\max}}{C^{ss}_{\min}} = 3 + \frac{1}{\frac{0.693}{9}}\ln\frac{20}{10} = 12(\text{h})$$

（三）静脉滴注给药方案设计

对于 $t_{1/2}$ 短、治疗指数小的药物，临床治疗频繁用药不仅麻烦且血药浓度波动大，因此常采用静脉滴注给药。与单次静脉注射相比，静脉滴注给药应用更广。

1. 恒速静脉滴注给药方案 根据单室模型和多室模型的药物动力学理论，单室模型特征的药物静脉滴注后，达稳态血药浓度 C_{ss} 与时间的关系式为

$$C = \frac{k_0}{kV}(1 - e^{-kt}) \tag{16-19}$$

稳态浓度 C_{ss} 计算公式

$$C_{ss} = \frac{k_0}{kV} \tag{16-20}$$

静脉滴注速率计算公式：

$$k_0 = C_{ss}kV \tag{16-21}$$

由式（16-21）可知，根据已知的 C_{ss}，可求算药物的滴注速率 k_0。

同理，二室模型静脉滴注给药稳态血药浓度公式：

$$C_{ss} = \frac{k_0}{V_C \cdot k_{10}} = \frac{k_0}{V_\beta \cdot \beta} \tag{16-22}$$

$$k_0 = C_{ss} \cdot k_{10} \cdot V_C = C_{ss} \cdot V_\beta \cdot \beta \tag{16-23}$$

2. 静脉滴注与静脉注射同时给药方案 临床上疾病治疗的需要，有时先静脉注射一定的药物量作为负荷剂量，使血药浓度迅速达到有效浓度，紧接着静脉滴注以维持有效血药浓度水平，其函数表达式为

$$C = \frac{X_0}{V} \cdot e^{-kt} + \frac{k_0}{kV}(1 - e^{-kt}) \tag{16-24}$$

3. 先静脉注射后静脉滴注给药给药方案 对于 $t_{1/2}$ 较长的药物，如果按 $t_{1/2}$ 给药，则血药浓度波动性较大；如果静脉滴注给药，则达稳态血药浓度的 95%需 4.3 个 $t_{1/2}$。所以，临床用药时，可先静脉注射一定的药量，使其立即产生治疗作用。之后，间隔一定时间再静脉滴注给药，以维持有效血药浓度水平，其血药浓度与时间的函数关系式为

$$C = \frac{X_0}{V} \cdot e^{-kt} \cdot e^{-kt'} + \frac{k_0}{kV}(1 - e^{-kt'}) \tag{16-25}$$

式中，t 为静脉注射给药开始至静脉滴注给药开始之间的时间，t' 为静脉滴注给药时间。

4. 间歇静脉滴注给药方案 临床用药时，有时会采用间歇静脉滴注给药方案。在开始静脉滴注给药时，血药浓度缓慢上升，达到治疗要求浓度；停止滴注间隔一定时间再开始滴注给药，后又停滴。其间隔时间 τ 及滴注速率 k_0 可按下式计算：

$$\tau = T + \frac{1}{k}\ln\frac{C^{ss}_{\max}}{C^{ss}_{\min}} \tag{16-26}$$

$$k_0 = C^{ss}_{\max} \cdot k \cdot V\left(\frac{1 - e^{-k\tau}}{1 - e^{-kT}}\right) \tag{16-27}$$

案例 16-7

患者，女，57 岁，体重 60 kg，临床诊断为心律失常，医师开具利多卡因治疗。已知利多卡因 $t_{1/2}$ 为 1.5 h，表观分布容积为 1.2 L·kg^{-1}，抗心律失常有效血药浓度范围为 $1.5\sim5.0 \text{ mg·L}^{-1}$。

问题：

1. 临床治疗时在 0.5 h 内快速静脉滴注 80 mg 利多卡因，计算最佳给药间隔 τ。
2. 若希望开始便达到 2 mg·L^{-1} 的治疗浓度，且 C_{ss} 为 2 mg·L^{-1}。计算利多卡因的滴注速率。

案例 16-7 分析

1. 根据式（16-26），得

$$\tau = T + \frac{1}{k}\ln\frac{C_{\max}^{ss}}{C_{\min}^{ss}} = 0.5 + \frac{1}{\frac{0.693}{1.5}}\ln\frac{5}{1.5} = 3.1(\text{h})$$

2. 根据式（16-21），得

$$k_0 = C_{ss}kV = 2 \times \frac{0.693}{1.5} \times 1.2 \times 60 = 66.5(\text{mg·h}^{-1})$$

案例 16-8

地西泮是临床治疗癫痫持续状态的常用药物。某患者出现癫痫持续状态，医师开处方地西泮治疗，首先静脉注射给药 10 mg，0.5 h 后开始以 8 mg·h^{-1} 速率静脉滴注给药。已知地西泮 $t_{1/2}$ 为 40 h，表观分布容积为 60 L，有效治疗血药浓度为 $0.5\sim2.0 \text{ mg·L}^{-1}$。

问题： 计算静脉滴注 4 h 后，血药浓度是否在治疗所需范围内？

案例 16-8 分析

此为先静脉注射后静脉滴注的给药方案，根据式（16-25），得

$$\begin{aligned}
C &= \frac{X_0}{V} \cdot e^{-kt} \cdot e^{-kt'} + \frac{k_0}{kV}(1 - e^{-kt'}) \\
&= \left(\frac{10}{60} \times e^{-\frac{0.693}{40} \times 0.5}\right) \times e^{-\frac{0.693}{40} \times 4} + \frac{8}{\frac{0.693}{40} \times 60}\left(1 - e^{-\frac{0.693}{40} \times 4}\right) \\
&= 0.67(\text{mg·L}^{-1})
\end{aligned}$$

静脉滴注 4 h 后，血药浓度在有效浓度范围内。

五、根据非线性药物动力学特点设计给药方案

对于苯妥英钠、水杨酸钠、伏立康唑等具有非线性药物动力学特征的药物，当给药剂量达到一定量时，再稍增加剂量，则血药浓度会发生显著变化。另外，具有非线性药物动力学特征的药物联合用药时，由于药物相互作用，其他药物可能与其竞争吸收、分布、代谢和排泄过程的酶或载体系统，影响其动力学过程，使血药浓度及药物效应发生较为复杂的变化，所以具有非线性动力学特征的药物通常需要进行治疗药物监测，以确保其用药的安全性和有效性。

米氏动力学是最常见的非线性动力学方程（详见第十一章非线性药物动力学），对于具有非线性动力学特征的药物而言，当静脉滴注给药，或多剂量静脉注射给药、多剂量血管外给药达稳态水平时，给药速率等于米氏消除速率。多次给药当血药浓度达到稳态水平时，药物的消除速率 $\dfrac{dC}{dt}$ 等

于给药速率 k_0，即

$$-\frac{dC}{dt} = k_0 = \frac{V_m C_{ss}}{K_m + C_{ss}} \qquad (16\text{-}28)$$

式中，k_0 为给药速率，C_{ss} 为稳态血药浓度。当患者 K_m 与 V_m 确定后，很容易由该式求出确切给药速率或剂量，给药速率可理解为药量·时间$^{-1}$，如 mg·d^{-1}。k_0 与给药途径和方法有关。因此，当某药在患者体内的 V_m 和 K_m 确定后，即可根据上式计算出给药速率，即每日的给药剂量（mg·d^{-1}）。

（1）静脉滴注给药时，给药速率 k_0 等于滴注速率。

（2）多剂量静脉注射给药时，给药速率 k_0 为

$$k_0 = \frac{X_0}{\tau} \qquad (16\text{-}29)$$

（3）多剂量血管外给药时，给药速率为

$$k_0 = \frac{FX_0}{\tau} \qquad (16\text{-}30)$$

式中，X_0 为给药剂量；τ 为给药周期；F 为吸收分数或生物利用度。

对于已知 V_m、K_m 的药物可以由式（16-28）获得达到稳态血药浓度 C_{ss} 的药物剂量。

$$C_{ss} = \frac{k_0 K_m}{V_m - k_0} \qquad (16\text{-}31)$$

在上式中，当 $k_0 \rightarrow V_m$ 时，$C_{ss} \rightarrow +\infty$，$C_{ss}$ 即上升很快，很容易引起药物中毒；当 $k_0 \ll V_m$ 时，k_0 和 C_{ss} 才能按照一定比例增加。

非线性动力学药物的动力学参数 K_m 和 V_m 存在较大个体差异，给药方案设计关键在于确定每个患者的 K_m 和 V_m，因此实际工作中，为保证临床用药的安全性和有效性，进行治疗药物监测具有重要意义。

（刘莉萍）

第十七章 特殊人群的药物动力学

学习目标

1. 掌握妊娠期及哺乳期妇女、儿童、老年人群的药物动力学特点。
2. 掌握肾功能减退患者药物体内过程的变化和一般用药原则。
3. 熟悉疾病状态下的药物动力学特点。
4. 了解嗜烟嗜酒者药物动力学特点。

特殊人群，包括妊娠期妇女及哺乳期妇女、儿童和老年人群，以及嗜酒、嗜烟人群、疾病状态下的人群。这些人群由于其在性别、生理周期、年龄及生活习惯上与一般人群有区别，因而其药物动力学也具有相当的特殊性。新药注册Ⅰ期临床试验一般在18~45岁的健康人群中开展，早期药物临床试验一般不涉及特殊人群，因此新药上市早期临床上往往缺乏这类人群的药物动力学数据。

这些特殊人群因其生理、生化和病理等机制与普通人群存在较大差异，有着不同的药物动力学和药效学特征，使用药物时也更易发生药物不良反应，在药物的选择和剂量的调整上需要投入更多关注，因此研究特殊人群的药物动力学显得尤为至关重要。

第一节 妊娠/哺乳期妇女的药物动力学

在妊娠/哺乳期这个特殊的生理时期，妇女需要同时满足自身及胎儿/婴儿的营养供给。当妊娠/哺乳期人群需要用药时，应充分考虑这些药物对母体、胎儿/婴儿的影响。

一、生 理 特 点

为适应胎儿的生长发育，妊娠期母体的各个器官如心脏、肝脏、肾脏、胃肠道等均发生了一系列生理变化。

（一）母体生理特点

1. 实验室指标变化 母体的雌激素、孕激素、胎盘激素的水平相对较高；泌乳激素水平在妊娠第7周开始升高，至妊娠足月分娩前达到高峰，几近正常值的10倍；有的妊娠期妇女会出现妊娠期血糖升高，或者甲状腺素升高，此时用药时需要考虑药物对胎儿和母体两者的影响。

2. 体重及身体成分 母体的脂肪量平均增加约25%，体重增加10~20 kg，因此，脂肪分布广的药物可能受影响程度比较大。

3. 心脏 妊娠期心脏循环血容量在第6~8周开始增加，血液被稀释，妊娠第32~34周达到顶峰，增加30%~45%，平均增加约1500 ml，并维持到分娩。

4. 肝脏 由于雌激素、孕激素等激素水平的改变，肝微粒体CYP酶的活性也受到影响。主要通过肝脏代谢的药物由于CYP酶活性的改变，其代谢的速率也可能发生改变。

5. 肾脏 由于心排血量增加，肾血流量随之增加，肾小球滤过率也相应增加；同时肌酐、尿素和尿酸等代谢产物的排泄增多，从而肾脏的负担增加。因此，主要通过肾脏排泄的药物其排泄速率影响程度比较大。

6. 胃肠道 妊娠期妇女胃排空时间延长，肠蠕动减弱，胆囊排空时间延长；胃肠道平滑肌张力减弱，贲门括约肌相对松弛，从而导致胃容物反流至食管下部。另外胃酸和胃蛋白酶分泌减少，对口服药物的溶出、释放和吸收也有一定的影响。

7. 胎盘屏障 妊娠期母体通过胎盘向胎儿运送营养物质并带走胎儿的代谢产物。胎盘的屏障作用使胎儿与母体保持一定的相对独立。部分药物能够透过胎盘屏障，从而对胎儿产生药理作用。例如，硝苯地平主要通过被动扩散的方式经过胎盘屏障，其胎盘转运率为 50%～76%。由于 50% 以上的硝苯地平可以透过胎盘屏障，临床上应谨慎使用较高剂量的硝苯地平，以免造成胎儿低血压。

（二）胎儿生理特点

十月怀胎，从受精到婴儿出生，胎儿生长发育迅速，各个器官系统逐步发生明显的生理改变。受精后 3～8 周是胎儿大多数器官分化、发育、形成的阶段，最易受药物影响，发生严重畸形；受精 8 周（孕 10 周）以后胎儿仍有一些结构和器官未完全形成，至 14 周（孕 16 周）会造成某些畸形（腭和生殖器）；孕 16 周以后主要表现为胎儿功能异常或出生后生存适应不良。以下为可能影响胎儿药物动力学的生理特点。

1. 体重及成分 随着体重的增加，体液占比却在减少，胎儿体液量占比可由 95% 降至 75%，脂肪量随着体重增加而增加，其占比可从 0.5% 增加至 12%。

2. 肝脏 肝脏功能逐步健全，其 CYP 酶活性也逐步增加。

3. 肾脏 胎龄 11～14 周时，胎儿的肾脏开始具有泌尿功能。

4. 胃肠道 胎龄 11 周时，胎儿的肠蠕动开始，至 16 周时胃肠功能基本具备，胎儿开始有能力吞咽羊水，吸收水分、氨基酸、葡萄糖及其他可溶性物质，包括可溶性药物。

5. 羊水肠道循环 胎龄 4 月时，从母体经羊膜转运或从胎儿体内排泄进入羊水的一些物质，可经胎儿吞饮后，通过胃肠道吸收或重吸收而进入胎儿体内。

（三）哺乳期妇女生理特点

母体通过泌乳为婴儿提供营养物质，泌乳激素分泌旺盛并保持在较高水平，雌激素水平下降，CYP 酶活性受到影响。

二、妊娠期母体药物动力学

妊娠期母体用药后，药物不仅存在于母体内，还可能通过胎盘屏障进入胎儿体内，影响胎儿的生长发育。FDA 根据药物对胎儿不良影响的严重程度，于 1979 年将药物分为 A、B、C、D、X 共 5 类。但是，目前尚有大量药物的药品说明书中未注明对胎儿的影响，部分注明无致畸性的药物也可能引发流产、早产和低出生体重。

案例 17-1

　　患者，女，28 岁，现妊娠 7 周，曾诊断为甲状腺素低，每日口服左旋甲状腺素片和孕期复合维生素。该患者欲了解妊娠期是否需要调整这些药物的使用方案。

问题：请描述可能出现的妊娠所致的药物动力学变化及可能对该患者服用药物的影响，如何适当调整？

案例 17-1 分析

　　妊娠期间，母体几乎所有器官均发生一系列生理变化，以满足胎儿生长发育的需要。这些生理变化包括胃肠道系统、循环系统、呼吸系统及肝肾功能等，从而影响药物的吸收、分布、代谢和排泄。药物动力学改变主要受到母体生理变化和胎盘-胎儿屏障两个主要因素的影响。

　　建议该患者定期检测甲状腺素水平，以评估是否需要增加给药剂量。妊娠可能使母体和胎儿出现以下变化：甲状腺素在血管、肝脏、胎儿体内的表观分布容积增加，雌激素升高引起甲状腺结合蛋白增多，甲状腺素的胎盘转运率增加，母体代谢增强。一般需要增加甲状腺素剂量 30%～50%，分娩后可以逐渐降低剂量。孕期复合维生素可不变。

（一）药物吸收

妊娠期母体由于胃排空时间延长 30%～50%，肠蠕动减弱，导致依赖胃排空和肠蠕动速率而吸收的药物 T_{max} 延迟，C_{max} 下降，但由于药物在肠道停留的时间延长，AUC 可能反而增加；妊娠期母体的胃肠道平滑肌张力降低、贲门括约肌松弛，胃内容物容易反流，从而可能引发恶心、呕吐，最终导致药物吸收减少；由于胃酸分泌减少，胃内 pH 升高，导致弱酸性药物解离增加，吸收减少，相反弱碱性药物解离减少，吸收增加。

妊娠期母体血容量增加 35%～50%，白蛋白减少，激素分泌增加，蛋白结合部位被占据，游离型药物比例增加，使妊娠期妇女药效增强。妊娠期肝微粒体酶活性有较大的变化，高雌激素水平使胆汁淤积，药物从肝清除速率减慢。妊娠期血药浓度降低的药物有硫酸镁、地高辛、碳酸锂、抗菌药青霉素类、氨基苷类及呋喃妥因等。妊娠期蛋白结合率降低的药物有地西泮、苯妥英钠、苯巴比妥、哌替啶、地塞米松、普萘洛尔、水酸类及磺胺异噁唑等。

妊娠期母体的潮气量（呼吸深度，每次呼吸时，呼出或吸入的气体量）增加导致吸入给药的吸收相应增加，如妊娠期母体使用氟烷、七氟烷、异氟烷等吸入麻醉剂时，给药剂量通常需小于非妊娠期妇女。

妊娠期母体的皮肤血流量、细胞外水量及皮下脂肪量均相应增加，使得经皮给药的制剂吸收增加，应适当减少给药剂量。

口服药物时，妊娠期母体胃酸分泌减少，胃排空时间延长、肠蠕动减弱，口服药物的吸收延缓，峰值后移并降低。

（二）药物分布

妊娠期母体的脂肪量平均增加 25%，可使脂溶性药物在脂肪中分布总量增加，从而血药浓度降低，表观分布容积增大；妊娠期母体的血容量增加 30%～45%，血药浓度降低，表观分布容积增大；妊娠期母体血浆白蛋白浓度下降 30%，使得结合型药物的浓度降低、游离型药物的浓度升高，导致作用靶位的药物浓度增加；妊娠期母体的雌激素、孕激素、胎盘激素等水平较高，血浆蛋白结合位点被内源性激素占据，降低了药物血浆蛋白结合率，从而使血液中游离型药物浓度升高，通过胎盘屏障或血脑屏障的机会增加，发生药理效应的强度可能会增加；部分药物通过胎盘屏障进入胎儿，导致妊娠期母体内药物分布发生改变。例如，妊娠期时硝苯地平的各个药物动力学参数发生了明显的改变，研究表明妊娠期时硝苯地平的 C_{max} 和 AUC 均下降，表观分布容积增加，清除率也明显增加，$t_{1/2}$ 显著缩短。

（三）药物代谢

妊娠期母体的雌激素、孕激素分泌增加，导致 CYP 酶活性改变，从而导致药物代谢速率加快或减慢，如苯妥英钠代谢加快，茶碱和咖啡因代谢减慢。由于妊娠期时肝血流量增加，CYP3A 的活性增加，导致硝苯地平的首过效应加强，清除率增加。案例 17-1 中甲状腺素在血管、肝脏、胎儿体内的表观分布容积增加，雌激素升高引起甲状腺结合蛋白增多，甲状腺素的胎盘转运率增加，母体代谢增强，一般需要增加甲状腺素剂量 30%～50%，分娩后可以逐渐降低剂量。

（四）药物排泄

妊娠期母体的心排血量增加 30%～50%，肾血流量增加 25%～50%，肾小球滤过率增加约 50%，从而使经肾排泄的药物排泄速率加快，如青霉素、地高辛等药物；如妊娠期有高血压综合征，则患者肾功能受损，药物排泄减慢、减少，导致药物在体内蓄积；妊娠期母体胆囊排空时间延长，影响胆汁分泌，如果药物以粪便排泄为主，则其排泄将减慢，如利福平。

三、胎盘药物动力学

胎盘是隔离母体血液与胎儿血液的天然屏障，具有保护胎儿的功能，同时，胎盘也是母体与胎儿之间交换物质的重要器官；另外，胎盘还具有内分泌和代谢的功能，承担起对药物的转运、吸收、代谢和排泄的功能。

（一）药物转运

与其他跨膜转运相似，胎盘药物转运的主要方式也有三种，被动转运、主动转运和胞饮作用，其中被动转运是最重要的胎盘药物转运方式，符合 Fick 节律，药物转运的速率与生物膜的表面积成正比，与生物膜的厚度成反比；与药物的脂溶性成正比，与药物的分子量成反比；与母胎之间游离型药物浓度的梯度成正比。高脂溶性药物容易通过生物膜，低脂溶性药物则不易通过；胎盘两侧血液 pH 不同，胎儿血液 pH 较低，弱碱性药物易以分子形式从母体血液通过胎盘屏障进入胎儿血液，并以游离形式存在，从而形成弱碱性药物从母体到胎儿的单方向转运，相反的是，弱酸性药物的胎盘转运方向则为从胎儿到母体。

小分子药物比大分子药物的扩散速率快，分子量小于 500 的药物容易通过胎盘，分子量大于 5000 的药物不易通过胎盘；药物与血浆蛋白结合后分子量变大，从而不易通过胎盘，也就是说血浆蛋白结合率高的药物不容易通过胎盘进行转运。如氨基酸、水溶性维生素及电解质将通过主动转运方式进入胎儿，而母体血浆中如免疫球蛋白大分子药物将通过胎盘的内吞作用直接进入胎儿血液，胎盘组织或血流量的改变对胎盘的药物转运影响较大。

（二）药物吸收

一般情况下，胎盘组织有滞留药物的作用，提示胎盘的药物吸收功能对胎儿有一定的保护作用。

（三）药物代谢

胎盘的酶系统具有一定的药物代谢功能，如肾上腺素。有些药物经胎盘代谢后活性增强如葡萄糖，有些药物经胎盘代谢后活性减弱如泼尼松，而有些药物不经胎盘代谢，直接进入胎儿体内，如地塞米松。因此，临床上应根据治疗的对象是母体还是胎儿，尽量选择对非治疗对象作用弱的药物。

（四）药物排泄

胎盘是胎儿药物排泄的最重要器官，所有胎儿体内的药物及代谢产物均经胎盘转运至母体，再经母体清除。临床上，应尽量选择水溶性弱，脂溶性强，易透过胎盘屏障，在胎儿体内不易蓄积的药物。

四、胎儿药物动力学

胎儿在子宫内通过胎盘和母体相连，由于其各个器官发育尚未成熟，其药物动力学特征与成年人有明显的差异。

（一）药物转运

大部分药物及其代谢产物从母体经胎盘转运进入胎儿体内，一小部分药物及其代谢产物经羊膜转运进入羊水，或从胎儿体内排泄进入羊水，经胎儿皮肤吸收或羊水肠道循环，吸收进入胎儿体内。胎儿从羊水中吸取药物，多呈游离状态，故药效强。

（二）药物分布

胎儿发育过程中身体成分及其血浆蛋白含量的变化是影响胎儿药物分布的主要因素。由于胎儿体内的水分较多、脂肪量较少，所以水溶性药物的分布容积较大，脂溶性药物的分布容积较小；同时，胎儿血浆蛋白的含量较低，所以游离型药物浓度较高，作用强度较大。

（三）药物代谢

胎儿的肝脏功能尚未健全，故 CYP 酶活性较低。妊娠早期，胎儿的肝脏缺乏催化 II 相反应的酶，药物代谢能力远低于母体，故此时药物 $t_{1/2}$ 较长，其浓度可能是母体的数倍，在胎儿体内易中毒或致畸作用。

（四）药物排泄

胎儿药物排泄最重要的器官是胎盘，胎儿的肾脏是药物排泄的次要器官；由于胎儿的肾小球滤过作用低，肾脏药物排泄能力弱，容易造成药物及其代谢产物在胎儿体内蓄积，导致中毒；经肾脏排泄进入羊水后，一般情况下多被胎儿重新吸收。

五、哺乳期妇女药物动力学

哺乳期妇女药物动力学主要受激素水平影响，哺乳期妇女用药后，其体内的药物可能进入乳汁，对乳儿产生影响。

（一）药物分布

由于乳汁中的脂肪含量高于血浆，故脂溶性药物容易从母体血浆穿透生物膜进入乳汁；同时乳汁呈弱酸性或中性，其 pH 比母体血浆低，因此弱碱性药物容易透过生物膜进入乳汁，并在乳汁中一般以游离形式存在，而酸性药物则不易进入乳汁。M/P 值指药物在母乳/母体血浆中的浓度比。M/P 值＞1，表示药物在母乳中的浓度大于母体血浆中的浓度，这种药物可以自由地分泌到母乳中；M/P 值为 0.5～1.0，说明药物在母乳中有分泌；M/P 值＜0.5 表示分泌有限；M/P 值＜0.1 表示不分泌或可以忽略不计。分子量小于 200 的药物容易从血浆中转运进入乳汁，其 M/P 约等于 1。同时，血浆蛋白结合率较低的药物，主要以游离形式存在，故容易转运进入乳汁。

（二）药物代谢

哺乳期妇女的泌乳素分泌增加，雌激素分泌减少，CYP 酶活性受到影响，故影响到药物在肝脏中的代谢行为。

（三）药物排泄

哺乳期妇女药物的排泄，除了经肾脏排泄、胆道排泄、呼吸排泄、皮肤排泄外，还通过乳腺排泄药物。

六、合理用药原则

一般情况下，小于 12 周胎龄的妊娠期妇女不主张使用药物，但所患疾病经用药收益与风险评估后，当所患疾病损害胎儿时，一般需要综合考虑母体、胎儿、胎盘的整体药物动力学等复杂影响因素，选择对胎儿危险最小的药物，充分考虑减少用药剂量，缩短用药时间，并做好用药后观察胎儿情况，必要时应及时救治。

哺乳期妇女必须用药时，应优先考虑选择一些对婴儿影响比较小的药物，如选择 M/P 值比较低，对婴儿影响比较小的药物；尽量选择外用药物/局部用药以减少血药浓度；选择 $t_{1/2}$ 较短的药物，错峰用药；同时，尽量减少剂量，缩短用药时间。用药后，要密切关注婴儿的反应，出现异常情况及时救治并停止母乳哺乳。

七、妊娠/哺乳期妇女药物临床研究设计

妊娠/哺乳期人群的药物研究应特别关注医学伦理问题，只有在获益大于风险时才会在妊娠/哺乳期人群中开展临床试验。根据药物特性、受试者生理特点、拟上市适应证和用法用量对是否开展相关研究及研究设计进行综合考量。例如，妊娠期和（或）哺乳期显著改变药物的药物动力

学行为并且拟上市适应证人群包括妊娠期和（或）哺乳期患者，则可能需要开展妊娠期药物动力学研究。

妊娠期/哺乳期人群的药物动力学研究包括纵向设计（不同妊娠/哺乳阶段的自身对照研究）和群体药物动力学（PPK）设计。哺乳期研究设计包括仅母乳研究、母乳和血浆研究及婴儿体内药物浓度的母子成对研究。

紧急使用药物如果是单剂量给药且长期用药不蓄积，则可进行单剂量研究。长期用药或需要使用多个治疗周期的药物，可考虑纵向试验设计，采集每个妊娠/哺乳期妇女不同阶段的样本，并对样本进行分析测试，根据血药浓度结果求算主要药物动力学参数。

第二节 儿童药物动力学

由于儿童的许多器官正随着年龄的增长而不断发育，使其药物动力学行为与成年人不同。世界卫生组织（World Health Organization，WHO）发布了《世界卫生组织儿童基本药物标准清单》第 4 版及《世界卫生组织儿童标准处方集》为 0～12 岁儿童的常见疾病提供了标准的药物治疗策略，该处方集将 0～12 岁儿童按照年龄范围分为 0～28 天的新生儿，1～12 个月的婴儿和 1～12 岁的儿童。

一、生 理 特 点

可能影响儿童药物动力学的主要生理因素有以下几个方面。

1. 身高体重 儿童相比于成年人，其体重轻、身高矮、体表面积大，同时随着年龄的增长，其身高体重也不断增加，个体差异比较大。

2. 成分占比 新生儿的水分占比约为 80%，然后随着时间推移，至 12 个月降至 65%，至成年时约 60%；早产儿的脂肪占体重 1%～3%，足月新生儿为 12%～15%，12 个月时为 30%，成年时约为 18%。也就是随着儿童年龄的增长，水分占比在下降，脂肪占比逐步上升。

3. 肝脏功能 幼儿出生 6 个月后，催化 I 相药物代谢反应的 CYP 酶系统基本发育成熟，其 CYP 酶活性是成年人的 2 倍左右；从青春期到成年时，逐步减弱至正常水平；3～4 岁时，催化 II 相药物代谢反应的酶系统基本发育成熟。

4. 肾脏 新生儿、婴儿的肾功能发育尚未成熟，至少需要 8～12 个月才逐步发育成熟，其中新生儿的肾血流量仅为成年人的 20%～40%，肾小球滤过率为成年人的 25%；新生儿和婴儿尿浓缩功能低于儿童和成年人，每排出 1 mmol 溶质所需的水分为成年人的 2 倍以上。

5. 胃肠功能 新生儿胃排空时为 6～8 h，6～8 个月大的婴儿胃排空时间接近成年人；0～3 岁儿童的胃酸分泌较成年人低。刚出生的新生儿，胃中有碱性羊水，胃内 pH 为 6～8；随着年龄的增大，胃酸分泌逐渐增加，胃内 pH 逐渐降低；到 2～3 岁时，降低并稳定在成年人水平；另外，儿童的肠道相对较长，有利于药物的吸收。

6. 血脑屏障 新生儿血脑屏障尚未发育成熟，渗透性强于成年人，药物容易到达脑部发挥效应作用；如发生脑膜炎等疾病状态下，血脑屏障的渗透性将增加，药物更容易进入脑组织。案例 17-2 中患者大剂量静脉滴注青霉素后出现中毒反应，可能与儿童血脑屏障发育不全和渗透性增加有关，建议适当降低青霉素剂量。

案例 17-2

患儿，男，8 岁，于入院前 3 天无明显诱因出现头痛及咽部疼痛，给予阿奇霉素雾化及青霉素 80 万单位静脉滴注；第 2 天患者出现恶心，并呕吐两次；第 3 天再次静脉滴注青霉素后，出现抽搐一次，表现为意识丧失，双眼紧闭，四肢伸直抖动，口吐白沫，不伴有舌咬伤及尿失禁，持续 3～5 min。检查诊断为青霉素脑病。经停用青霉素和对症处理后症状消失，患者逐渐好转。

问题：
  1. 请问案例中不良反应是哪种药物引起的？
  2. 为什么会引起这种不良反应？

案例 17-2 分析

青霉素小剂量时，不发生毒性作用，但在大剂量或脑膜有病变时，脑脊液中药物浓度增高，可发生中枢神经系统毒性反应，患者可出现抽搐、癫痫样大发作、幻听幻视、意识丧失等，称为青霉素脑病综合征。本案例中，大剂量静脉滴注青霉素后出现抽搐及意识丧失，考虑与儿童血脑屏障发育不全，导致血脑屏障渗透性增加，高浓度青霉素快速进入血液所致的青霉素脑病有关。

二、药 物 吸 收

（一）口服药物

影响新生儿药物吸收的因素有胃排空时间、胃内 pH 和吸收面积。

新生儿胃排空时间为 6～8 h，慢于成年人，多有延迟现象，一般不影响药物的吸收。刚出生的新生儿胃内有碱性羊水，胃内 pH 较高，不利于酸性药物的吸收，利于碱性药物的吸收。如果乳母服药，则乳儿也可视为服用了部分药物。药物在乳母、乳汁和乳儿之间的传递，大约有三种可能情况：药物在乳汁和乳儿体内的比例均较大，乳儿血药浓度与乳母接近，如红霉素；药物在乳汁中比例较大，随乳汁进入乳儿体内比例较少，如氯霉素；药物进入乳汁和乳儿体内均较小，如青霉素。

（二）其他给药方式

1. 静脉给药　危重患儿首选给药方式为静脉给药，吸收速率快，吸收比较完全，给药比较精准。

2. 肌内注射给药　婴儿肌肉发育尚未完全，肌肉血流量不恒定，末梢血液循环不良，影响药物吸收，所以一般不建议肌内注射给药。

3. 皮下注射　新生儿皮下脂肪比较少，注射后吸收较差，不建议皮下注射给药。

4. 经皮给药　儿童的皮肤黏膜比较薄，体表面积较大，药物吸收良好。

5. 直肠给药　可减少首过效应，特别适用于胃肠道反应较大的婴儿或儿童。药物在直肠滞留时间有限，会影响药物的吸收。

三、药 物 分 布

新生儿的药物分布与成年人有差异，儿童的药物分布主要受身体成分、药物血浆蛋白结合率和血脑屏障的影响。

（一）身体成分

新生儿或婴儿体内水分比例较大，水溶性药物的分布容积较大，C_{max} 相对较低，故需要适当增加给药剂量以达到治疗浓度；新生儿的脂肪比例较少，脂溶性药物的分布容积较小，故血药浓度较高，容易发生药物过量。

（二）血浆蛋白结合率

新生儿血浆蛋白浓度较低，血浆蛋白与药物的亲和力较弱，故游离型药物浓度较高，药物效应较强。临床上，应尽量避免使用血浆蛋白结合率高的药物，如苯妥英钠、地高辛、地西泮等。

（三）血脑屏障

新生儿血脑屏障发育不全，渗透性较大，脂溶性药物易透过血脑屏障进入脑组织发挥药理作用。如新生儿或婴儿在使用镇静催眠药、吗啡镇痛药、四环素等药物时，容易出现中枢神经系统反应。如果新生儿或婴儿发生脑膜炎、缺氧等病理状态时，血脑屏障的渗透性将增加，药物更易透过血脑屏障，如青霉素。

四、药物代谢

新生儿、婴儿、儿童的肝脏发育不全，CYP 酶活性较弱，给药时应注意调整给药剂量。

（一）新生儿

新生儿药物代谢速率较慢，药物 $t_{1/2}$ 较长，较低的给药剂量即可达到有效的治疗浓度，因此需要适当降低剂量以防过量。一方面，新生儿催化 Ⅰ 相反应的 CYP 酶活性低下，药物氧化代谢受阻，$t_{1/2}$ 明显长于成年人，如地西泮、哌替啶、咖啡因等药物；另一方面，新生儿体内催化Ⅱ相反应的酶中，葡萄糖醛酸转移酶的分泌量及活性均不足，使药物的结合代谢受阻，$t_{1/2}$ 延长，如氯霉素、吲哚美辛等药物；另外，某些药物在新生儿的代谢途径与成年人不同，代谢产物及代谢速率均有明显差异，如茶碱在新生儿体内部分转化为咖啡因，在成年人没有这个转化，新生儿体内 $t_{1/2}$ 为 24～36 h，远大于成年人体内的 3～9 h。

（二）婴儿

6 个月的婴儿 CYP 酶活性基本成熟，需要适当增加给药剂量以达到有效血药浓度；6 个月婴儿至青春期儿童的 CYP 酶活性是成年人的 2 倍左右，需要适当增加给药剂量才能达到有效治疗浓度。

（三）儿童

青春期后儿童的 CYP 酶活性迅速减弱，并降至成年人水平。这个过渡阶段临床用药应根据血药浓度进行剂量调整。

五、药物排泄

婴儿的肾功能一般在 8～12 个月逐渐发育成熟，1～2 岁儿童的肾功能已接近成年人。早产儿及足月新生儿的肾功能均明显低于年长儿童及成年人。一方面，新生儿的肾小球滤过率约为成年人的 25%；另一方面，新生儿的尿浓缩能力较差，每排出 1 mmol 溶质所需水分是成年人的 2 倍以上。因此，新生儿药物排泄受阻，血药浓度较高，药物 $t_{1/2}$ 较长，如苯妥英钠新生儿 $t_{1/2}$ 为 25～100 h，高于成年人的 2～18 h。

新生儿随着周龄的增加，其肾功能也迅速增强，药物 $t_{1/2}$ 也迅速缩短；满月时 $t_{1/2}$ 已接近成年人。如哌拉西林他唑巴坦在新生儿出生后 2～5 个月、6～23 个月、2～12 岁、成年人哌拉西林/他唑巴坦的 $t_{1/2}$ 分别为 1.4 h/1.6 h、0.9 h/1 h、0.7 h/0.8～0.9 h、0.7～1.2 h/0.7～0.9 h，因此临床上低龄儿童用药时，应减少给药剂量，延长给药间隔，以防药物过量。

六、用药原则

由于儿童的许多器官正在随着年龄增长而不断发育成熟，其药物动力学特点对儿童用药有指导意义。WHO 为 0～12 岁儿童的常见疾病提供了标准治疗方案，其中列举了年龄限制的药物，如使用阿托品的儿童应大于 3 个月，头孢唑林大于 1 个月，氟西汀大于 8 岁等。

（一）给药途径

危重患儿首选静脉给药；儿童普通疾病可选用口服给药，首选《世界卫生组织儿童标准处方集》目录内药品，一般选择口服液或混悬剂，易以定量给药，同时应与食物一起服用；对于呕吐及不愿口服药物的患儿或儿童，可选用直肠给药或经皮给药。

（二）给药剂量

一般情况下，新生儿用药剂量宜小，用药间隔时间宜长。儿童常用的给药剂量计算方法包括：按照体重、体表面积、年龄、血药浓度计算，这些方法各有优缺点。通过血药浓度利用药物动力学研究结果指导患儿用药剂量的设计，实现精准用药尤为重要。案例 17-3 患儿 3 岁以内，可根据体重换算布洛芬混悬液体积达到精准给药。

> **案例 17-3**
> 　　患儿，女性，2 岁，体重 10 kg，流行性感冒，发热，体温 39℃，咳嗽 2 天，伴流涕。医师给患儿开启处方布洛芬混悬液（规格 100 ml∶2.0 g）7.5 ml/次，必要时服用。
> **问题：** 分析该处方的合理性。

> **案例 17-3 分析**
> 　　3 岁以下幼儿因肝肾功能发育不完善，退热药可选择对乙酰氨基酚或布洛芬混悬液。布洛芬混悬液（规格 100 ml∶2.0 g），儿童剂量：口服，一次 5～10 mg·kg^{-1}，每 6 h 一次，用于 3 个月以上的儿童，尽可能每日 <4 次。或按药品说明书上标明的用法：年龄 1～3 岁，体重 10～15 kg；一次用量 4 ml，若持续疼痛或发热，可间隔 4～6 h 重复用药一次，24 h 不超过 4 次。该患儿布洛芬使用剂量偏大，建议 3～5 ml/次，每天不超过 4 次。使用前请摇匀，使用后清洗量杯。

（三）给药后的临床观察

新生儿给药后，为加快药物排泄，应及时补充水分。另外患儿由于陈述能力差，给药后家属须密切关注临床表现，发现不良反应应及时处理。

七、儿童药物临床研究设计

儿童的成长和发育影响着药物吸收、分布、代谢和排泄过程，导致药物在儿科人群和成人体内暴露存在着差异。当拟治疗疾病是一种典型的儿科疾病或拟治疗人群中包含儿科人群时，应在儿科人群中进行药物动力学研究。体内产生的代谢物比例和主要代谢途径在儿科人群与成人间，以及儿科人群不同年龄段内可能不同。通常需在不同年龄段儿科人群开展药物动力学研究，受试者多为目标适应证的患儿。通常，在儿科人群多次取血比较困难，可考虑使用 PPK 研究方法。

第三节　老年人群的药物动力学

按照世界卫生组织年龄划分，超过 65 岁定义为老年人。随着年龄的增长，老年人组织器官不断衰退，功能逐渐减退，免疫力不断下降，这些因素导致老年人疾病缠身，多以慢病为主，多疾病并存，因而所用药品多，用药时间长。

一、生　理　特　点

老年人体液量随年龄增长而减少，脂肪量却不断增加，非脂肪组织随年龄增长而减少；心脏血流量明显减少；肝脏功能减退，CYP 酶活性下降；肾脏功能减退，表现在肾单位逐渐减少，肾脏重量减少，肾血流量减少，肾小球滤过率下降，肾小管分泌和重吸收功能下降；胃肠道功能减退，表现在胃黏膜萎缩，胃酸和胃蛋白酶分泌减少，整体消化功能减退，胃排空速率减慢，肠道吸收面积缩小，肠蠕动减慢，胃肠道血流量减少。

二、药物吸收

老年人由于胃排空率减慢，肠蠕动减弱，很多依赖胃排空速率和肠蠕动速率药物 T_{max} 延迟，C_{max} 下降，但 AUC 不变或可能增加；与 pH 有关的药物吸收可能受到影响；如吸收主要在肠道部位的药物，需综合考虑肠道吸收面积的缩小和肠道停留时间增加整体所带来的影响而定；局部给药受老年人皮肤功能减退而吸收减弱；同样，肌内注射给药，由于老年人肌肉较松弛，吸收也减退；危重老年患者一般首选静脉给药。案例 17-4 中老年人对呋塞米的吸收程度与年轻人没有差异，但吸收速率减慢，导致 C_{max} 下降，因此应给予老年患者静脉注射 40 mg 呋塞米，以解决该老年患者对该药物吸收速率慢的问题。

> **案例 17-4**
>
> 患者，女，76 岁，体重 56 kg，血清肌酐为 159.12 μmol·L^{-1}，心力衰竭，病情加重。给予呋塞米 40 mg 口服，患者病情没有好转，排尿量未见增加。
>
> **问题：** 如何解释该患者对呋塞米的敏感性较差？如何才能使呋塞米达到期望效果？

> **案例 17-4 分析**
>
> 老年人对呋塞米的吸收程度与年轻人相比没有差异，但吸收速率减慢，导致 C_{max} 下降，因活性代谢产物进入尿液必须达到 S 形剂量-效应曲线的陡峭段，才能发挥最大的药效。因此，应给予老年患者静脉注射 40 mg 呋塞米，以解决该老年患者对呋塞米吸收速率慢的问题。

三、药物分布

老年人的体液量较少，水溶性药物的分布减少，血药浓度升高；老年人脂肪量增加，使得脂溶性药物分布容积增大；老年人血浆蛋白含量下降，与血浆蛋白结合率较高的药物游离浓度增加，作用增强；老年人血浆中 α_1-酸性糖蛋白浓度逐渐增加，易与碱性药物结合，使这些药物的游离浓度较低，作用较弱。老年人多病，合并用药较多见，易引起药物相互作用。

四、药物代谢

老年人 CYP 酶活性降低，药物代谢能力减弱，故给与老年人同样剂量，老年人血药浓度可能比成年人高出 1 倍以上，药物作用增强；老年人的肝血流量较成年人减少 40%～50%，首过效应较小，药物 $t_{1/2}$ 延长。

五、药物排泄

老年人肾血流量减少，肾小球滤过率下降，肾小管分泌和重吸收功能下降，药物清除率下降，主要经肾排泄的药物易在体内蓄积，增加不良反应发生率。

六、用药原则

老年人如有吞咽困难时，可换用口服液、口崩片、口膜剂等，必要时可以采用注射剂；老年人宜减少剂量，延长给药时间间隔，如药品说明书没有说明，建议单次给药始剂量及多次给药剂量为成年人的 1/2 或 1/3。

七、老年人群药物临床研究设计

由于老年人胃酸分泌减少，消化道运动功能减退，消化道血流减慢，体内水分减少，脂肪成分比例增加，血浆蛋白含量减少，肾单位、肾血流量、肾小球滤过率均下降，肝血流量减少，功能性肝细胞减少等因素，导致药物在老年人体内吸收、分布、代谢、排泄发生相应改变。当拟治疗疾病是一种典型的老年病或拟治疗人群中包含相当数量的老年患者时,需考虑开展老年人药物动力学研究,为临床用药提供依据。老年人的药物动力学研究可选择老年健康受试者或患者,根据研究需要在临床试验的某一阶段开展研究。

第四节　疾病状态下的药物动力学

在诸多疾病中,肝肾功能障碍及充血性心力衰竭等疾病对药物动力学的影响比较大,以上疾病的患者,临床用药时要特别注意。

一、肝功能异常对药物动力学的影响

肝脏是药物代谢的最重要器官,如果肝脏发生病变,会导致代谢能力下降,主要表现在:肝清除率下降;CYP 酶活性下降;药物与血浆蛋白结合率下降;肝血流量减少;首过效应降低和药物生物利用度增加。

药物的肝清除率主要取决于肝血流量和肝药酶活性。在肝脏疾病下,肝血流量减少,肝药酶活性降低,导致药物清除率下降。药物清除率与肝脏疾病严重程度有关。据报道,肝硬化时 CYP 酶的总量和 CYP2D6、CYP2E1、CYP3A4 含量及活性均下降,脂肪肝、酒精性肝炎和肝硬化患者肝脏 CYP 酶含量仅为正常肝脏的 63%、36%和 47%。据报道,肝功能异常的患者体内安替比林 $t_{1/2}$ 明显延长,AUC 值增大,清除率下降。

肝功能障碍时,药物与血浆蛋白结合率降低,主要因肝脏蛋白合成功能下降,多数药物的血浆蛋白结合率降低,血浆中游离型药物增多,药物表观分布容积增大,消除减慢,易在体内蓄积。

肝功能障碍时,由于肝外侧支循环的形成,肝门静脉血流量 50%～75%不经肝脏而进入体循环,导致肝血流速率减少。对于肝血流限速药物(如利多卡因)的肝清除率明显降低,但肝代谢活性限速药物(如华法林)却不受肝血流速率下降而肝清除率下降不明显。

肝功能障碍时,肝外侧支循环形成,血液分流,肝门静脉中的药物不经过肝脏而经侧支循环转运,避开肝细胞的代谢作用,也就不存在首过效应,从而生物利用度增加。

对于肝病患者,应对药物给药剂量进行适当调整,从小剂量开始加量,实时监测临床反应和血药浓度,避免药物在体内蓄积中毒。对于肝功能障碍患者用药时应减少剂量,如对吗啡、喷他佐辛、硝苯地平、维他帕米、尼群地平、他克莫司、奥美拉唑等药物,其给药剂量建议至少减少 50%。

二、肝功能不全患者给药剂量的调整

■（一）肝功能不全对药物动力学的影响

肝脏是药物生物转化的主要部位,肝脏疾病时肝细胞受损,使胆汁排泄、肝血流量、血浆蛋白结合率及肝药酶活力等均发生改变,从而引起药物的体内过程不同程度的改变。由于肝脏具有相当大的代偿能力,因此仅在肝功能严重受损时才发生药物动力学的明显改变,通常情况下,肝功能不全对药物代谢的影响与疾病的严重程度正相关。

肝功能引起药物动力学改变的主要因素:①肝脏自身代谢和消除能力下降;②肝病时蛋白质合成数量和质量发生改变,使药物与血浆蛋白结合率降低;③肝硬化大量腹水时细胞外液量增加,亲水性药物的分布容积增大;④首过效应降低和生物利用度增加;⑤CYP 含量和活性下降。肝脏对药物体内过程产生的另一重要作用是影响药物经胆汁的排泄过程。案例 17-5 患者肝功能不全,选药时尽量不选经肝脏代谢的药物,如胰岛素治疗。

案例 17-5

患者,男,61 岁,入院诊断:肝功能不全、原发性高血压、2 型糖尿病。医师处方:复方甘草酸苷改善肝功能、格列喹酮降血糖、缬沙坦降血压。

问题：
1. 选用格列喹酮降血糖是否合理性？
2. 选用缬沙坦降血压是否合理？

案例 17-5 分析

1. 该患者肝功能不全，需重点考虑药物对肝功能的影响及调整药物剂量。选择降糖药时，建议将格列喹酮改用皮下胰岛素的注射方式来进行治疗。格列喹酮为第 2 代磺脲类口服降糖药，95%经肝脏代谢。

2. 该患者为伴糖尿病的高血压患者，在降压药的选择上应首选血管紧张肽转化酶抑制药（ACEI）或血管紧张肽Ⅱ受体拮抗药（ARB），但缬沙坦说明书慎用于肝肾功能不全患者，建议改用氯沙坦。

（二）肝功能不全时患者剂量的调整

根据肝功能改变对临床药物动力学的影响而调整给药方案远比根据肾脏疾病调整给药方案复杂，因为没有类似肌酐清除率那样的临床指标来评价肝清除药物的能力，所以根据肝功能改变调整给药方案时，无法像肾疾患那样用比较简单的公式进行给药剂量或给药间隔的调整。临床上常将黄疸值（血清胆红素测定）和转氨酶值（丙氨酸氨基转移酶 ALT、天冬氨基转移酶 AST）的改变作为药物损害肝功能的部分指标，再结合患者的具体情况，依据临床用药经验对给药方案进行调整。

肝功能减退患者选药时需要考虑的一些因素：①肝病时对该药物体内过程的影响；②肝病时该药发生毒性反应的可能性。根据研究报道，引起肝毒性的药物主要包括抗菌药物（25%）、精神药物（22.5%）、调血脂药（12.5%）和非甾体抗炎药（10%）。

肝功能不全患者用药原则如下。①药物主要经肝消除，若药物或代谢产物清除减少但无明显毒性反应，须慎用。若药物或代谢产物清除减少，且导致毒性反应，应尽量避免使用。②药物经肝肾两种途径消除，须减量。③药物主要经肾脏消除，无须调整剂量。

以抗菌药物为例，以下是肝功能减退患者用药时需考虑的几种情况。①药物主要经肝脏或有相当量经肝脏消除，肝功能减退时，消除减少，并可导致毒性反应，应尽量避免使用，如利福平、氯霉素等。②药物主要经肝脏消除，肝功能减退时，消除明显减少，需慎用或减量应用，如罗红霉素、克林霉素等。③药物经肝肾两种途径消除，严重肝病患者，尤其肝、肾功能同时减退的患者在使用此类药物时需减量应用，如头孢哌酮等。④药物主要经肾脏消除，肝功能减退不须调整剂量，如庆大霉素、万古霉素等。

三、肾功能异常对药物动力学的影响

肾功能障碍时，肾小球滤过率减少，肾小管分泌减少，肾小管重吸收增加，肾血流量减少，导致肾清除率下降，使血氨和胃内氨浓度升高，导致胃内 pH 升高，使弱酸性药物的解离度变大，影响口服弱酸性药物从胃肠道的吸收，使生物利用度降低，致使某些药物清除 $t_{1/2}$ 延长。

肾功能障碍时，使用经肾排泄的药物，药物排泄困难导致在体内蓄积，将可能产生不良反应或中毒反应，因此临床用药需要适当调整给药剂量。通常情况下，调整剂量的方法有 3 种，如减少给药剂量而给药间隔不变，或维持给药剂量而延长给药间隔时间，或既减少给药剂量又延长给药间隔时间。如果药物从肾排泄量低于给药剂量的 25%，且代谢产物没有活性，一般无须调整给药方案；如果肾功能损害导致肾功能是正常人的 70%时，一般也无须调整给药剂量；如果肾功能轻微障碍，给药剂量可减为正常给药剂量的 50%～70%，或给药间隔时间延长至正常的 1.5～2 倍；中度障碍时，给药剂量维持在正常剂量的 20%～50%，或给药间隔时间延长至正常的 2～5 倍；重度肾功能障碍时，给药剂量减为正常剂量的 10%～20%，或给药间隔时间延长至正常时间的 5～10 倍。案例 17-6 通过估算患者清除率，与正常人比较，从而估算患者给药剂量，达到减少药物在体内蓄积的目的。

肾脏在许多药物的处置过程中发挥着重要作用，对肾功能损伤的患者而言，制订个体化的药物治疗方案非常重要。如果不对这些患者进行药物剂量及治疗方案的调整和监测，则可能发生药物中毒或不必要的不良反应。

知识扩展   **肾功能损害程度的评估**

肾脏的代偿能力强大，只有在肾单位缺失或损伤严重而不能发挥作用时，才可能通过肾功能指标检测出肾功能损害。目前主要通过内生肌酐清除率(creatinine clearance rate，CL_{cr})值的变化对肾功能损害进行评估，可通过下列 3 种方法求算患者的肌酐清除率值。

（1）试验法：直接测定内生肌酐清除率。测定原理是通过测定血和尿液中肌酐的含量来计算 24 h 或每分钟血液中肌酐被肾脏清除的量(清除值)，将其与正常人内生肌酐清除值相比较，求得内生肌酐清除率。

在医院实际工作中，要求收集 24 h 的尿液，测定排泄到尿中的肌酐总量，并测定收集尿的中点时间的血清肌酐浓度，根据这些计算出肌酐清除率。此法在临床实际应用中费时不方便，有时患者收集全部尿量有困难，同时也不能及时拟定肾衰竭患者的给药方案。

（2）计算法：一般采用 Cockcroft-Gault 公式计算，临床常用血肌酐浓度（serum creatinine concentration，S_{cr}）、患者的年龄、体重和性别来估算肌酐清除率。对女性，采用男性肌酐清除率值的 85%。

$$CL_{cr} = \frac{[140 - 年龄(岁)] \times 体重(kg)}{72 S_{cr}(mg \cdot dl^{-1})} \quad (17-1)$$

儿童肌酐清除率的计算公式

$$CL_{cr} = \frac{0.55 \times 身高(cm)}{S_{cr}(mg \cdot dl^{-1})} \quad (17-2)$$

注意：公式中血清肌酐浓度（S_{cr}）的单位是（$mg \cdot dl^{-1}$），若临床 S_{cr} 检验值的单位为 $\mu mol \cdot L^{-1}$，则需进行单位换算（其中 113 为肌酐分子量）。

$$S_{cr}(mg \cdot dl^{-1}) = \frac{S_{cr}(\mu mol \cdot L^{-1})}{113 \times 10^{-4}} = S_{cr}(\mu mol \cdot L^{-1}) \times 88.5 \quad (17-3)$$

（3）作图法：临床上为了简化肌酐清除率计算，将许多人的各种数据综合在一起，做成诺模图。诺模图是根据一定的几何条件，把一个数学方程的几个变量之间的函数关系，画成相应的用具有刻度的直线或曲线表示的计算图表。将某患者年龄、体重、性别、血清肌酐浓度等数据代入诺模图中，即可从图中读出患者的肌酐清除率。此法比较适合血清肌酐浓度较稳定的患者。

肾功能损害的程度见表 17-1。

表 17-1 肾功能损害的程度

肾功能试验	肾功能减退			
	正常	轻度	中度	重度
内生肌酐清除率（$ml \cdot min^{-1}$）	80～120	50～80	10～50	<10
血肌酐（$\mu mol \cdot L^{-1}$）	53～106	133～177	177～442	>442

四、肾功能不全患者的给药方案调整

肾脏清除药物能力取决于肾脏功能，肾功能不全患者药物清除 $t_{1/2}$ 延长，尤其在使用治疗指数窄，并主要经肾清除的药物时，更应对给药方案进行调整，以保证治疗的安全有效。肾功能状态不仅影响到血药浓度与剂量的关系，而且还影响到血药浓度与药物效应和不良反应。因此，须全面评价疾病状态，将所用药物剂量、血药浓度与临床疗效及不良反应结合起来，进行透析者还需考虑药物的可透析性，综合分析，实施给药方案调整。

常用给药方案调整方法：①服用通常剂量，给药间隔延长；②减少给药剂量，维持通常的给药间隔时间；③减少剂量同时延长给药间隔时间。这需根据临床实际情况进行选择。

1. 根据肌酐清除率调整给药方案 这是肾功能不全时临床常用的调整给药方案的方法。肾脏疾病时给药方案的调整首先必须了解肾脏的功能。血肌酐是肾功能的粗略评估指标，但在临床上最常采用的方法是反映肾小球滤过功能的肌酐清除率法。而主要经肾排泄消除药物的清除率与药物的消除速率常数（k）成正比关系，两者的相互关系是肾脏疾病时给药方案调整的理论基础。

近年来关于尿毒症患者应用大剂量头孢菌素引起的药物性脑病的报道逐渐增多。尿毒症是一种炎性反应状态，尿毒症患者机体免疫力低下，是细菌感染的高发人群。感染占尿毒症患者住院病因之首，抗生素选择以广谱抗生素（β-内酰胺类及碳青霉烯类）居多，部分尿毒症患者使用常规剂量的头孢类抗生素可诱发尿毒症脑病，与患者肾衰竭的程度、年龄、药物剂量及使用时间相关。若延误诊疗，常可危及生命，因此正确认识和处理抗生素脑病非常重要。

许多药物可以从药物手册或药品说明书查到根据肌酐清除率调整给药剂量表。例如，某制药厂头孢美唑钠的药品说明书写明，该药 1 次给药 1 g，1 日 2 次，每 12 h 的给药方法为最多，临床效果好。同时研究显示肾功能与头孢美唑的血清清除率及肾清除率之间有显著相关性，肾功能损害患者用药，需进行给药方案调整。肾功能损害患者给药剂量与给药间隔之间的关系见表 17-2。案例 17-6 中，患者尿毒症多年后并发肺部感染，使用头孢他啶后出现药物蓄积，诱发中枢神经系统症状，提示需要调整给药剂量和给药间隔。

表 17-2 肾功能损害患者的给药剂量与给药间隔之间的关系

肌酐清除率	调节给药间隔		调节用量	
（ml·min^{-1}）	用量（mg）	给药间隔(h)	用量（mg）	给药间隔(h)
>60	1000	12	1000	12
30~60	1000	24	500	12
10~30	1000	48	250	12
<10	1000	120	100	12

案例 17-6

患者，男，60 岁，70 kg，尿毒症患者，维持性血液透析时间 2 年，每周 3 次，每次 4 h。近期因并发严重肺部感染，应用常规剂量头孢他啶抗感染治疗，每日 4 g，分 2 次静脉滴注。治疗第 5 天，患者肺部感染症状明显好转，但是出现精神症状，表现为躁狂、兴奋、四肢不自主颤动、语无伦次、睡眠异常、神志不清等，检测患者血肌酐为 320 μmol·L^{-1}，根据临床各种检查基本排除了其他原因所致脑病，考虑患者因肾衰竭不能排泄常用量的头孢他啶，导致药物蓄积而诱发中枢神经系统症状。

问题：

1. 尿毒症患者应用头孢他啶为什么容易出现中枢神经系统不良反应？

2. 肾功能不全患者如何调整头孢他啶的给药方案？

案例17-6分析

尿毒症患者应用头孢他啶出现神经系统不良反应的原因在于：①患者内生肌酐清除率下降，药物排泄减慢，头孢他啶90%经肾脏排泄，$t_{1/2}$可由 1.6 h 延长至 25～45 h，血浆蛋白水平低，游离型药物浓度高，易在体内蓄积；②尿毒症患者血脑屏障受损，脑脊液内药物浓度上升导致抗生素脑内蓄积；③因个体差异，患者中枢神经系统对药物的敏感性增加。

根据肾功能减退程度调整头孢他啶的用量，由血清肌酐浓度计算头孢他啶的肌酐清除率，再由肌酐清除率值调整给药剂量和给药间隔时间。患者血清肌酐浓度为 320 μmol·ml^{-1}，肌酐分子量为113，代入式（17-1）得：

$$CL_{cr} = \frac{[140-年龄(岁)]\times 体重(kg)}{72S_{cr}} = \frac{(140-60)\times 70}{320\times 72\times 113\times 10^{-4}} = 21.5(ml\cdot min^{-1})$$

头孢他啶安全范围较大，药物本身没有明显的肾毒性，所以可以根据肌酐清除率粗调剂量。查药物使用手册或国家抗微生物治疗指南得知，当肌酐清除率分别为 50～90 ml·min^{-1}、10～50 ml·min^{-1}、<10 ml·min^{-1} 时，头孢他啶的给药间隔时间应相应延长为 8～12 h、12～24 h、24～48 h，或减少每次给药剂量。本案例中患者给药间隔可改为 24 h 给药一次。

2. 根据药物清除率和消除速率常数调整给药方案 在临床治疗时，希望肾功能不全患者也能获得与肾功能正常者相同的平均稳态血药浓度，按正常人的治疗方案进行调整剂量或给药间隔时间。

即

$$\bar{C}_{ss} = \frac{FX_0}{kV\tau} = \frac{F_{(r)}X_{0(r)}}{k_{(r)}V_{(r)}\tau_{(r)}} \tag{17-4}$$

若 F 和 V 与肾功能减退程度无关，则

$$\frac{X_0}{k\tau} = \frac{X_{0(r)}}{k_{(r)}\tau_{(r)}} \tag{17-5}$$

根据上式，如果给药周期不变，则肾病患者给药剂量为

$$X_{0(r)} = \frac{k_{(r)}}{k}X_0 \tag{17-6}$$

若给药剂量不变，则肾病患者给药周期为

$$\tau_{(r)} = \frac{k}{k_{(r)}}\cdot\tau \tag{17-7}$$

从上述公式得知，患者的消除速率常数通常比正常人小，所以计算出患者的剂量小于正常人或给药间隔时间大于正常人，从而可使血药浓度维持在正常水平。

同理，若应用药物清除率计算，如果给药周期不变，则肾病患者给药剂量为

$$X_{0(r)} = \frac{CL_{(r)}}{CL}\cdot X_0 \tag{17-8}$$

若给药剂量不变，则肾病患者给药周期为

$$\tau_{(r)} = \frac{CL}{CL_{(r)}}\cdot\tau \tag{17-9}$$

在临床实际调整给药方案时，不能生搬硬套计算的结果给药，而应根据制剂的规格及执行医嘱的可行性加以调整。案例17-7患者肾功能不全时，临床药师充分利用式（17-1）、式（17-6）、式（17-7）进行剂量调整和给药间隔调整。

3. 根据原型药物的肾排泄分数进行药物剂量调整（Giusti-Hayton 法） 肾脏疾病时，调整给药方案除考虑肾功能损伤程度外，还要考虑原型药从肾排出的多少及药物的治疗指数。如果肾功能损害严重，药物主要从肾排出或者治疗指数低，剂量调整是必要的。如果药物从肾排出量低于给药剂量的 25%，且生物转化是灭活反应，一般无须调整给药方案。

若已知原型药物的肾排泄分数，可用 Giusti-Hayton 法调整患者给药剂量。一般步骤：①先了解患者在肾功能正常时的治疗剂量；②从文献中查出或计算出药物肾排泄分数（f_e）；③测定或计算患者内生肌酐清除率估算肾功能损害程度；④查出或计算出 Giusti-Hayton 因子即 G 因子；⑤利用 G 因子，调整给药方案。Giusti-Hayton 法假设肾功能减退患者的肾消除速率常数与正常人的肾消除速率常数之比等于肾功能减退患者的肌酐清除率与正常人的肌酐清除率之比。

案例 17-7

患者，男，53 岁，体重 65 kg，因患败血症住院治疗。入院后血培养为金黄色葡萄球菌，对万古霉素敏感，实验室检查结果为 S_{cr} 70 μmol·L^{-1}，WBC 计数为 23.5×10^9 L^{-1} 伴核左移。入院后接受万古霉素 500 mg，每日 3 次，静脉滴注。由于患者出现低血压、呼吸衰竭而进入 ICU，同时接受去甲肾上腺素、法莫替丁等治疗。入院治疗 8 天后，尿量不断减少，S_{cr} 为 220 μmol·L^{-1}，WBC 计数为 17.6×10^9 L^{-1} 伴核左移，尿常规检查：大量白细胞，红细胞管型。根据病史和实验室检查，诊断为急性肾功能不全。

问题：肾功能不全时，应如何调整万古霉素的用量？

案例 17-7 分析

患者的低血压症状已显示存在肾脏灌流不足现象，而药物去甲肾上腺素可进一步降低肾灌注，加重肾缺血，万古霉素 90% 的药物是以原型自肾排出，其长期应用有可能诱发肾毒性产生。肾功能不全时，可应用下列方法调整剂量。患者 S_{cr} 为 220 μmol·ml^{-1}，肌酐分子量为 113，根据式（17-1）计算内源性肌酐清除率：

$$CL_{cr} = \frac{[140-年龄(岁)]\times 体重(kg)}{72S_{cr}} = \frac{(140-53)\times 65}{220\times 72\times 113\times 10^{-4}} = 31.6(ml\cdot min^{-1})$$

利用 Wagner 法即肌酐清除率与肾功能减退患者的药物消除速率常数呈线性关系的基本公式：$k_{(r)} = a + bCL_{cr(r)}$，其中 a 为肾外消除速率常数，b 为比例常数。许多药物的 a 和 b 已经确定，可查表 17-3 得到 a、b 分别为 0.3、0.12，$k = 0.3 + 0.12CL_{cr}$，计算得 k 值为 4.092 h^{-1}。假设肾功能减退时的平均稳态浓度与肾功能正常者相同，V 与肾功能减退无关。肾功能正常时，万古霉素的消除速率常数 k 为 0.12 h^{-1}（为便于计算取 k 值大 100 倍 12 h^{-1}）。

为便于计算，本表中采用的 k 值较实际的药物动力学参数 k 值大 100 倍，如氨苄西林的实际 k 值为 0.7 h^{-1}。

方法 1：

根据式（17-6）调整剂量 $X_{0(r)} = \frac{k_{(r)}}{k} X_0 = \frac{4.092}{12}\times 80 = 170.5(mg)$

即每日给药 3 次，每次剂量为 170.5 mg。

方法 2：

根据式（17-7）调整给药间隔 $\tau_{(r)} = \frac{k}{k_{(r)}}\cdot\tau = \frac{12}{4.092}\times 8 = 23.4(h)$

即每次给药剂量 80 mg，间隔 23.4 h 用药一次（按医嘱执行时间 24 h 给药一次）。

表 17-3 部分药物的 *k*、*a*、*b* 值表

药物	*a*	*b*	正常 *k*(h⁻¹)
氨苄西林	11	0.59	70
地高辛	0.8	0.009	1.7
青霉素	3	1.37	140
苯唑青霉素	35	1.05	140
氯霉素	20	0.1	30
庆大霉素	2	0.28	30
多西环素	3	0	3
洋地黄毒苷	0.3	0.001	0.4
林可霉素	6	0.09	15
头孢噻吩钠	6	1.34	140
羧苄西林	6	0.54	60
头孢氨苄	3	0.67	70
万古霉素	0.3	0.12	12
甲氧苄啶	2	0.04	6
链霉素	1	0.26	27
红霉素	13	0.37	50
磺胺嘧啶	3	0.05	8
多黏菌素 E	8	0.23	31
多黏菌素 B	2	0.14	16

G 因子计算公式如下：

$$G = \frac{k_{(r)}}{k} = 1 - f_e\left(1 - \frac{CL_{cr(r)}}{CL_{cr}}\right) \tag{17-10}$$

肾病患者的消除速率常数 *k* 可用下式计算：

$$k_{(r)} = k\left[1 - f_e\left(1 - \frac{CL_{cr(r)}}{CL_{cr}}\right)\right] \tag{17-11}$$

式（17-10）中 *k*、$k_{(r)}$ 分别为正常人和肾病患者的总消除速率常数，CL_{cr}、$CL_{cr(r)}$ 分别为正常人和肾病患者的肌酐清除率。

根据 *G* 因子调整剂量的方法

（1）*X* 不变，调整 τ

$$\tau_{(r)} = \frac{k}{k_{(r)}} \cdot \tau = \frac{\tau}{G} \tag{17-12}$$

（2）τ 不变，调整 *X*

$$X_{(r)} = \frac{k_{(r)}}{k} X = X \cdot G \tag{17-13}$$

（3）*X*、τ 同时调整

案例 17-8 患儿急性肾衰竭，临床上使用万古霉素时，可根据式（17-10）、式（17-12）、式（17-13）进行剂量调整和给药间隔调整。

案例 17-8
患者，女，4 岁，急性肾衰竭，近日因肺部感染需抗感染治疗，取痰做细胞培养和药敏试验，结果显示为耐甲氧西林葡萄球菌（MRSA）感染，对万古霉素敏感。肾功能正常时万古霉素的儿童常用量为 20 mg·kg⁻¹，每日 2 次，$t_{1/2}$ 为 6 h，尿排泄分数为 0.98。但该患儿的肌酐清除率仅为 7 ml·min⁻¹，该年龄段小儿肌酐清除率正常值为 42 ml·min⁻¹。
问题：请设计该患儿的给药方案。

案例 17-8 分析

由式（17-10）计算 G 因子：

$$G = \frac{k_{(r)}}{k} = 1 - f_e\left(1 - \frac{CL_{cr(r)}}{CL_{cr}}\right) = 1 - 0.98 \times \left(1 - \frac{7}{42}\right) = 0.1833$$

患者的 $t_{1/2}$ 为
$$t_{1/2(r)} = \frac{k}{k_{(r)}} \cdot t_{1/2} = \frac{t_{1/2}}{G} = \frac{6}{0.1833} = 32.7(h)$$

该患儿的给药方案有 3 种方法：

方法 1：根据式（17-12）X 不变，调整 τ

即给药剂量不变 20 mg·kg^{-1}，给药间隔调整为
$$\tau_{(r)} = \frac{k}{k_{(r)}} \cdot \tau = \frac{\tau}{G} = \frac{12}{0.1833} = 65.5(h)$$

方法 2：根据式（17-13）τ 不变，调整 X

即给药间隔不变，每日 2 次给药，每次剂量为
$$X_{(r)} = \frac{k_{(r)}}{k}X = X \cdot G = 20 \times 0.1833 = 3.7(mg \cdot kg^{-1})$$

方法 3：τ、X 同时调整。

即同时改变给药剂量和给药间隔，每次给药剂量为 7.5 mg·kg^{-1}，给药间隔为 24 h。

4. Ritschel 一点法和重复一点法 上述肾功能不全调整剂量的方法，或假设表观分布容积与肾功能能减退程度无关，或已知药物的尿排泄率。当肾衰竭患者伴有水肿、肥胖、心肌梗死发作、肝肾衰竭、低蛋白血症等情况时，表观分布容积会有较大的变化。另外，肝肾功能不全时，还会引起 k 的变化。由于参数的变化，不少药常因缺少参数而无法制订合理的给药方案和进行剂量调整。当表观分布容积或 k 中只有一个参数变化，而另一个参数不变或变化很小，可应用 Ritschel 一点法。

一点法调整剂量分下述五步进行：①给患者一个试验剂量 X_0，在药物消除相的某一时间点 t_x，分别测定血药浓度 C_x 和血清肌酐浓度 S_{cr}；②用血清肌酐浓度 S_{cr} 换算出患者的肌酐清除率 CL_{cr}；③用肌酐清除率 CL_{cr} 换算出患者的消除速率常数 $k_{(r)}$；④根据患者的 C_x 和 $k_{(r)}$ 推算出给予试验剂量 X_0 的稳态最小血药浓度；⑤通过比例法计算到达治疗所需的稳态最小血药浓度的剂量。

一点法计算稳态最小血药浓度的公式：
$$C_{min试}^{ss} = \frac{C_x}{e^{-kt_x}} \cdot \frac{e^{-k\tau}}{1-e^{-k\tau}} \tag{17-14}$$

用 S_{cr} 换算肌酐清除率的公式

男性患者为
$$CL_{cr} = \frac{[140-年龄(岁)] \times 体重(kg)}{72S_{cr}} \tag{17-15}$$

女性患者采用男性肌酐清除率值的 85%，即
$$CL_{cr} = \frac{[140-年龄(岁)] \times 体重(kg)}{72S_{cr}} \times 0.85 \tag{17-16}$$

CL_{cr} 为正常人肌酐清除率，等于 120 ml·min^{-1}；$CL_{cr(r)}$ 为由 S_{cr} 计算得到的肌酐清除率。

根据测得 C_x 与计算求得的 $k_{(r)}$ 代入式（17-14）求得 $C_{min试}^{ss}$，再由下列公式求算患者的调整剂量。

$$X_{0调} = \frac{C_{min目标}^{ss}}{C_{min试}^{ss}} \cdot X_{0试} \tag{17-17}$$

重复一点法是 Ritschel 对一点法的改良，当表观分布容积或 k 都变化或无法准确测定时，可用

此法，该法不通过测定肌酐清除率来计算消除速率常数，临床应用方便，准确率较高。

重复一点法计算公式：

$$k_{(r)} = \frac{\ln \dfrac{C_1}{C_2 - C_1}}{\tau}$$ （17-18）

重复一点法调整剂量步骤：①给予第一个剂量 X 后，消除相的某一时间点 t_1 测定药物血液浓度 C_1，然后给予第二个相同剂量 X 后，间隔相同时间，测定第二个时间点 t_2 药物血液浓度 C_2。②利用式（17-18）求算患者 $k_{(r)}$ 的值。③再根据式（17-14）和式（17-17）计算稳态最小浓度 $C_{\min 试}^{ss}$ 和达到该稳态最小浓度需调整剂量 $X_{0调}$。案例17-9患者原给药剂量过大，通过重复一点法计算，降低给药剂量。

五、肾功能不全患者的临床用药原则

肾功能减退时，临床用药应掌握以下原则：①熟悉药物的药物动力学特点，尤其关注药物的肾排泄和可能引起的肾毒性。一般认为，药物肾清除不到总清除率的 30%，不须调整给药方案，除安全范围特别窄的药物如氨基糖苷类；②正确判断肾功能损害程度；③尽量选用以肝代谢为主的药物，避免或减少使用肾毒性大的药物；④使用对肾功能不全患者的推荐剂量方案，并根据患者临床治疗情况，调整给药方案，必要时通过血药浓度监测，设计个体化给药方案（表17-4）。

表17-4　肾衰竭患者部分药物治疗方案

药物	代谢排泄	$t_{1/2}$(h)	正常剂量与用法	肾衰竭剂量与用法	透析效果
阿昔洛韦	①14% ②76%~82%	①2.1~3.2 ②20	5 mg·kg⁻¹, q8 h	①5 mg·kg⁻¹, q12~24 h ②2.5 mg·kg⁻¹, q24 h	可透析
阿米卡星	②94%~99%	①2~3 ②36~82			可清除
氨曲南	①12% ②60%~70%	①1.3~2.2 ②6~9	1~2 g, q6~8 h	①1~2 g, q8~12 h ②1 g, q12~24 h	中度清除
头孢唑林钠	①3%~5% ②>95%	①1.8~1.6 ②12~40	1~2 g, q8 h	①0.5~1.5 g, q12 h ②0.5~1 g, q24 h	中度清除
头孢哌酮	①70%~80%胆汁 ②15%~30%	①1.6~2.6 ②2.5	1~2 g, q8~12 h	①不变 ②同时有肝病时↓	很少清除
头孢他啶	②73%~84%	①1.6~2 ②13~25	1~2 g, q8 h	①1~2 g, q12~24 h ②0.5 g, q24 h	可清除
头孢曲松钠	②40%~67% 40%胆汁	①6.5~8.9 ②12	1~2 g, q12~24 h	①②1~2 g, q24 h	不清除
克林霉素	①85%②10% 5%粪便	①2~4 ②1.6~3.4	0.6~0.9 g, q6~8 h	①②不变	不清除
环孢素 A	①99%②<1%	①6~13 ②16	不变	①②不变	不清除
地高辛	②70%	①36~44 ②80~120	不变	①↓50% ②↓75%	不清除
氟康唑	①部分②70%	①20~50 ②98	0.1~0.2 g, q24 h	①0.05~0.2 g, q24 h ②0.05~0.1 g, q24 h	中等量清除
庆大霉素	②90%~97%	①1.5~3 ②20~54			可清除

药物	代谢排泄	$t_{1/2}$(h)	正常剂量与用法	肾衰竭剂量与用法	透析效果
万古霉素	①10%~20%	①4~9			常规不清除
	②80%~90%	②129~190			高通量中等清除
左氧氟沙星	②60%~87%	①6~8	0.25~0.75 g, qd	20~40: 0.5~0.75 g×1 次然后	不能清除
		②76		0.25~0.75 g, q24~48 h	
				<20: 0.5~0.75 g×1 次然后	
				0.25~0.5 g, q24~48 h	
利多卡因	①为主	①1.5~1.8	维持剂量为	①②不变	不清除
	②不变	②不变	2~4 mg·min^{-1}		
利奈唑胺	②30%	①5	0.6 g, q24 h	不变	30%清除, 透析后
		②不变			应补充
甲氨蝶呤	①10%	①$t_{1/2(\alpha)}$1.5~	不变	①根据血浓度调整	无/少量清除
	②>90%	3.5, $t_{1/2(\beta)}$8~15		②停用	
		②延长			
苯巴比妥	肝代谢肾排泄	①100	不变	①不变	中等清除/清除
		②不清楚		②轻度↓	
苯妥英钠		①10~30	0.3~0.4 g, q24 h	不变	不清除
		②6~10			

注: 代谢排泄项中①肝代谢②肾排泄; $t_{1/2}$(h)项中①正常值②肾病时值; 正常剂量与用法项中CL_{cr} = 50 ml·min^{-1}; 肾衰竭剂量与用法项中①CL_{cr}=10~50 ml·min^{-1}, ②CL_{cr}<10 ml·min^{-1}

案例 17-9

患者, 男性, 70 岁, 咳嗽、咳黄脓痰, 发热, 体温最高达 38.6℃, 血常规检查, WBC 为 $12×10^9 L^{-1}$, 中性粒细胞为 87.3%, 胸部平片提示: 右下肺斑片状影, 综合临床症状和相关检查, 诊断为社区获得性肺炎, 用加替沙星治疗。第一天口服加替沙星片 400 mg 1 次, 服药后 10 h(消除相)测血药浓度为 2.2 mg·L^{-1}, 第二天服用第二剂量的加替沙星片 400 mg/次, 服药后 10 h(消除相)测血药浓度为 2.6 mg·L^{-1}。加替沙星片口服希望达到的稳态最小浓度为 0.4 mg·L^{-1}。

问题: 使用重复一点法判断用药方案是否合理?

案例 17-9 分析

(1)算患者的$k_{(r)}$, 将数据代入式(17-18)

$$k_{(r)} = \frac{\ln \dfrac{C_1}{C_2 - C_1}}{\tau} = \frac{\ln \dfrac{2.2}{2.6-2.2}}{24} = 0.071(h^{-1})$$

(2)已知数据代入式(17-14)计算$C_{min试}^{ss}$

$$C_{min试}^{ss} = \frac{C_x}{e^{-kt_x}} \cdot \frac{e^{-k\tau}}{1-e^{-k\tau}} = \frac{2.2}{e^{-0.071×10}} \cdot \frac{e^{-0.071×24}}{1-e^{-0.071×24}} = 1.0(mg·L^{-1})$$

(3)根据式(17-17)计算

$$X_{0调} = \frac{C_{min目标}^{ss}}{C_{min试}^{ss}} \cdot X_{0试} = \frac{0.4}{1.0} × 400 = 160(mg)$$

本案例中患者的服用剂量偏大, 日剂量应调整为 160 mg, 每天 1 次。上述的调整方案还要根据临床实际情况综合判断。

充血性心力衰竭时，由于肠黏膜水肿、淤血、胃排空率减慢、肠蠕动减弱、胃肠道分泌液减少，导致口服药物在胃肠道吸收减少；另外，由于循环血量减少导致肌肉组织血流灌注减少，因此肌内注射给药的吸收可能也减少。

充血性心力衰竭引起水肿可导致血管外组织液增加，白蛋白合成减少，药物的血浆蛋白结合率下降，游离型药物浓度增加，易导致药物中毒；同时，CYP 酶活性降低，肝内清除率降低，药物代谢能力下降；另外，由于心排血量下降，引起肝、肾、胃肠道、肌肉等消除器官血流量减少，肝药酶活性降低，药物的清除速率下降，总清除率减少，药物首过效应减小，肾小球高压、肾小球滤过率明显减少药物排泄降低，药物易在体内蓄积中毒。因此给充血性心力衰竭患者静脉滴注和长期连续给药，显效后一定要将滴注速率减慢。

心肌梗死急性期，胃内容物排空速率减慢，药物在消化道吸收变慢，肝血流量明显减少，使高抽比药物的消除下降，故应适当减少剂量以免在体内蓄积中毒。

第五节　嗜烟嗜酒者的药物动力学

长期嗜烟或嗜酒者其生理功能可能发生改变，从而影响药物的吸收、分布、代谢和排泄。

一、嗜烟者的药物代谢动力学

烟草的烟雾中含有多环芳香烃类化合物、生物碱类化合物、焦油、一氧化碳等 4000 种化学物质，其中有 250 多种为有害物质，有 50 多种为已知致癌物质。

嗜烟者的胃排空时间明显延长，因此，依赖胃排空速率而吸收的口服药物影响比较大，其吸收减慢，T_{max} 延迟，C_{max} 降低；嗜烟者的表观分布容积约增大 40%；多环芳香烃是 CYP1A1、CYP1A2、CYP2E1 的强诱导剂，促进这些酶的底物的代谢，导致血药浓度降低，清除率升高，药物 $t_{1/2}$ 缩短，药效减弱；一般情况下，嗜烟者药物清除速率比非吸烟者约快 20% 以上。

二、嗜酒者的药物代谢动力学

嗜酒者胃排空延迟，影响依赖胃排空速率而吸收的药物，吸收将减慢，T_{max} 延迟，C_{max} 降低；长期嗜酒者体内的乙醇与乙醇脱氢酶的竞争性结合，抑制维生素转化成维生素 A 醛，同时其体内 CYP2E1 的含量和活性增加，促进药物代谢；乙醇可使某些药物如甲硝唑、四环素等药物的清除速率减慢，从而体内作用时间延长。案例 17-10 患者长期酗酒，导致肝硬化失代偿期并发血钾紊乱，因此改用护肝药物，同时静脉补钾，最终改善患者血钾水平。

案例 17-10

患者，男，56 岁，身高 172 cm，体重 65 kg，因"四肢不自主抖动半月，加重伴反应迟钝 3 天"入院治疗，前期予以保肝药异甘草酸镁治疗，后改用还原型谷胱甘肽。患者有长期饮酒史 20 年，每天饮白酒 250 ml 或黄酒 500 ml，3 年前被诊断为肝硬化失代偿期。肝硬化失代偿期并发血钾紊乱是经常遇到的问题，肝硬化失代偿多见低血钾。于入院第 2 天给予 3 g 氯化钾缓释片，入院第 4 天分 3 次给予 3 g 氯化钾缓释片，入院第 3～14 天，给予氯化钾 1 g, tid。入院第 6～8 天，每日给予 1.5 g 氯化钾注射液，因此对该患者血钾浓度进行监测并治疗，入院第 2 天：2.8 mmol·L^{-1}；入院第 4 天：2.84 mmol·L^{-1}；入院第 6 天：2.81 mmol·L^{-1}；入院第 9 天：3.74 mmol·L^{-1}；入院第 10 天：3.45 mmol·L^{-1}；入院第 14 天：3.93 mmol·L^{-1}；入院第 16 天：4.4 mmol·L^{-1}。

问题： 请解释该患者血钾浓度变化。

案例 17-10 分析

　　患者入院后血钾偏低，原因可能如下。①该患者长期饮酒史 20 年，发现肝硬化失代偿期有 3 年，有消化道症状，如食欲缺乏、恶心、呕吐而致摄入不足。②肝硬化失代偿期，肝细胞对醛固酮的灭活能力减弱，因而血中醛固酮水平增高，加上有腹水致有效血液循环量减少，也引起醛固酮分泌增加，从而导致钾排出增加。患者入院后血钾为 2.8 mmol·L^{-1}，属于中度低血钾，一般推荐补钾量为 3~6 g·d^{-1}。轻、中度低钾血症患者采用氯化钾注射液静脉滴注或口服补钾。口服补钾后，入院第 4 日，血钾为 2.84 mmol·L^{-1}，补钾效果不理想，一方面，可能由于患者依从性差，摄入不足；另一方面，医师补钾剂量不够。另外，可能由于患者慢性失钾，细胞内常并有严重失钾，影响钾在细胞内外的重新分布，细胞外钾移入细胞内，往往需要长期（约几周）的每日大量补充钾盐才能纠正。异甘草酸镁注射液有导致低钾的不良反应，患者用此药前血钾偏低，补钾效果不明显。后改用其他护肝药物，同时静脉补钾。入院第 9 日复查血钾，血钾恢复至正常值低限，继续补钾。

三、嗜烟嗜酒者药物临床研究设计

　　嗜烟嗜酒者的药物动力学临床研究需要招募特殊受试者，如果招募嗜烟嗜酒受试者不符合一般的伦理原则，可考虑招募健康受试者进行乙醇影响的药物临床研究或尼古丁影响的药物临床研究，一般选择自身交叉试验，评价烟酒对药物动力学主要参数的影响。

（温预关）

第十八章　药物动力学研究进展

学习目标

1. 熟悉缓控释制剂的药物动力学评价方法。
2. 了解手性药物的动力学特征及对映体选择测定的基本方法。
3. 了解蛋白多肽类药物的动力学特征及其体内测定方法。
4. 了解细胞药物的体内药物动力学研究进展。

第一节　缓控释制剂的药物动力学

案例 18-1

　　某制药公司生产环丙沙星缓释片（ciprofloxacin sustained-release tablet），规格为 500 mg，用于治疗急性单纯性尿路感染，每日 1 次，每次 1 片，共 3 天，为双层缓释片，含有速释（immediate-release）和控释（controlled-release）两层，其中速释部分约占总剂量的 35%，控释部分约占总剂量的 65%，其中 287.5 mg 为盐酸环丙沙星形式，212.5 mg 为水合环丙沙星形式。

问题：

　　1. 环丙沙星属浓度依赖型抗菌药物，浓度越高杀菌作用越强，而较低的浓度则易产生耐药菌，试分析该缓释片设计的基本原理。

　　2. 环丙沙星为广谱抗菌药，为什么此案例中的环丙沙星缓释片只被批准用于治疗急性单纯性尿路感染？

一、概　　述

　　缓释制剂（sustained-release preparation）系指在规定释放介质中，按要求缓慢地非恒速释放药物，与相应的普通制剂比较，给药频率比普通制剂减少一半或有所减少，且能显著增加患者的依从性的制剂。控释制剂（controlled-release preparation）系指在规定释放介质中，按要求缓慢地恒速或接近恒速释放药物，其与相应的普通制剂比较，给药频率比普通制剂减少一半或有所减少，血药浓度比缓释制剂更加平稳，且能显著增加患者的依从性的制剂。

　　一般情况下，缓控释制剂与普通制剂比较，体外释药维持时间较长，吸收速率较缓，血药浓度"峰谷"波动小，药物治疗作用持久、不良反应低，用药次数减少，患者用药依从性较高。

案例 18-1 分析

　　案例 18-1 中，环丙沙星缓释片设计为双层薄膜衣片，含有速释和控释两层，速释层迅速溶解并在消化道上段吸收，控释层延迟释药维持一定的血药浓度；同时两种类型的环丙沙星在每一层的比例不同，有助于将 pH 对溶出度的影响降至最小。

经过微生物学及完整的药理学评价，因制剂处方中加入了速释成分，故达稳态时服用缓释片（500 mg，1 次/日）的 AUC 与服用速释片（250 mg，2 次/日）的 AUC 基本等效；服药后第 1 天和第 5 天的 C_{max}，缓释片较速释片分别高 35% 和 37%。缓释片的血药浓度平均谷浓度为 0.13 mg·L^{-1}，比速释片 0.20 mg·L^{-1} 稍低，但给药间隔末收集的尿液样本保持了适当的抗菌浓度。按环丙沙星原型药物计，该缓释片给药后排泄到尿液中的总量与速释片给药后相当，但给药后 12 h 尿液中药物浓度显著高于速释片。正是这些独特的处方设计、人体药物动力学与生物利用度研究数据及Ⅲ期临床研究的结果，支持了单纯性尿路感染的适应证，该缓释片可在不降低疗效的前提下减少每日给药次数。

环丙沙星缓释片的设计与传统缓释片的概念有很多不同之处，如此缓释片的 C_{max} 高于速释制剂、谷浓度低于速释制剂，但这正与环丙沙星的药理作用、临床用药特点相符合。因此在设计与评价缓控释制剂时，除考虑缓控释制剂设计的一般原理外，应充分考虑药物自身的作用特点、临床需要等。

二、缓控释制剂设计的药物动力学原理

（一）缓控释制剂血药浓度与时间关系

口服缓控释制剂在胃肠道的释药速率较普通制剂慢，吸收的限速步骤为药物从制剂中的释放速率，若制剂中无速释部分，其体内过程可以表示如图 18-1 所示。

$$X_0 \xrightarrow[\text{释放}]{k_r} X_{gi} \xrightarrow[\text{吸收}]{k_a} X \xrightarrow[\text{消除}]{k}$$

图 18-1 缓控释制剂口服给药体内过程示意图

X_0 为缓控释制剂中的药物总量；k_r 为体内药物在吸收部分的释放速率常数；X_{gi} 为吸收部位的药物量；k_a 为药物吸收速率常数；X 为体内药物量；k 为药物体内消除速率常数。因为缓释制剂的 $k_r \ll k_a$，则符合单室模型药物的血药浓度与时间关系可表示为

$$C = \frac{FX_0 k_r}{(k_r - k)V}\left(e^{-kt} - e^{-k_r t}\right) \tag{18-1}$$

控释制剂以零级速率释药，即 k_r 为固定速率，如吸收速率很快，其血药浓度与时间关系可表示为

$$C = \frac{k_r^0}{kV}\left(1 - e^{-kt}\right) \tag{18-2}$$

式中，k_r^0 为零级释放速率。如果吸收较慢，吸收过程不能忽略，则血药浓度与时间关系可表示为

$$C = \frac{k_r^0}{kV}\left(1 - e^{-kt}\right) - \frac{k_r^0}{V(k_a - k)}\left(e^{-kt} - e^{-k_a t}\right) \tag{18-3}$$

如果控释部分以零级速率释放药物，同时有速释部分剂量 X_i 时，血药浓度与时间关系为

$$C = \frac{Fk_a X_i}{V(k_a - k)}\left(e^{-kt} - e^{-k_a t}\right) + \frac{k_r^0}{kV}\left(1 - e^{-kt}\right) \tag{18-4}$$

（二）缓控释制剂的剂量设计

给药间隔设计时应考虑临床需要及患者用药的依从性，同时应考虑药物在胃肠道吸收的特点。如设计为每日给药一次，即给药间隔为 24 h 时，应充分考虑胃肠道排空及药物在结肠部位吸收速率。

缓控释制剂的剂量一般根据普通制剂的给药方案来确定，即每日给药总量相同，给药频率相对减小。如盐酸维拉帕米普通片每日给药 3 次，每次 40 mg，其缓释片每日给药 1 次，每次 120 mg。

由于缓释制剂的释药时间较长，其维持的有效血药浓度时间也较长，欲得到理想的药-时曲线，可根据药物的动力学参数及吸收特性，设计给药剂量及给药间隔。但由于人群个体差异的复杂性及其他因素，理想的血药浓度数据难以获取。以下仅从理论角度，探讨其剂量设计的基本方法，通过计算得到的剂量仅供研制时参考。

1. 仅含缓释或控释部分、无速释部分的剂量计算

（1）控释制剂在体内零级释放：当控释制剂以零级释放速率 k_r^0 释放药物时，为了维持血药浓度稳定，要求药物释放速率与体内消除速率相等，即有 $k_r^0 = X_b k$，X_b 为产生预期疗效时体内的药物量，此时药物浓度为稳态血药浓度时，则有 $X_b = C_{ss}V$，进而 $k_r^0 = C_{ss}Vk$；若给药间隔为 T，则其维持剂量 X_m 可用以下公式计算：

$$X_m = \frac{k_r^0 T}{F} = \frac{C_{ss}VkT}{F} \tag{18-5}$$

F 为口服缓控释制剂生物利用度。

（2）缓释制剂在体内一级释放：缓释制剂血药浓度在体内达到稳态时，药物消除速率与药物释放速率相等，即有 $X_m k_r^1 = CVk$，其中 k_r^1 为药物在胃肠道的一级释放速率常数，则维持剂量 X_m 可通过以下公式计算：

$$X_m = \frac{CVk}{k_r^1} \tag{18-6}$$

2. 有速释部分的缓控释制剂剂量计算　制剂药物总量 X_T 由速释剂量和维持剂量两部分组成，可用下式表示：

$$X_T = X_i + X_m \tag{18-7}$$

其中，X_i 为速释剂量。速释剂量可使药物口服后快速达到有效血药浓度，如图 18-2 所示，曲线 1 是给予一个普通剂量 X_i 后的药-时曲线，曲线 2 是给予一个维持剂量 X_m 后的药-时曲线，曲线 3 是同时给予 X_i 和 X_m 后的药-时曲线，该曲线的部分浓度已经超出了期望血药浓度，其原因是在 T_{max} 之前，不仅普通剂量释放药物，缓释剂量同时也释放药物。该问题可采用两种方法解决，方法 1：在单次普通制剂给药剂量基础上扣除维持剂量在 T_{max} 之前释放的药物，从而对速释剂量进行调整，调整后的速释剂量产生的药-时曲线为曲线 4，与 X_m 共同作用时产生曲线 5，符合临床治疗的要求。方法 2：维持单次速释剂量 X_i 不变，而使维持剂量 X_m 产生一个恰为 T_{max} 的时滞，此时维持剂量产生的药-时曲线为曲线 6，与速释剂量 X_i 合用时也能产生曲线 5，达到治疗要求。

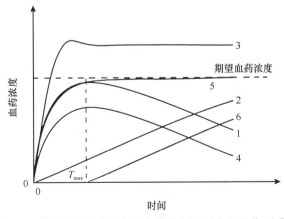

图 18-2　控释制剂的速释剂量与维持剂量所产生的药-时曲线

普通剂量 X_i 多次给药后产生的平均稳态血药浓度 $\overline{C}_{ss}$ 应为临床治疗所需的血药浓度，因此可根据临床治疗所需的血药浓度确定 $\overline{C}_{ss}$ 进而求算 X_i。若药物的体内过程符合一室模型一级消除，可通过如下公式计算：

$$\overline{C}_{ss} = \frac{FX_i k_r^0}{(k_a - k)V}\left(e^{-kT_{max}} - e^{-k_a T_{max}}\right) \tag{18-8}$$

若缓释部分有时滞，即速释部分达峰后开始释药，则速释部分的剂量即为 X_i，若缓释部分以零级速率 k_r^0 释药，维持剂量 X_m 可按以下公式调整：

$$X_m = k_r^0\left(T - T_{max}\right) \tag{18-9}$$

$$X_T = X_i + X_m = X_i + k_r^0\left(T - T_{max}\right) \tag{18-10}$$

若缓释部分与速释部分同时释放，则需对速释剂量 X_i 作校正：

$$X_i^1 = X_i - k_r^0 T_{max} \tag{18-11}$$

$$X_m = k_r^0 T \tag{18-12}$$

$$X_T = X_i^1 + X_m = X_i - k_r^0 T_{max} + k_r^0 T \tag{18-13}$$

其中 X_i' 为调整后的速释剂量。

案例 18-2

某口服给药的药物，按普通人 60 kg 体重折算给药方案为每天 4 次，每次 50 mg，临床上需长期用药，该药物 $t_{1/2} = 4.0$ h，胃肠道吸收速率常数 $k_a = 1.8\ h^{-1}$，表观分布容积 $V = 0.166$ L·kg^{-1}，假设其生物利用度 $F = 0.5$，体内过程符合单室模型。

问题：如设计为每 12 h 给药一次的控释制剂，试计算其给药剂量。

案例 18-2 分析

（1）常规设计一般按日给药总剂量 50×4=200（mg）计算，即每 12 h 给药一次，每次剂量 100 mg。

（2）如需服药后快速达峰，可设计速释剂量，按以下公式计算：

$$\overline{C}_{ss} = \frac{FX_0}{kV\tau} = \frac{0.5 \times 50}{0.693/4.0 \times 0.166 \times 60 \times 6} = 2.41(mg \cdot L^{-1})$$

$$k_r^0 = \overline{C}_{ss}Vk = \frac{FX_0}{\tau} = \frac{0.5 \times 50}{6} = 4.17(mg \cdot h^{-1})$$

$$X_m = k_r^0 T = \frac{FX_0}{\tau}T = \frac{0.5 \times 50}{6} \times 12 = 50(mg)$$

式中，τ 为普通制剂给药间隔，T 为控释制剂给药间隔，达到峰浓度所需的速释剂量可用以下公式计算：

$$T_{max} = \frac{2.303}{k_a - k}\lg\frac{k_a}{k} = \frac{2.303}{1.8 - 0.693/4.0}\lg\frac{1.8}{0.693/4.0} = 1.44(h)$$

$$C_{max} = \frac{Fk_a X_i}{(k_a - k)V}\left(e^{-kT_{max}} - e^{-k_a T_{max}}\right)$$

$$\overline{C}_{ss} = C_{max}$$

$$\Rightarrow 2.40 = \frac{0.5 \times 1.8 X_i}{(1.8 - 0.693/4.0) \times 10}\left(e^{-0.693/4.0 \times 1.44} - e^{-1.8 \times 1.44}\right)$$

$$\Rightarrow X_i = 61.62(mg)$$

如控释部分与速释部分同时释药，则速释剂量需校正：

$$X'_i = X_i - k_r^0 T_{max} = 61.62 - 4.17 \times 1.44 = 55.66(mg)$$

$$X_T = X'_i + X_m = 55.66 + 50 = 115.66(mg)$$

式中，X_T 为制剂总量。

如控释部分在速释部分达峰后释药，则控释剂量 X_m 需校正：

$$X_m = k_r^0(T - T_{max}) = 4.17 \times (12 - 1.44) = 44.03(mg)$$

三、缓控释制剂的生物利用度和生物等效性研究

口服缓控释制剂生物利用度评价，除了与参比制剂比较是否生物等效外，还应考察有无明显的缓控释特征，缓控释特征是否受食物影响，体内吸收与体外释放是否有相关性等内容。新型缓释制剂的生物利用度与生物等效性试验应在单次给药与多次给药两种条件下进行。由于单次给药试验被认为可以更敏感地回答生物等效性的基本问题（如药物从制剂中释放进入循环系统），所以一般不推荐仿制缓释制剂进行多次给药试验。

（一）单次给药双周期交叉试验

该试验目的是比较受试者在空腹条件受试制剂与参比制剂的吸收速率和吸收程度，确认受试缓控释制剂与参比制剂是否为生物等效及是否具有缓释、控释特征。

参比制剂一般应选用国内外上市的同类缓控释制剂主导产品。若是创新型缓控释制剂，则应选择国内外上市的同类普通制剂主导产品为参比制剂。

试验设计方法和要求基本与普通制剂相同，给药方案应与临床推荐用法一致。试验结果应列出服用受试制剂与参比制剂的每一个受试者的血药浓度-时间原始数据，计算血药浓度的平均值和标准差，并列表作图。然后计算每一位受试者的药物动力学与生物利用度参数，求出平均值与标准差，如 C_{max}、T_{max}、AUC_{0-t}、$AUC_{0-\infty}$ 和 F 值，并尽可能提供其他参数如平均滞留时间 MRT 等。

根据试验测定的参数，将受试缓控释制剂与参比缓控释制剂进行比较，当 AUC、C_{max} 符合生物等效性要求，以及 T_{max} 无显著性差异时，则认为两种制剂生物等效。若受试缓控释制剂与普通制剂比较，AUC 符合生物等效性要求（80.00%～125.00%），则认为吸收程度生物等效；C_{max} 有所降低，T_{max} 有所延长，表明受试制剂具有缓释或控释特征。

受试药品和参比药品一般应服用相等剂量，需要使用不相等剂量时，应说明理由并提供所用剂量范围内的线性药物动力学特征依据，结果可以剂量校正方式计算生物利用度。

（二）多次给药研究

口服缓控释制剂生物利用度评价一般需进行多次给药研究，比较受试者在空腹条件下两种制剂（受试制剂和参比制剂）的体内药物浓度波动程度。

多次给药研究需证明血药浓度已达到稳态，一般通过比较至少三次给药前血药浓度来评估是否达到稳态。在某些情况下，如果缓控释制剂无明显蓄积（如单次给予最高规格剂量的制剂后 AUC_{0-t} 至少覆盖 $AUC_{0-\infty}$ 的 90%），且单次给药可充分描述两种制剂药物动力学的对比特征，可考虑免于开展多次给药研究。

多次给药研究评估的药物动力学参数包括 AUC_{0-t}、C_{max}^{ss}、C_{min}^{ss}、$\bar{C}_{ss}$、T_{max}^{ss} 及血药浓度波动程度。药物动力学参数的个体间变异评价要求同单次给药研究。除非有充分的说明，缓控释制剂体内药物浓度的波动程度应与对照制剂相似或更低。

（三）食物对药物吸收的影响的试验

食物尤其是高脂食物可以影响到胃肠道 pH、胃排空率、胃肠蠕动及肝血流量等机体环境，可

能引起缓控释制剂体内释放行为的改变，从而增加突释的风险或影响药物吸收速率的变化。

通常口服调释制剂需开展食物影响研究，一般采用单次给药试验评估食物对生物利用度的影响，建议使用高脂肪、高热量饮食。主要评价参数包括 AUC 和 C_{max}，同时还建议比较调释制剂的其他参数和药-时曲线的形状是否有明显变化，并阐述这些变化是否有临床意义。

食物影响试验通常采用单次给药三周期三制剂二重拉丁方 2×3 交叉设计，受试者被随机分成 6 组，每个受试者在不同周期采用不同的给药方案：空腹受试制剂；高脂早餐＋受试制剂；高脂早餐＋参比制剂，需提供的药物动力学参数主要有 AUC 及 C_{max}。若 AUC 或 C_{max} 有显著差别，应进一步研究食物效应的原因及食物-效应的时间关系。

四、缓控释制剂体内外相关性评价

（一）缓控释制剂的体外释放度评价

释放度是指缓控释制剂、迟释制剂等在规定介质中释放药物的速率与程度，是缓控释制剂处方工艺筛选的重要指标，也是体外质量评价的重要参数。释放度试验是在模拟体内消化道条件下（如温度、介质的 pH、搅拌速率等），对制剂进行药物释放速率试验，最后制订出合理的体外药物释放度，以监测产品的生产过程及对产品进行质量控制。

由于缓控释制剂在胃肠道释放时间较长，一般要求在整个胃肠道药物均有吸收，因此体外释放度试验应考察不同 pH 的介质对药物释放的影响。《中国药典》2020 年版四部规定以去空气的新鲜纯化水为最佳的释放介质，即药物的释放行为不受 pH 变化的影响；也可根据药物的溶解特性、处方要求、吸收部位，使用稀盐酸（0.001～0.1 mol/L）或 pH 3～8 的磷酸盐缓冲液；对难溶性药物不宜采用有机溶剂，可加少量表面活性剂（如十二烷基硫酸钠等），必要时可加入酶等添加物。

体外释放速率试验应能反映出受试制剂释药速率的变化特征，通常将释药全过程的数据作累积释放百分率-时间曲线图。缓释制剂从图中至少选出 3 个取样时间点，第一点为开始 0.5～2 h 的取样时间点，用于考察药物是否有突释；第二点为中间的取样时间点，用于确定释药特性；最后的取样时间点，用于考察释药是否基本完全。此 3 点可用于表征药物的体外释放度。控释制剂除以上 3 点外，还应增加 2 个取样时间点，准确控制体外药物释放行为，此 5 点可用于表征控释制剂药物体外释放度。表 18-1 为《中国药典》2020 年版二部收载的缓控释制剂的释放度限度要求，可供参考。

（二）缓控释制剂的体内吸收评价

用于评价药物生物利用度和生物等效性的参数除了常规参数 AUC、C_{max} 和 T_{max} 外，药-时曲线、吸收速率、平均滞留时间、血药浓度波动度、血药浓度持续时间等也常用来评价缓控释制剂的体内过程。

1. 药-时曲线 一般情况下，缓释制剂的药-时曲线为一级动力学曲线，有吸收峰，但相比普通制剂，缓释制剂的峰应更加平坦，T_{max} 延长。控释制剂的达峰时一般不明显，C_{max} 为一平台状，维持较长时间。服用缓控释制剂后，开始一段时间应无不合理的突释现象。食物应不影响缓控释制剂的吸收。

2. 药物累积吸收分数 吸收过程延长可反映缓释制剂的缓释效果。缓控释制剂中药物的释放可能是零级、一级或混合级数类型，故药物的吸收速率可能不一样。因此通常用 Wanger-Nelson 方法来研究缓控释制剂药物体内吸收速率，可以得到药物的吸收速率常数和累积吸收分数曲线。

药物累积吸收分数曲线可为缓控释制剂提供许多重要的信息。例如，①单次给药后所得的吸收曲线可以提示药物的吸收性质与机制，显示药物的吸收过程是零级、一级还是混合级；②表观吸收速率常数可以用来估算在给定的期间内，药物的总吸收分数；③曲线也可以用来估算药物在肠中的"残留量"；④各个体的曲线可以评价吸收的个体间差异；⑤可以用于体内吸收与体外释放的相关性研究。

3. 平均滞留时间（mean residence time，MRT） 口服制剂的 MRT 是平均吸收时间 MAT 与静脉注射给药的平均滞留时间 MRT 静注之和，即

表18-1 《中国药典》2020年版二部收载的缓控释制剂及释放度要求

释放度要求[占标示量的百分率（%）]

剂型	药品名称	0.5 h	1 h	2 h	3 h	4 h	5 h	6 h	7 h	8 h	12 h	16 h	20 h
缓释胶囊	硝酸异山梨酯	<30								>70			
	布洛芬		10~35	25~55		50~80			>75				
	吲哚美辛				25~55			45~85			>70		
	茶碱		13~38	25~50	37~65（3.5h）		>85						
	双嘧达莫		5~30		40~65				>75				
	曲马多		20~45	35~60		55~80				>75			
	硫酸沙丁胺醇		<40			45~80				>75			
	格列吡嗪		20~40			50~70				>70			
	盐酸氨溴素		15~45	45~80				>80					
缓释片	盐酸维拉帕米			20~45		35~55		45~70			>70		
	氨茶碱			25~45				>50					
	盐酸吗啡		25~45	40~60	55~75		70~90						
	硫酸庆大霉素			45~70		60~85		>80					
	酒石酸美托洛尔		25~45	35~55		40~75				>75			
	硫酸沙丁胺醇			35~55		55~75				>75			
	氯化钾			10~35		30~70				>80			
	碳酸锂				45~65			65~85					
	单硝酸异山梨酯		15~40			40~75				>75			
	氢溴酸右美沙芬			30~60		45~70				>70			
	硫酸吗啡（10mg）		35~50	50~70	60~80	70~90	>80						
	硫酸吗啡（30mg）		30~45	45~65	55~75	65~85	75~95	>80					
	硫酸吗啡（60mg）		20~35	35~50	40~65	55~75		70~90		>85			
	硫酸庆大霉素			45~70		60~85				50~80	70~95		
	吲哚美辛		15~30			30~50		40~65					>80

续表

剂型	药品名称	释放度要求[占标示量的百分率（%）]											
		0.5 h	1 h	2 h	3 h	4 h	5 h	6 h	7 h	8 h	12 h	16 h	20 h
缓释片	盐酸文拉法辛			≤25		25~50		40~65		55~80	>75		
	盐酸地尔硫草		25~45	35~55		10~40				35~68	55~85	70~100	>80（24h）
	曲马多					50~80				>80			
	盐酸安非他酮		20~40			45~70				>75			
	己酮可可碱			10~30				30~55			50~85	>75	
	茶碱			20~40				40~65			>70		
	氨茶碱			25~45		35~55		>50					
	丙戊酸钠缓释片（I）		10~30		30~50			50~70			>70		
雌二醇缓释释贴片		24（h）20~50、72（h）40~70、120（h）60~80、168（h）>70											

$$\text{MRT}_{\text{口服}}=\text{MAT}_{\text{口服}}+\text{MRT}_{\text{静脉注射}} \tag{18-14}$$

缓控释制剂由于有较长的药物释放过程，因此 MAT 大于普通制剂。由 MRT 的大小可以区分缓控释制剂的缓释效果，MRT 大，释放速率小。当药物的 $t_{1/2}$ 很长时，MRT$_{静脉注射}$大，则有可能掩盖了 MAT 的差异。

当 $k_a \gg k_r^0$ 时，平均吸收时间等于体内平均溶出时间。缓控释制剂的体内平均溶出时间 MDT 等于它的 MRT 与溶液剂（或速释制剂）的 MRT 之差，即

$$\text{MDT}_{\text{缓释}}=\text{MRT}_{\text{缓释}}-\text{MRT}_{\text{溶液}} \tag{18-15}$$

当药物以零级速率释放时，则

$$\text{MDT}=\frac{T}{2} \tag{18-16}$$

式中，T 为零级释药时间。

当药物以一级速率释放，则：

$$\text{MDT}=\frac{1}{k_r^1} \tag{18-17}$$

4. 血药浓度波动程度

（1）稳态时血药浓度的波动度（degree of fluctuation，DF）：DF 可由下式计算：

$$\text{DF}=\frac{C_{\max}^{\text{ss}}-C_{\min}^{\text{ss}}}{\overline{C}_{\text{ss}}}\times 100\% \tag{18-18}$$

缓释制剂的 $C_{\max}^{\text{ss}}$ 与 $C_{\min}^{\text{ss}}$ 之间的差异应较小，其 DF 应小于普通制剂。理想的零级释药的控释制剂，应无血药浓度波动。

（2）波动系数（fluctuation index，FI）：稳态时血药浓度的波动情况也用 FI 来描述，其计算公式如下：

$$\text{FI}=\frac{2\times\left(C_{\max}^{\text{ss}}-C_{\min}^{\text{ss}}\right)}{C_{\max}^{\text{ss}}+C_{\min}^{\text{ss}}} \tag{18-19}$$

与普通制剂比较，在减少每日给药次数的前提下，缓释制剂的 FI 最好小于普通制剂的 FI。

5. 有效血药浓度持续时间 如果药物的治疗窗已知，缓控释制剂的稳态血药浓度应较长时间维持在最低有效浓度与最低中毒浓度之间。维持时间越长，缓释效果越理想。常用延迟商（retard quotient，R_Δ）来评价血药浓度的持续时间（half-value duration，HVD）。试验制剂的 HVD$_T$ 与参比制剂的 HVD$_R$ 之比值称为延迟商。

$$R_\Delta=\frac{\text{HVD}_T}{\text{HVD}_R} \tag{18-20}$$

R_Δ 可以表示药-时曲线中的峰宽。它与药物动力学模型无关，与生物利用度没有直接的关系。

最后需要强调的是对一个缓释制剂的评价要综合考虑。表 18-2 给出了与普通制剂比较，缓释制剂必备的生物药剂学基本要求。

表 18-2 缓释制剂的生物药剂学基本要求

	指标	评价
	F	缓释制剂与普通制剂差异无统计学意义
	$C_{\max}$	缓释制剂＜普通制剂
单次给药	$t_{1/2}$	缓释制剂＞普通制剂
	MRT	缓释制剂＞普通制剂
	R_Δ	＞1

续表

指标		评价
	给药次数	缓释制剂＜普通制剂
多次给药	C_{max}^{ss}	缓释制剂＜普通制剂
	C_{min}^{ss}	缓释制剂≥普通制剂
	DF	缓释制剂＜普通制剂

（三）体外释放与体内吸收相关性评价

案例 18-3

某缓释片口服给药后不同时间的血药浓度及体外累积释放度分别见表 18-3 及表 18-4，其体内过程符合单室模型，已知消除速率常数 $k = 0.202 \, h^{-1}$。

问题： 试评价该缓释制剂体内吸收及体外释放的相关性。

表 18-3　某缓释片的血药浓度与吸收分数的计算结果

T（h）	C（$\mu g \cdot ml^{-1}$）	$\int_0^t Cdt$	$k_e \int_0^t Cdt$	$C_t + k_e \int_0^t Cdt$	f_a(%)
1.0	0.75	0.84	0.17	0.92	24.29
2.0	1.25	1.84	0.38	1.63	42.91
2.5	1.61	2.55	0.53	2.14	56.28
3.0	1.77	3.40	0.71	2.48	65.11
3.5	1.78	4.28	0.89	2.67	70.23
4.0	1.69	5.15	1.07	2.76	
4.5	1.55	5.96	1.24	2.79	
5.0	1.41	6.70	1.39	2.80	
8.0	1.13	10.51	2.19	3.32	
12.0	0.75	14.27	2.97	3.72	
16.0	0.37	16.51	3.43	3.80	
24.0	0.09	18.35	3.81	3.90	

表 18-4　体外累积释放度测定结果（$n=6$）

	t（h）										
	1	2	2.5	3	3.5	4	5	8	12	16	20
F_r（%）	20.65	31.25	35.43	39.60	43.20	46.79	52.57	68.01	83.31	91.65	96.33
SD	0.54	0.73	0.62	0.50	0.71	0.92	0.81	0.94	1.03	1.10	1.45

药物体内吸收与体外释放相关性（*in vitro-in vivo* correlation，IVIVC），指的是由制剂产生的生物学性质或由生物学性质衍生的参数（如 AUC、C_{max} 和 T_{max} 等），与同一制剂的物理化学性质（如体外释放行为）之间建立合理的定量关系。

缓释、控释要求进行体内外相关性试验，它应反映整个体外释放曲线与药-时曲线之间的关系。只有当体内药物吸收速率与体外药物释放速率具有相关性时，才能通过体外释放速率预测体内药物的吸收程度与速率。

体内外相关性可归纳为如下 3 种。①A 级相关：体外释放曲线与体内吸收曲线（即由血药浓度数据去卷积而得到的曲线）上对应的各个时间点应分别相关，这种相关简称点对点相关。这是最能反映体内外相关性的评价方法，所建立的释放度方法可直接预测药物的体内过程。②B级相关：应用统计矩分析原理建立体外释放的平均时间与体内平均滞留时间之间的相关。由于能产生相似的平均滞留时间可有很多不同的体内曲线，因此体内 MRT 不能代表体内完整的药-时曲线。③C级相关：一个释放时间点（$t_{50\%}$、$t_{90\%}$等）与一个药物动力学参数（如 AUC、$C_{\max}$ 或 $T_{\max}$）之间单点相关，它只说明部分相关。

1. 房室模型法计算体内药物吸收曲线 单室模型的药物可采用 Wagner-Nelson 法求得不同时间的药物吸收分数（f），二室模型药物可采用 Loo-Riegelman 法计算，求得吸收相体内药物吸收速率后，可利用线性最小二乘法回归原理，将同批试样体外释放曲线和体内吸收相吸收曲线上对应的各个时间点的释放百分率与吸收百分率回归，得直线回归方程。如直线的相关系数大于临界相关系数（$P<0.001$），可确定体内外相关。

单室模型药物体内吸收分数计算：

$$f = \frac{C_t + k\int_0^t C_t \mathrm{d}t}{k\int_0^\infty C_t \mathrm{d}t} \times 100\% \tag{18-21}$$

二室模型药物体内吸收分数计算：

$$f = \frac{C_t + k_{10}\int_0^t C_t \mathrm{d}t + \dfrac{\left(X_\mathrm{p}\right)_t}{V_\mathrm{c}}}{k_{10}\int_0^\infty C_t \mathrm{d}t} \times 100\% \tag{18-22}$$

式中，C_t 和 $(X_\mathrm{p})_t$ 分别是时间 t 时血药浓度和周边室药物量。

案例 18-3 分析

分析案例 18-3，以 t 时间体外累积释放率（f_r）为自变量，体内吸收分数（f_a）为因变量，对达峰之前的相应数据作线性回归（图 18-3），结果得方程 $f_\mathrm{a}=2.11f_\mathrm{r}-20.16$，$r=0.994$（$n=5$），临界值 $r_{(3,\,0.001)}=0.991$，表明此缓释片体内外相关性良好（$p<0.001$）。

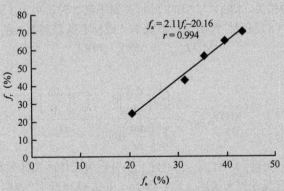

图 18-3 体外累积释放率与体内吸收分数在吸收相内的相关性曲线

---

2. 反卷积法（deconvolution） 是近年来在 A 级相关下研究药物体内吸收与体外释放相关性的常用方法。本法不需进行房室模型拟合，直接用数学方法以真实的实验数据计算体内吸收分数，尤其适用于房室模型拟合困难的药物。

根据质量守恒原则，缓控释制剂药物在体内的浓度 C_t 可以用以下的卷积核（convolution kernel）方程来表示

$$C_t = \int_0^t R(\theta) \cdot W(t-\theta)\mathrm{d}\theta \tag{18-23}$$

$R(\theta)$为缓控释制剂的给药速率，称为输入函数，对于控释制剂来说，代表了药物体内释放特性（模型）。$W(\theta)$是单位脉冲给药后体内药物浓度变化（时间 θ 的函数），W 是口服溶液或标准速释制剂的药物浓度函数，称为权函数。

此式表明 t 时体内药物浓度 C_t 可以表示为无限个微小输入函数与权函数乘积的和。$R(\theta)$ 是口服控释制剂的输入函数，C 为口服控释制剂的药物浓度函数。已知输入函数 R 和权函数 W 求浓度 C_t 的过程称为卷积方法；反之，已知体内测定的数据 C_t 与 W 求输入函数 $R(\theta)$ 的过程即为反卷积法。

由于

$$\int_{t_{j-1}}^{t_j} W(t)\mathrm{d}t = \mathrm{AUC}_{t_{j-1}}^{t_j} \qquad (18\text{-}24)$$

因此，式（18-23）可转换为

$$C_t = \sum_{k=1}^{k=i} R_k \mathrm{AUC}_{t_j - t_k}^{t_j - t_{k-1}} \qquad (18\text{-}25)$$

式（18-25）即为反卷积的应用方程，其中 C_t 代表缓控释制剂 t 时的体内血药浓度；R_k 为时间间隔 $t_{k-1}\sim t_k$ 内控释制剂的体内药物释放量（输入函数）；AUC 为速释制剂或口服溶液剂各个时间段药-时曲线下面积。

房室模型法与反卷积法均为计算体内药物吸收分数的方法，且各有特点。房室模型法计算过程简单，易于理解，使用了较多的实验数据，较完整地反映了药物的体外释放和体内吸收之间的相关性。但是房室模型的模拟和判断引入了一定的误差，同时缓控释制剂消除速率常数 k 值常与静脉注射或速释制剂的 k 值有一定偏差，因此往往影响到体内吸收分数计算的准确性。反卷积法不需要房室模型拟合过程，具有概念简单、可进行直观数学运算的特点，既可以通过体内血药浓度-时间数据推算体内药物吸收（溶出），又可根据体外释放数据预测体内血药浓度-时间数据。权函数的计算需要另一速释制剂的血药浓度-时间数据，较之房室模型法，数据量大，而且为了方便计算取样点应尽可能均匀分布，从而增加了样品测定工作量；如时间点不均匀则需通过梯形法估算血药浓度，带来一定的误差，同时常用作缓控释制剂体内动力学研究对照的普通制剂有时也不能认为可以替代其溶液剂或"标准"速释制剂。

3. MDT 与 MRT 的相关　MDT 与 MRT 的相关属于第 2 种水平（B 级）相关，缓控释制剂在体内释放的平均时间等于口服缓控释制剂和溶液剂（或标准速释制剂）的 MRT 差，即

$$\mathrm{MDT}_{in\ vivo} = \mathrm{MRT}_t - \mathrm{MRT}_r \qquad (18\text{-}26)$$

体外溶出过程：

$$\mathrm{MDT}_{in\ vitro} = \frac{\int_0^\infty t\left(\dfrac{\mathrm{d}m}{\mathrm{d}t}\right)\mathrm{d}t}{\int_0^\infty \left(\dfrac{\mathrm{d}m}{\mathrm{d}t}\right)\mathrm{d}t} = \frac{\int_0^\infty t\left(\dfrac{\mathrm{d}m}{\mathrm{d}t}\right)\mathrm{d}t}{M_\infty} \qquad (18\text{-}27)$$

M_∞ 为药物溶出的最大量，$\mathrm{MDT}_{in\ vivo}$、$\mathrm{MDT}_{in\ vitro}$ 分别表示体内和体外释放 63.2% 的药物所需的时间，两者相关性可用直线方程来描述，式（18-28）中 A 越接近 1，表明体内外释放特性越接近，相关性越好。

$$\mathrm{MDT}_{in\ vivo} = A \times \mathrm{MDT}_{in\ vitro} + B \qquad (18\text{-}28)$$

第二节　手性药物的药物动力学

一、手性、手性药物与手性识别的概念

手性（chirality）指一个物体与其镜像不重合的特性。手性是生物系统的基本特征，构成生物系统的基本成分糖、蛋白质、氨基酸、多核苷酸、脂质，许多内源性物质如激素、神经递质等都具

有手性特征。手性药物（chiral drug）是指分子结构中含手性中心或不对称中心的药物，它包括单一的立体异构体、2个或2个以上立体异构体混合物。体内生物大分子选择性地与其中一种对映体结合，犹如左手只适合于左手套，而右手则不适合，这种现象即称为手性识别（chiral recognition）。自然界天然存在的药物大多以单一对映体（enantiomer）存在，而合成的手性药物常以外消旋体形式供临床使用。

药物转运及代谢过程所涉及体内的大分子物质（受体、酶等）均存在手性特征，可以与手性药物对映体选择性结合，从而导致手性药物对映体药物动力学及药效学的立体选择性差异。从立体化学角度看，手性药物的对映体实际上是两种完全不同的药物。在研究手性药物体内过程时，根据生物体液中总药物浓度得到的分析结果可能会存在偏差，甚至产生错误结论。随着现代手性分离技术的不断发展，体内手性药物的对映体的检测方法已逐渐成熟。因此，研究手性药物对映体的药物动力学，对于了解手性药物体内处置过程，正确指导药物开发、临床合理用药等都具有重要意义。

二、手性药物体内过程的立体选择性

（一）手性药物的吸收

大多数药物通过被动扩散方式吸收。被动扩散是以溶质浓度梯度作为动力以使药物通过细胞膜的一种转运过程。扩散速率与该梯度成正比，并且还受药物的脂溶性、解离程度、分子量大小及吸收表面的面积等因素影响。而手性对映体的上述理化性质并无明显的差别，因此通过生物膜的被动扩散吸收不存在立体选择性。但对于通过主动扩散或促进扩散方式吸收的手性药物，因为不同构型的对映体与细胞膜载体结合的速率和程度存在差别，则会出现对映体间的吸收速率与吸收程度的差别。例如，氨甲蝶呤两个对映体的脂溶性和水溶性并无差别，但左旋氨甲蝶呤在小肠中通过叶酸转运载体介导，几乎可以完全吸收，而右旋氨甲蝶呤与叶酸转运载体的结合能力约为左旋体的1/60，因此，右旋对映体口服生物利用度仅为20%，而左旋对映体口服后生物利用度近100%。

（二）手性药物的分布

药物体内分布与药物跨膜分配系数、血浆蛋白及组织蛋白的结合率有关。细胞膜虽能形成手性环境，但对药物分布的立体选择性影响较小，药物分布中的立体选择性主要与药物和血浆蛋白、组织蛋白的结合能力差异有关。与药物结合的血浆蛋白主要有白蛋白和 α_1-酸性糖蛋白两种。白蛋白主要与酸性药物结合，而 α_1-酸性糖蛋白主要与碱性药物结合。酮咯酸是一种非甾体抗炎药，具有镇痛、抗炎，解热作用及抑制血小板聚集作用。酮咯酸两种对映体在健康志愿者体内 S 与 R 清除率之比为2.34，分布容积之比为1.8，$t_{1/2}$ 之比为0.65，这主要是因为对映体蛋白结合显著差异造成的，S-酮咯酸的游离药物分数是 R-酮咯酸的2倍。

手性药物在组织中的分布也存在立体选择性。这种选择性与药物-组织的结合、跨膜转运和血浆中药物的游离有关。例如，氯胺酮在临床上用作静脉注射镇痛和解离麻醉剂，是一种具有药物动力学和药效学对映选择性的外消旋体。有研究观察到关节炎患者关节腔膜液内活性非诺洛芬 S-对映体的 AUC 是 R-对映体的10倍多，表明在组织分布中具有立体选择性。

（三）手性药物的代谢

手性药物在药物动力学上的立体选择性差异大多是由立体选择性代谢产生的。代谢过程中产生的对映体相互作用有2种类型，即相互抑制作用和单向抑制作用。如果对映体竞争同一代谢酶，则会发生对映体间的相互抑制作用。研究发现在 R-普罗帕酮可延长 S-普罗帕酮的人体内代谢，体外微粒体孵育实验也证明，R-普罗帕酮能竞争抑制 S-普罗帕酮的代谢清除，可导致服用外消旋体比等量 S-普罗帕酮表现出更明显的 β 受体阻滞作用，容易引起不良反应。

大多数手性药物在其代谢过程中具有不同程度的底物立体选择性。底物选择性既可在质和（或）量不同的条件下发生，也可在相同的生物系统和相同的条件下发生。不同的 CYP 同工酶催化一种药物的不同代谢途径，从而导致立体选择性代谢途径的改变。另外，它会导致体内各异构体之间的代谢率和代谢量（代谢物形成的速率和程度）的差异。例如，CYP2D 酶代谢 β 受体拮抗剂普萘洛尔，主要产生 4-OH-普萘洛尔、5-OH-普萘洛尔和 N-去丙基普萘洛尔。在其药物动力学研究中，这些代谢物的米氏常数（K_m）和反应速率（V_m）值均较高。

（四）手性药物的排泄

肾排泄包括肾小球被动过滤、肾小管主动转运及肾代谢等过程，后两个过程依赖于肾脏的主动转运和代谢立体选择性，因此对手性药物的肾清除可能有不同影响。例如，给予大鼠外消旋体索他洛尔，对映体的药-时曲线是相同的，但是单独使用 S-索他洛尔肾脏清除率降低。S-索他洛尔的肾清除率受肾血流量影响较大，而受肾排泄的影响较小，因此以消旋体给药后，R-索他洛尔的 β 受体阻断作用引起的肾血流量改变，可能是导致 S-索他洛尔的肾清除率发生变化的主要原因。

药物及其代谢物排泄的途径还包括胆汁排泄。手性药物及其代谢物在胆汁中的排泄涉及主动和被动两种机制。已知胆管有三个运输系统：有机酸、有机碱和中性化学运输系统。立体选择性在药物递送中很常见，并由各种递送机制介导。例如，给大鼠单次静脉注射曲马多及其代谢物-反式氧去甲基曲马多(M1)，(±)-M1 的胆管浓度高于(−)-M1，胆汁中(−)-M1 的比例低于血浆，其可能的原因是(−)-M1 的葡萄糖醛酸化速率较高。

三、影响手性药物对映体选择性的药物动力学的因素

造成手性药物对映体动力学差异的根本原因是手性药物的体内过程的立体选择性，但影响这些差异的其他外部因素在手性药物动力学的研究中也必须予以考虑。

1. 给药方式与剂量因素　给药方式、剂量也可能影响对映体之间的药物动力学。富马酸伊布利特是一种Ⅲ类抗心律失常药，用于心房扑动或心房颤动的心脏复律，一项中国医学科学院，北京协和医学院心血管研究所联合阜外医院临床药理学中心进行的随机、开放、递增剂量试验表明人体单次静脉注射富马酸伊布利特的药物动力学特性与剂量呈线性关系。

2. 药物相互作用　药物合并应用过程中，产生的酶诱导和酶抑制效应会引起对映体之间药物动力学的差异。例如，胺碘酮抑制华法林代谢，并与华法林治疗期间的大出血相关。研究发现胺碘酮在对华法林的代谢抑制中，选择性抑制高活性的 S-对映体的代谢酶 CYP2C9，导致抗凝活性显著增加。手性药物在体内的代谢过程可以被对映体或其他药物所干扰，因此存在着对映体-对映体间的相互作用、对映体-其他药物的相互作用。如前所述，R-普罗帕酮能竞争抑制 S-普罗帕酮的代谢清除，导致服用外消旋体比等量 S-普罗帕酮表现出更明显的 β 受体拮抗作用，从而引起不良反应。

3. 性别、年龄及疾病因素　性别、年龄及疾病等因素也会影响对映体的代谢。某临床研究中四组性别和年龄不同的受试者（18～25 岁的年轻女性和年轻男性、年龄大于 60 岁的老年女性和老年男性）分别接受单次口服外消旋甲苯巴比妥（400 mg），与其他三组相比，年轻男性的 R-甲苯巴比妥总清除率更大，$t_{1/2(\beta)}$ 更短，这说明在该消旋体的消除过程中存在着明显的年龄和性别差异。上述胺碘酮-华法林药物相互作用的研究发现，胺碘酮对华法林的影响程度受肾功能的影响，肾功能正常患者的华法林敏感性指数（WSI）增加 36%，但严重肾功能不全者则仅增加 11.8%。

四、生物样品中手性药物对映体选择性检测

手性生物分析技术有助于确定基质中特定的同分异构体及其对映体代谢物的数量，并评估所有的药物动力学。此外，还需要通过手性分析来确定在整个生物转化过程中是否发生了手性反转或外消旋化。

传统的手性拆分方法包括分步结晶法、酶消化法等，过程繁杂、耗时，特别难于进行微量分离和测定，具有很大的局限性。色谱法样品制备工艺简便，是目前应用最广泛的分析方法。

手性生物分析技术常采用 HPLC、GC、CE 和 SFC 等方法进行手性分离，其中 HPLC 法有着

优异的灵敏度，应用广泛，该方法又可细分为间接法和直接法。间接法是对映体在分离前与手性衍生化试剂反应，将对映体转变成非对映体后，再进行色谱分离测定。间接法要求使用高纯度的手性衍生化试剂，且该试剂对两种对映体的衍生化效率应相同，故应用范围有限。直接法在分离前不需要进行衍生化反应，而是采用手性固定相（chiral stationary phase，CSP）和手性流动相添加剂（chiral mobile phase additive，CMPA）引入"手性识别"或"手性环境"进行分离。该法因其分离机制的优越性而得到迅速发展，成为手性拆分最有效的工具之一。

近年来，随着色谱联用技术的不断发展和完善，检测方法的灵敏度和选择性等方面都有了很大的提高，使得复杂生物样品中药物及其代谢产物的测定变得更加快速、准确。

第三节 蛋白质多肽类药物的药物动力学

蛋白质和多肽由氨基酸组成。一般来讲，多肽是指低于 50 个氨基酸组成的化合物，高于 50 个氨基酸以上的化合物通常称为蛋白质，包括多肽激素、细胞生长因子、淋巴因子、凝血因子和酶等。与天然或合成的小分子药物相比，蛋白质多肽类药物具有分子量大、不易透过生物膜、体内易酶解、降解代谢途径多样等特点，因而在生物体内的药物动力学有着特殊性和复杂性。

一、蛋白质多肽类药物的体内过程

（一）吸收

小分子肽的吸收机制主要是被动扩散或载体转运，而大分子脂溶性多肽可通过膜脂扩散转运，高度亲脂性的大分子多肽则能通过淋巴系统被吸收；水溶性蛋白质多肽分子则可通过水合孔和（或）细胞间隙扩散，或通过胞饮过程摄入。由于蛋白质多肽类药物分子量大，水溶性差，难以通过生物膜，且胃肠道酶解作用明显，因此，其口服生物利用度极低。提高蛋白质多肽类药物的口服生物利用度的常用方法有合用酶抑制剂或渗透增强剂，将药物定向转运或包裹于微粒载体（如脂质体），对药物进行结构改造（如制成前药），制成油-水乳剂等。近年来也有尝试采用一些细胞穿透肽（cell-penetrating peptide），促进蛋白质多肽分子在肠道的吸收。

非肠道给药包括静脉注射、肌内注射和皮下注射，是目前蛋白质多肽类药物常用的给药途径，其中静脉注射最有效。肌内注射和皮下注射由于肌肉和皮下组织的扩散障碍而存在吸收入血的过程。鼻腔、经皮给药等给药途径可以避免胃肠道酶解作用及肝脏的首过效应。肺部有极大且极薄的黏膜，结肠和回肠含有较少降解酶，因此，肺部给药和结肠/回肠定向给药也都已成为蛋白质多肽类药物新型给药途径的研究热点。给药途径的不同对药物的生物利用度具有显著的影响。除了腹腔给药，其他所有非口服给药途径都具有避开胃酸、肠蛋白酶和肝首过效应的优点。

（二）分布

进入体内的大多数蛋白质多肽类药物，由于其分子量大和亲水性强，若无主动转运或消除机制，大多会保留在细胞间隙。蛋白质多肽类药物通常与血浆蛋白的结合率高，与小分子药物相比，蛋白质多肽类药物的表观分布容积通常较小，组织药物浓度与血药浓度的比值为 1%～10%，脑组织中更低约为 0.1%。靶向给药制剂技术可以增加蛋白质多肽类药物在靶器官的分布，如将药物蛋白序列与靶向分子偶联，可使药物迅速富集到病灶部位，能够显著提高药物疗效和降低药物毒性。

（三）代谢

小分子药物代谢的主要途径是肝微粒体中 CYP 酶系催化下的氧化、还原及结合反应，而蛋白质多肽类药物的主要代谢途径则是在器官组织中的蛋白酶作用下，发生水解反应而降解。这类蛋白水解酶广泛存在，既有不同的分布特征，又有细胞组织的特异性。胃肠道内分布着大量的特异酶，结肠、回肠中则相对较少。肠、肝、肾的上皮细胞表面上的刷缘膜内有丰富的涉及细胞代谢和各种蛋白质多肽类药物摄取的酶和转运子。肝摄取肽类物质的机制包括对疏水性多肽的被动转运过程和对亲水性多肽的主动转运过程。主动转运过程又可分为胞饮作用和载体介导转运，未被特异机制消除的大部分水溶性多肽被认为通过胞饮作用进入肝细胞。链长小于 8 个氨基酸的小肽在肝中有较高的摄取率，肝脏中药物代谢酶主要是组织蛋白酶、溶酶体和蛋白酶。肾在蛋白质多肽类药物的清除过程中具有特殊的作用，肾中的底物、生长因子、酸碱平衡及肾功能的变化都会引起蛋白质多肽代谢的变化。经肾小球滤过的大分子蛋白质多肽通过胞饮和溶酶体降解而被清除；经肾小球滤过的小分子蛋白质多肽则被近端肾小管刷缘酶水解成氨基酸，然后被特异氨基酸转运系统吸收，也可能是先断裂成小肽，再转运至近曲小管上皮细胞内，在胞内水解。

■ （四）排泄

肾脏在蛋白质多肽类药物处置中起重要作用，肾小球可滤过分子质量小于 3×10^4 Da 的蛋白，如干扰素、白介素-2 等，分子质量超过 6×10^4 Da 的蛋白质多肽类药物实质上是不能滤过的。肾小管尤其是近曲小管的上皮细胞，可从管腔中重吸收蛋白。在该过程中，蛋白药物结合在细胞表面，通过胞饮作用进入细胞中后，被胞质的溶酶体消化。随着药物剂量的升高，蛋白质多肽类药物的重吸收比率下降，阳离子蛋白较阴离子蛋白更易被重吸收。

如果蛋白质多肽类药物仅通过肾小球滤过这一个环节消除，这类药物的 $t_{1/2}$ 通常不小于 40 min，但大多数此类药物的 $t_{1/2}$ 要小得多，因此，体内应该还有其他更为有效的消除机制。研究发现，分子量较大的多肽常通过受体介导或形成无活性物质的方式来清除，受体介导的清除可能是主要的清除机制。受体介导的清除比酶降解要复杂得多，一旦蛋白质多肽药物与受体结合，可能介导不同的转运途径，如将药物重循环至细胞表面，或将其运至溶酶体，或将其运至其他相关细胞房室（如从血浆运至胆囊）。受体介导清除的限速步骤是药物与细胞表面受体形成非共价物的过程。受体介导清除具有细胞特异性，如组织蛋白酶原激活剂可迅速被肝细胞清除。

分子量较大的酸性蛋白多肽、与残留碱基和极性基团结合的疏水性的分子量大的蛋白质多肽类药物倾向于在胆汁中排泄。

二、蛋白质多肽类药物的药物动力学特点及其影响因素

■ （一）蛋白质多肽类药物的药物动力学特点

1. 药物 $t_{1/2(\beta)}$ 短　蛋白多肽类药物进入体内后迅速消除，通常 $t_{1/2}$ 很短，如血管紧张素 Ⅱ 的 $t_{1/2}$ 小于 1 min，胰岛素的人体 $t_{1/2(\beta)}$ 小于 9 min，组织型纤溶酶原激活物（t-PA）$t_{1/2}$ 为 $26 \sim 55$ min。

2. 表观分布容积小　蛋白质多肽类药分子量大，亲水性较强，一般难以透过生理屏障，因此表观分布容积相对较小。

3. 首过效应明显　口服蛋白质多肽类药物，胃肠道的酶解及肝脏代谢作用使得进入体循环的药量大量减少。例如，胰岛素首次经过肝脏有 $40\% \sim 50\%$ 的药量被清除，因此蛋白质多肽类药物最常采用非口服给药，如注射给药、鼻腔给药、眼部给药等。近年来随着制剂技术的进步，蛋白质多肽类药物口服剂型研制逐渐成为药物研发的热点。

4. 口服生物利用度低　由于蛋白质多肽类药物分子量大难以透过生物膜，以及胃肠道和肝脏的首过效应等原因，其生物利用度通常较低。为了提高蛋白质多肽类药物的生物利用度，可以采取化学修饰多肽结构、改变用药途径、改变剂型等方法。

■ （二）影响蛋白质多肽类药物药物动力学的主要因素

1. 药物理化性质

（1）电荷：蛋白质多肽都是两性物质，残基上羧基、氨基、咪唑基都会影响到分子所带电荷，在不同 pH 溶液中可有不同的溶解程度，如胰岛素等电点约为 5.9，在 pH 5.9 条件下，胰岛素溶解度最小，会发生沉淀。

（2）亲水性：蛋白质分子具有较强的亲水性，一般很难以被动转运的方式通过生物膜，因此，常对此类药物进行结构修饰或制成前体药物，改善其药物动力学行为。

2. 制剂因素的影响　不同的剂型或不同的给药方式都会影响蛋白质多肽类药物的体内药物动力学过程。通过鼻腔喷雾和皮下注射两种方式给血糖正常的人使用胰岛素，发现通过喷雾给药后，血药浓度更高，T_{max} 更快。静脉给药时，药物可以直接入血，起效快，T_{max} 较短。肌内注射给药起效较静脉注射慢，但作用会更持久。鼻腔给药和透皮给药可以避免首过效应，提高生物利用度。

三、生物样品中蛋白质多肽类药物的分析方法

蛋白质多肽类药物给药剂量小，血药浓度低，体内消除速率快，同时体内存在内源性物质，因此选择灵敏度高且专属性强的分析方法是准确测定体内药物浓度的关键与难点。目前常用的多种蛋白质多肽类药物的分析方法有免疫学分析法、同位素标记示踪法、理化分析法及生物检定法等。

（一）免疫学分析法

该法是基于待测蛋白质多肽类药物的抗原性，采用特异性抗体来定量和定性检测的方法，具有快速、灵敏、特异性强、准确度高等优点，但不能鉴别具有与原药相同决定簇的代谢产物，易受内源性结合蛋白、抗体等干扰。目前常用的免疫学方法有酶联免疫吸附分析（ELISA）和荧光偏振免疫分析（FPIA）。ELISA 法是目前体内蛋白质多肽类药物分析的主要方法，具有灵敏度高、重复性好、操作简便、适用范围广等优点，虽然其试剂盒价格昂贵，不同厂家抗原抗体结合反应可能有较大差别，但仍是目前临床上最常用的体内蛋白质多肽类药物分析方法，常采用 HPLC 或 LC-MS 作为分离手段，对代谢片段与原型药物进行分离，以提高 ELISA 法检测的准确性。

（二）同位素标记示踪法

同位素标记示踪法是在待测的蛋白质多肽类药物上标记同位素，以此区别于内源性物质，并根据放射性计数来计算标记药物的体内浓度，常用于研究药物在生物体内的处置过程。由于蛋白质多肽类药物进入体内会被降解代谢，降解生成的标记氨基酸可再重新合成蛋白质，或者与其他蛋白质结合，总的放射强度不能代表药物的体内过程，因此同位素示踪法通常需与其他分离技术方法一起使用。常用的有凝胶色谱法（GHPLC）、反向色谱法（RHPLC）、分子筛色谱法（SHPLC）、离子色谱法（GPIEC）、电泳法等。同位素标记示踪法具有灵敏度高、操作简便、快速、精密度高、专属性强等优点，但无法应用于人体，可能存在放射性污染，不能区分蛋白质药物的活性与非活性形式。^{125}I 比活度（也称比放射性）高，制备简单，$t_{1/2}$ 短，被认为是较理想的同位素标记元素，应用广泛。

（三）色谱法及质谱联用技术

高效液相色谱法具有适应性好、重现性好和操作方便的特点。所用的 HPLC 法有反向色谱、离子交换色谱、凝胶过滤色谱、亲和色谱等，其中以反向色谱（RP-HPLC）最为常用。由于蛋白质多肽类药物体内药物浓度低，液质联用技术（LC-MS 和 LC-MS/MS）能够检测出生物样品中的痕量组分，该技术具有灵敏度高、专属性强、分析速度快、上样量少的特点，近年来在蛋白质多肽类药物体内研究中应用发展迅速。

（四）毛细管电泳及质谱联用技术

该方法具有分辨率高、分析时间短、样品用量少及操作简单等诸多优点。蛋白质多肽类药物具有扩散系数小的特点，而毛细管的柱效与样品分子的扩散系数成反比，因而毛细管电泳适合于此类药物的分析研究。高效毛细管电泳是电泳技术与色谱技术相结合的一种分析技术，其分离效率高、上样量少、分析速度快，是一种灵敏的蛋白质多肽类药物的分析方法，但是该法的缺点是检测灵敏度不高和重现性差。常见分析蛋白质多肽类的类型有毛细管区带电泳、毛细管等速电泳和毛细管电色谱。

■ （五）生物检定法

该法是通过在体或体外组织（细胞）方式，针对待测定活性蛋白质多肽的某种特异反应，通过剂量（或浓度）-效应曲线分析待测物的生物分析方法。该法可以测定体液中的药物浓度和标记药物的生物活性，直观地反映待测物的生物活性，不足之处是难以描述药物在体内的代谢过程，无法定量非活性代谢产物，灵敏度不高，在体方法个体变异较大。

目前蛋白质多肽类的体内分析方法还处于发展之中，相对而言，免疫学分析法是目前较为实用的蛋白质多肽类药物药物动力学的分析方法，多种方法联合使用也是发展的主要趋势。

第四节　细胞药物的药物动力学研究进展

一、细胞药物简介

细胞药物有别于常规的小分子药物、生物制剂等，是指将活细胞送到患者体内，调节、替换或者清除异常细胞，进而实现再生修复或免疫治疗的过程，又称为"有生命的药物"。细胞药物主要包括免疫细胞、干细胞、其他细胞等。其中细胞免疫治疗在多种恶性肿瘤中显示了确切的临床疗效，是近年来的研究热点之一，主要包括淋巴因子激活的杀伤细胞（lymphokine activated killer cell，LAK）疗法、肿瘤浸润淋巴细胞（tumor infiltrating lymphocyte，TIL）疗法、细胞因子诱导的杀伤细胞（cytokine-induced killer cell，CIK）疗法、树突状细胞（dendritic cell，DC）疗法、T细胞受体基因修饰T细胞（T cell receptor gene engineered T cell，TCR-T）疗法、嵌合抗原受体T细胞（chimeric antigen receptor T cell，CAR-T）疗法等。近年来细胞治疗的相关研究主要围绕TCR-T和CAR-T两种治疗方法展开，截至2022年底全球基于CAR-T的治疗法已经成功上市8个产品，对多发性骨髓瘤、淋巴瘤等疾病表现出良好疗效。

二、细胞药物的体内过程特点

细胞药物与小分子药物不同，属于"有生命的药物"，其体内过程与临床疗效密切相关，但用于小分子药物的药物动力学评价方法已不完全适用于细胞药物。本节以CAR-T细胞药物为例简述细胞药物的体内过程。CAR-T细胞药物通过静脉注射进入机体，呈现典型的多相分布，包括伴随血液快速分布阶段、肿瘤抗原刺激下的快速扩增阶段、细胞药物完成肿瘤细胞杀伤后的消退及衰竭阶段、CAR-T细胞分化为初始及记忆性T细胞发挥持久免疫监控阶段。CAR-T细胞的体内扩增对患者的临床反应很重要，增加体内扩增可以改善患者预后；一些策略被开发来克服CAR-T细胞持久性降低的问题，如通过改进嵌合体结构改善CAR-T细胞体内持久性。目前急需发展平台和技术对CAR-T细胞体内动态过程进行监控，特别是CAR-T细胞在体内快速扩增及免疫监视阶段，如流式细胞术在CAR-T细胞制备、回输后监测、淋巴细胞免疫表型检测等都起到了重要作用；采用TaqMan探针法实时荧光定量PCR对外周血或骨髓中CAR-T细胞进行检测，可判定其回输患者体内后分布、扩增及持续情况；在动物体内利用氧化铁纳米颗粒标记CAR-T细胞，从而实现对CAR-T细胞体内扩增与分布的可视化监控，非侵入性动态功能性成像（可视化）对呈现CAR-T细胞和肿瘤及正常组织之间的相互作用具有极大应用价值。综上，改善并监控细胞药物体内过程对其疗效提高有重要意义。

细胞药物在肿瘤治疗领域表现出色，通过细胞表面经过抗原修饰后，如何成功抵达肿瘤组织激活免疫系统是肿瘤细胞免疫治疗的关键。以CAR-T为例，对细胞药物的体内过程改善与药效之间的关系进行阐述。有研究发现，在CAR-T细胞中转入IL-4、IL-7等受体，可逆转肿瘤微环境免疫抑制因子IL-4对T细胞增殖的抑制作用。其次，调控T细胞上的PD-1或肿瘤细胞上的PD-L1表达，可显著延长CAR-T在体内的持续时间，发挥更好的治疗效果。若进一步在CAR-T上表达IL-17与CCL19可显著改善其生存能力，提高CAR-T在肿瘤中的浸润。综上，可综合利用基因编辑、结构改造等设计个性化的细胞药物，减少机体微环境对细胞药物的免疫抑制或耗竭，增强细胞药物在体内的生存、趋化以及浸润，实现精准治疗目标。尽管 CAR-T 疗法已成为一种有前途的抗癌方法，但它仍然有需要改进的地方尤其是在持久性和细胞毒性方面，都需要在长期的临床研究中对此进行考察。此外，CAR-T 疗法也产生了许多严重的副作用，包括神经毒性、细胞因子释放综合征（cytokine release syndrome，CRS）、B 细胞再生障碍、肿瘤溶解综合征和过敏反应等。

（许小红）

主要参考文献

蔡晓璇, 吕应年, 戚怡. 2022. 长循环脂质体的应用领域和作用机制. 中国组织工程研究, 26(16): 2613-2617.

郭涛. 2022. 新编药物动力学. 北京: 中国科学技术出版社.

何娜, 苏珊, 翟所迪, 等. 2021. 《中国万古霉素治疗药物监测指南(2020)更新版》解读. 临床药物治疗杂志, 19(1): 12-16.

黄芳, 杨红飞, 朱迅. 2021. 人工智能在新药发现中的应用进展. 药学进展, 45(7): 502-511.

蒋学华. 2022. 临床药动学. 北京: 高等教育出版社.

李文倩, 韩静静, 张贤, 等. 2021. 药物通透性在新药发现和开发阶段的评估策略. 药学学报, 56(5): 1279-1285.

刘晓凡, 孙翔宇, 朱迅. 2021. 人工智能在新药研发中的应用现状与挑战. 药学进展, 45(7): 494-501.

刘中秋. 2021. 中药药代动力学理论与应用. 北京: 科学出版社.

孟强, 刘克辛. 2021. 转运体介导药物相互作用的研究现状及展望. 中国临床药理学与治疗学, 26(8): 876-888.

王广基. 2022. 药代动力学理论与实践(研究生). 北京: 人民卫生出版社.

吴诗洋, 常爽, 陈晴, 等. 2022. 肿瘤微环境调节型细胞器靶向递药系统的研究进展. 药学学报, 57(6): 1771-1780.

杨明. 2021. 泊沙康唑增加两性霉素 B 脑组织浓度治疗隐球菌脑膜炎的药理学作用及机制研究. 重庆: 中国人民解放军陆军军医大学.

尹莉芳, 张娜. 2022. 生物药剂学与药物动力学. 6 版. 北京: 人民卫生出版社.

赵东陆, 马军, 黄晓军, 等. 2022. 注射用两性霉素 B 胆固醇硫酸酯复合物用药指导原则. 临床血液学杂志, 35(5): 303-308.

郑亮, 曾金, 刘鑫, 等. 2021. 药动学研究常用软件介绍. 中国医院药学杂志, 40(23): 2484-2489.

Brown N M, Brown E M, Goodman A L, et al. 2021. Treatment of methicillin-resistant *Staphylococcus* aureus (MRSA): updated guidelines from the UK. J Antimicrob Chemother , 76(6): 1377-1378 .

Daoui O, Nour H, Abchir O, et al. 2022. A computer-aided drug design approach to explore novel type II inhibitors of c-Met receptor tyrosine kinase for cancer therapy: QSAR, molecular docking, ADMET and molecular dynamics simulations. J Biomol Struct Dyn, 41(16): 7768-7785.

He C Y, Ye P P, Liu B, et al. 2021. Population pharmacokinetics and dosing optimization of vancomycin in infants, children, and adolescents with augmented renal clearance. Antimicrob Agents Chemother, 65(10): e0089721.

Kiru L, Zlitni A, Tousley A M, et al. 2022. *In vivo* imaging of nanoparticle-labeled CAR T cells. Proc Natl Acad Sci U S A, 119(6): e2102363119.

López-Cantillo G, Urueña C, Camacho B A, et al. 2022. CAR-T cell performance: how to improve their persistence? Front Immunol, 13: 878209.

Nguyen T T M, Mai V H, Kim H S, et al. 2022. Real-time monitoring of host-gut microbial interspecies interaction in anticancer drug metabolism. J Am Chem Soc, 144(19): 8529-8535.

Niederberger E, Parnham M J. 2021. The impact of diet and exercise on drug responses. Int J Mol Sci, 22(14): 7692.

Smith G F. 2022. Artificial intelligence in drug safety and metabolism. Methods Mol Biol, 2390: 483-501.

Wright M R. 2022. Opportunities and considerations in the application of artificial intelligence to pharmacokinetic prediction. Methods Mol Biol, 2390: 461-482.